DIE
OFFENE FÜRSORGE
IN DER PSYCHIATRIE UND IHREN GRENZGEBIETEN

EIN RATGEBER FÜR ÄRZTE · SOZIALHYGIENIKER
NATIONALÖKONOMEN · VERWALTUNGSBEAMTE SOWIE
ORGANE DER ÖFFENTLICHEN UND PRIVATEN FÜRSORGE

MIT BEITRÄGEN VON

E. BLEULER-ZÜRICH · J. DORNER-DORSTEN · M. FISCHER-WIESLOCH
K. HASSE - BERLIN · J. KLÄSI - ZÜRICH · H. W. MAIER - ZÜRICH
J. RAECKE-FRANKFURT A. M. · K. SCHNEIDER-KÖLN · R. SCHNEIDER-
LEIPZIG-DÖSEN · H. SCHWABE-PLAUEN I. V. · M. THUMM-KONSTANZ
F. WENDENBURG - GELSENKIRCHEN · K. WILMANNS - HEIDELBERG

HERAUSGEGEBEN VON

H. ROEMER   G. KOLB   V. FALTLHAUSER
KARLSRUHE I. B.   ERLANGEN   ERLANGEN

MIT 3 ÜBERSICHTSKARTEN

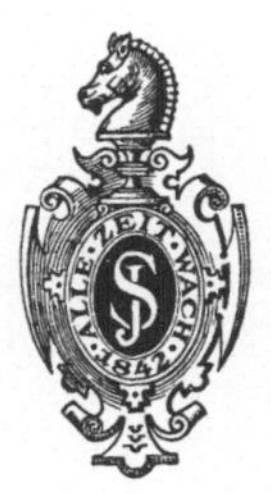

SPRINGER-VERLAG BERLIN HEIDELBERG GMBH 1927

ISBN 978-3-662-00268-1   ISBN 978-3-662-00288-9 (eBook)
DOI 10.1007/978-3-662-00288-9

Vorwort.

Der Versuch, die offene Fürsorge in der Psychiatrie und ihren Grenzgebieten zu schildern, wurde in der Überzeugung unternommen, daß der Zeitpunkt für die allgemeine Einführung dieser neuen Fürsorgeform gekommen ist. Die Geschichte der deutschen Psychiatrie, die Fortschritte im Ausland und das Bedürfnis nach Individualisierung und Rationalisierung des öffentlichen Irrenwesens scheinen uns in dieselbe Richtung zu weisen wie die jüngste Entwicklung der sozialen Hygiene und Wohlfahrtspflege und die bevorstehende Reform des Strafrechts. Die Darstellung wendet sich in erster Linie an die unmittelbar beteiligten Irrenärzte, weiter aber an alle Kreise, die an der Geisteskrankenfürsorge und den verwandten Fürsorgezweigen der psychiatrischen Grenzgebiete, wie der Fürsorge für Nervenkranke, jugendliche Psychopathen, sittlich Gefährdete, Trinker, entlassene Strafgefangene usw. interessiert sind, also an die Ärzte, Sozialhygieniker, Nationalökonomen, Verwaltungs- und Fürsorgebeamten sowie an die Vertreter der öffentlichen und privaten Wohlfahrtspflege.

Im gegenwärtigen Zeitpunkt hielten wir es in erster Linie für angebracht, die verschiedenen bisher verwirklichten Typen der offenen psychiatrischen Fürsorge in Selbstschilderungen ihrer Urheber zu veranschaulichen. Hierauf wurde versucht, aus diesen Berichten und einer Übersicht über die Verhältnisse im Ausland an Hand unserer Erfahrungen die allgemeinen Folgerungen zu ziehen und die offene psychiatrische Fürsorge nach ihrem inneren Aufbau, ihrem Verhältnis zu den übrigen Fürsorgezweigen, ihrer Bedeutung für das Gesellschaftsleben und ihrer Auswirkung auf die praktische und wissenschaftliche Psychiatrie zu beschreiben. Wenn wir dabei das von KOLB im Jahre 1902 vorgeschlagene, seit 1908 praktisch erprobte System der von der Anstalt aus betriebenen Fürsorge vorwiegend zugrunde gelegt haben, so erklärt sich dies aus den uns zunächst liegenden persönlichen Erfahrungen. Nach dem KOLBschen System werden zur Zeit im Kreis Mittelfranken über 2500 Personen und im Lande Baden, in dem ROEMER dieses System im Jahre 1922 eingeführt hat, über 1900 Personen fürsorgerisch wahrgenommen. Die von der Anstalt ausgehende Fürsorge besitzt nach unserer Überzeugung entscheidende, auf anderem Wege kaum zu erreichende Vorzüge. Doch ist nicht zu verkennen, daß die örtlichen Verhältnisse die jeweils zu wählende Form der offenen Fürsorge wesentlich beeinflussen und unter besonderen Umständen wie z. B. im Industriegebiet oder in einer Millionenstadt andere Lösungen zeitweise oder dauernd nahelegen können, bei denen dann aber ein dauerndes enges Zusammenarbeiten mit der geschlossenen Geisteskrankenfürsorge für die Erzielung des vollen Erfolges unerläßlich ist.

Der Lücken in dem noch unfertigen Gebäude sind wir uns selbst am besten bewußt; sie können nur durch die fortschreitende Erfahrung ausgefüllt werden.

Unseren Mitarbeitern sprechen wir für ihre Bereitwilligkeit, die einen Überblick über den gegenwärtigen Stand in Deutschland ermöglicht hat, auch an dieser Stelle unseren aufrichtigen Dank aus. Dieser gilt nicht zuletzt Herrn Professor Dr. BLEULER für seinen grundlegenden klinischen und Herrn Professor Dr. WILMANNS für seinen interessanten kulturgeschichtlichen Beitrag.

Herrn Professor Dr. GREGOR, Flehingen und Herrn Professor Dr. h. c. GONSER, Berlin sind wir für wertvolle Winke zu Dank verbunden.

Möge es dem Buche beschieden sein, der allgemeinen Einführung der offenen Fürsorge in der Psychiatrie und ihren Grenzgebieten die Wege zu ebnen und so zur Förderung der Geisteskrankenfürsorge, der allgemeinen Wohlfahrt und des irrenärztlichen Standes beizutragen.

Karlsruhe und Erlangen,
   im Juli 1927.

Die Herausgeber.

Inhaltsverzeichnis.

Seite

Einleitung.

Plan des Buches.

Von HANS ROEMER, Karlsruhe.

Die vorliegende Darstellung setzt sich die Aufgabe, die offene Fürsorge in der Psychiatrie und ihren Grenzgebieten zu schildern. Dieser Fürsorgezweig befindet sich zur Zeit in Deutschland noch in den Anfängen der Entwicklung, die wegen ihrer Vielfältigkeit nicht leicht zu übersehen sind. Es erschien deshalb angezeigt, nach der geschichtlichen Einführung über die Stellung der offenen psychiatrischen Fürsorge in der Entwicklung der praktischen Irrenpflege, der wissenschaftlichen Psychiatrie und des allgemeinen Fürsorgewesens zunächst die Vertreter der wichtigsten Organisationsformen in Selbstberichten über die von ihnen geschaffenen oder ausgebauten Fürsorgeeinrichtungen zu Worte kommen zu lassen, um dem Leser so die Verschiedenartigkeit der Bedürfnisse und der organisatorischen Möglichkeiten, aber auch den allen diesen Einrichtungen gemeinsamen Grundgedanken der offenen Geisteskrankenfürsorge vor Augen zu führen. Dank der Bereitwilligkeit unserer Mitarbeiter dürfte die zustande gekommene Übersicht, mit der keineswegs eine erschöpfende Aufzählung sämtlicher zur Zeit vorhandener Fürsorgeeinrichtungen beabsichtigt ist, alle wichtigen Fürsorgetypen enthalten. Den deutschen Fürsorgestellen wurden die psychiatrische Poliklinik und die Familienpflege im *Kanton Zürich* wegen ihrer Zugehörigkeit zur BLEULERschen Klinik angereiht. Diesen Berichten schließt sich ein Überblick über die Fürsorge im Ausland an, bei dem die ungemein lehrreiche fortgeschrittene Entwicklung in den Vereinigten Staaten von Nordamerika genauere Berücksichtigung erforderte. Die allgemeinen Folgerungen, die aus der bisherigen, außerordentlich vielgestaltigen Entwicklung zu ziehen sind, werden dahin zusammengefaßt, daß der Gedanke der offenen Fürsorge für Geisteskranke und Psychopathen sich in der Praxis trotz der Verschiedenheit der Ausgangspunkte der Fürsorgearbeit und der zunächst erfaßten Personenkreise durchweg bewährt, und daß zugleich die organisatorische Verbindung der offenen mit der geschlossenen Geisteskrankenfürsorge sich durchweg als notwendig erwiesen hat. Bei der Überführung aus der Anstalt in die Außenfürsorge nehmen die Schizophrenen aus klinischen Gründen eine gewisse Sonderstellung ein; es erschien deshalb zweckdienlich, zwei dankenswerte einschlägige Beiträge aus der Feder von WILMANNS und BLEULER über „Die Behandlung der Schizophrenen im Wandel der Zeiten" und über „Die ärztlichen Anzeigen für frühe Entlassungen" hier einzufügen.

Im Anschluß werden die allgemeinen organisatorischen Grundsätze der
Fürsorge, ihre rechtlichen Grundlagen, die allgemeinen und besonderen
Gründe für ihre Einrichtung, die Einwände und Bedenken, die gegen
sie erhoben werden können, sowie ihre verschiedenen Aufgaben besprochen. Hierauf folgen die speziellen organisatorischen Gesichtspunkte,
die sich auf ihre Anbahnung, Entwicklung und Einrichtung, die Fürsorgeorgane, die Fürsorgetechnik und die Wahrnehmung der Fürsorgepfleglinge und endlich die Kosten und Einsparungen des Fürsorgebetriebs beziehen. Weiterhin wird die Eingliederung in das System der
gesamten Gesundheitsfürsorge und Wohlfahrtspflege, sowie die Mitwirkung an den Fürsorgezweigen der psychiatrischen Grenzgebiete
beschrieben, wobei das Verhältnis zur Trinkerfürsorge weiter ausholende
Erwägungen nötig macht. Ein besonderer Abschnitt behandelt die
Bedeutung der offenen psychiatrischen Fürsorge für die Gesellschaft
unter Berücksichtigung der zur Zeit zur Erörterung stehenden einschlägigen Gesetzentwürfe und der von ihnen geforderten Schutzaufsicht. Weiterhin wird die Auswirkung der Fürsorge auf den Betrieb der
Heil- und Pflegeanstalten, ihr Einfluß auf die Gestaltung der allgemeinen Irrenfürsorge sowie ihre Beziehung zu den Hilfsvereinen für
Geisteskranke verfolgt. Im Hinblick auf die hartnäckigen Vorurteile
der Bevölkerung gegen das Irrenwesen ist dem nahen Verhältnis der
offenen Geisteskrankenfürsorge zur psychiatrischen Aufklärungsarbeit
eine besondere Darstellung gewidmet. Endlich werden ihre engen Beziehungen zur psychiatrischen Forschung näher beleuchtet; denn nur
die stete Fühlung mit den Ergebnissen der Wissenschaft kann eine
ersprießliche Entwicklung des neuen Fürsorgezweigs verbürgen. Das
Schlußwort betont unter Zusammenfassung der maßgebenden Gesichtspunkte die Dringlichkeit der allgemeinen Einführung der offenen
psychiatrischen Fürsorge und die Vorteile, die hiervon für die Kranken,
die Allgemeinheit und den irrenärztlichen Stand zu erwarten sind.

I. Zur geschichtlichen Einführung.

Von **Hans Roemer**, Karlsruhe.

In folgendem soll die Stellung der offenen Geisteskrankenfürsorge in der geschichtlichen Entwicklung bestimmt und dabei ihr Verhältnis zur praktischen Irrenpflege, zur wissenschaftlichen Psychiatrie und zum allgemeinen Fürsorgewesen unterschieden werden.

1. Die Stellung der offenen Geisteskrankenfürsorge in der Geschichte der Irrenpflege.

Die Entwicklung der *deutschen Irrenpflege* läßt etwa während der zweiten Hälfte des vorigen Jahrhunderts die Linie einer zunehmend freiheitlicheren Gestaltung deutlich erkennen. Sie führt von der Anwendung körperlicher Zwangsmittel, deren Beseitigung zu Beginn dieses Abschnittes einsetzte, zur methodischen Ausbildung der Behandlungsweisen mit Beschäftigung, Bettruhe und Dauerbädern, von der Isolierung zum Wachsaal- und Offentürsystem, von den kasernenartigen Trakten mit Zellkorridoren zu den Pavillonanstalten mit Werkstätten und landwirtschaftlichen Betrieben, von der geschlossenen Anstaltsbehandlung zu den freien Verpflegungsformen der Kolonisierung und der Familienpflege. Die agrikole Kolonie mit ihrer glücklichen Vereinigung der altbewährten Beschäftigung und einer weitgehenden Freiheitsgewährung ergab durch die planmäßige Kombination mit der „Zentralanstalt" gegen die Jahrhundertwende den epochemachenden Typus der „*kolonialen Irrenanstalt*" im Sinne von Pätz, in der dem Kranken der Rückweg aus der geschlossenen Anstaltsbehandlung in das freie Leben durch das Offentürsystem der kolonialen Abteilung außerordentlich erleichtert wurde. Einen Schritt weiter in dieser freiheitlicheren Richtung bedeutete es, als Alt etwa ein Jahrzehnt später die schon früher in Deutschland, z. B. in *Ilten*, geübte Familienpflege, d. h. die Unterbringung in einer fremden Familie gegen Vergütung, nach dem Vorbild der belgischen Dörfer *Gheel* und *Lierneux* in Form der Ansiedelung zahlreicher Geisteskranker in einem bestimmten Gebiet mit einem verhältnismäßig kleinen Landasyl als Zentrale für die Provinz Sachsen einführte. Wenn die Familienpflege auch mangels einer durchweg geeigneten Bevölkerung und auch wegen des Wettbewerbs der offenen Abteilungen der kolonialen Anstalten nicht überall Eingang gefunden hat (während des Krieges ist sie fast überall vorübergehend zum Erliegen gekommen), so wurde sie doch zahlreichen Anstalten angegliedert und diente als psychologisch günstig wirkender Übergang zwischen den offenen Anstaltsabteilungen und der völligen Freiheit dazu, die Anstaltsentlassungen zu vermitteln und zu erleichtern. Den folgerichtigen Abschluß dieser immer freiheitlicheren Entwicklung bildete dann die von Kolb seit 1902 geforderte, 1908 in Kutzenberg begonnene, seit 1911 in Erlangen weitergeführte und ausgebaute Methode der von der Anstalt ausgehenden offenen Fürsorge, die den Kranken bei seinem Austritt mit fachärztlicher Betreuung in das Familien- und Erwerbsleben zurückgeleitet und auf seinem Platz außerhalb der Anstalt erhält. In den folgenden Jahren schlossen sich analoge Bestrebungen seitens der Anstalten in größeren Städten an, in denen naturgemäß ein besonders starkes Bedürfnis für diese Fürsorgeform vorhanden war. So richtete Möli in Berlin 1911 die „Beiratsstelle für entlassene Geisteskranke" ein und legte Sioli zusammen mit Polligkeit in Frankfurt 1914 den Grund zu der nach dem Krieg von Raecke ausgebauten psychiatrischen Fürsorgestelle. Seit Kriegsende findet die von der Anstalt ausgehende offene Fürsorge nach Kolb zunehmend Eingang, während die offene Geisteskrankenfürsorge mancherorts auch als Zweig der Gesundheitsfürsorge, wie z. B. von Wendenburg im Rheinland, entwickelt wurde.

Man kann fragen, warum diese an sich naheliegende Krönung der liberalen Behandlungs- und Fürsorgetendenzen durch diese freieste Fürsorgeform nicht wesentlich früher, etwa von der Familienpflege aus, erreicht worden ist. Der Grund dürfte darin zu suchen sein, daß für die Unterbringung in der fremden Familie gegen Vergütung im allgemeinen Kranke ausgewählt wurden, die für die Rückkehr in das selbständige Erwerbsleben nicht geeignet schienen und deshalb den Gedanken an die Einrichtung einer nachgehenden Fürsorge nicht nahelegten. Noch stärker fiel aber ins Gewicht, daß die Anstaltsleiter und Anstaltsärzte durch die Vermehrung der öffentlichen Heil- und Pflegeanstalten sowie deren bauliche, technische und organisatorische Vervollkommnung um jene Zeit voll in Anspruch genommen waren; bedingte doch der steigende Zustrom von geistig Abnormen und eine gewisse Überspannung des Gedankens ihrer Hospitalisierung eine immer größere Dimensionierung der Anstalten, wobei die Schwerkraft des Betriebs in diesen Mammutinstituten die Wahrnehmung des einzelnen Kranken immer empfindlicher beeinträchtigen mußte. Bezeichnend hierfür ist auch, daß, abgesehen von der Berliner Familienpflege, es nicht die großen Anstalten gewesen sind, die sich eine Familienpflege angegliedert haben.

Ist so die offene Fürsorge in der Psychiatrie verhältnismäßig spät zur Entwicklung und Anerkennung gelangt, so hat es doch in der Geschichte der Irrenpflege nicht an *Ansätzen* und Bestrebungen gefehlt, die auf diese freieste unter den freien Fürsorgeformen hingezielt haben.

Die Einsicht in die Notwendigkeit, auch für die Geisteskranken außerhalb der Anstalten zu sorgen, reicht bis zu den Begründern des neueren deutschen Irrenwesens zurück und hat sich während der angedeuteten Entwicklung der Anstaltsbehandlung immer wieder Ausdruck verschafft. So hat Roller in seinen „Psychiatrischen Zeitfragen" 1874 neben der Anstaltsfürsorge den „Ausbau der Lokalversorgung", d. h. die Versorgung der Geisteskranken durch die Angehörigen und die Gemeinden, nötigenfalls mit Unterstützung der Verwaltungsbehörden, der Vertrauenspersonen der Irrenhilfsvereine, der praktischen, beamteten und Anstaltsärzte gefordert und hierfür Rundreisen der Anstaltsärzte im Aufnahmebezirk, bei denen sie zugleich die Statistik der frei lebenden Geisteskranken fördern sollten, sowie die Aufklärung der öffentlichen Meinung durch Flugblätter und Presseartikel für nötig erklärt. Es beweist den genialen Weitblick ROLLERS, daß sein Lebenswerk, die Gründung und Ausgestaltung der Anstalt Illenau, ihn nicht hinderte, die Notwendigkeit einer solchen „Lokalversorgung" und die für sie maßgebenden Gesichtspunkte, seiner Zeit vorauseilend, richtig zu erfassen. Seinen Forderungen für die Geisteskrankenfürsorge außerhalb der Anstalten, die er zu den mittelbaren Aufgaben des Anstaltsleiters rechnete, wurde, trotzdem sie von den Direktoren der badischen Anstalten in ihrer *Denkschrift* von 1901 zwecks Einsparung von Anstaltsplätzen und weiterhin von M. FISCHER erneut erhoben wurden, eine ausgedehntere und dauernde Verwirklichung nicht zuteil.

Dagegen haben die *Irrenhilfsvereine*, die in erster Linie für die Zwecke der Entlassenenfürsorge verschiedentlich, so in Baden, Hessen, Württemberg, Sachsen, Schlesien, in der Rheinprovinz usw., ins Leben gerufen wurden, durch Unterstützung und Aufklärung manches Gute für die Geisteskranken außerhalb der Anstalten geleistet. Wenn die Tätigkeit dieser Vereine nicht zu der Entwicklung einer offenen Fürsorge im heutigen Sinne geführt hat, so lag dies ohne Zweifel daran, daß ihnen bei der Kleinarbeit die fachärztliche Anleitung an Ort und Stelle durch die Anstaltsärzte und die Mitwirkung hauptamtlichen Fürsorgepersonals gefehlt hat. Auch in den Gebieten, in denen sie eine ausgiebigere praktische Tätigkeit nicht entfalten konnten, haben sie den Gedanken der Entlassenenfürsorge im öffentlichen Bewußtsein wach gehalten und dadurch eine geschichtliche Mission erfüllt.

Die Dringlichkeit dieser öffentlichen Aufgabe betonten auch die Irrenärzte selbst immer wieder von neuem, so STRANSKY, M. FISCHER, GROSS *und der Verfasser* dieser Zeilen, der die Verwertung der Irrenstatistik, speziell einer zentralen Stammliste aller amtlich bekannt werdenden Fälle von Geisteskrankheit für diese Fürsorgezwecke empfohlen hat.

In dieselbe Richtung wiesen die Forderungen der Vertreter der *kriminellen Prophylaxe*, die neben der fürsorgerischen Betreuung die praktisch nicht von ihr zu trennende sanitätspolizeiliche Beaufsichtigung der entlassenen Geisteskranken verlangten. Diese ist in der Regel den beamteten Ärzten durch ihre Dienstweisung übertragen, ohne daß jedoch eine technische Möglichkeit für die sachgemäße Erfüllung dieser Vorschrift bisher vorhanden wäre. Im Anschluß an wiederholte Schreckenstaten von Geisteskranken und Psychopathen, sowie eine Erörterung über den Begriff der Gemeingefährlichkeit durch ASCHAFFENBURG, CRAMER und WEBER und die Referate von SCHWABE, WEBER und Stolper haben die preußischen Medizinalbeamten in den Jahren vor dem Krieg mit zunehmender Dringlichkeit Maßnahmen gefordert, die ihnen die Durchführung dieser sanitätspolizeilichen Überwachung der Geisteskranken ermöglichen sollten. Die prägnanteste Formulierung stammt von Leppmann, d. Ä. der 1913 eine zentrale Registrierung aller von Amts wegen bekannt werdenden Geisteskranken nebst den sie betreffenden sozialpsychiatrischen Maßnahmen bei den Verwaltungsbehörden vorschlug.

War demnach das Bedürfnis nach der Wahrnehmung der frei lebenden Kranken zum Zweck der Fürsorge und Überwachung von jeher anerkannt und in der Zeit vor dem Krieg besonders betont worden, so hat weiterhin die *Kritik,* die innerhalb der praktischen Psychiatrie *an der langfristigen Anstaltsunterbringung* geübt wurde, und die anschließende Forderung einer freieren Handhabung der Entlassung unzweifelhaft dazu beigetragen, den Boden für die offene Fürsorge vorzubereiten. Schon die alten Psychiater, wie Damerow, Roller, Snell, hatten ebenso wie Griesinger erkannt, daß in dem zunehmenden Bestand der Anstalten Kategorien von Krankheitszuständen und -stadien enthalten seien, die außerhalb der Anstalt ebensogut und besser als in den Anstalten behandelt werden könnten. Galten diese Hinweise seinerzeit auch in erster Linie der Propagierung der freieren Verpflegungsformen, der Kolonisierung und der Familienpflege, so hat sich doch Roller unter Berufung auf Brierre de Boismont und Parchappe zu dem Grundsatz bekannt, in der Anstalt sollten nur die heilbaren Geisteskranken und von den unheilbaren nur die gefährlichen und hilflosen verpflegt, die andern aber der Lokalversorgung überwiesen werden[1]). 1878 hat Spamer die Frage: „Ist allen psychisch Kranken der dauernde Anstaltsaufenthalt (bis zur vollendeten Genesung) vorteilhaft?" aufgeworfen und auf Grund praktischer Erfahrungen verneint.

Neuerdings sind dann über Kranke, die von den Angehörigen wider ärztlichen Rat gegen „Revers" abgeholt wurden, in verschiedenen Gegenden Deutschlands soziale Katamnesen erhoben worden, so von Tomaschny, Treptow a. R., Uhlmann, Schussenried, Treiber, Landsberg a. d. W., Müller, Lemgo. Die Untersucher gelangten übereinstimmend zu der unerwarteten Feststellung, daß in der großen Mehrzahl der Fälle, besonders bei den Schizophrenen, ein überraschend günstiger Verlauf die Bedenken der Anstaltsärzte gegen die Entlassung als unbegründet erwiesen hat, und zogen hieraus den Schluß, daß in der Entlassungsfrage ein weniger ängstliches Vorgehen als bisher Platz greifen müsse. Die Erfahrungen der Kriegszeit, in der die Verhältnisse, z. B. in Baden, zahlreiche nach früheren Grundsätzen vorzeitige Entlassungen geisteskranker Soldaten erzwungen haben, bestätigten vielfach die Richtigkeit dieser Anschauung.

---

[1]) Roller schildert auch, wie er sich bei der Überfüllung der Anstalt gelegentlich nicht anders zu helfen gewußt habe, als die Lokalversorgung in erweitertem Umfange heranzuziehen, „wenn sie auch in manchen Fällen mißglückte, so ist es doch in anderen Fällen über Erwarten gut gegangen, so daß es unrecht wäre, wenn man die gewonnenen Erfolge nicht nützen wollte".

Vor allem aber hatte BLEULER schon 1902 unter dem Druck der Anstaltsüberfüllung im Anschluß an die „Versetzungsbesserungen“ die Möglichkeit der früheren Entlassung der Schizophrenen entdeckt und 1905 in einer in Deutschland ungenügend beachteten Veröffentlichung mitgeteilt. Auf Grund seiner zunehmenden Erfolge kam er zu der Erkenntnis, der Anstaltsaufenthalt bei den Schizophrenen sei „ein Übel, das sich bei akuten Schüben und bei allzu argem chronisch-antisozialem Verhalten nicht vermeiden lasse“; er sei somit aus therapeutischen Gründen auf das unumgängliche Mindestmaß einzuschränken, u. a. auch, weil nur so die Bereitwilligkeit der Familie zur Zurücknahme des Kranken aufrechterhalten werden könne. Die Frühentlassung ist also nach BLEULER nicht nur erlaubt, sondern entspricht einer dringenden psychiatrischen Indikation. Waren es früher vorwiegend organisatorische und staatswirtschaftliche Erwägungen, die für eine Beschränkung der Anstaltsunterbringung auf die akuten und asozialen chronischen Kranken sprachen, so bewiesen die Nachuntersuchungen bei den Reversentlassungen die Notwendigkeit der Korrektur der Entlassungsprognostik und die psychiatrische Zulässigkeit der Abkürzung der Anstaltsbehandlung. Und schließlich forderte der ärztliche Grundsatz des „nil nocere“ nach BLEULER die frühe Entlassung der Schizophrenen als therapeutische Maßnahme.

Die Repressivmaßnahmen einer entfernten Vergangenheit und die von irrigen pathogenetischen Voraussetzungen ausgehende Anwendung von körperlichen Zwangsmitteln hatten die Schizophrenen seinerzeit künstlich zu „Zellenprodukten“ mit negativistischer Gewalttätigkeit und autistischen Manieren gemacht. Die zunehmend freieren Verpflegungsformen haben dann die sogenannten „Anstaltsoriginale“ immer seltener werden lassen und dem äußeren Verhalten der Kranken ihre milieubedingten Absonderlichkeiten zum größten Teil genommen. Und schließlich wird die möglichst frühzeitige Rückkehr in die Verhältnisse des freien Lebens, wie sie jetzt eine dringende Behandlungsmaßnahme darstellt, den nachteiligen Einfluß der geschlossenen Behandlung, der auch bei freiester Gestaltung immer gewisse unnatürliche Momente anhaften, auf das unentbehrliche Mindestmaß beschränken. Ist es doch nach BLEULER für den Schizophrenen auf die Dauer am zuträglichsten, wenn er möglichst wie ein Gesunder behandelt wird. Allerdings muß dann für eine solche „Behandlung“ außerhalb der Anstalt entsprechend gesorgt sein, soll der Erfolg der therapeutischen Entlassung nicht dem blinden Zufall einer mehr oder weniger unverständigen, weil unorientierten Umgebung überlassen bleiben.

Man kann also sagen: Die Abkürzung der Anstaltsunterbringung, die von den Psychiatern seit lange als ärztlich erwünscht und neuerdings als ärztlich notwendig erkannt worden ist, führt demnach mit einer gewissen Zwangsläufigkeit zu der von jeher und neuerdings nachdrücklicher erhobenen Forderung einer organisierten Entlassenenfürsorge. Liegt es doch auf der Hand, daß die Durchführung der Frühentlassung durch eine nachgehende Fürsorge außerordentlich erleichtert, in vielen Fällen überhaupt erst ermöglicht wird, indem sie das unvermeidliche

Gefahrenrisiko für den Kranken selbst und seine Umgebung ganz erheblich vermindert. Ja es besteht wohl kein Zweifel darüber, daß die in Deutschland noch zu wenig bekannte Frühentlassung im Sinne Bleulers nur mit Hilfe der offenen Fürsorge, die eine genaue Vorbereitung und Überwachung des Entlassungsversuches und zugleich eine bisher nicht mögliche Sicherung der Öffentlichkeit verbürgt, allgemein Eingang finden wird. Dabei ist neben dem ärztlichen Gewinn, der von der offenen Fürsorge durch die Erleichterung der Frühentlassung erwartet, ja schon verzeichnet werden darf, der wirtschaftliche Vorteil der Abkürzung der Anstaltsverpflegung, namentlich wegen des Umfangs der in Betracht kommenden Krankheitsgruppen von erheblicher Bedeutung für die öffentliche Irrenpflege, da sich hierbei die Aussicht eröffnet, daß durch die Einschränkung der Hospitalisierung dem heute außerordentlich dringenden Bedürfnis nach Einsparungen Rechnung getragen werden kann.

2. Die Stellung der offenen Geisteskrankenfürsorge in der Entwicklung der wissenschaftlichen Psychiatrie.

Die Entwicklung der *wissenschaftlichen Psychiatrie* hat den Gang der praktischen Irrenpflege naturgemäß jeweils stark beeinflußt. Sieht man von dem vorwissenschaftlichen Zeitalter ab, in dem zuletzt eine moral-psychologische Auffassung der Pathogenese die Anwendung mechanischer Zwangs- und Erziehungsmaßnahmen vorgeschrieben hatte, so waren die der ausschließlich symptomatologischen Betrachtungsweise folgenden Forschungsrichtungen, die anatomisch-neurologische und daran anschließend die ätiologisch-klinische, ihrem Wesen nach geeignet, die Entstehung einer offenen Fürsorge nicht nur nicht zu fördern, sondern im Verein mit den oben angeführten Momenten zu hemmen oder doch zu verzögern. Diese Forschungsweisen gingen ja von einer ausschließlich somatischen Auffassung der Geisteskrankheiten aus, die grundsätzlich alle psychischen Krankheitserscheinungen als unmittelbaren Ausdruck des „schicksalsmäßig" verlaufenden, unbeeinflußbaren Gehirnprozesses verstehen wollte und so einen therapeutischen Pessimismus bzw. Nihilismus zur Folge haben mußte. Der seinerzeit epochemachende Fortschritt, den die Erfassung der Kerngruppe der Dementia praecox auf Grund der klinischen Verfolgung der deletären Verlaufsform durch Kraepelin bedeutete, war gewissermaßen erkauft mit der Überbewertung des allgemeinen naturgesetzlichen biologischen Geschehens und einer Verkennung der Rolle des Psychogenen in der sekundären Symptomatologie des einzelnen Falles, die der praktischen Irrenpflege ohne Zweifel erheblichen Nachteil gebracht hat. In deutlichem Gegensatz hierzu hat in der Gegenwart die konstitutionell-erbbiologische Forschungsrichtung im Sinne von Kretschmer, Rüdin, Hoffmann, Cahn u. a. die somatisch-psychische Konstitution des einzelnen Kranken bzw. Abnormen im Verband seiner Blutsverwandtschaft in den Mittelpunkt der Betrachtung gerückt und so der Würdigung des Individuums mit seinen familiären und persönlichen Besonderheiten gegenüber dem diagnostischen Schematismus allzu großer Krankheitsgruppen erfolgreich Geltung verschafft. Zusammen mit dieser in der gesamten Medizin zu beobachtenden Wendung zur Personalpathologie hat dann die von FERUD inaugurierte intuitions- und intentionspsychologische Zeitströmung, die zur Erstarkung des allgemeinen Fürsorgegedankens erheblich beigetragen hat, innerhalb der Psychiatrie der therapeutischen und sozialfürsorgerischen Betätigung neue Grundlagen und zugleich neue Antriebe gegeben. Die von der Phänomenologie befruchtete Psychopathologie, die sich die Einfühlung in das Seelenleben der erkrankten bzw. abnormen Persönlichkeit und ihre soziologischen Zusammenhänge zur Aufgabe machte, hat zu einer über das psychiatrisch-neurologische Fachgebiet weit hinausreichenden Entwicklung geführt, die durch die Namen von JASPERS, BLEULER, KRONFELD gekennzeichnet wird. Im Verein mit der genealogischen Richtung hat sie u. a. wertvolle Untersuchungen über das Verhältnis von Anlage und Umwelt, speziell über die jugendliche, sexuelle und alkoholische Verwahrlosung von GRUHLE, GREGOR, K. SCHNEIDER, DRESEL u. a. gezeitigt und in ihrer neuesten Auswirkung in der inneren Klinik eine prinzipielle Auseinandersetzung mit der somatischen Medizin, die VON WEIZSÄCKER genauer geschildert hat, hervorgerufen. Auf diesem Boden ist seit der erfolgreichen Suggestivbehandlung der Kriegsneurotiker in der Psychiatrie eine zunehmende ärztliche Aktivität zu beobachten, für die die Paralysetherapie, die aktivere Anstaltsbehandlung nach SIMON und jüngst besonders eindrucksvoll der von zahlreichen — meist nichtakademischen — Psychotherapeuten jeglicher Richtung besuchte I. Allgemeine Kongreß für Psychotherapie charakteristisch sind. Die offene Geisteskrankenfürsorge mit ihrer individualisierenden Wahrnehmung des einzelnen Schützlings und seiner sozialen Beziehungen entspricht durchaus diesen Tendenzen einer aktiveren Therapie. Der enge genetische Zusammenhang dieser wissenschaftlichen und praktischen Fortschritte erhellt deutlich aus der Art und Weise, wie sich die wichtige Erkenntnis von dem außerordentlich weittragenden *Einfluß des psychogenen Faktors* bei den Psychoneurosen und der Schizophrenie allmählich durchgesetzt hat. Diese Einsicht lag der modernen nosologischen Trennung der reaktiven von den prozeßhaften Störungen zugrunde, sie erfuhr dann durch die Beobachtung und Behandlung der pathologischen Reaktionen der Kriegshysteriker, einschließlich ihrer „Somato-Psychoneurosen", eine erhebliche Vertiefung und Erweiterung und ist heute als der maßgebende Ausgangspunkt für jede rationelle Psychopathenfürsorge und Verwahrlosungsbekämpfung in den ärztlichen Sachverständigenkreisen allgemein anerkannt. Bezüglich der Schizophrenie war es BLEULER, der, gleich vorbildlich in der Analyse des praktisch Beobachteten wie in der Anwendung des wissenschaftlich Erkannten, das psychogene Moment aus den auffallenden Versetzungsbesserungen und den überraschenden Erfolgen der Frühentlassung erschlossen und praktisch ausgewertet, dann in seiner Monographie über die Schizophrenie durch die Unterscheidung der sekundären von den primären Symptomen hervorgehoben und schließlich in seiner jüngsten Veröffentlichung im einzelnen aus dem Physiogenen herauszuschälen gelehrt hat. Mit dieser Differenzierung des psychogenen Faktors bei der Schizophrenie gibt Bleuler ganz allgemein die nachträgliche Erklärung für die bis dahin rein empirisch festgestellte nachteilige Wirkung des Anstaltsaufenthaltes und der günstigen des freien Lebens in gewissen Krankheitsstadien. Zugleich gewinnt er neue Gesichtspunkte für die eingehendere Beurteilung des einzelnen Kranken und die genauere Indikationsstellung für die verschiedenen psychotherapeutischen Methoden insbesondere der Verwertung der Milieuwirkung durch die Versetzung und die Frühentlassung. Dieser psychotherapeutischen Frühentlassung schließt sich die offene Fürsorge als planmäßige Fortsetzung und Ergänzung nach denselben rationalen Grundsätzen seelischer Behandlung an und stellt so gewissermaßen die letzte praktische Konsequenz der neuen wissenschaftlichen Erkenntnis dar.

Bedenkt man, daß die große Mehrzahl der Irrenanstaltsinsassen von jeher Kranke gewesen sein müssen, die wir heute der Schizophrenie zurechnen, so erklärt die von Bleuler erforschte besondere Suggestibilität dieser großen Patientengruppe ebenso den verschlimmernden Effekt jener alten Repressivmaßnahmen wie die erlösende Wirkung der Beschäftigungsbehandlung und der freien Verpflegungsformen. Sie erklärt ferner die Erfolge der psychotherapeutischen Bestrebungen erfahrener Anstaltsärzte, die seinerzeit in der einseitig naturalistischen Ära zu Unrecht bespöttelt worden sind, und sie läßt es verstehen, warum alle Anstaltsbehandlungsmaßnahmen einschließlich der modernen Beschäftigungstherapie nach Simon bei den Schizophrenen infolge ihrer massenpsychologischen Wirkung so leicht zum Schema werden und damit auf den Einzelnen mechanisierend und geisttötend, also schädigend einwirken. Im Gegensatz hierzu besteht die offene Fürsorge ihrem Wesen nach in der individuellen Wahrnehmung des einzelnen Kranken und seiner vielfältigen soziologischen Besonderheiten und ist demnach vor dieser Gefahr der Generalisierung und Nivellierung verhältnismäßig geschützt. Indes mahnt der Blick auf die geschichtliche Entwicklung in anderer Richtung zur Vorsicht. Jede Periode neuen Erkenntnisfortschrittes trägt die natürlichen Grenzen ihres Geltungsbereiches, die nicht ungestraft vernachlässigt werden dürfen, in sich selbst. Hatte die Ära der somatisch-biologischen Betrachtungsweise zu der Einseitigkeit verführt, daß der Psychiater nur noch Diagnosen und keine Therapie machte, so droht heute von einem übertriebenen Psychologismus die Gefahr, daß nur noch Therapie und keine Diagnosen, auch keine Qualitäts- und Streckendiagnosen gemacht werden. Gewiß kann nur der diagnostische Suggestivversuch bei manchen schizophrenen Zustandsbildern über die Reichweite des Psychogenen entscheiden; aber ebenso sicher ist, daß ein unkritisches Draufgängertum bei der Überweisung Schizophrener aus der geschlossenen in die offene Fürsorge rasch zu einer Verkennung des physiogenen Moments und damit zu verhängnisvollen Mißgriffen führen müßte. Nur das Festhalten an der biologischen Grundlage des Krankheitsprozesses, wie es zum eisernen Bestand der ärztlichen Betrachtungsweise für immer gehört, kann von den heute in der Luft liegenden psychologistischen Einseitigkeiten, namentlich da, wo psychiatrische Laien in der Fürsorge mitarbeiten, bewahren.

Die kurze Übersicht zeigt demnach: Die offene Geisteskrankenfürsorge bildet den folgerichtigen und von verschiedenen Seiten verlangten Abschluß einer immer freiheitlicheren Entwicklung der Irrenpflege. Zugleich entspricht sie einem Erfordernis der modernen psychologisch und soziologisch eingestellten Psychiatrie, die ihr die wissenschaftlichen Grundlagen für ihr Vorgehen liefert.

3. Die Stellung der offenen Geisteskrankenfürsorge zu der Entfaltung des allgemeinen Fürsorgewesens.

Diese innerpsychiatrische Linie, die auf die Einführung der offenen Geisteskrankenfürsorge hinzielt, trifft mit der jüngsten Entwicklungsphase der allgemeinen Fürsorge und Wohlfahrtspflege, die seit der *neuen Regelung des Reichsfürsorgerechts* begonnen hat, zusammen.

Die reichsrechtlichen Grundlagen des Fürsorgewesens waren seit der Gründung des Reichs durch das Gesetz über den Unterstützungswohnsitz, zuletzt in der Fassung der Novelle vom 30. Mai 1908 bestimmt. Sie trugen den Charakter des Armenrechts und beschränkten die öffentliche Hilfe auf die Gewährung des reinen Existenzminimums an den Hilfsbedürftigen. Diese gesetzliche Leistung fand aber von jeher ihre Ergänzung in der privaten Hilfe, die von der freiwilligen Liebestätigkeit aus den verschiedenartigen weltanschaulichen Motiven gewährt wurde. Die Werke der hingebenden christlichen Nächstenliebe beider Konfessionen haben besonders in der Pflege der Armen und Kranken für die Gestaltung der heutigen Wohlfahrtspflege weittragende Bedeutung erlangt. Sie knüpfen sich in der Katholischen Caritas an die Namen von Brandts, Hitze, Werthmann, in der Evangelischen Inneren Mission an die von A. H. Francke, Oberlin, Wichern, Fliedner, Bodelschwingh, Amalie Siveking und in der jüdischen Wohlfahrtspflege an den von Hallgarten. In derselben Richtung gingen seit dem Humanismus und der Aufklärung die vorbeugenden Bestrebungen der philanthropischen Gesellschaften und weiterhin die praktischen Auswirkungen der Philosophie des deutschen Idealismus, insbesondere des Kantschen kategorischen Imperativs im Sinne einer sozialen Gemeinschaftsarbeit. Hier hat sich dann neuerdings, worauf Maier mit Recht aufmerksam macht, die sozialistische Arbeiterwohlfahrtspflege als Parteifürsorge angeschlossen, die seit dem *Görlitzer* Programm von der Partei offiziell anerkannt ist und mit ihrem Grundsatz kameradschaftlicher Solidarität in derselben philosophischen Bewertung der Einzelpersönlichkeit als eines Selbstzweckes wie die ethisch-humanitären Bestrebungen wurzelt.

Die Reflexe dieser Entwicklung lassen sich auch im Irrenwesen verfolgen. Die religiöse bzw. die ethisch-humanitäre Gesinnung findet sich bei allen bekannteren Irrenärzten jener Zeit in Wort und Tat wieder, zahlreiche zum Teil heute noch blühende charitative Anstalten wurden von den beiden Konfessionen für Schwachsinnige, Epileptiker und Geisteskranke gegründet, und die vereinzelt bis in das letzte Drittel, ja bis zur Mitte des vorigen Jahrhunderts zurückreichenden Irrenhilfsvereine beweisen, daß der Gedanke der freien Liebestätigkeit auf diesem Sondergebiet frühzeitig erwacht ist.

Diese religiösen und humanitären Motive haben den Gedanken der Fürsorge für den hilfsbedürftigen Nebenmenschen von jeher maßgeblicher als die zuzeiten namentlich in Frankreich betonten staatspolitischen Beweggründe verwirklicht. Sie haben vor allem die auf den Nationalökonomen MALTHUS zurückgehenden und heute noch nachwirkenden Tendenzen des politischen Liberalismus, das von der Armenpflege zu gewährende Existenzminimum möglichst niedrig zu halten, nicht zuletzt vermöge ihrer erfolgreichen Betätigung in der Not der Kriegs- und Nachkriegszeit bei der gesetzlichen Neuregelung zurückgedrängt, die den Trägern der freien Wohlfahrtspflege das Recht der Mitwirkung ausdrücklich zuerkennt.

Zu diesen charitativ-humanitären Fürsorgebestrebungen hat sich auf dem Gebiet der gesundheitlichen Not eine weitere freiwillige Hilfeleistung, die von wissenschaftlich-technischen Gesichtspunkten geleitet ist, etwa seit einem Menschenalter gesellt. In den letzten Jahrzehnten des vorigen Jahrhunderts hatte man angefangen, neben den biologischen Ursachen die gesellschaftlichen Bedingungen der wichtigsten Volkskrankheiten zu erkennen und wissenschaftlich zu erforschen. Die Ergebnisse, die GOTTSTEIN, GROTJAHN, KRAUTWIG, KIRCHNER, DIETRICH, KAUP, A. FISCHER u. a. unter dem Begriff der *sozialen Hygiene* zusammengefaßt haben, wurden etwa seit der Jahrhundertwende in die praktische Gesundheitsfürsorge umgesetzt. Durch die Initiative einzelner sozialhygienisch interessierter Persönlichkeiten und privater Vereine entstanden in immer zahlreicheren Städten Fürsorgestellen für besonders dringliche Zweige, wie für die Säuglings-, Lungen-, Krüppelfürsorge, in denen eine ärztlich geleitete gesundheitliche Beratung und eine nachgehende Fürsorge für Kranke und Krankheitsgefährdete eingerichtet wurde. Mancherorts kam die kommunale schulärztliche Fürsorge und auch die Mitarbeit der Träger der Sozialversicherung hinzu.

Die Not der Kriegs- und Nachkriegszeit, einschließlich der Inflation, führte zu einem engen Zusammenarbeiten dieser verschiedenartigen privaten Fürsorgebestrebungen mit der öffentlichen Hilfe, für die das Reich entsprechend den jeweils hervortretenden Notständen neue Rechtsgrundlagen schaffen und wachsende Zuschüsse geben mußte; wurden doch neben 2 Millionen Kriegsopfern 1,5 Millionen Kriegsbeschädigte, 2 Millionen Kriegshinterbliebene, 2 Millionen Sozialrentner und 0,5 Millionen Kleinrentner ohne die Armen, Kranken und Gebrechlichen von früher her gezählt. Schließlich sah sich das Reich jedoch gezwungen, durch die III. Steuernotverordnung vom 14. 2. 1924 verschiedene Fürsorgezweige, für die es bis dahin erhebliche Zuschüsse gewährt hatte, den Ländern unter Einstellung dieser Zuschüsse zu überweisen. In unmittelbarem Zusammenhang hiermit wurde, nachdem die Erlassung des Reichsjugendwohlfahrtsgesetzes unter dem 9. 7. 1922 vorausgegangen war, das Fürsorgerecht durch die *Verordnung über die Fürsorgepflicht vom* 13. 2. 1924 neu geregelt. Die Fürsorgepflichtverordnung übertrug die Wohlfahrtspflege samt den aus ihr erwachsenden Lasten den in den Ländern neu zu bildenden Fürsorgeverbänden, vereinigte eine Anzahl von Fürsorgezweigen, die von der Armenpflege ausgegangen oder abgezweigt waren, wieder mit dieser, änderte die Bestimmungen des Unterstützungswohnsitzgesetzes um und setzte für die Opfer der Kriegs- und Nachkriegszeit neben der Armenfürsorge eine „gehobene Fürsorge" fest. Die Verordnung erhielt durch die *Reichsgrundsätze über Voraussetzung, Art und Maß der öffentlichen Fürsorge vom* 4. 12. 1924 eine wichtige Ergänzung, die das Wesen der Fürsorge genauer umschreibt. Durch die Fürsorgepflichtverordnung, die „Reichsgrundsätze" und die Ausführungsbestimmungen der Länder ist nunmehr die Verpflichtung der Allgemeinheit zur Fürsorge für den Hilfsbedürftigen und zugleich zu einer gehobenen Fürsorge für bestimmte Personenkreise neu festgesetzt und damit die Rechtsgrundlage für die öffentliche und die gleichfalls beigezogene freie Fürsorge und Wohlfahrtspflege im heutigen Sinne geschaffen worden.

Die *soziale Fürsorge* ist ein Teil der *Wohlfahrtspflege* und diese ein selbständiges Gebiet neben der Sozialpolitik. Unter Wohlfahrtspflege ist mit HANS MAIER und VON WIESE zu verstehen alle staatliche, körperschaftliche und private Tätigkeit mit dem Zweck, den Gliedern der Gemeinschaft auf Grund der Zugehörigkeit zu dieser einen Anteil an den materiellen und immateriellen Gütern zu sichern, die diese sich aus eigenen Kräften nicht zu verschaffen vermögen. Demnach bildet für die Wohlfahrtspflege die Zugehörigkeit zur menschlichen Gesellschaft den Grund aller Hilfeleistung, während es bei der Sozialpolitik die Tatsache der Arbeitsleistung ist, die diesen Grund ausmacht. Dementsprechend ist die Sozialversicherung hinsichtlich ihrer Pflichtleistungen gegenüber den Versicherten dem Gebiet der Sozialpolitik und nur hinsichtlich ihrer freiwilligen Leistungen dem der Wohlfahrtspflege zuzurechnen. Das Verhältnis der sozialen Fürsorge zu den übrigen Zweigen der Wohlfahrtspflege läßt sich mit den genannten Autoren an einem Teilgebiet anschaulich aufzeigen: Wie die Jugendfürsorge die gesundheitlich, sittlich oder wirtschaftlich besonders gefährdete Jugend betreut und sich die Jugendpflege der übrigen Jugend mit den Bedürfnissen ihrer Altersstufe annimmt, so betrifft die Fürsorge mit ihren gesundheitlichen, arbeitspädagogischen und wirtschaftlichen Hilfemaßnahmen die unter dem Existenzminimum zurückbleibenden Hilfsbedürftigen, während die übrigen Zweige der Wohlfahrtspflege (z. B. die Wohnungpflege, die Volksbildungsbestrebungen) der Förderung der in normalem Durchschnittsverhältnis lebenden Bevölkerungskreise über den unbedingt notwendigen Lebensbedarf hinaus gewidmet sind. Da die Beurteilung des Existenzminimums an verschiedenen Orten und zu verschiedenen Zeiten keineswegs eine durchweg genau gleichmäßige sein kann, ist auch eine scharfe Abgrenzung der sozialen Fürsorge nach allgemein verpflichtenden Grundsätzen nicht möglich.

Betrachtet man nun die reichsrechtliche Regelung vom Standpunkt der *Gesundheitsfürsorge*, so lassen die Bestimmungen der Fürsorgepflichtverordnung und insbesondere die „Reichsgrundsätze" erkennen, daß sie die Bedürfnisse der sozialhygienischen Fürsorge prinzipiell in sachgemäßer Weise mitumfassen und wichtige ärztliche und sozialärztliche Erfahrungen, die in der Kriegsbeschädigtenbehandlung und -versorgung gemacht wurden, glücklich verwerten. Dies gilt für die individuelle Gestaltung der Fürsorge, die Arbeitspädagogik, die Erwerbsbefähigung, die Vorbeugung, und den Schutz vor Mißbrauch der Fürsorge durch die Arbeitspflicht. Dabei ist jedoch eine eingehendere Regelung von Reichs wegen, die für eine planmäßige und mehr oder weniger selbständige Organisation der Gesundheitsfürsorge bestimmend hätte werden können, unterlassen worden. Dieser Mangel mußte sich bei der Spezialisierung der fürsorgerisch in Betracht kommenden ärztlichen Fachgebiete stark auswirken und ist als Grund dafür anzusehen, daß auf dem Gebiet der Gesundheitsfürsorge jede Einheitlichkeit zu vermissen ist, und der Arzt, der eigentliche Schöpfer der Gesundheitsfürsorge, bei allgemeinen Organisationsfragen, wie bei der sozialhygienischen Kleinarbeit um den ihm zukommenden Einfluß mit sehr verschiedenem Erfolg kämpfen muß, sofern er überhaupt rechtzeitig zugezogen wird. Mag auch die Verflechtung der sanitären Mißstände mit den sozialen und wirtschaftlichen Verhältnissen in den Kreisen der Hilfsbedürftigen die Abgrenzung des sozialmedizinischen Fachgebietes erschweren, und für die Bekämpfung der Volkskrankheiten das Zusammenwirken aller Fürsorgegebiete notwendig sein, so hat doch das Fehlen jeder organisatorischen Berücksichtigung der fachtechnischen sozialhygienischen Gesichtspunkte beim Aufbau des Fürsorgewesens zu einer Zersplitterung der Gesundheitsfürsorge geführt, welche die Verwirklichung der fürsorgerechtlichen Forderungen schwer beeinträchtigt. Es sei hier nur an die treffenden Ausführungen von Wöltz über die unterschiedliche Anwendung des Begriffes der Hilfsbedürftigkeit vom ärztlich-gesundheitsfürsorgerischen und vom allgemeinfürsorgerischen Standpunkt aus erinnert. Erst allmählich haben sich die sozialhygienischen Fachgebiete zur Vertretung ihrer Belange zusammengefunden, und nur langsam beginnt sich in den weiteren Kreisen der Beteiligten die Erkenntnis durchzusetzen, daß diese höchst nachteilige Zersplitterung der Gesundheitsfürsorge nur durch eine *organische Verbindung der geschlossenen und der offenen Fürsorgeform* in Zukunft einigermaßen aufgewogen, und die gleich notwendige Rationalisierung und Individualisierung in der sozialhygienischen Arbeit nur durch ein planmäßiges Handinhandgehen des Krankenhauswesens und der offenen Gesundheitsfürsorge angebahnt werden kann. Die führenden Sozialhygieniker haben diese Notwendigkeit seit lange erkannt, ohne daß sie aber bisher damit praktisch durchgedrungen wären. In der Säuglingsfürsorge erstreben Langstein, Rott u. a. die Einschränkung des Hospitalismus durch die Arbeitsverbindung zwischen offener und geschlossener Fürsorge, in der Tuberkulosebekämpfung gilt die aktuelle Auseinandersetzung zwischen den Heilstätten- und den Fürsorgeärzten diesem

wissenschaftlichen und organisatorischen Problem, und in der Krüppel-
sowie Geschlechtskrankenfürsorge ist die Gültigkeit dieses Grundsatzes
seit lange anerkannt. Gleichzeitig erstrebt *die soziale Krankenhausfürsorge*, die in Amerika den Typus der offenen Gesundheitsfürsorge
vielfach ausschließlich bestimmt, auch in Deutschland immer mehr die
in ärztlicher, psychotherapeutischer und wirtschaftlicher Hinsicht
gleich aussichtsvolle Verbindung der Krankenhauspflege und der Gesundheitsfürsorge. Eine Zusammenfassung der beiden Gebiete der
öffentlichen Leistung wird auch von Vertretern des öffentlichen Krankenhauswesens, z. B. von ALTER, GOTTSTEIN, GOLDMANN, als zwingendes
Gebot einer vernünftigen Gesundheitswirtschaft bezeichnet, da eine
solche allein beim Kranken die Stärkung des Gesundheitswillens und
die möglichst frühzeitige Erwerbsbefähigung im Sinn des Fürsorgerechts ermöglicht und zugleich die optimale Ausnützung des Kranken-
haus- wie des Fürsorgeaufwandes gewährleistet. Die Durchführung
einer derartigen Gemeinschaftsarbeit, bei der das ärztliche Urteil in
Organisationsfragen wie in der gesundheitsfürsorgerischen Kleinarbeit
naturgemäß stärker zur Geltung kommt, wäre ohne Zweifel geeignet,
der Gesundheitsfürsorge die notwendige selbständigere Stellung im
System der Fürsorge zu verschaffen.

In welchem Verhältnis steht nun die *Irrenfürsorge* zu dieser neuzeitlichen Entwicklung des Fürsorgewesens? Was die neue reichsrechtliche Regelung anlangt, so ist anzuerkennen, daß die „Reichsgrundsätze" über den Umfang der Fürsorge den Erfordernissen der
modernen Geisteskrankenbehandlung, insbesondere der Psychotherapie,
in weitem Umfange Rechnung tragen. Die angedeuteten Gesichtspunkte, also das individualisierende Vorgehen, die Arbeitspädagogik,
die Erwerbsbefähigung und die Vorbeugung entsprechen durchaus
den psychiatrischen Bedürfnissen, wie unten genauer dargelegt wird.
Dabei ist allerdings zu betonen, daß die öffentliche Irrenfürsorge in
ihrer bisherigen Form ohne Ergänzung durch die offene Fürsorge nicht
in der Lage wäre, die durchaus gerechtfertigten Forderungen des neuen
Fürsorgerechtes in die Wirklichkeit umzusetzen. Nur wenn zu der Anstaltsbehandlung die offene Fürsorge mit ihrer erfassenden, beratenden,
vermittelnden, aufklärenden und erziehenden Tätigkeit hinzutritt,
eröffnet sich die Möglichkeit, diese sachgemäßen Vorschriften auch
sachgemäß zu erfüllen.

In der Praxis ist die offene Geisteskrankenfürsorge nach dem System
der kommunalen sozialhygienischen Fürsorge bisher nur in verhältnismäßig geringem Umfange eingeführt worden, so z. B. von POLLIGKEIT,
SIOLI und RAECKE in Frankfurt a. M., von SCHWABE in Plauen und
insbesondere von F. WENDENBURG im rheinisch-westfälischen Industriegebiet. Weit allgemeineren Eingang hat die von KOLB von der Heilanstalt Erlangen aus in Mittelfranken unternommene offene Geisteskrankenfürsorge in den letzten Jahren gefunden. Sie ist als nachgehende Betreuung der entlassenen Anstaltskranken eingerichtet und
in den Kommunen dem schon vorhandenen Apparat der städtischen
Gesundheitsfürsorge, wie dies in ähnlicher Weise die soziale Kranken-

hausfürsorge anstrebt, eingefügt worden. Das verhältnismäßig späte Auftreten der offenen psychiatrischen Fürsorge erklärt sich aus der bisher geringen allgemeinen Kenntnis der Geisteskrankheiten und ihrer sozialen Bedeutung und weiterhin aus der isolierten Lage der Heil- und Pflegeanstalten abseits von den Verkehrsmittelpunkten, die einen Kontakt zwischen dem Anstaltsbetrieb und den städtischen Fürsorge- einrichtungen nicht leicht zustande kommen ließ. Die soziologische Erforschung der Geisteskrankheiten und der Psychopathien hat zwar vor längerer Zeit eingesetzt, aber bei ihrer vorwiegend konstitutionell- erbbiologischen Bedingtheit weit mehr ihre Einwirkung auf die Gesell- schaft als ihre Auslösung durch die sozialen Verhältnisse verfolgt. Die kausale Bekämpfung war damit auf den umständlichen Weg der Euge- nik und Rassenhygiene verwiesen, während sich keine unmittelbaren Angriffspunkte für die praktische Arbeit wie auf den übrigen Gebieten der sozialen Hygiene zu ergeben schienen.

Trotz dieser verzögerten Entwicklung kann an der dringenden Not- wendigkeit, diese empfindliche Lücke des Fürsorgewesens durch den Ausbau der offenen Geisteskrankenfürsorge zu schließen, kein Zweifel bestehen. Die Geisteskrankheiten, besonders die chronischen, führen außerordentlich häufig und rasch beim Kranken und bei dessen Familie zur Hilfsbedürftigkeit. Die sachverständige soziale Betreuung der frei lebenden Geisteskranken ist wegen ihrer psychotherapeutischen Wir- kung besonders bedeutsam. Sie trägt außerdem durch die Überwachung der zu Gemeingefährlichkeit neigenden Kranken dem Grundsatz des gleichzeitigen Schutzes der Allgemeinheit, ähnlich wie etwa die Tuber- kulosefürsorge, Rechnung. Die enge Verbindung der geschlossenen und der offenen Fürsorge, wie sie beim Kolbschen System der von der Anstalt aus organisierten Fürsorge am sichersten und erfolgreichsten durchführbar ist, entspricht der erwähnten Tendenz, die auf allen übri- gen Gebieten der Gesundheitsfürsorge immer deutlicher erkennbar wird. Sie ermöglicht gewissermaßen eine genaue Dosierung der An- staltsbehandlung und damit die angedeuteten Vorteile einer fortschrei- tenden Individualisierung und Rationalisierung der Fürsorge, die bei den Besonderheiten des psychiatrischen Fachgebietes und der Irren- pflege besonders stark in die Wagschale fallen.

Zu der Fürsorge für die ausgesprochen Geisteskranken, die unter allgemeiner Verwertung der vorliegenden Beispiele dem Fürsorgewesen als neuer Zweig anzugliedern ist, tritt die Fürsorge für die *Psychopathen*, die sich den vorhandenen Fürsorgebestrebungen auf den psychiatrischen Grenzgebieten einzufügen hat. Es handelt sich um die zahlreichen vom Durchschnitt abweichenden krankhaften Persönlichkeiten, die ohne sachgemäße und frühzeitige Hilfe der jugendlichen, der sexuellen und der alkoholischen Verwahrlosung so häufig anheimfallen, die öffentliche Ordnung und Sicherheit vielfach gefährden und durch ihr unsoziales Verhalten und die hierdurch nötigen Gegenmaßnahmen den öffent- lichen Aufwand stark belasten.

Zur Wahrnehmung dieser gefährdeten und vielfach zugleich gefähr- lichen Psychopathen haben bisher meist psychiatrische Laien besondere

Fürsorgeorganisationen geschaffen, so vor allem die *Trinkerfürsorge* und die *Fürsorge für jugendliche Psychopathen*, neuerdings die *Gefährdetenfürsorge*, die *Gerichtshilfe*, die *Gefangenenfürsorge* und die *Fürsorge für Strafentlassene*. Sofern man hierbei ohne oder ohne ausreichende fachpsychiatrische Beratung vorgegangen ist, blieb diesen Bestrebungen ein dem Aufwand entsprechender Erfolg in der Regel versagt. Die psychiatrische Fürsorge muß daher, auch wenn sie verhältnismäßig spät auf den Plan tritt, diesen sozial außerordentlich wichtigen Fürsorgebestrebungen auf den psychiatrischen Grenzgebieten die bisher meist entbehrte sachverständige Hilfe leihen und den nicht fachlich vorgebildeten Kräften die Richtung für ihre Tätigkeit angeben, sofern sie nicht diese Arbeitsgebiete, wie sich dies in den ländlichen Bezirken häufig empfiehlt, überhaupt in ihr Arbeitsgebiet einbezieht. Es gilt, die hier tätigen Trinkerfürsorger, Polizeifürsorgerinnen, Lehrer, Heilpädagogen, Verwaltungsbeamten, Jugendrichter usw. durch Vermittlung der einschlägigen psychiatrischen Gesichtspunkte zu einer sachgemäßen erzieherischen Beeinflussung dieser Psychopathen zu befähigen, wobei die dem Laien heute besonders naheliegende Gefahr eines einseitigen Psychologismus besondere Beachtung verdient. Die psychiatrische Mitwirkung auf diesen Fürsorgegebieten muß ein einheitliches psychotherapeutisch orientiertes Erziehungssystem anstreben, dessen progressive Methode durch die Möglichkeit der Unterbringung in der Irrenanstalt bzw. künftig durch die der von den Sachverständigen geforderten *Bewahrung* den nötigen Nachdruck erhält. Ähnliche Aufgaben erwachsen der Fürsorge aus der Mitwirkung bei der *Jugendgerichtshilfe* und, sobald das neue Strafrecht, dessen individualpädagogische Grundgedanken wesentlich auf psychiatrische Forderungen zurückgehen, in Wirkung tritt, bei der *Gerichtshilfe für die Erwachsenen* und vor allem bei der *Schutzaufsicht über die Vermindert-Zurechnungsfähigen*. Allen diesen für das Gesellschaftsleben so außerordentlich wichtigen Aufgaben können die erwähnten Fürsorgebestrebungen nur unter psychiatrischer Mitwirkung erfolgreich dienen, und andererseits kann die praktische Psychiatrie diese Mitwirkung nur vermittels einer offenen Fürsorge, und zwar einer eng mit der Anstaltsfürsorge zusammenarbeitenden Fürsorge richtig leisten, wie dies u. a. Bratz vor kurzem überzeugend dargelegt hat.

Zu dieser unmittelbar praktischen Fürsorgearbeit kommt endlich die nicht minder wichtige Fürsorge durch das Wort, d. h. die Aufgabe, die Forderungen der *psychiatrischen Prophylaxe* und der *psychischen Hygiene* der Bevölkerung nahezubringen, und die dringend nötige Aufklärung über das Wesen der psychischen Anomalie, ihre Ursachen und ihre Verhütung, über die Einschränkung der Verschlechterung der Erbanlagen, über die Bekämpfung des Alkoholmißbrauchs und der Geschlechtskrankheiten zu verbreiten. Diese psychiatrische Aufklärungsarbeit, die der im Ausland besonders verbreiteten *Bewegung für psychische Hygiene* entspricht, bringt die offene Geisteskrankenfürsorge mit zahlreichen Sondergebieten der Wohlfahrtspflege, z. B. den Volksbildungsbestrebungen, der Berufsberatung, der Eheberatung usw., in fruchtbare Verbindung.

Zusammenfassend läßt sich somit sagen: Die durch die Entwicklung der praktischen und wissenschaftlichen Psychiatrie vorbereitete und geforderte offene Fürsorge für Geisteskranke und Psychopathen gliedert sich der übrigen Gesundheitsfürsorge und Wohlfahrtspflege verhältnismäßig spät an. Sie findet in dem neuen Reichsfürsorgerecht ihre angemessene gesetzliche Grundlage und ist für eine sinngemäße Verwirklichung der vorgeschriebenen Hilfeleistung auf ihrem Fachgebiet unentbehrlich. Sie erreicht ihre volle Wirkung nur in der organischen Verbindung mit der Anstaltsfürsorge und paßt sich in dieser Form den entsprechenden Bestrebungen in der übrigen Gesundheitsfürsorge zum Zweck der Individualisierung und Rationalisierung der Fürsorgearbeit zwanglos ein. Als Fürsorge für die Geisteskranken im engeren Sinne fügt sie dem Fürsorgewesen einen bisher fehlenden selbständigen Fürsorgezweig neu hinzu, als Fürsorge für die Psychopathen leistet sie den auf den psychiatrischen Grenzgebieten tätigen Organisationen die bisher mangelnde, aber unerläßliche fachpsychiatrische Mitarbeit. Endlich ist sie dazu berufen, die psychische Hygiene und Prophylaxe durch die psychiatrische Aufklärung zu fördern und so einer vorausschauenden Pflege der Volkswohlfahrt wichtige Dienste zu leisten.

Literatur.

ALT: Über familiäre Irrenpflege. Halle 1899.
— Weitere Entwicklung der familiären Verpflegung der Kranksinnigen in Deutschland seit 1902. Halle a. d. S.: C. Marhold 1907.
ALTER: Rationalisierung der Gesundheitswirtschaft. Dtsch. Zeitschr. f. Wohlfahrtspflege, Jg. 2, Nr. 8.
ASCHAFFENBURG: Über gefährliche Geisteskranke. Allg. Zeitschr. f. Psychiatr., Bd. 57.
— Die Sicherung der Gesellschaft gegen gemeingefährliche Geisteskranke. Berlin 1902.
BAATH: Verordnung über die Fürsorgepflicht vom 13. Februar 1924 usw., 3. Aufl. Berlin: Frz. Vahlen 1925.
BINSWANGER, L.: Einführung in die Probleme der allgemeinen Psychologie. Berlin: Julius Springer 1922.
BINDING und HOCHE: Die Freigabe der Vernichtung lebensunwerten Lebens. Leipzig 1923.
BIRNBAUM: Grundgedanken zur klinischen Systematik. Zeitschr. f. d. ges. Neurol. u. Psychiatr., Bd. 74, H. 1/3.
BLEULER: Frühe Entlassungen. Psychiatr.-neurol. Wochenschr. 1905.
— Zur Unterscheidung des Physiogenen und des Psychogenen bei der Schizophrenie. Allg. Zeitschr. f. Psychiatr., Bd. 84, H. 1.
BONHOEFFER: Erfahrungen aus dem Kriege. Allg. Zeitschr. f. Psychiatr., Bd. 73.
— Handbuch der ärztlichen Erfahrungen im Weltkrieg IV, Bd. 4.
BRATZ: Die Durchführung der Sicherungsmaßnahmen für die Gemindert-Zurechnungsfähigen. Psychiatr.-neurol. Wochenschr., Jg. 29, Nr. 5.
BRESLER: Gegenwärtiger Stand der Familienpflege. Psychiatr.-neurol. Wochenschrift, Jg. 27, Nr. 5/6.
BREUER: Die Fürsorge für Geisteskranke und Nervöse außerhalb der Anstalt. Ebenda, Jg. 26, Nr. 12.
BUMKE: Lehrbuch der Geisteskrankheiten. München: J. F. Bergmann 1924.
DANNEMANN: Bau, Einrichtung und Organisation psychiatrischer Stadtasyle. Halle a. d. S. 1901.
Denkschrift über den gegenwärtigen Stand der Irrenfürsorge in Baden und deren künftige Gestaltung 1901, verf. von SCHÜLE, FISCHER, HAARDT.

DIETRICH: Die Organisation der Gesundheitspflege im Handbuch der sozialen Hygiene und Gesundheitsfürsorge, hrsg. von GOTTSTEIN, SCHLOSSMANN und TELEKY. Berlin: Julius Springer 1925.

DRESEL: Die Ursachen der Trunksucht und ihre Bekämpfung. Berlin: Julius Springer 1921.

ENGE: Soziale Psychiatrie. Berlin 1919.

ENGELKEN sen.: Familiäre Verpflegung der Irren. Allg. Zeitschr. f. Psychiatr., Bd. 57.

FISCHER, A.: Grundriß der sozialen Hygiene. 2. Aufl. Karlsruhe 1925.

FISCHER, M.: Wirtschaftliche Zeitfragen auf dem Gebiet der Irrenfürsorge. München: Seitz & Schauer 1901.

— Der weitere Ausbau der Irrenfürsorge außerhalb der Irrenanstalten. Allg. Zeitschr. f. Psychiatr., Bd. 55.

— Denkschrift über den Stand der Irrenfürsorge in Baden 1909.

— Das badische Irrenfürsorgegesetz in der Bewährung. Monatsschr. f. Kriminalpsychol. u. Strafrechtsreform 1923.

FRIEDLÄNDER, ERICH: Das Schicksal der aus der Anstalt entlassenen Geisteskranken. Psychiatr.-neurol. Wochenschr. 1920, Nr. 23/24.

GOTTSTEIN: Die Hygiene, ihre Methoden, Aufgaben und Ziele. Leipzig 1907.

GREGOR: Fürsorge für moralisch Minderwertige. Handbuch der sozialen Hygiene und Gesundheitsfürsorge, hrsg. von GOTTSTEIN, SCHLOSSMANN und TELEKY, Bd. 4.

GREGOR und VOIGTLÄNDER: Die Verwahrlosung. Berlin: Karger 1918.

GROSS, A.: Allgemeine Therapie der Psychosen im Handbuch der Psychiatrie von Aschaffenburg. Leipzig-Berlin: Deuticke.

— Über die Geisteskranken außerhalb der Anstalten, ihre Verpflegung und Überwachung. Straßburger Med. Zeit. 1913, H. 12.

GROTJAHN: Soziale Pathologie. 2. Aufl. Berlin 1923.

GROTJAHN-KAUP: Handwörterbuch der sozialen Hygiene 1912.

GRUHLE: Die sozialen Aufgaben des Psychiaters. Zeitschr. f. d. ges. Neurol. u. Psychiatr., Bd. 13, S. 3/4.

HOFFMANN, H.: Die Nachkommenschaft bei endogenen Psychosen. Berlin: Julius Springer 1921.

— Ergebnisse der psychiatrischen Erblichkeitsforschung. Zeitschr. f. d. ges. Neurol. u. Psychiatr., Bd. 17.

— Vererbung und Seelenleben. Berlin: Julius Springer 1922.

HARMS, B.: Die gegenwärtige und die künftige Gestaltung der sozialen Krankenhausfürsorge. Arch. f. soz. Hyg. u. Demogr., Bd. 2, H. 1, 1926.

JASPERS, K.: Allgemeine Psychopathologie. 2. Aufl. Berlin: Julius Springer 1919.

KEHRER, F.: Psychotherapie und Psychiatrie, nach einem Bericht für den I. Allg. Kongreß für Psychotherapie. Klin. Wochenschr., Jg. 5, H. 43.

KIRCHHOFF: Grundriß einer Geschichte der deutschen Irrenpflege. Berlin 1890.

KLEEFISCH: Fürsorge für Schwachsinnige und Epileptiker, im Handbuch der sozialen Hygiene und Gesundheitsfürsorge, hrsg. von GOTTSTEIN, SCHLOSSMANN und TELEKY, Bd. 4.

KLEIST: Die gegenwärtigen Strömungen in der Psychiatrie. Allg. Zeitschr. f. Psychiatr., Bd. 82.

KLUMKER: Fürsorgewesen. Leipzig 1918.

KOLB: Sammelatlas für den Bau von Irrenanstalten, ein Handbuch für Behörden, Psychiater und Baubeamte. Halle a. d. S.: Marhold 1902—1907.

— Die Familienpflege unter Berücksichtigung der bayerischen Verhältnisse. Zeitschr. f. d. ges. Neurol. u. Psychiatr. 1911.

— Reform der Irrenfürsorge. Zeitschr. f. d. ges. Neurol. u. Psychiatr., Bd. 47,

— Vorschläge für die Ausgestaltung der Irrefürsorge usw. Halle a. d. S. Marhold 1908.

KRAEPELIN: 100 Jahre Psychiatrie, ein Beitrag zur Geschichte der menschlichen Gesittung. Berlin: Julius Springer 1918.

— Die Heidelberger Wachabteilung für unruhige Kranke. Zentralbl. f. Nervenheilk. u. Psych. 1901.

KRAEPELIN: Über die Wachabteilung der Heidelberger Irrenklinik. Allg. Zeitschr. f. Psychiatr. 1902.
— Die psychiatrischen Aufgaben des Staates. 1900.
KRAUTWIG: Die Organisation der Gesundheitsfürsorge, im Handbuch der sozialen Hygiene und Gesundheitsfürsorge von GOTTSTEIN, SCHLOSSMANN und TELEKY. Berlin: Julius Springer 1925.
KREHL, VON: Standpunkte in der inneren Medizin. Dtsch. med. Wochenschr., 1926, Nr. 40.
KRETSCHMER: Körperbau und Charakter. Berlin: Julius Springer.
LANDSBERG, H.: Die Bedeutung der sozialen Krankenhauspflege. Blätter des Roten Kreuzes, Jg. 2, Nr. 1.
LEPPMANN d. Ä.: Der Schutz gegen Geisteskranke. Bericht auf der 9. Hauptversammlung des Vereins deutscher Medizinalbeamter 1913. Dtsch. med. Wochenschrift 1915, Nr. 40.
MAIER, HANS: Die rechtlichen Grundlagen und die Organisation der Fürsorge einschließlich des Armenrechts und des Rechtes des Kindes, im Handbuch der sozialen Hygiene und Gesundheitsfürsorge, hrsg. von GOTTSTEIN, SCHLOSSMANN und TELEKY, Bd. 1. Berlin: Julius Springer 1926.
MATTHIAS: Fürsorge für Geisteskranke, in Bd. 4 ebendort.
MEYER-ESTHTORF: Soziale Krankenhausfürsorge im In- und Ausland. Sozialhyg. Mitt., Bd. 9, H. 3.
MÖLI: Über Familienpflege Geisteskranker. Allg. Zeitschr. f. Psychiatr., Bd. 58.
— Die Fürsorge für Geisteskranke und geistig Abnorme. Halle a. d. S. 1915.
— Die Beiratsstelle als Form der Fürsorge für die aus Anstalten entlassenen Geisteskranken. Veröff. a. d. Geb. d. Medizinalverw., Bd. 2, H. 2.
MÜLLER: Zur Frage der Entlassung gegen ärztlichen Rat. Psychiatr.-neurol. Wochenschr. 1916, Nr. 15/16.
MÜLLER-HESS: Fürsorgestelle für Nervenkranke. Dtsch. med. Wochenschr. 1919, Nr. 29.
NEISSER: Die Bettbehandlung der Irren. Klin. Wochenschr. Berlin 1890.
OLÁH, VON: Überbrückung zwischen dem Leben und der Irrenanstalt. Psychiatr.-neurol. Wochenschr. 1900.
PAETZ, A.: Die Kolonisierung der Geisteskranken in Verbindung mit dem Offentürsystem, ihre historische Entwicklung und die Art ihrer Ausführung auf Rittergut Altscherbitz. Berlin: Julius Springer 1893.
PAPPRITZ: Handbuch der amtlichen Gefährdetenfürsorge. München 1924.
RAECKE: Die Frankfurter Fürsorgestelle für Gemüts- und Nervenkranke. Arch. f. Psychiatr., Bd. 66.
RÄHMI: Die Dauer der Anstaltsbehandlung der Schizophrenen. Psychiatr.-neurol. Wochenschr. 1919.
REIN: Ärztliche Versorgung und ärztliche Leitung der öffentlichen Irrenanstalten. Allg. Zeitschr. f. Psychitar., Bd. 84.
ROEMER, H.: Eine Stammliste aller amtlich bekanntwerdenden Fälle von Geisteskrankheit. Psychiatr.-neurol. Wochenschr., Bd. 13, Nr. 10, 1911.
— Die Irrenstatistik im Dienste der sozialen Psychiatrie. Psychiatr.-neurol. Wochenschr., Bd. 15, Nr. 49, 1914.
— Eine Einteilung der Psychosen und Psychopathien usw. Zeitschr. f. d. ges. Neurol. u. Psychiatr., Bd. 11, H. 1/2.
— Die sozialen Aufgaben des Irrenarztes in der Gegenwart. Psychiatr.-neurol. Wochenschr., Bd. 22, Nr. 45/46, 1921.
— Die soziale Bedeutung der Fürsorge für Geisteskranke und Psychopathen. Klin. Wochenschr. 1925, Nr. 52.
ROLLER, C. F. W.: Psychiatrische Zeitfragen aus dem Gebiet der Irrenfürsorge in und außer den Anstalten. Berlin: Reimer 1874.
ROTT: Arbeitsverbindung zwischen offener und geschlossener Säuglingsfürsorge. Gesundheitsfürsorge f. d. Kindesalter, Bd. 1, H. 5.
SCHMIDT, H.: Die Fürsorge für die beurlaubten bzw. entlassenen Geisteskranken. Kreisblatt der Pfälzischen Ärzte, Jg. 37, Nr. 19.
SCHRÖDER: Todesursachen schizophrener Frauen. Zeitschr. f. d. ges. Neurol. u. Psychiatr. 1925, H. 1/2.

Sioli: Die Fürsorge für Geisteskranke in deutschen Großstädten. Allg. Zeitschr. f. Psychiatr. 1898.
— Warum bedürfen die Großstädte einer intensiveren Fürsorge für Geisteskranke als das flache Land? Jahresversammlung der deutschen Irrenärzte 1900.
Spamer: Ist allen psychisch Kranken der dauernde Anstaltsaufenthalt (bis zur vollendeten Genesung) vorteilhaft? Arch. f. Psychiatr., Bd. 8.
Starlinger: Über den gegenwärtigen Stand des Schutzes und der Fürsorge für Geisteskranke. Jahrb. f. Psychiatr., Bd. 36.
Stolper: Referat auf der 4. Hauptversammlung des Vereins deutscher Medizinalbeamter. Juristisch-psychiatrische Grenzfragen, Bd. 4.
Tomaschny: Erfahrungen über Entlassungen von Kranken gegen Revers. Psychiatr.-neurol. Wochenschr. 1912, Nr. 53.
Treiber: Erfahrungen über Entlassungen von Geisteskranken gegen ärztlichen Rat. Allg. Zeitschr. f. Psychiatr., Bd. 72, H. 1.
Tüllmann, Anny: Soziale Krankenhausfürsorge in Amerika als Trägerin der Gesundheitsfürsorge. Dtsch. Zeitschr. f. Wohlfahrtspflege 1925, Jg. 1, H. 9.
Uhlmann: Zur Frage der vorzeitigen Entlassung von Geisteskranken aus der Heilanstalt. Psychiatr.-neurol. Wochenschr. 1914, Nr. 5/7.
Weber: Die Beaufsichtigung der Geisteskranken außerhalb der Anstalt. Jur.-psychiatr. Grenzfragen, Bd. 4.
Weizsäcker, von: Randbemerkungen über Aufgaben und Begriff der Nervenheilkunde. Dtsch. Zeitschr. f. Nervenheilk. 1925, Jg. 87, H. 1/3.
Wilmanns: Die Zunahme der anstaltsbedürftigen Geisteskranken in Baden und ihre Ursachen. Zeitschr. f. d. ges. Neurol. u. Psychiatr., Bd. 4, H. 5.
Wolf, Erik: Die soziologischen Grundlagen der Fürsorge und Wohlfahrtspflege. Umgearbeiteter und erweiterter Neudruck aus dem Jahrb. f. Nationalökonomie u. Statistik, 3. Folge, Bd. 69.
Wölz: Hilfsbedürftigkeit in der Wohlfahrtspflege und in der Gesundheitsfürsorge. Gesundheitsfürsorge f. d. Kindesalter, Bd. 1, Nr. 5.

II. Die in Deutschland praktisch durchgeführten Formen der offenen Geisteskrankenfürsorge.

1. Die offene Fürsorge der mittelfränkischen Heil- und Pflegeanstalt Erlangen.

Von Valentin Faltlhauser, Erlangen.

Mit 1 Abbildung.

Die offene Fürsorge der mittelfränkischen Heil- und Pflegeanstalt Erlangen beruht in ihrer Idee, in ihrem Aufbau und in ihrer Entwicklung auf schöpferischen Gedanken Kolbs. Was vielleicht schon anderen vor ihm in weniger klarer Weise vorgeschwebt ist, was in Bruchstücken und unvollständigen Teilverwirklichungen da und dort zu einzelnen Ansätzen geführt hat, hat er in die klare Form einer lebendigen, wohldurchdachten Organisation gegossen. Ihm war es vorbehalten, den Gedanken einer Fürsorge für geistig Abnorme völlig zum praktischen Ende zu denken, den Schlußstein der historischen Entwicklung einer Behandlung der Geisteskranken zu setzen, wobei er sich nicht auf die Geisteskranken im engeren Sinne beschränkte, sondern alle geistig anomalen Menschen überhaupt erfaßt wissen wollte. Die Linie dieser historischen Entwicklung verläuft von der Nichtbehandlung und Mißhandlung der Geisteskranken über die Anstaltsbehandlung und Familienpflege mit ihrer teilweisen Erfassung der Geisteskranken zum letzten Glied in dieser Kette, eben der offenen Fürsorge für *alle* geistig

Abnormen, und zwar in Gestalt einer allgemeinen Fürsorge, also sowohl in medizinischer wie sozialer Hinsicht.

Wir finden diese Gedankengänge KOLBS zuerst in seinem „Sammelatlas für den Bau von Irrenanstalten", dessen erste Lieferungen im Jahre 1902 bei Marhold, Halle, erschienen sind. Er spricht auf Seite 62 von den Gründen gegen die Monstreanstalten, welche neben anderen Nachteilen auch den Nachteil besitzen, daß sie „den natürlichen Weg zu einer Maßnahme verschließen, welche eine sichere Verbilligung der Verpflegskosten bedeutet und gleichzeitig den logischen Fortschritten einer organischen Entwicklung der Irrenfürsorge Rechnung trägt, einer Maßnahme, zu der uns finanzielle Erwägungen, die Ausdehnung des Kreises der in eine geregelte Verpflegung und Behandlung einzubeziehenden Kranken, die logische Entwicklung und Weiterbildung unserer Erfahrungen und Anschauungen in gleicher Weise hindrängen: zur Einführung der familiären Verpflegung, d. h. der Unterbringung von Geisteskranken in Familien unter der Aufsicht und nach den Anweisungen spezialwissenschaftlich gebildeter Ärzte in direktem oder organisatorischem Anschluß an eine Anstalt".

Daß KOLB damit nicht die Familienpflege im Sinne KONRAD ALTS allein meint, geht aus späteren Ausführungen hervor, wo er als letztes Glied einer Versorgung Geisteskranker die maximale Annäherung an die gewohnten Verhältnisse, die Verpflegung in der eigenen Familie fordert.

Damit will er aber nicht nur die geistig Abnormen erfassen, bei welchen die geistige Abnormität bereits zu einer Anstaltsbehandlung geführt hat, er will nicht nur mit diesen von der Anstalt aus in dauerndem Connex bleiben, er will auch, daß „die Irrenanstalt als Zentrum zu dienen hat, von welchem aus die prophylaktischen Bestrebungen, welche auf möglichste Einschränkung der Ausbreitung der Psychosen hinarbeiten, organisiert und geleitet werden."

Damit ist die allgemeine Richtlinie bereits geschaffen. Spätere Arbeiten KOLBS (siehe Literaturverzeichnis) bauen seine Gedanken nur mehr zur festen Organisation aus.

Die Durchführung des Gedankens der offenen Fürsorge für geistig Abnorme, wie er KOLB vorgeschwebt hat, schlummerte nach seiner ersten Veröffentlichung im Jahre 1902 noch manche Jahre. Erst 1908, als ihm als Direktor von Kutzenberg Möglichkeiten zu Versuchen einer Durchführung gegeben waren, konnte er in kleinem Ausmaße damit beginnen. Bei der Anbahnung der offenen Fürsorge in Kutzenberg ging er von dem Grundsatze aus, Entlassungsgesuche so gut wie nie abzulehnen, nach der Erfahrung, daß die Fälle von Geisteskranken, welche für sich und die Außenwelt eine wirkliche Gefahr bilden, relativ selten sind. Nur da, wo eine zwingende Notwendigkeit gegeben war, wurde eine Entlassung abgelehnt. Demnach beurlaubte er entsprechend den Anträgen der Angehörigen in zunehmendem Maße Kranke in die eigene Familie unter gewissen, schriftlich in einem Revers niedergelegten Bedingungen. Diese Bedingungen, zu deren Einhaltung die Angehörigen sich unterschriftlich verpflichten mußten, waren der Lage des einzelnen Falles angepaßt. Immer war als Bedingung festgesetzt, daß Kontrolle von seiten der Anstalt durch ihre Ärzte und besonders damit betraute Oberpfleger zugelassen wurde. Aus finanziellen Gründen übten diese Kontrolle meist zunächst die Oberpfleger, die Ärzte nur, wenn die Oberpfleger besondere Wahrnehmungen machten. Die definitive Entlassung wurde abhängig gemacht von der Vorlage eines ärztlichen Zeugnisses. Aber auch nach der Entlassung wurden die Beziehungen zu den betreffenden Kranken durch Besuche fast ausnahmslos aufrechtzuerhalten versucht. Und dazu berechtigte vollauf die gerade durch die offene Fürsorge bestätigte Erkenntnis, daß geistig Abnorme mit relativ wenig Ausnahmen auch nach der Genesung oder besser nach dem Zurücktreten der schweren Krankheitserscheinungen auch im weiteren Leben vielfach entweder durch Rückfälle gefährdet bleiben oder immer deutlich erkennbare Schwankungen ihres geistigen Befindens aufweisen. In beiden Fällen ist aus ärztlichen und sozialen Gründen sachverständige Fürsorge notwendig.

Diese Maßnahmen konnten auch ohne besondere gesetzliche Bestimmungen durchgeführt werden, lediglich auf Grund der Bestimmung, die den Anstaltsvorstand ermächtigt, Kranke probeweise zu entlassen, mit anderen Worten: zu beurlauben. Wenn der Direktor einer Anstalt das Recht hat, einen Kranken probeweise aus der Anstalt zu entlassen, so muß er auch das Recht haben, zu prüfen, ob und wie der Kranke diese Probe besteht, ganz abgesehen davon, daß die Sicherheitsinteressen der Allgemeinheit zu einer solchen Maßnahme ganz logischerweise drängen. Und ob die Sicherheit der Allgemeinheit irgendwie gefährdet ist, vermag doch am besten eine sachverständige Organisation zu prüfen, zumal ja vorbeugend erkannt werden muß, was eventuell droht.

Auf die geschilderte Weise konnten schließlich im dritten Jahre des Bestehens der Kutzenberger Fürsorge, nämlich 1910, 106 Kranke betreut werden. Ganz besonders hinzuweisen ist aber darauf, daß diese Fürsorge in einem ausschließlich ländlichen Aufnahmebezirk und in einer kleinen Anstalt mit etwa 200 Kranken sich entwickelte. Dieser Hinweis ist, um das hier schon vorwegzunehmen, deshalb notwendig, weil auch heute von Zweiflern noch immer behauptet wird: Die offene Fürsorge lasse sich wohl in einer Großstadt entwickeln, nicht aber auf dem Lande, eine Behauptung, die übrigens heute nicht nur durch die damals kleine Kutzenberger Fürsorge widerlegt ist, sondern insbesondere durch die bestehenden großen, modernen Fürsorgen, unter denen ich vor allem, ohne unbescheiden zu sein, die Erlanger nennen darf, dann aber auch die Konstanzer, die Wieslocher und nicht zuletzt die amerikanische.

In Kutzenberg gelang es bei der Kürze der Zeit, nur eine einzige Aufgabe der offenen Fürsorge für geistig Abnorme zur Entwicklung zu bringen, die Entlassenenfürsorge, d. h. die Fürsorge für die aus der Anstalt entlassenen Geisteskranken. Die Gesamtheit der Fürsorgeaufgaben durchzuführen gelang erst in Erlangen, wohin Kolb 1911 versetzt wurde. Die Kutzenberger Fürsorge schlief nach seinem Weggange zunächst völlig ein. In Erlangen fand er, was Fürsorge betrifft, nur ödes Brachland; man kannte die offene Fürsorge kaum dem Namen nach. Und gerade in Erlangen war angesichts der veralteten Anstalt offene Fürsorge doppelt wichtig.

Vorsichtig und schrittweise, um von vornherein Widerstände und Fehlschläge auszuschalten, wurde hier noch einmal der Neuaufbau nach den bereits einmal als richtig erkannten Ideen begonnen. Ich möchte ganz besonders auf dieses „vorsichtig" und „schrittweise" hinweisen, weil uns die Erfahrung gelehrt hat, daß Überstürzen in der Fürsorge vom Übel ist, wenn auch schließlich heute, wo die offene Fürsorge bereits den Beweis ihrer Lebensfähigkeit, ja Notwendigkeit und Nützlichkeit erbracht hat, nicht mehr jenes langsame Einchleichenlassen vonnöten ist wie damals, wo die Idee erst zur Praxis werden mußte. Zunächst schuf KOLB einen weiten Rahmen, in dem sich die Organisation der Fürsorge entwickeln konnte, ohne daß ihr durch pedantische, kleinliche, am grünen Tisch ausgeklügelte, theoretische Spitzfindigkeiten, vor denen auch heute nicht genug gewarnt werden kann, von vornherein jede Möglichkeit einer Entwicklung genommen war. Zunächst besuchten der Direktor und die verschiedenen Abteilungsärzte besonders ausgewählte entlassene Kranke.

Da der größte Teil der Kranken der Erlanger Anstalt aus dem Großstadtgebiet Nürnberg-Fürth stammt, war es naturgemäß, daß der größte Teil der Besuche dahin fiel. Doch beschränkte sich von vornherein die Fürsorge nicht auf die Städte. Es wurde gleich von Anfang an das ländliche Gebiet, soweit Entlassungen dahin stattfanden, einbezogen. Nachdem so Publikum und Anstalt an diese Einrichtung gewöhnt waren, wurde ein Schritt weitergegangen. Es wurde im Frühjahr 1914 in Nürnberg eine Fürsorgestelle errichtet und mit einer Fürsorgepflegerin besetzt, welche schon von Kutzenberg her mit der offenen Fürsorge vertraut war. Für sie wurde von KOLB eine eigene Dienstordnung aufgestellt. Außerdem arbeitete er Bestimmungen für die Einrichtung einer Fürsorgestelle aus. Dann kam der Krieg, der vieles zerstörte.

Nach dem Kriege setzte alsbald die Weiterentwicklung der Fürsorge zu ihren letzten Zielen mit Macht ein. Ganz waren ja die Fäden nicht zerrissen. Im Frühjahr 1919 zog zunächst die Fürsorgepflegerin wieder in Nürnberg ein. Schon im Herbst 1919 folgte ihr eine zweite Fürsorgepflegerin, die in Fürth stationiert wurde, da die Kraft der einen Fürsorgepflegerin für die wachsende Zahl der Befürsorgten in beiden Städten nicht mehr ausreichte. Beide Pflegerinnen versorgten neben den Städten auch das Nürnberg und Fürth zunächstgelegene Land, während die Umgebung von Erlangen und Erlangen selbst von einem Pflegemeister und einer Pflegemeisterin der Anstalt im Nebenamte versorgt wurden. Ab Januar 1920 wurde Referent neben dem Abteilungsdienste zu den Aufgaben eines Fürsorgearztes herangezogen. Dabei blieb aber die Leitung der Fürsorge in KOLBS Händen. In seiner Hand vereinigten sich alle Fäden. Erst im Jahre 1922 wurde Referent im Hauptamte mit den Aufgaben des Fürsorgearztes betraut. Es wurde ihm von KOLB größere

Selbständigkeit eingeräumt, die sich etwa mit der Selbständigkeit eines Abteilungsarztes deckt, in mancher Beziehung wohl auch darüber hinausgeht. Er wurde damit zum verantwortlichen Leiter der Fürsorge, während er in prinzipiellen, besonders organisatorischen Fragen an das Einverständnis des Direktors gebunden blieb.

Wurden auch in der Zeit nach dem Kriege zunächst nur aus der Erlanger Anstalt entlassene Kranke versorgt, so erweiterte sich doch sehr bald der Kreis der Aufgaben in dem von Kolb richtig vorausgesehenen Rahmen. Die entlassenen Kranken und deren Angehörige suchten sehr bald aus eigenem Antrieb den Fürsorgearzt in der Fürsorgestelle auf, wenn sie ihn dort anwesend wußten. Daraus entwickelte sich alsbald eine Beratungsstunde, in welche nach kurzer Zeit auf Anregung von bisher betreuten Kranken und deren Angehörigen andere geistig Abnorme freiwillig mit allerlei Anliegen ihren Weg fanden.

Die zunehmende Zahl der Besucher solcher zunächst ohne Zeitfestsetzung sich abspielender Beratungsstunden machte alsbald im Jahre 1921 eine solche nötig. Es entstanden regelmäßige Beratungsstunden, und zwar zwei in der Woche. Die Anbahnung von Beziehungen zu den einschlägigen Behörden, insbesondere zum Stadtrat Nürnberg, der sich von Anfang an mit großem Wohlwollen der Fürsorge gegenüberstellte und diese in jeder Hinsicht tatkräftigst unterstützte, eine Feststellung, die in gleicher Weise auch auf den Stadtrat Fürth zutrifft, ferner aufklärende Notizen in den Tageszeitungen, Aufklärungsvorträge durch den Fürsorgearzt hatten zur Folge, daß sich freiwillig eine stets steigende Zahl von geistig Abnormen meldete, welche sich der Fürsorge unterstellten und ihre Hilfe in Anspruch nehmen. Es erfolgten Zuweisungen von Behörden, von anderen Anstalten, anderen Fürsorgeorganisationen, von Ärzten usw. Einen großen Schritt zur Erreichung des Ideals der völligen Erfassung aller geistig Abnormen eines bestimmten Bezirkes bildete die Einbeziehung der Psychopathenfürsorge in Nürnberg, welche im Juli 1923 auf Anregung des Bezirksarztes der Stadt Nürnberg, Obermedizinalrat Dr. Sauerteig, und seines damaligen Physikatsassistenten Dr. Gückel der Fürsorge angegliedert wurde. Diese beiden Herren hatten in sehr vielen Fällen polizeilich auffällig gewordene Psychopathen, Trinker und dergleichen zu untersuchen und gemäß Art. 80/II des Bayer. P. Str. G. B. zu begutachten, ohne daß jedoch schließlich die festgestellte geistige Abnormität zu einer Anstaltseinschaffung ausreichte. Andererseits waren jedoch die Zeichen der geistigen Abwegigkeit so stark, daß sie es als unhaltbaren Zustand oder unzweckmäßig empfanden, die Fälle nach der Untersuchung wieder ohne weiteres ihrem Schicksal zu überlassen, zumal viele davon überdies immer wieder zur bezirksärztlichen Untersuchung gebracht wurden. Sie regten deshalb an, diese Menschen der Erlanger Außenfürsorge zur Schutzaufsicht zu unterstellen. Auch in Fürth vollzog sich der gleiche Vorgang. Die Fürsorge wurde damit aus einer Fürsorge für Geisteskranke zu einer Fürsorge für geistig Abwegige überhaupt, zu einer Fürsorge für Nerven- und Gemütskranke, wie sie mit einer gewissen Konzession an das Publikum nunmehr heißt.

Das Erlanger Fürsorgegebiet umfaßt heute ein Gebiet bewohnt von 700000 Einwohnern. Es besteht zunächst aus dem Aufnahmegebiet der Erlanger Anstalt, das sind die unmittelbaren Städte Erlangen, Fürth und Nürnberg, dazu dann Bezirksamt Erlangen und die Amtsgerichtsbezirke Nürnberg und Fürth. Zu diesem eigentlichen Fürsorgegebiet der Anstalt wurden aus verschiedenen äußeren Gründen Teile des Aufnahmegebietes der mittelfränkischen Schwesteranstalt Ansbach hinzugeschlagen, nämlich die Amtsgerichtsbezirke Altdorf und Kadolzburg, ferner die Bezirksämter Hersbruck, Lauf, Neustadt a. Aisch, Scheinfeld und Schwabach. Der Grund für diese Einbeziehung war einmal darin gegeben, daß wir in diesen Gebieten bisher schon immer eine größere Zahl von Fällen betreut haben, daß diese Gebiete von Ansbach aus sehr schwer erreichbar sind, von Erlangen aus relativ leicht, daß Ansbach aus besonderen Gründen bisher eine Außenfürsorge in größerem Ausmaße nicht einführen konnte und vor allem darin, daß Erlangen mit seinem bereits erfahrenen Fürsorgepersonal und seinen für die Fürsorge bereits vorhandenen Mitteln den Beweis erbringen sollte, daß entgegen manchen Behauptungen auch auf dem Lande sehr wohl sich offene Fürsorge treiben läßt. Diese Behauptung ist durch die bisherigen Erfahrungen der Erlanger sowie der Wieslocher und Konstanzer Fürsorge längst widerlegt. Im allgemeinen ist jedoch daran festzuhalten, daß jede Anstalt ihren besonderen Aufnahmebezirk versorgen soll. Da die Aufnahmebezirke der einzelnen öffentlichen Irrenanstalten in ihrer Aneinanderfügung das ganze Land darstellen, wird damit am besten eine universelle Versorgung des ganzen Landes erreicht.

Das in der Erlanger Fürsorge heute tätige Personal besteht aus:

1 Oberarzt im Hauptamt, Leiter der Fürsorge mit dem Wohnsitz in Erlangen;
1 Hilfsarzt im Hauptamt mit dem Wohnsitz in Nürnberg;
3 Fürsorgepflegerinnen im Hauptamt bei der Fürsorgestelle in Nürnberg;
1 Fürsorgepflegerin im Hauptamt bei der Fürsorgestelle Fürth;
1 Fürsorgepfleger im Hauptamt zur Beaufsichtigung der Arbeitsgruppe bei der Fürsorgestelle Nürnberg.
1 Schreibkraft für die Fürsorgestelle Nürnberg.

Außerdem stellt die Anstalt weitere Hilfskräfte zur Verfügung, darunter einen Fürsorgearzt im Nebenamt für das Stadtgebiet Erlangen und einen Fürsorgepfleger im Nebenamt für das Landgebiet. Dieser versieht auch die Dienste des Kraftwagenführers. Auch der Fürsorgearzt besitzt den Führerschein.

Aufgabe der Erlanger Fürsorge ist entsprechend den Richtlinien ihres Gründers die Erfassung, Beratung, Unterstützung, Beaufsichtigung und in ganz besonders gelagerten Fällen auch Behandlung aller nicht in Anstalten untergebrachten geistig anomalen Menschen des versorgten Gebietes. Die Aufgabe ist also, wie schon einmal hervorgehoben, eine medizinische und eine soziale. Sie umfaßt alle irgendwelchen Beziehungen der Versorgten zu ihrer Umwelt, seien sie nun ärztlicher, wirtschaftlicher, rechtlicher, familiärer oder sonstiger Natur.

Diese Aufgaben werden getätigt in nachgehender und stationärer Fürsorge. Die nachgehende Fürsorge geschieth in der Form von Hausbesuchen bei den Versorgten durch die Fürsorgeorgane (Fürsorgearzt, Fürsorgepfleger, Fürsorgehilfskräfte), sie geschieht in Nachforschungen an geeigneten Stellen und bei geeigneten Familien, in Verhandlungen mit den Behörden, Ämtern, anderen Fürsorgen, Ärzten und dergleichen. Sie geschieht in Form von Unterstützungen, wobei das Wort Unterstützung in seiner allgemeinsten Bedeutung zu nehmen ist, also nicht nur im Sinne finanzieller Unterstützung, sondern auch im Sinne einer allgemein sozialen und wirtschaftlichen (z. B. Arbeitsbeschaffung, Unterkunftsvermittlung u. dgl.), eines rechtlichen Schutzes und schließlich auch eines sittlichen. Eine Aufgabe der nachgehenden Fürsorge ist auch die Schutzaufsicht, bei der Interessen der Allgemeinheit im Vordergrunde stehen.

Das Gebiet der stationären Fürsorge ist die Beratungsstunde mit ihren außerordentlich vielfältigen Aufgaben. Die Beratungsstunde soll, wie schon aus ihrem Namen hervorgeht, den hilfsbedürftigen geistig Anomalen, ihren Angehörigen, den zur Sorge für sie Verpflichteten, wie endlich ihrer Umgebung überhaupt Gelegenheit geben, an den Fürsorgearzt von sich aus heranzukommen, um sich Rat in allen jenen so ungeheuer mannigfachen Angelegenheiten zu erholen, welche aus der Tatsache der geistigen Abnormität einerseits und ihren Auswirkungen andererseits sich ergeben.

Jeder aus der Ansbacher und Erlanger Anstalt, sowie aus der mit letzterer räumlich verbundenen psychiatrischen Klinik in das Fürsorgegebiet entlassene Kranke wird, wenn nicht besondere Gründe (Ablehnung der Fürsorge, zu weite Entfernung usw.) vorliegen, in Fürsorge genommen. Die Übernahme der Fürsorge ist eine freiwillige. Zwang wird nicht geübt. Dieser wird lediglich in den Fällen geübt, wo eine Schutzaufsicht von den Polizeibehörden angeordnet wird. Dies ist auch bei den Psychopathen und Trinkern der Fall, welche von den Behörden zur Schutzaufsicht zugewiesen werden, ohne daß sie erst in einer Anstalt gewesen sind. Die Entlassungen aus der Anstalt erfolgen auf Grund von Reversen und Protokollen nach vorausgegangener Überprüfung der häuslichen Verhältnisse. Näheres darüber möge an anderer Stelle nachgelesen werden, außerdem in den verschiedenen Veröffentlichungen Kolbs und des Verfassers. Die Infürsorgenahme freiwillig sich Meldender geschieht ohne besondere Formalitäten.

Bezüglich der verschiedenen technischen Einrichtungen in den einzelnen Fürsorgestellen (Karteien, Formulare, Krankengeschichten) und bezüglich der für den Betrieb maßgebenden Grundsätze wird auf die einzelnen einschlägigen Kapitel des Buches verwiesen, wo die für die Erlanger Fürsorge typischen Einrichtungen, die sämtlich als die Frucht einer langjährigen Erfahrung anzusehen sind, besonders als solche erwähnt sind.

Wenn wir die Zahlen der durch die Fürsorge Versorgten uns ansehen und dabei zunächst die Zahlen des Jahres 1925 zugrunde legen, so finden wir folgendes:

Im ganzen wurden im Jahre 1925 aus damals noch 500000 Einwohnern betreut: 1879 Personen, und zwar 1052 Männer und 807 Frauen.

Davon gehörten

zur Fürsorgestelle Nürnberg . . . . 1189 Personen
zur Fürsorgestelle Fürth 407   „
zur Fürsorgestelle Erlangen 283   „

Von diesen 1879 Personen kamen 1115 aus Anstalten, 509 waren von Behörden zur Schutzaufsicht zugewiesen, ohne daß sie vorher in Irrenanstalten gewesen waren. 255 hatten sich freiwillig der Fürsorge unterstellt. An Zugängen hatte die Fürsorge im Jahre 1925 677 Personen zu verzeichnen.

Ausgeschieden sind im Laufe des Jahres wieder durch Verbringung in Anstalten, durch Tod, durch Wegzug aus dem Fürsorgegebiet, durch Einstellung der Fürsorge usw. 327.

Für das Jahr 1926 kommt ein Fürsorgegebiet in Frage, in dem die Bevölkerung 700000 Einwohner beträgt. Betreut wurden in diesem Gebiete während dieses Jahres 2517 Personen, von denen 568 außerhalb der großen Städte auf dem Lande wohnten. An Zugängen waren 1926 allein 965 Personen zu verzeichnen. Es wurden 21298 Besuche im Interesse der Befürsorgten gemacht.

Die Erlanger Fürsorge beschäftigt sich ausschließlich mit ihrer Hauptaufgabe, der Fürsorge für geistig Abnorme.

Sie arbeitet jedoch getreu ihrem Grundsatze, alles Brauchbare und alle Hilfen ihren Zwecken dienstbar zu machen, mit allen anderen Fürsorgezweigen, mit denen sie irgendwie in Berührung kommt, zusammen, insbesondere mit der Trinkerfürsorge, der sie ja einen Teil ihrer Fälle, gerade die schwersten, bei denen die Trunksucht bereits zu geistigen Störungen irgendwelcher Art geführt hat, ohnedies abnimmt, dann mit den Bezirksfürsorgen, mit der Fürsorgestelle für Lungenkranke, Geschlechtskranke, mit der Gefährdetenfürsorge usw.

Die Fürsorge bildet im Anstaltsetat ein eigenes Etatkapitel. Die Ausgaben für die Fürsorge betrugen im Jahre 1925/26 an Gehältern, Löhnen, Reisekosten, Tagegeldern, für Lokalmiete, Beheizung, Beleuchtung, Telephon, Schreibbedarf und Unterstützung für Bedürftige 27000 Mark. Für das Etatjahr 1926/27 sind 45000 Mark vorgesehen, und zwar für

Besoldungen . . . . 26728 M.
Tagegelder und Reisekosten . . . . 3000 „
Sozialversicherung . . . . 100 „
Miete, Heizung und Beleuchtung . . . . 1800 „
Bedarf an Dienstgegenständen, Telephon, Porto usw. . . . 1500 „
Anschaffung eines Kraftwagens . . . . 5000 „
Unterhaltung des Kraftwagens . . . . 1750 „
Unvorhergesehene Fälle . . . . 122 „
Unterstützungen . . . . 5000 „
Zusammen 45000 M.

Die Anschaffung eines Kraftwagens wurde notwendig, da ohne ihn die Versorgung des recht ausgedehnten Landgebietes unmöglich geworden wäre.

Die Summe von 45000 M. mag auf den ersten Blick vielleicht etwas hoch erscheinen. Sie entspricht jedoch bei Annahme von nur 2000 Ver-

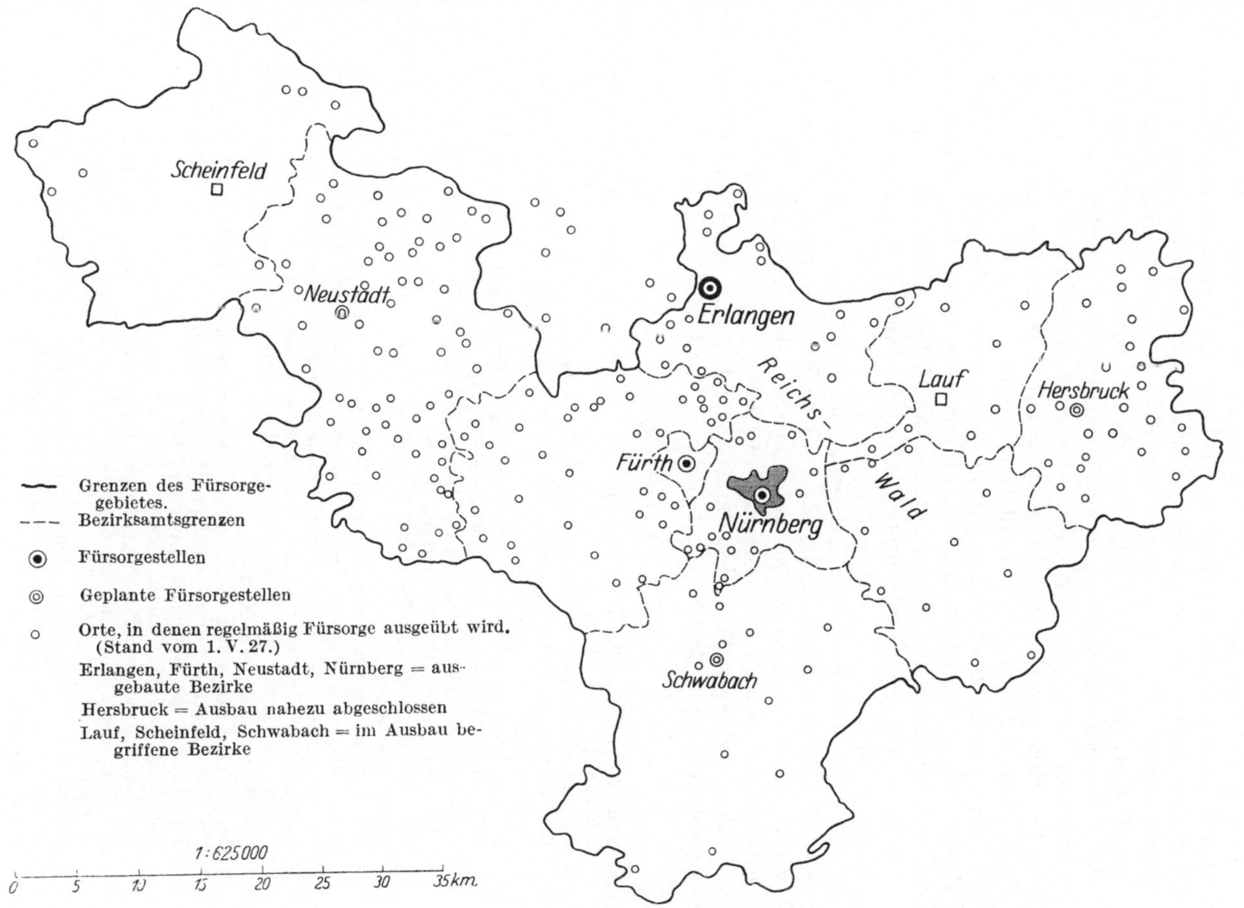

Abb. 1. Karte des Erlanger Fürsorgegebietes.

sorgten einem Aufwand von 22,50 M. pro Kopf. Sie entspricht ferner einem Jahresaufwand für 35 Kranke, der gemacht werden müßte, wenn diese 35 in einer Anstalt verpflegt werden müßten. Mit anderen Worten, wenn es der Fürsorge nur gelingt, 35 Kranke außerhalb der Anstalt zu halten, die ohne Fürsorge auf Anstaltsbehandlung angewiesen wären, dann wäre die Fürsorge vom ökonomischen Standpunkte aus bereits rentabel. Die Zahl derjenigen, die im Jahre 1926 aber tatsächlich durch die Fürsorge außerhalb der Anstalt gehalten wurden, ist sicher unter den über 2500 Versorgten eine wesentlich höhere Zahl als 35.

Die Erlanger Fürsorge nähert sich mit dem Ausbau und der allmählichen Erfassung der ländlichen Fürsorge dem Punkte der Vollendung in dem Sinne, daß in einem bestimmten Gebiete, das im konkreten Falle Großstadt und Land mit einer immerhin erheblichen Bevölkerungszahl und nicht zu kleiner räumlichen Ausdehnung umfaßt, möglichst alle geistig Abnormen, soweit sie einer Fürsorge bedürfen, erfaßt werden.

Angestrebt wird von der Erlanger Anstalt und ihrer offenen Fürsorge noch ein Zwischenglied, und zwar für jene Fälle geistiger Abnormität, welche unter die Begriffe der Psychopathen, der Trinker und der allgemein Nervösen zu subsumieren sind. Alles, was sonst noch an Prinzipiellem und Speziellem über die Erlanger Fürsorge zu sagen ist, wird an anderer Stelle Erwähnung finden.

Literatur.

Faltlhauser, Val.: Die Erfahrungen des Erlanger Fürsorgearztes. Allg. Zeitschr. f. Psychiatr., Bd. 80, H. 2.
— Der externe Dienst. Psychiatr.-neurol. Wochenschr., 27. Jg., H. 18ff.
— Der Dienst des Fürsorgepflegers in „Geisteskrankenpflege“, 2. Aufl. Halle: Marhold 1925.
  Bericht über die offene Fürsorge der Heil- u. Pflegeanstalt Erlangen für das Jahr 1921. Psychiatr.-neurol. Wochenschr., Jg. 24, H. 22/23.
— Geisteskrankenfürsorge außerhalb der Anstalten. Die Irrenpflege, Jg. 27.
— Ein Fürsorgetag. Die Irrenpflege, Jg. 28, Nr. 7.
— Wie bilde ich mich zum Fürsorger für Geistes- u. Nervenkranke usw. aus? Die Irrenpflege, Jg. 29.
— Zur Abhandlung von Marie Breuer: Die Fürsorge für Geisteskranke u. Nervöse außerhalb der Anstalten. Psychiatr.-neurol. Wochenschr., Jg. 27, H. 16.
— Die offene Fürsorge in der Psychiatrie und ihren Grenzgebieten. Referat gehalten auf der Tagung des Landesausschusses des Bayer. Kreistagsverbandes in Koburg, hrsg. von der Geschäftsstelle des Bayer. Kreistagsverbandes durch Oberbürgermeister Dr. Knorr.
Kolb, Gustav: Sammelatlas für den Bau von Irrenanstalten. Halle: Marhold 1902.
— Die Familienpflege unter besonderer Berücksichtigung der bayer. Verhältnisse. Zeitschr. f. d. ges. Neurol. u. Psychiatr., Bd. 6.
— Vorschläge. Halle: Marhold 1908.
— Rechtspflege und Irrenfürsorge. Zeitschr. f. Rechtspfl. i. Bayern, Jg. 10, Nr. 4/5.
— Der ärztliche Dienst in den öffentlichen Irrenanstalten. Psychiatr.-neurol. Wochenschr., Jg. 22, H. 5/6.
— Reform der Irrenfürsorge. Zeitschr. f. d. ges. Neurol. u. Psychiatr., Bd. 47.
— Inwieweit sind Änderungen im Betrieb der Anstalten geboten? Psychiatr.-neurol. Wochenschr. 1920/21.
— Fürsorge für die Geisteskranken außerhalb der Anstalten. Psychiatr.-neurol. Wochenschr. 1922/23, S. 272.
— Irrengesetz und offene Fürsorge. Psychiatr.-neurol. Wochenschr., Jg. 28, H. 10.

2. Die offene Fürsorge für Geisteskranke in der Stadt Leipzig im Anschluß an die Heil- und Pfleganstalt Leipzig-Dösen.

Von Reinhold Schneider, Leipzig-Dösen.

Die offene Fürsorge für Geisteskranke in der Stadt Leipzig im Anschluß an die *Heil- und Pfleganstalt Leipzig-Dösen* trat im Jahre 1920 ins Leben. Sie verdankt ihr Entstehen dem im Laufe der Zeit immer deutlicher hervorgetretenen Bedürfnis, mit den Kranken auch nach ihrer Entlassung aus der Anstalt in Verbindung zu bleiben, sei es, weil die Art und der Stand ihrer Krankheit noch eine gewisse Beaufsichtigung ratsam erscheinen ließ, sei es, weil ihre weitere Beratung und Förderung nicht nur in gesundheitlicher, sondern auch besonders in sozialer Hinsicht als dringend notwendig erkannt worden war. Die Fürsorge begann damit, daß die in der Stadt Leipzig und in ihrer Nähe liegenden Ortschaften der Amtshauptmannschaft Leipzig wohnhaften Dösener Kranken, die bei ihrer Entlassung ihre Einwilligung dazu gegeben hatten, ab und zu von einem Pflegevorsteher bzw. einer Oberschwester der Anstalt aufgesucht wurden. Diese Besuche wurden nach und nach regelmäßiger und häufiger abgestattet, auch wurden die Angehörigen der zur Entlassung kommenden Kranken schon vor dem Verlassen der Anstalt auf diese Einrichtung aufmerksam gemacht.

Im Juni 1922 wurde ferner eine ärztliche Sprechstunde eingerichtet, die in einem vom Rate der Stadt zur Verfügung gestellten Zimmer des Stadthauses zweimal im Monat vom Fürsorgearzt (Regierungsmedizinalrat Dr. Schneider), der diesen Posten zunächst, bis zum 1. Februar 1925, nebenamtlich neben seiner Anstaltstätigkeit bekleidete, abgehalten wird. Sie dient in der Hauptsache der sozialen Beratung zunächst der ehemaligen Dösener Anstaltsinsassen, sodann aber aller nervös und geistig Erkrankten, die in sozialer Beziehung des Rates und des Beistandes bedürfen. Auf das Bestehen dieser Beratungsstelle wird ebenfalls bei den Entlassungen und auch durch Bekanntmachungen in den Tageszeitungen hingewiesen.

Im Januar 1923 wurde die Fürsorge dahin erweitert, daß nunmehr auch vom Fürsorgearzt — der vorher die vorbildlichen Erlanger Fürsorgeeinrichtungen hatte kennenlernen dürfen — regelmäßige Besuche bei den entlassenen Kranken gemacht wurden. Sehr bald wurde nun auch in Verbindung mit dem Stadtbezirksarzt und dem Städtischen Gesundheitsamt getreten, was zur Folge hatte, daß von diesen behördlichen Stellen jetzt auch Kranke, die nicht aus Anstalten hervorgegangen waren, der Fürsorge unterstellt wurden. Ihnen schlossen sich nach und nach das städtische Fürsorgeamt, das Pflegeamt für sittlich gefährdete Mädchen und Frauen und das Jugendamt an und überwiesen der Fürsorge regelmäßig Personen, deren geistiger Zustand eine fachmännische Beaufsichtigung und Beratung wünschenswert machte. Außerdem übernahm die Fürsorge Kranke, die aus anderen sächsischen Landesanstalten nach Leipzig entlassen worden waren, wie auch eine Reihe von Kranken, die, ohne vorher in einer Anstalt gewesen zu sein, sich freiwillig oder auf Veranlassung ihrer Angehörigen ihr unterstellten.

Seit Februar 1925 ist der Fürsorgearzt hauptamtlich in der Fürsorge tätig. Zur Seite stehen ihm ein Pflegevorsteher für die männlichen und eine Oberschwester für die weiblichen Kranken, die beide im Nebenamt die Fürsorge ausüben.

Im Vordergrund der Fürsorgetätigkeit stehen die systematischen Besuche, die bei allen Kranken möglichst bald nach ihrer Entlassung bzw. Überweisung und dann in regelmäßiger Wiederkehr abgestattet werden. Bei diesen Besuchen gilt es, die häuslichen Verhältnisse der Familien, in denen die Kranken sich befanden oder in denen sie Aufnahme finden sollen, zu erörtern, sich über das Verhalten der Kranken in der Häuslichkeit, bei der Arbeit und im freien Leben sowie über den weiteren Verlauf ihres Leidens zu unterrichten und ihnen mit Rat und Tat zur Seite zu stehen. Für die Besuche verwendet der Fürsorgearzt zum mindesten drei volle Tage, Pflegevorsteher und Oberschwester zwei, bzw. drei Nachmittage in der Woche. Die übrigen Tage sind der Erledigung der schriftlichen Arbeiten gewidmet, d. h. den Eintragungen in die Krankenblätter, dem Auf-dem-laufenden-Erhalten der Listen, dem Ausarbeiten von Zeugnissen und Gutachten u. dgl. m. Daneben wird die obenerwähnte Sprechstunde zweimal im Monat je zweistündig abgehalten. Ferner wird der Fürsorgearzt fast alltäglich zu persönlichen, telephonischen, schriftlichen Auskunftserteilungen und Beratungen in Anspruch genommen, wie er auch oft zu Besprechungen im Interesse der Fürsorgekranken amtliche Stellen aufsuchen muß.

Die für den Fürsorgearzt auch in seiner hauptamtlichen Stellung recht wünschenswerte Verbindung mit der Anstaltsarbeit wird dadurch aufrechterhalten, daß er die Vertretung eines Kollegen, der ein offenes Haus versorgt, beibehalten hat und, soweit es ihm möglich ist, an den Konferenzen teilnimmt.

Die Zahl der der Fürsorge unterstehenden Kranken betrug bei einer Einwohnerzahl von Leipzig von 685000, als der Fürsorgearzt 1923 die ärztliche Leitung übernahm, 122 (74 männliche und 48 weibliche). Sie stieg im Laufe des Jahres 1923 bei 207 (98 männlichen und 109 weiblichen) Zugängen und 77 (46 männlichen und 31 weiblichen) Abgängen auf 252 (126 männliche und 126 weibliche), im Jahre 1924 bei 283 (151 männlichen und 132 weiblichen) Zugängen und 127 (73 männlichen und 54 weiblichen) Abgängen auf 408 (204 männliche und 204 weibliche), im Jahre 1925 bei 353 (206 männlichen und 147 weiblichen) Zugängen und 201 (109 männlichen und 92 weiblichen) Abgängen auf 560 (301 männliche und 259 weibliche) und betrug Ende 1926 bei 313 (180 männlichen und 133 weiblichen) Zugängen und 217 (120 männlichen und 97 weiblichen) Abgängen 656 (361 männliche und 295 weibliche). Unter den Zugängen befanden sich, um nur *eine* Zahl zu nennen, 142 (85 männliche und 57 weibliche) Kranke, die von den verschiedenen städtischen behördlichen Stellen der Fürsorge überwiesen worden waren. Unter den Abgängen befanden sich 1923 49 (32 männliche und 17 weibliche), 1924 90 (50 männliche und 40 weibliche), 1925 111 (55 männliche und 56 weibliche), 1926 108 (74 männliche und 34 weibliche) Kranke, die Wiederaufnahme in Dösen fanden. Die fortgeschriebene Zahl der Zugänge ohne die Abgänge betrug Ende 1926 1278 (709 Männer und 569 Frauen). Die Zahl der vom Fürsorgearzt abgestatteten Krankenbesuche belief sich im Jahre 1926 auf rund 1200, die der beiden Hilfskräfte der Fürsorge auf rund 1050 und 800.

Die Sprechstunde der sozialen Beratungsstelle, die seit Frühjahr 1926 allwöchentlich zweistündig abgehalten wird, wurde seit ihrer Begründung im Juni 1922 bis Ende 1926 von 718 Personen besucht. Außerdem wurden öfter Personen mit zweifelhaftem Geisteszustand von behördlichen Stellen (oder auch der inneren Mission) zur Untersuchung an Amtsstelle oder in der Wohnung überwiesen und gutachtliche Äußerungen darüber erbeten.

Die Fürsorgetätigkeit im Bezirk der Amtshauptmannschaft Leipzig hat im Laufe des Jahres 1926 bedauerlicherweise aus Mangel an Mitteln eingestellt werden müssen. Damit schieden 22 (10 männliche und 12 weibliche) Kranke aus der Fürsorge aus.

Außer mit den schon genannten behördlichen Stellen steht die „Fürsorgestelle für Nerven- und Gemütskranke", wie sie sich offiziell nennt, zwecks gemeinsamer Arbeit in ständiger Fühlung mit der Städtischen Arbeitsvermittlung, der Berufsberatungsstelle und dem Hilfsverein für Geisteskranke. Mit Hilfe dieser Stellen war es in einer ganzen Reihe von Fällen möglich, den der Fürsorge unterstehenden Kranken Arbeits- und Lehrstellen zu verschaffen, Unterbringung in Erholungsheimen, Sommerfrischen, Badeorten zu erwirken, Wohnungen zu vermitteln, finanzielle Unterstützungen auszuwirken. Auch sonst ist die Tätigkeit des Fürsorgearztes eine recht vielseitige. Auskunft und Rat in allen Fragen der Irrenfürsorge wird beständig erbeten und erteilt. Die Kranken selbst werden fachmännisch beraten und im Bedarfsfalle dem Hausarzt, dem Kassenarzt, der Poliklinik, dem städtischen Fürsorgeamt, der Jugendfürsorge überwiesen, die Angehörigen über geeignetes Verhalten oder zu treffende Maßnahmen gegenüber ihren kranken Familienmitgliedern unterrichtet, ärztliche Gutachten, Zeugnisse und Bescheinigungen der verschiedensten Art auf Ersuchen von Behörden und Gerichten oder zur Vorlage bei diesen ausgestellt, sich notwendig machende Aufnahmen in Anstalten, Kliniken, Pflegehäuser in die Wege geleitet. Dabei sei erwähnt, daß sich schon oft durch das Eingreifen des Fürsorgearztes (durch Einwirken auf die Kranken oder deren Angehörigen bzw. deren Umgebung) eine angestrebte oder bereits in Aussicht genommene Wiederunterbringung in Anstalten hat vermeiden lassen.

Was die in der Anstalt Leipzig-Dösen untergebrachten *Alkoholiker* anlangt, so besteht übrigens seit dem Jahre 1923 die durch das freundliche, überaus dankenswerte Entgegenkommen von Leipziger Mitgliedern des Guttempler-Ordens möglich gewordene Einrichtung, daß eine eigens zu diesem Zwecke gegründete Guttempler-Loge allwöchentlich in einem Raume in der Anstalt ihre Sitzungen abhält. Dieser Loge, welcher auch verschiedene Mitglieder des Pflegepersonals der Anstalt angehören, treten die in der Anstalt jeweils befindlichen Alkoholiker, soweit sie sich dazu freiwillig bereit erklären, als Mitglieder bei. Dadurch wird die ihre

Heilung begünstigende Möglichkeit geschaffen, daß sie noch während ihres Anstaltsaufenthaltes unter den Einfluß der Enthaltsamkeitsorganisation kommen, so daß sie bei der Entlassung in dieser Hinsicht gestärkt und gut vorbereitet sind. Sie bleiben dann entweder Mitglieder der in der Anstalt tagenden Loge oder schließen sich einer anderen Loge der Stadt Leipzig an. Durch diese Einrichtung wird die Fürsorge für die Alkoholiker in wertvoller Weise ergänzt.

Was die Erfahrungen anlangt, die mit der Aufnahme der Fürsorgebestrebungen durch das Publikum gemacht wurden, so sind diese recht ermutigend. Nur ganz vereinzelt ist dem Fürsorgearzt Mißtrauen, Vorurteil oder abweisendes Verhalten in den Weg getreten, sind die Besuche bei den Kranken abgelehnt worden. Überdies konnte in einigen Fällen, wo dem Pflegevorsteher bzw. der Oberschwester die Tür gewiesen worden war, durch persönliches Eingreifen erreicht werden, daß dem Fürsorgearzt Zutritt gewährt und ihm die Möglichkeit gegeben wurde, das Mißtrauen zu zerstreuen. Sonst aber wurden die Besuche überall mit Dank, freundlichem Entgegenkommen und zumeist auch mit Verständnis für die Fürsorgebestrebungen aufgenommen. Allerdings ist auch stets alles peinlich vermieden worden, was etwa wie polizeiliche Kontrolle oder behördliche Bevormundung hätte aussehen können.

Eine andere Erfahrung, die immer wieder gemacht wurde, ist die, daß es auf die Zeit in der Fürsorgetätigkeit nicht ankommen darf. Eine Massenarbeit führt sowohl bei den Familienbesuchen als auch in der Sprechstunde zu nichts. Die Kranken und auch deren Angehörige haben meist das Bedürfnis, sich ordentlich auszusprechen und namentlich dem Arzt gegenüber ihr Herz auszuschütten. Man muß ihnen dazu Gelegenheit geben, muß auch manchmal nicht direkt zur Sache gehörige Ergüsse mit Ruhe anhören können und muß infolgedessen darauf gefaßt sein, daß einzelne Fürsorgebesuche nicht nur eine Viertel- und halbe Stunde, sondern manchmal eine ganze und mehrere Stunden in Anspruch nehmen.

Was die bisherigen wissenschaftlichen Ergebnisse der Fürsorgetätigkeit betrifft, so haben die katamnestischen Beobachtungen des Fürsorgearztes verschiedentlich unklare Krankheitsbilder klären lassen. Ebenso hat die durch die Besuche vermittelte genauere Kenntnis der Familien in mehreren Fällen wertvolle und interessante Ergänzungen unseres Wissens über die erbliche und familiäre Belastung der Kranken gebracht. Daß ferner die anderwärts vielfach gemachte Beobachtung von dem Wert einer frühzeitigen Entlassung der Schizophrenen aus der Anstalt und deren überraschend guter Ausgang selbst in anscheinend recht ungünstig liegenden Fällen auch durch unsere Erfahrungen bestätigt werden können, sei nur nebenbei erwähnt.

Was die durch die Fürsorgetätigkeit entstehenden Kosten anlangt, so sind hier zunächst anzusetzen das Gehalt des von der sächsischen Regierung zur Verfügung gestellten Fürsorgearztes (Gruppe XI der Bes. O.). Da dessen beide Hilfskräfte, ein Pflegevorsteher und eine Oberpflegerin der Anstalt, diese Tätigkeit bisher neben ihrer Anstaltsarbeit ausgeübt haben, sind insoweit besondere Kosten nicht entstanden.

Die Anstaltsdirektion sieht sich aber durch den steigenden Umfang der ganzen Fürsorgetätigkeit genötigt, nach dem Muster anderswo bestehender Einrichtungen demnächst die Einstellung einer hauptamtlich tätigen Hilfskraft zu beantragen. Über die Wiedererstattung von gewissen, dem Fürsorgearzt laufend entstehenden unvermeidlichen Nebenausgaben ist eine endgültige Entscheidung leider bisher noch nicht zu erreichen gewesen. Da sich die ganze Tätigkeit fast ausschließlich innerhalb des Bereiches der Stadt Leipzig abspielt, zu der, wenn auch an der äußersten Peripherie liegend, die Anstalt gehört, so lassen sich die Besuche durch weitestgehende Benutzung der Straßenbahn erleichtern, zu welchem Zwecke der Rat der Stadt Leipzig dem Fürsorgearzt und seinen Hilfsorganen Freifahrtkarten zur Verfügung gestellt hat.

Die bisherige Entwicklung der Leipzig-Dösener Fürsorge, der man den Vorteil eines ständigen In-Fühlung-Stehens zwischen Kranken und Arzt, sowie eines guten Hand-in-Hand-Arbeitens der in Betracht kommenden Stellen nicht absprechen kann, läßt zuversichtlich erhoffen, daß, wenn auch einige jetzt noch abseits stehende wichtige Stellen der Fürsorge ihr Interesse zuwenden, das Ziel, das jeder offenen Fürsorge vorschweben muß, die Erfassung aller geistig Abnormen im Bezirk, nach und nach erreicht werden kann.

3. Die Fürsorgestelle für Nerven- und Gemütskranke in Mannheim.
Von MAX FISCHER, Wiesloch.
Mit 1 Abbildung.

Im Jahre 1922 faßte die badische Regierung im Hinblick auf die Errungenschaften des Direktors Obermedizinalrats Dr. KOLB der Erlanger Heil- und Pflegeanstalt den Plan, die offene Fürsorge für Geisteskranke im Rahmen des Nürnberger Vorbildes, d. h. in Form einer „Fürsorgestelle für Geisteskranke" in der Stadt Mannheim einzuführen, und zwar sollte sie von der Heilanstalt Wiesloch, zu deren Aufnahmebezirk Mannheim gehört, betrieben werden. Hier in Mannheim war der Boden für sozialpsychiatrische Bestrebungen schon seit langem (1905) von unserer Anstalt aus in Verbindung mit den lokalen Vertretern des „badischen Hilfsvereins für Geisteskranke" durch Vorträge des Anstaltsdirektors, durch ungezählte Führungen von Vereinen, Behörden, Fürsorgeorganen usw. in der Anstalt gut vorbereitet worden, so daß man auf günstige Aufnahme des neuen Systems bei Behörden und Bevölkerung rechnen konnte.

Der Herr Oberbürgermeister von Mannheim stellte uns nun auf Ansuchen zwei Räume in einem Mütter- und Säuglingsheim als erste Unterkunft der Fürsorgestelle mit Wohnzimmer für die Fürsorgeschwester zur Verfügung, die alsbald von unserer Anstalt aus eingerichtet wurden. Am 1. Oktober 1922 konnte die „Fürsorgestelle für Nerven- und Gemütskranke" von uns eröffnet werden. Nach Fertigstellung des *Verwaltungsgebäudes* der Stadt Mannheim in R 5., dem seitherigen städtischen Krankenhause, siedelten wir dahin in drei für unsere Zwecke bereit gehaltene Räume über. Seit über vier Jahren befindet sich unsere Stelle nun in günstiger, ruhig fortschreitender Entwicklung, worüber die weiter unten folgenden Tabellen S. 41 f. sowie ein Stadtplan S. 43 Aufschluß geben.

Bei der Organisation unserer Mannheimer Fürsorgearbeit haben wir uns so ziemlich an das KOLBsche Vorbild und die Nürnberger Einrichtungen gehalten.

Die Fürsorgestelle in Mannheim ist eine staatliche Institution, und zwar eine solche des Ministeriums des Innern, der innern Verwaltung zugehörig wie das gesamte badische Irrenwesen und die Heil- und Pflegeanstalten selbst. Ihre Organe — Fürsorgearzt und Fürsorgeschwestern — sind planmäßige badische Beamte. Die Fürsorgestelle untersteht mit ihren Beamten unmittelbar der Direktion der Heilanstalt Wiesloch und arbeitet ständig mit ihr in engstem Zusammenhange. Mit den städtischen Behörden Mannheims (Fürsorgeämtern usw.) bestehen natürlich rege Wechselbeziehungen. Die Stadt Mannheim, bzw. ihre Einwohnerschaft, ist die Nutznießerin unserer ärztlichen und sozialen Bemühungen.

Der Abgang unserer Pfleglinge aus der Anstalt und der Übergang in Außenfürsorge unter unsere Fürsorgestelle in Mannheim erfolgt regelmäßig in Form der *Beurlaubung.* Sie gewährt den großen Vorteil, daß bei Rückfall jederzeit die Rückverbringung des Kranken in die Anstalt ohne Verzug und ohne förmliches Aufnahmeverfahren stattfinden kann; häufig wird sie einfach durch unsere Fürsorgeorgane selbst besorgt. Die Beurlaubung wird auf ein halbes Jahr ausgesprochen, kann aber je nach Lage des Falls verlängert werden. Auch nach erfolgter Entlassung verbleibt indes der Pflegling fernerhin unter unserer Fürsorge, außer wenn er bzw. seine Angehörigen sie ablehnen sollten, ein Fall, der sich übrigens bisher noch nicht ereignet hat.

Die Fürsorgetätigkeit geht in der Weise vor sich, daß der Fürsorgearzt, der in der Anstalt seinen Wohnsitz und bisher auch einen reduzierten Abteilungsdienst beibehalten hat, in der Woche für zwei Tage nach Mannheim reist und dort den ärztlichen Dienst an den Außenpfleglingen versieht; an einem dritten Wochentag nimmt an seiner Stelle ein anderer Anstaltsarzt diese Geschäfte in Mannheim wahr; er ist auch im Urlaub der Vertreter des Fürsorgearztes. Die Fürsorgeschwester wohnt dagegen ständig in Mannheim, und zwar in einem Zimmer der Fürsorgestelle in R 5. Die Tätigkeit der Fürsorgeorgane ist geteilt in Sprechstunden an der Fürsorgestelle selbst, in Hausbesuche bei den Kranken in deren Familie bzw. Wohnung oder auch an der Arbeitstelle und in Gänge, Besorgungen bei den Behörden, Arbeitgebern usw. Dazu kommt die Erledigung von Schriftlichkeiten aller Art, Beantwortung von Anfragen, Erstattung gutachtlicher Äußerungen. Ärztliche Beratungsstunden finden zweimal in der Woche statt; die Fürsorgeschwester hält täglich Beratungsstunde ab. Angehörige oder die Kranken selbst werden nach Bedarf dazu einbestellt; aber auch freiwillig werden diese Termine von Bedürftigen jeder Art aus Groß-Mannheim aufgesucht. Ebenso können Angehörige der in der Anstalt weilenden Pfleglinge an der Fürsorgestelle Erkundigungen über ihre Kranken einziehen oder sich Rats über irgendwelche Fragen erholen. Auch die verschiedenen staatlichen oder städtischen Behörden, Bezirksärzte und praktischen Ärzte, Arbeitgeber usw. treten mit uns in Verbindung, stellen Fragen an uns oder weisen uns Kranke zu. In Familien, die eine ärztliche Versorgung (Kassenarzt, Hausarzt) haben, greift die Fürsorge nur im Benehmen mit diesem Arzte ein und nur soweit, als es in ihren Aufgabenkreis gehört. Grundsätzlich beschränkt sich unsere Fürsorge jedoch nicht auf den Erkrankten, den ärztlich-sozialer Fürsorge unmittelbar Bedürftigen selbst, sondern erstreckt sich auf die ganze Familie. Sowohl des Kranken wie der übrigen Familienmitglieder wegen müssen wir für Sanierung der Milieuverhältnisse in toto sowohl in allgemein ärztlichem und hygienischem wie speziell psychiatrischem, aber auch wirtschaftlichem, sozialem und moralischem Sinne sorgen, also eine Besserung der gesamten Lebensverhältnisse nach allen diesen Beziehungen anstreben. Es ist das denkbar vielgestaltige Arbeitsgebiet der *Gesundheitsfürsorge* und *Familienfürsorge* zusammengenommen.

Um auch mit materiellen Unterstützungen eingreifen zu können, werden uns Mittel vom „badischen Hilfsverein für Geisteskranke" zur Verfügung gestellt, und zwar ist gerade mit Rücksicht darauf und zur ausschließlichen Verwendung durch unsere Fürsorgestelle der Staatsbeitrag für den Hilfsverein um 1000 M. erhöht worden.

Die Zusammenarbeit unserer Fürsorgestelle mit den anderen Fürsorgeorganisationen Mannheims hat sich in den mehr als vier Jahren ihres Bestehens im ganzen reibungslos vollzogen. Wir haben nach Überwindung der Anfangsschwierigkeiten und insbesondere nach erfolgreicher Einführung unserer praktischen Arbeit, womit den Behörden ja manche schwierigen Geschäfte vereinfacht oder sogar abgenommen werden konnten, großes Entgegenkommen und Verständnis, vielfach auch sehr wertvolle Unterstützung gefunden, insbesondere bei den Fürsorgeämtern, beim Arbeits- und beim Wohnungsamt, aber auch bei vielen Arbeitgebern und ebenso in den Kreisen des Publikums, wenn wir uns mit unseren Anliegen an sie wandten.

Erleichtert wurde uns dieses Hand-in-Hand-Arbeiten durch den Umstand, der zugleich eine Besonderheit unserer Fürsorgestelle darstellt, daß nämlich unsere Stelle lokal nicht für sich allein abgesondert irgendwo im Stadtgebiet liegt, sondern im gleichen Gebäudekomplex mit allen städtischen Fürsorgeämtern und -einrichtungen zusammen untergebracht ist. Unsere Arbeit erleidet dadurch keinerlei Beeinträchtigung, etwa in dem Sinne, daß unsere Kranken bzw. ihre Angehörigen sich scheuten, das große öffentliche Verwaltungsgebäude aufzusuchen; wir haben hierüber noch nie klagen gehört. Dagegen hat das Nebeneinanderliegen und Zusammenwirken dieser Ämter und Stellen am selben Ort die gegenseitige Inanspruchnahme, Rücksprache und Beratung ganz wesentlich erleichtert. Auch die Klienten selbst empfinden es als Vorteil und Zeitersparnis, wenn sie im gleichen Gebäude, nur an benachbarten Türen, zugleich an der Hand unserer Fürsprache ihre verschiedenen Angelegenheiten vorbringen und womöglich gleich erledigen können.

Da unsere beiden einzigen Fürsorgepersonen bei der steigenden Krankenzahl allen Anforderungen schon bald nicht mehr allein nachkommen konnten, andererseits aber an eine Beiziehung weiterer staatlicher Angestellten in der Inflationszeit und nachher nicht zu denken war, sahen wir uns im Jahre 1924 gezwungen, *Hilfskräfte* wenigstens für die Arbeit der Fürsorgeschwester zu gewinnen. Hierbei ist uns auf unseren Antrag die Beiziehung der Mannheimer städtischen *Familienfürsorgeorgane* in der Form gestattet worden, daß diese Fürsorger und Fürsorgerinnen in den Familien, in die sie ihr Beruf ohnehin führt, zugleich auch bei unseren Pfleglingen eine Nachschau vornehmen und uns darüber berichten; dies erspart uns immerhin manchen Gang wenigstens bei den leichter Kranken. Sodann ist uns von der Leitung der *sozialen Frauenschule* in Mannheim eine Absolventin für längere Zeit zugeteilt worden, die sich zunächst an der Arbeit der Fürsorgeschwester beteiligte, auf diese Weise gründlich in die Geschäfte einarbeitete und ihr nun auch wertvolle Hilfsdienste leistet. Dieses gemischte System aus eigentlichen psychiatrisch geschulten Fürsorgeorganen und Hilfskräften hat sich im ganzen angesichts der Not der Zeit bewährt.

Mannheim mit allen seinen eingemeindeten Vororten ist indes ein so ausgedehntes und nach fast allen Himmelsrichtungen sich ständig erweiterndes Gebiet (Groß-Mannheim), daß man um eine Personalvermehrung nicht herumkommen kann. Außerdem ist daran zu denken, daß unsere Fürsorgetätigkeit auch den früheren Amtsbezirk Schwetzingen, der jetzt zu Mannheim gehört und sich südlich anschließt, künftighin mit umfassen soll. Auch dieser Aufgabenzuwachs ist ohne weitere Arbeitskraft nicht zu bewältigen. Unterdessen ist in der Tat eine weitere Pflegerin unserer Anstalt ausgebildet und unserer Mannheimer Stelle als zweite Fürsorgeschwester zugeteilt worden.

Im gleichen Maße vermehrten sich die Geschäfte des Fürsorgearztes; er wird in absehbarer Zeit vom eigentlichen Abteilungsdienst in der Anstalt befreit werden und ganz der Außenfürsorge leben müssen[1]).

Die *Kosten* unserer Fürsorgestelle halten sich in mäßigen Grenzen; sie setzen sich zusammen aus dem Gehalt des Fürsorgearztes, jedoch nur zur Hälfte, da der Arzt sich bisher auch noch im inneren Anstaltsdienst betätigte, dazu seinen Dienstreisekosten nach und von Mannheim, ferner dem Gehalt der Fürsorgeschwestern und schließlich aus kleineren Ausgaben für Gebäudeunterhaltung, Gas, Heizung, Telephon und Nebensächliches. Insgesamt betrug in den letzten drei Jahren der Aufwand 4262 M. bzw. 6642 M. bzw. 8639 M.

Bei 901 bisher in Außenpflege genommenen Kranken und andererseits bei einem Mindestsatz von 2,50 M. für den Verpflegungstag in der Anstalt würde jeder durch Frühentlassung und Außenfürsorge gewonnene Tag eine Ersparnis von zusammen 2253 M. bedeuten. Eine einfache Berechnung ergibt, daß unser Gesamtaufwand in den vier Betriebsjahren, wenn nur 30 dieser 901 Kranken, also der dreißigste Teil, ein ganzes Jahr hindurch in Mannheim verblieben, oder aber, wenn andererseits sämtliche 901 Außenpfleglinge, sei es in Form der Frühentlassung,

---

[1]) **Anmerkung bei der Korrektur:** Seit Anfang 1927 versieht der Fürsorgearzt Dr. HERZOG seinen Dienst hauptamtlich.

sei es infolge Entbehrlichmachung der Anstaltsverbringung durch unsere Fürsorgeorgane auch nur zwölf Tage in der Freiheit gehalten werden konnten, in voller Höhe eingeholt wäre. Wenn wir nun einmal nur diejenigen Außenpfleglinge, die infolge Rückfalls wieder in die Anstalt aufgenommen werden mußten, in Betracht ziehen und die nicht wenigen, die dauernd außerhalb der Anstalt verbleiben, gänzlich vernachlässigen, so ergibt sich, daß diese Wiederaufgenommenen durchschnittlich 108 Tage draußen belassen werden konnten. Schon daran gemessen, käme also in Wirklichkeit eine neunfache Überholung des bezeichneten Minimums (12 Tage) bzw. des durchschnittlichen Jahresaufwands unserer Fürsorgestelle an Einsparung von Verpflegungskosten, d. h. an Gewinn infolge unserer Fürsorgearbeit zustande. Im Jahre 1925/26 betrug der Jahresaufwand, auf *einen* Pflegling berechnet, in der *offenen Fürsorge* in Mannheim 11,67 M. Der ungedeckte Aufwand (Staatszuschuß) für einen Kranken in *Anstaltspflege* dagegen belief sich im letzten Jahre auf durchschnittlich 346 M.

Unsere Ausgaben verschwinden somit neben dem gewaltigen materiellen und ideellen Nutzen für den Einzelnen bzw. die Gesamtheit der Außenpfleglinge und ihrer Familien, für die Stadtgemeinde Mannheim, ja, auch für die ganze Staatsverwaltung, deren Landesirrenfürsorge und Anstaltswesen durch die Mannheimer Einrichtung eine bedeutsame Entlastung erfährt.

Dazu kommt aber noch der positive Faktor des Verdienstes der dem Erwerbsleben zurückgegebenen Kranken, die so wieder für sich und ihre Familie selbständig sorgen können, so daß auch die oft großen Unterstützungssummen für ihre Familien reduziert oder ganz aufgehoben werden können. Die Wiederherstellung der Gesundheit und Erwerbsfähigkeit unserer Pfleglinge und ihre Erhaltung auf diesem Lebensstandard wollen wir lieber nicht in Zahlen ausdrücken. Dieses Moment darf aber keineswegs vergessen oder gering angeschlagen werden; ist doch die Gesundheit und Arbeitskraft des Menschen das wichtigste produktive Volksgut, das wir besitzen.

Kurz erwähnt sei, daß wir von der Anstalt Wiesloch aus seit 31. Mai 1924 in unserem Amtsbezirk Wiesloch (15 Gemeinden mit 28000 Einwohnern) und seit 23. Januar 1926 auch im anliegenden Amtsbezirk Sinsheim (45 Gemeinden mit 45411 Einwohnern), also in zwei überwiegend ländlichen Bezirken, eine ganz ähnliche Fürsorge für alle frei lebenden Geisteskranken eingerichtet haben wie in Mannheim; sie wird durch einen Anstaltsarzt und einen Pfleger als unsere Fürsorgeorgane auf Fahrten mit dem Anstaltskraftwagen besorgt und funktioniert zu unserer vollen Zufriedenheit. Zur Zeit haben wir auf diese Weise 165 Kranke (90 Männer und 75 Frauen) in beiden Amtsbezirken zusammen in beständiger Fürsorge. Wir hoffen, mit der Zeit auch noch einen und den anderen anliegenden Amtsbezirk hinzunehmen zu können. Außerdem besteht schon seit 1919 eine *Beratungsstelle* für *Psychopathen* und *Gemütskranke* als poliklinische Station an unserer Anstalt selbst.

In Groß-Mannheim (681 Pfleglinge) und in den beiden Amtsbezirken Wiesloch und Sinsheim zusammen stehen 846 Kranke in Außenfürsorge unserer Anstalt. Der Krankenstand innerhalb der Anstalt beträgt 1266. Somit erstreckt sich die Wirksamkeit der Heilanstalt Wiesloch gegenwärtig auf insgesamt 2112 Pfleglinge.

Die Verbindung zwischen Anstalt und Fürsorgestelle und die beständige Zusammenarbeit beider hat sich für alle Beteiligten außerordentlich bewährt. Wir halten diesen Modus für einen ganz entschiedenen Vorteil und geben ihm vor anderen Formen unbedenklich den Vorzug. Vor allem kommt dabei die gewollte Folge der Frühentlassungen, d. h. einmal die Entbehrlichmachung der Anstaltsbehandlung und die Wiedereingewöhnung der Kranken ins freie Leben und andererseits die Entlastung der Anstalten, die Erhaltung ihrer Aufnahmefähigkeit viel unmittelbarer und wirksamer als Gewinn zur Geltung als bei jedem anderen System. Wirklich notwendige, dringliche Aufnahmen und Wiederaufnahmen können dagegen mit Hilfe unserer Stelle weit rascher bewirkt werden als sonst.

Die Arbeitsgemeinschaft zwischen Anstaltsleitung, Ärztekollegium und Fürsorgeorganen ist aber in jeder Hinsicht natürlich eine viel innigere und wirksamere, wenn der Fürsorgearzt Mitglied des Kollegiums bleibt, in der Anstalt wohnt, noch als Anstaltsarzt fungiert und an den ärztlichen Konferenzen teilnimmt. Er kann hier über seine Fürsorgepfleglinge referieren und mit seinen Kollegen über frühere Pfleglinge wie auch über neue Entlassungen beraten, auch mit den zu Beurlaubenden selbst in Beziehung treten. In strittigen Fällen und bei dürftiger Vorgeschichte soll er die Anamnese an Ort und Stelle durch sachkundige Erhebungen klären und ergänzen.

Er wird ferner vor der Entlassung die Familien-, Wohnungs- und Arbeitsverhältnisse ordnen und, wo nötig, mit den Behörden verhandeln. Aber auch bei frisch in die Anstalt Aufgenommenen ist der Fürsorgearzt in der Lage, die Verbindung mit der Familie aufrechtzuerhalten, Angehörige einzubestellen, Nachrichten zu überbringen, ungeschickte Einwirkungen oder eine verkehrte Handlungsweise derselben hintanzuhalten. Gerade diese lebendige Vermittlertätigkeit ist zur psychischen Beruhigung und Hochhaltung sowohl der Anstaltspfleglinge selbst wie ihrer oft verzweifelten Familien von unschätzbarem Wert; sie ist aber nur bei unserem System der Zugehörigkeit der Fürsorgestelle und ihrer Beamten zur Anstalt ausführbar. Der Fürsorgearzt wird so zum stets aktiven Organ der Anstalt für die Richtigstellung von Klagen und Beschwerden, für Aufklärung und Zerstreuung von Vorurteilen, für psychiatrische Belehrung und Beratung in jeder Hinsicht bei Kranken, Angehörigen, Behörden und Fernerstehenden; eine ungeheuer wichtige Rolle für alle Teile im organischen Gesamtbilde des Anstaltswesens und der Landespsychiatrie.

Nur bei einer derartigen engen Verbindung und ständigen Wechselwirkung zwischen Heilanstalt und Außenfürsorge, wobei die eine sich zum Rückhalt der anderen gestaltet, wird aber eine volle Wirksamkeit beider Gliederungen zu einem einheitlichen Ganzen in der Irrenfürsorge zustandekommen, weil erst so, wenn beides in einer Hand, der der Staatsverwaltung, bleibt, der unentbehrliche innere Zusammenhalt in allem gewahrt werden kann. So entsteht erst eine vollkommene Institution der Landesirrenfürsorge im Rahmen der regionären Abgrenzung ihrer Aufgaben; die Außenfürsorge wird ein Teil dieses Organismus selbst. Wir betrachten die Außenfürsorge somit als eine notwendige Ergänzung und Fortsetzung der Anstaltsbehandlung, als einen integrierenden Bestandteil unserer Anstalt, als eine *Außenstation*, so wichtig wie irgendeine Sparte unseres Anstaltsbetriebs, und wäre es die Aufnahme- und Wachstation oder die Arbeitstherapie. Hierdurch wird erst die richtige *Aktivierung* unserer ganzen psychiatrischen Therapie erreicht, wenn der klinischen Beobachtung und der frühzeitigen Beschäftigung der Kranken die Frühentlassung in Außenfürsorge, so bald als irgend vertretbar, nachfolgt. Unsere Mannheimer Stelle hätte nicht die sichere Fortentwicklung genommen, wenn wir hier in Wiesloch nicht schon seit vielen Jahren die Aktivierung der Kranken innerhalb der Anstalt alsbald nach der Aufnahme durch Hinführung zur ärztlich verordneten Betätigung von der Wachstation aus geübt hätten. Die Außenfürsorge bedeutet also ebenso wie die sogenannte aktivere Therapie innerhalb der Anstalt einen wesentlichen Fortschritt in der psychiatrischen Krankenbehandlung; die eine ist die notwendige Ergänzung der anderen Methode.

Krankenbewegung.

	Heilanstalt Wiesloch			Psych. Klinik Heidelberg			Stadt Mannheim			Zusammen		
	M.	Fr.	Sa.	M.	Fr.	Sa.	M.	Fr.	Sa.	M.	Fr.	Sa.
1. Berichtsjahr: 1. Oktober 1922 bis 30. September 1923.												
Zugänge aus	73	58	131	5	4	9	34	29	63	112	91	203
Abgänge	8	14	22	2	1	3	4	6	10	14	21	35
Stand am 30. September 1923 .	65	44	109	3	3	6	30	23	53	98	70	168
2. Berichtsjahr: 1. Oktober 1923 bis 30. September 1924.												
Stand am 1. Oktober 1923 . . .	65	44	109	3	3	6	30	23	53	98	70	168
Zugänge aus	54	40	94	13	10	23	41	44	85	108	94	202
Sa.	119	84	203	16	13	29	71	67	138	206	164	370
Abgänge	15	16	31	2	2	4	10	8	18	27	26	53
Stand am 30. September 1924 .	104	68	172	14	11	25	61	59	120	179	138	317
3. Berichtsjahr: 1. Oktober 1924 bis 30. September 1925.												
Stand am 1. Oktober 1924 . . .	104	68	172	14	11	25	61	59	120	179	138	317
Zugänge aus	87	42	129	2	3	5	54	24	78	143	69	212
Sa.	191	110	301	16	14	30	115	83	198	322	207	529
Abgänge	26	21	47	2	2	4	13	9	22	41	32	73
Stand am 30. September 1925 .	165	89	254	14	12	26	102	74	176	281	175	456
4. Berichtsjahr: 1. Oktober 1925 bis 30. September 1926.												
Stand am 1. Oktober 1925 . . .	165	89	254	14	12	26	102	74	176	281	175	456
Zugänge aus	104	47	151	42	8	50	38	45	83	184	100	284
Sa.	269	136	405	56	20	76	140	119	259	465	275	740
Abgänge	49	30	79	6	1	7	17	11	28	72	42	114
Stand am 30. September 1926 .	220	106	326	50	19	69	123	108	231	393	233	626

Übersicht nach Psychosenformen.

(1. Oktober 1922 bis 30. September 1926.)

Psychose	Zugang			Abgang			Bestand am 30. Sept. 1926		
	M.	Fr.	zus.	M.	Fr.	zus.	M.	Fr.	zus.
Manisch-depressives Irresein	10	12	22	2	2	4	8	10	18
Gruppe der Schizophrenie	107	161	268	43	72	115	66	87	153
Angeborener Schwachsinn	33	34	67	17	10	27	16	24	40
Psychopathien, Hysterien und Neurosen .	118	88	206	27	10	37	91	78	169
(Erschöpfungs-)Neurasthenie	6	2	8	1	—	1	5	2	7
Chronischer Alkoholismus	199	12	211	49	4	53	150	8	158
Epilepsie	22	16	38	5	9	14	17	7	24
Seniles Irresein	5	4	9	1	1	2	4	3	7
Gehirn-Arteriosklerose	7	—	7	2	—	2	5	—	5
Metaluetische Erkrankungen	26	9	35	8	4	12	18	5	23
Sonstige cerebral-organische Prozesse . . .	14	16	30	1	7	8	13	9	22
	547	354	901	156	119	275	393	233	626

Tätigkeit der Fürsorgeorgane.

Berichtsjahr	Fürsorgearzt			Fürsorgeschwester		
	Kranken-besuche	sonst. Dienst-gänge	Sprechstundenfrequenz	Kranken-besuche	sonst. Dienst-gänge	Sprechstundenfrequenz
1. 1. Okt. 1922 bis 30. Septbr. 1923	573	82	897	2002	293	372
2. 1. Okt. 1923 bis 30. Septbr. 1924	536	130	2004	2660	344	780
3. 1. Okt. 1924 bis 30. Septbr. 1925	777	69	1628	2535	341	1200
4. 1. Okt. 1925 bis 30. Septbr. 1926	929	78	1576	2627	195	1261
	2815	359	6105	9824	1173	3613

Ausgaben für die Fürsorgestelle in der Zeit
vom 1. Oktober 1925 bis 30. September 1926. (Viertes Betriebsjahr.)

	R.M.	Pfg.	R.M.	Pfg.
I. Persönlicher Aufwand.				
1. Gehalt des Fürsorgearztes für $^1/_2$ Jahr	2566	50		
2. Gehalt der 1. Fürsorgeschwester für 1 Jahr .	2426	54		
3. Gehalt der 2. Fürsorgeschwester (in Mannheim tätig seit 1. Juni 1926)	669	32		
4. Dienstreisekosten	2328	95	7991	31
II. Sachlicher Aufwand.				
1. Heizung	145	—		
2. Beleuchtung	134	68		
3. Telephon und Anschlußgebühren	52	77		
4. Sonstiges	314	88	647	33
Gesamtaufwand:			8638	64

In der offenen Fürsorge in Mannheim befanden sich in der Berichtszeit (1. Okt. 1925 bis 1. Oktober 1926) insgesamt 740 Pfleglinge. Der Aufwand für einen Kranken stellte sich somit auf jährlich 11,67 M.

Der ungedeckte Aufwand für einen Kranken in Anstaltspflege betrug im letzten Jahre 346 M. im Durchschnitt.

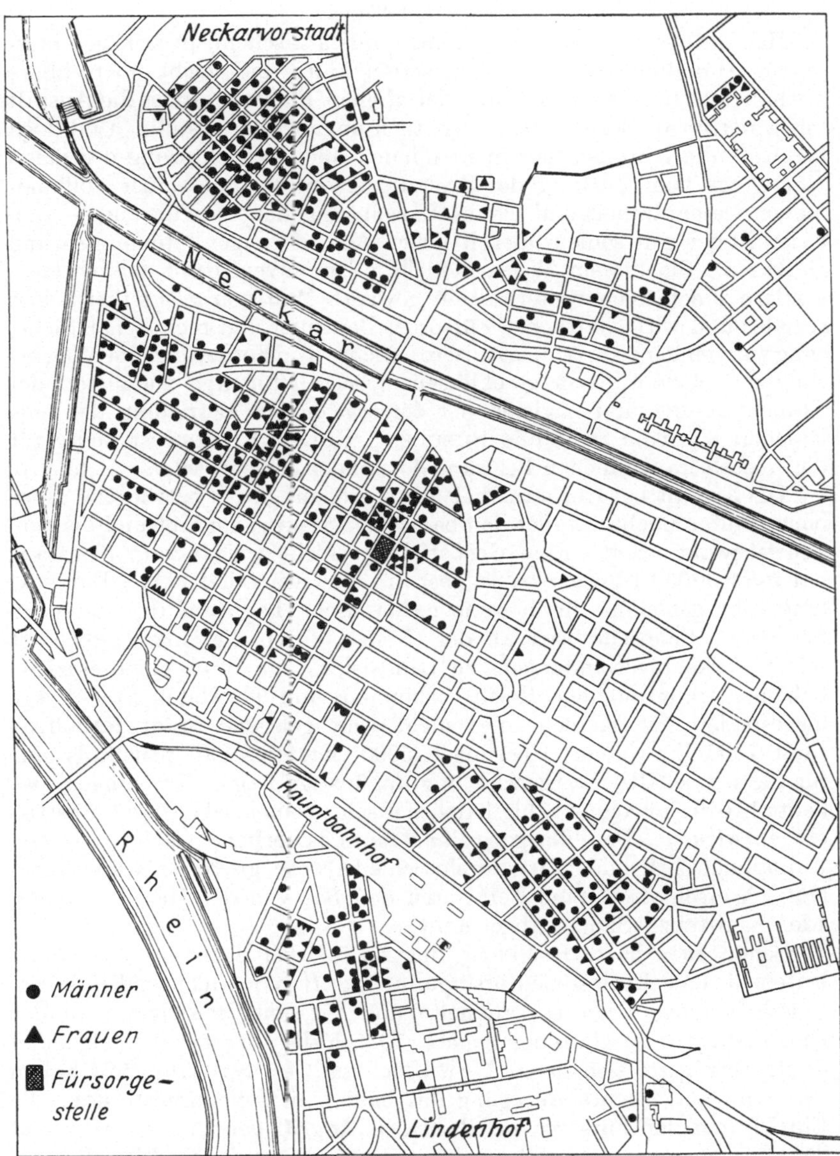

Abb. 2. Karte der Fürsorgestelle für Nerven- und Gemütskranke in Mannheim.

4. Die offene Fürsorge der Heilanstalt bei Konstanz im Bodensee-Kreis.

Von **MAX THUMM**, Konstanz.

Mit 1 Abbildung.

Hat die Anstalt mit vorwiegend großstädtischem, in sich geschlossenem Aufnahmebezirk von vornherein klare und leicht übersehbare Verhältnisse für die Einrichtung der offenen Fürsorge, so ist die Anstalt im ländlichen Bezirk darin wesentlich ungünstiger gestellt. Und doch bedürfen die Kranken hier nicht minder einer Erleichterung des jähen Übergangs vom Zustand der Anstaltsversorgung mit seiner vollkommenen Geschütztheit und bis ins Einzelnste gehenden Führung — zum freien Leben mit seinen unerbittlichen Anforderungen, Reibungen und Gefahren. Sie diesem Wechsel nicht allzu unvermittelt auszusetzen, sondern ihnen noch weiterhin ein gewisses Maß von gesundheitlicher, sozialer und wirtschaftlicher Fürsorge, Beratung und rechtlicher Sicherung zukommen zu lassen, ist unsere Pflicht. Die Forderung einer Lockerung der starren Form geschlossener Anstaltsfürsorge zugunsten der Frühentlassung und zugleich der fürsorgerischen Betreuung der entlassenen Kranken im Sinne BLEULERS, KOLBS, RÖMERS ist heute für die Anstalt im ländlichen Bezirk nicht minder gebieterisch als anderswo.

Die Anstalt bei Konstanz hat einen großen, ganz überwiegend ländlichen Aufnahmebezirk, der den badischen Seekreis umfaßt und bis zum Schwarzwald reicht. Eine Großstadt ist nicht vorhanden. Konstanz hat zwar 30000 Einwohner, ist aber in seiner wirtschaftlichen Entwicklung sehr gehemmt durch seine exzentrische Lage auf der südlichen See- bzw. Rheinseite hart an der Grenze, durch die Unzulänglichkeit seiner Verkehrsverbindungen (zu Land ist es nur durch einen einzigen Schienenstrang mit dem Reich verbunden) und die weiten Frachtwege insbesondere für Kohlen. Die nicht weit gelegene Stadt Radolfzell zählt 7000 Einwohner, Überlingen 5000; letzteres hat gleichfalls eine für die wirtschaftliche Entwicklung ungünstige Lage. Nur Singen, das heute 11000 Einwohner zählt, hat sich rasch zu einem lebhaften Industrieort entwickelt. Das übrige weitgedehnte bäuerliche Gebiet, das den Aufnahmebezirk bildet, ist durch Schienenwege großenteils nur unzulänglich erschlossen, zum Teil durch den See von der Hauptverkehrsader Konstanz—Singen abgetrennt.

Schon 1919 hatte RÖMER in der Anstalt bei Konstanz die Vorarbeiten für eine Entlassenenfürsorge in Angriff genommen, indem er die Geistlichen des Bezirkes sammelte und für eine Beteiligung an der neuen Aufgabe zu gewinnen suchte. Durch die Ungunst der folgenden Jahre verzögerte sich deren Verwirklichung. Im Spätjahr 1924 haben wir dann auf erneute Anregung des badischen Innenministeriums die Einrichtung der Fürsorge im Bezirk in Angriff genommen. Wir sind dabei so vorgegangen, daß zunächst der Plan in eingehenden Besprechungen mit den Fürsorge- und Wohlfahrtsämtern der Städte, mit den Verwaltungsbehörden in Bezirk und Kreis und mit den Bezirksärzten erörtert und ihre Unterstützung gesichert wurde. Gleichermaßen wurden Kreisausschüsse und Bezirksfürsorgeverbände interessiert.

Beim *praktischen Ausbau der Fürsorge* selbst hatte man sich davor zu hüten, gleich anfangs einen großen organisatorischen Apparat einsetzen zu wollen. Ein einfaches, schrittweises Vorgehen hat sich bewährt: Wir beschränkten für den Anfang unsere Fürsorgebesuche auf die Dorfgemeinden in der näheren Nachbarschaft der Anstalt und die drei leicht erreichbaren Städte Konstanz, Radolfzell und Singen. Auch die Auswahl der zu besuchenden Kranken wurde zunächst eng begrenzt, nämlich auf die Frischentlassenen etwa des letzten halben Jahres. Allmählich haben wir dann in planvollem Weitergehen auch die angrenzenden und ferner liegenden Bezirke miteinbezogen und zugleich die Fürsorge auf Entlassene aus früheren Jahren — bis etwa zehn Jahre rückwärts — ausgedehnt.

Mit den ersten Fürsorgebesuchen bei Kranken hat in den einzelnen Ortschaften die Gewinnung von *Vertrauensleuten* Hand in Hand zu gehen, an deren Mitbeteiligung die Wirksamkeit der Fürsorge im *ländlichen* Bezirk durchaus gebunden ist. Höchstens im nächsten Umkreis der Anstalt kann sie entbehrt werden. In Betracht kommen Geistliche, Lehrer, Bürgermeister, Waisenräte bzw. Ortsjugendhelfer, auch Ärzte soweit sie ehrenamtliche Leistungen der geforderten Art zu übernehmen in der Lage sind. Anhaltspunkte für die Auswahl der Persönlichkeiten ergeben sich in denjenigen Gebieten, die — wie Baden, Bayern, Hessen, Sachsen — Hilfsvereine für entlassene Geisteskranke haben, in erster Linie aus deren Mitgliederliste, ferner aus den Mitgliederverzeichnissen der Hilfsvereine vom Roten Kreuz, endlich aus den Verzeichnissen der Ortsjugendhelfer der Bezirksjugendämter (Bezirksfürsorgeverbände). Dabei wird immer eine kritische Auslese nötig sein. — Für die Verhältnisse im fast ausschließlich katholischen Oberbaden hat die Erfahrung es als richtig erwiesen, daß wir uns im wesentlichen an die Ortspfarrer gehalten haben: Der katholische Geistliche ist durch seine Vertrauensstellung, seinen autoritativen Einfluß, seine genaue Kenntnis der persönlichen Verhältnisse in der Gemeinde und seine Einstellung auf soziale und fürsorgerische Belange für unsere Bedürfnisse besonders geeignet. Er bringt ferner die wichtige Verbindung mit dem Caritasverband, dessen Vertrauensperson er in der Regel ist. Endlich — und das gehört zu den nicht zu unterschätzenden Imponderabilien der Praxis — ist der besuchende Arzt oder Fürsorger in den Bauernfamilien auf dem Lande günstig eingeführt, wenn er aus dem katholischen Pfarrhause kommt. Wir sind nur in einigen Fällen, wo Bedenken hinsichtlich der persönlichen Eignung bestanden, von der Wahl des Geistlichen zum Vertrauensmann abgegangen und haben Bürgermeister, Lehrer oder Lehrerin bevorzugt. Hinsichtlich der Bürgermeister wird man jedenfalls einige Vorsicht walten lassen müssen: bei ihnen pflegt vielfach die Sorge um die Gemeindefinanzen bei weitem die soziale, fürsorgerische Einstellung, auf die wir doch besonders Wert legen müssen, zu überwiegen.

An *Personal* haben wir in der Anstalt bei Konstanz zunächst keine hauptamtlichen Kräfte in der Fürsorge benötigt. Die ärztlichen Besuche bei den Entlassenen und den Vertrauensleuten führt — zum mindesten für die Zeit des organisatorischen Ausbaues — der Anstaltsdirektor selbst aus, in der Regel in Begleitung einer älteren Pflegerin, die ihrer Persönlichkeit nach besonders geeignet und für ihre Aufgabe in der Praxis herangebildet ist. Sie übernimmt außerdem einen großen Teil der Besuche im näheren Umkreis der Anstalt und in den Nachbarstädten selbständig und wird dabei durch einen besonders ausgewählten Pfleger entlastet, der seinerseits die männlichen Kranken aufsucht. Für die Schreib- und Registrierarbeiten wird — ebenfalls nebenamtlich — die ärztliche Schreibhilfe der Anstalt in Anspruch genommen.

Was die *Technik im einzelnen* anlangt, so werden kürzere Besuchsfahrten in der Regel an Nachmittagen gemacht; Fahrten in die weiter entfernten Distrikte beanspruchen natürlich den vollen Tag. Für diese ist bei den ungünstigen Verkehrsverhältnissen im hiesigen Aufnahmebezirk das Vorhandensein eines Kraftwagens unentbehrliche Voraussetzung. Andernfalls ließe sich der Außendienst nicht ohne hauptamtliche Kräfte und nur unter häufigem Übernachten außerhalb der Dienststelle bewerkstelligen. Wir haben an *einem* Tag (in dünn bevölkertem Gebiet bis 24 Ortschaften besucht und dabei rund 200 km zurückgelegt. Es ist klar, daß derartiges nur mit Benutzung des Kraftwagens möglich ist.

Der Erfolg der Fürsorgearbeit steht und fällt mit der Eignung der damit betrauten Persönlichkeiten. Vom Takt in der *Art des Vorgehens* hängt alles ab. Selbstverständlich muß jeder amtliche oder gar polizeiliche Anschein des Auftretens vermieden und durch Vorkehr der fürsorgerischen Belange zum Ausdruck gebracht werden, daß es sich nicht darum handelt, entlassene Kranke wieder in die Anstalt hereinzuholen, sondern gerade im Gegenteil ihnen das Draußenbleiben zu ermöglichen und erleichtern. Man muß, wie KOLB richtig betont, als „Freund des Hauses" kommen. Jedes Aufsehen muß bei häuslichen Besuchen auf dem Land vorsichtig vermieden werden. Wir fahren deshalb nicht am Bauernhause vor, sondern lassen den Wagen am Hause des Vertrauensmannes stehen, holen zunächst bei diesem die nötigen Aufschlüsse über ältere Fürsorgefälle ein, unterrichten ihn über neu hinzugekommene und treten dann den Gang durchs Dorf zu Fuß an.

Vorherige Benachrichtigung der zu Besuchenden hat nach meiner Erfahrung wenig Zweck. Im Winter trifft man die Landleute ohnedies zu Hause, und in den arbeitsreichen Zeiten des Sommers kann man es ihnen nicht zumuten, sich aufs Ungewisse bereit zu halten, da für die einzelnen Ortschaften selten der Besuch genau auf die Stunde vorauszubestimmen ist. Man muß dann allerdings mit der Möglichkeit rechnen, daß man den einen oder anderen nicht zu Hause antrifft. Manchen kann man aber bei der Arbeit aufsuchen. Vorherige Verständigung der Vertrauensleute ist auf alle Fälle angezeigt. Auch wird man — namentlich in den entfernteren Distrikten, wo es sich um seltenere Besuche handelt — zweckmäßigerweise den Bezirksarzt benachrichtigen und ihm Gelegenheit geben, sich unter Umständen anzuschließen.

Die *Häufigkeit* der Besuche kann sich im ländlichen Kreis leider nicht ausschließlich nach dem Bedürfnis richten. Regelmäßige, häufige

Besuche sind nur im näheren Umkreis der Anstalt durchführbar. So besuchen wir hier und in den benachbarten Städten die Entlassenen im allgemeinen ein- bis zweimal im Monat, frische und besonders schwierige Fälle auch öfter. In die entlegeneren Außenbezirke kann man natürlich nur seltener, vielleicht im Jahre zwei- bis viermal, gelangen. Im übrigen ist man dort auf den Verkehr mit den Vertrauensleuten angewiesen, von denen man sich durch periodische Berichte oder auf schriftliche Anfrage hin über die einzelnen Fälle unterrichten läßt und seinerseits Auskünfte oder Ratschläge erteilt. In wichtigen Fällen muß man bei entsprechender Nachricht die Fürsorgerin entsenden oder sich selbst von der Sachlage überzeugen. Unerläßlich ist, daß die Verbindung mit den Vertrauensleuten sorgsam gepflegt wird; gelegentliche Zusammenkünfte und Besprechungen mit ihnen in der Anstalt als dem Herzpunkt der gesamten Fürsorgearbeit tragen dazu bei.

Die *Verbindung mit den übrigen Zweigen* der sozialen Fürsorge muß gesucht und ständig wach gehalten werden; neben den amtlichen Organen kommen hierfür auch die caritativen Verbände in Frage. Gleich im Beginn der Einrichtung unserer Fürsorge haben wir in der Anstalt einen über mehrere Tage erstreckten Kurs abgehalten, um die Vertreter der allgemeinen Fürsorge in die besonderen Aufgaben psychiatrischer Fürsorgearbeit einzuführen. Ferner haben wir Kreispflegerinnen und städtische Fürsorgeschwestern wiederholt an Besuchen im Distrikt teilnehmen lassen, um sie noch weiter anzuleiten. Bei ihren eigenen Fürsorgegängen haben sie (was auf dem Lande von besonderem Belang ist) auch auf unsere Kranken acht und geben uns von beobachteten Änderungen in deren Lage Nachricht. Doch ist diese Mitarbeit nur als gelegentliche Hilfe gedacht, die Leitung und Hauptleitung muß bei der Anstalt und ihren fachlich ausgerüsteten Organen bleiben. — Wenn ein Bezirk über einen Trinkerfürsorger (in Konstanz hauptamtlich) verfügt, so ist die enge Zusammenarbeit mit ihm gegeben. Im übrigen ist die Fürsorge für die entlassenen Alkoholiker im Einvernehmen mit den abstinenten Verbänden durchzuführen.

Zahl der Betreuten: Bis zum Jahresschluß 1924 hatten wir 16 Entlassene in Fürsorge genommen. Im Jahre 1925 erhöhte sich ihre Zahl um ein Vielfaches, so daß (nach Abzug der wieder Ausgeschiedenen) am 1. Januar 1926 die Summe der in unsere Fürsorge Einbezogenen sich insgesamt auf 316 (145 Männer und 171 Frauen) belief. Am 1. Januar 1927 war der Bestand auf 553 (245 Männer und 308 Frauen) angewachsen.

Im Betriebsjahr 1925 wurden 335 ärztliche Besuche gemacht, wovon 138 gemeinsam mit Fürsorgepflegerin oder -pfleger, 384 von letzteren allein, zusammen also 719 Krankenbesuche, wozu noch 147 Besuche bei Vertrauensleuten und Amtspersonen kamen, insgesamt also 866 Besuche. Die Zahl der Krankenbesuche im Jahre 1926 betrug 1013, worunter 531 ärztliche; hierzu kamen 166 Besuche bei Vertrauens- und Amtspersonen, so daß also im Jahre 1926 die Gesamtzahl der Besuche 1179 ausmachte.

Unsere Entlassenenkarthotek wird für Männer und Frauen getrennt geführt und ist nach Bezirken und Ortschaften geographisch geordnet, während die Personennamen innerhalb der einzelnen Ortschaften alphabetisch stehen. Daneben dient eine in Buchform gehaltene, gleichfalls geographisch geordnete Liste der rascheren Übersicht. Arzt, Fürsorgepflegerin und -pfleger führen je ein chronologisches Verzeichnis ihrer Besuche. Letztere beiden machen außerdem in gesondertem Tagebuch fortlaufend Niederschriften über ihre Feststellungen bei den einzelnen Besuchen; diese Aufzeichnungen werden nach jeder Besuchsreise vorgelegt und vom Fürsorgearzt für die Krankenblatteinträge mitverwendet; grundsätzlich soll die Krankengeschichte über jeden Besuch einen Eintrag erhalten. Die Daten der Besuche werden überdies fortlaufend auf den Zählkarten der Kartothek vermerkt, die im übrigen nur die genauen Personalien, Aufnahme- und Entlassungsdaten sowie die ärztliche Diagnose aufweisen. Die Krankengeschichten der in Fürsorge stehenden Entlassenen werden gesondert aufbewahrt und nach Bezirken geordnet gehalten.

Bei der *Vorbereitung der Entlassung* ist ganz besondere Sorgfalt nötig, wenn der Kranke keine Angehörigen mehr hat, sondern auf einer fremden Dienststelle untergebracht werden soll. War es nicht möglich, schon zuvor mit dem künftigen Arbeits- und Wohnungsgeber zu sprechen, so empfiehlt es sich, den Kranken bei der Entlassung auf seine Dienststelle zu begleiten und dort nach dem Rechten zu sehen.

Hinsichtlich der *Aufnahme* unserer Fürsorgetätigkeit haben wir — gerade auch bei der bäuerlichen Bevölkerung — durchgängig gute Erfahrungen gemacht. Die Leute zeigten sich für die Besuche dankbar. Eine mißtrauische Einstellung ward kaum je sichtbar und konnte gegebenenfalls leicht überwunden werden. Ein einziger Fall, in dem uns die Angehörigen Schwierigkeiten machten, betraf einen Besuch in der Stadt bei einer schon vor Jahren entlassenen Kranken.

Der wesentliche *Erfolg* der Fürsorgebesuche und der dabei wahrgenommenen sozialen Belange läßt sich nicht in Zahlen zum Ausdruck bringen. Insbesondere kann man nicht statistisch erfassen, wie oft ein drohendes Unheil abgewendet oder eine neue Anstaltsunterbringung verhütet werden konnte. Am ehesten gibt die verhältnismäßig geringe Zahl der Wiederaufnahmen in die Anstalt mittelbar einen Anhaltspunkt. Einen Selbstmord haben wir unter Entlassenen im Jahre 1925 und 1926 nicht erlebt. — Immer wieder kann man die Beobachtung machen, wie verhältnismäßig gut Schizophrene, die vor Jahren entlassen wurden, sich draußen halten, und zwar nicht nur solche mit katatonem Stupor, der durch die Herausnahme aus der Anstalt eine Unterbrechung erfuhr, sondern auch solche mit halluzinatorischen und paranoiden Bildern. Derartige Beobachtungen bringen es uns immer wieder zum Bewußtsein, daß wir in der Frage der Frühentlassung immer noch weitherziger sein und mehr wagen sollten, daß wir aber auch in der Verbindung mit der Entlassenenfürsorge mehr wagen *dürfen*. — Wiederholt wurde durch die katamnestische Nachforschung auch die nachträgliche klinisch-wissenschaftliche Beurteilung des einzelnen Falles wesentlich beeinflußt.

Die *Kosten* unserer Fürsorge halten sich infolge des Fehlens hauptamtlich tätiger Kräfte in bescheidenen Grenzen. Dienstreisekosten,

Portoauslagen und Unterhaltungskosten für den Kraftwagen gehen aus der Staatskasse. Für die wichtige finanzielle Unterstützung Entlassener haben wir, soweit nicht im Benehmen mit den Fürsorgeämtern anderweit öffentliche Gelder verfügbar gemacht werden können, den Beitrag bzw. Staatszuschuß des Hilfsvereins für entlassene Geisteskranke verwendet und überdies durch eine private Sammlung bei Firmen und Großindustriellen einen Sonderfond geschaffen, der gleichfalls für die Unterstützung wirtschaftlich Schwacher und daneben gelegentlich auch für organisatorische Zwecke in Anspruch genommen werden kann. Möglicherweise wird bei weiterem Ausbau der Fürsorge eine Fürsorgepflegerin hauptamtlich beschäftigt werden müssen. Alsdann wird die Zeit gekommen sein, zu erwägen, ob nicht Kreisräte und Fürsorgeverbände als die zunächst Interessierten zu einem Kostenbeitrag herangezogen werden können.

Das *Ziel für den weiteren Ausbau* der Fürsorge in unserem hiesigen ländlichen Bezirk ist klar vorgezeichnet. Sie steht noch in der Entwicklung. Vor allem müssen die noch nicht hereinbezogenen entlegenen Distrikte in systematischem Fortschreiten erfaßt werden. — Ferner wird man eine Beratungsstelle im Bezirk — in Singen[1]), Radolfzell oder Überlingen — einrichten, sobald das Bedürfnis danach eindeutig hervortritt. Bisher hatten wir hiervon Abstand genommen und uns darauf beschränkt, Entlassenen die Möglichkeit zum Besuche der Anstaltspoliklinik zu bieten; doch macht — wohl aus Scheu vor der Anstalt — nur eine begrenzte Zahl von Patienten hiervon Gebrauch, auch liegt diese verkehrstechnisch allzu ungünstig. — Ein drittes und letztes Ziel ist die allmähliche Ausgestaltung der *Entlassenen*fürsorge zu einer *allgemeinen* offenen Fürsorge, welche alle Geisteskranken, Psychopathen, Schwachsinnigen, Epileptiker und schwer erziehbaren Jugendlichen des Aufnahmebezirkes — auch die nicht in Anstalten Gewesenen — zu umfassen hätte.

Ein *Nachteil* der Fürsorge im weitgedehnten ländlichen Bezirk wird immer bleiben, daß die Überwachung der Entlassenen durch häufige Besuche nicht in dem Maße durchzuführen ist wie seitens einer großstädtischen Fürsorgestelle. Namentlich bei entlegen wohnenden Kranken bleibt man von der Mitwirkung der Vertrauensleute in einer Weise abhängig, die bei schwierigeren, mit Risiko verbundenen Entlassungsfällen sich doch recht nachteilig fühlbar macht bzw. schon bei der Frage der Entlassung zu größerer Zurückhaltung zwingt.

Ein nicht zu unterschätzender *Vorzug* der ländlichen Entlassenenfürsorge dagegen ist die hier leicht herzustellende organische Verbindung mit der *Familienpflege*. Es gibt ja nicht wenig Kranke, namentlich Schizophrene, die wohl in eine fremde, nicht aber in die eigene Familie entlassen werden können. Die nahe Berührung mit der Landbevölkerung bei unseren Fürsorgebesuchen ermöglicht es, für eine derartige Unterbringung, die den Übergang zur endgültigen Entlassung

---

[1]) Sie wurde hier am 5. Januar 1927 in Form einer zunächst alle 4 Wochen stattfindenden Beratungsstunde eröffnet.

bilden kann, geeignete Familien ausfindig zu machen bzw. die Familienpfleglinge gleichzeitig mit den Entlassenen zu besuchen.

Der wertvollste Nutzen, den die Anstalt selbst aus der Ausübung

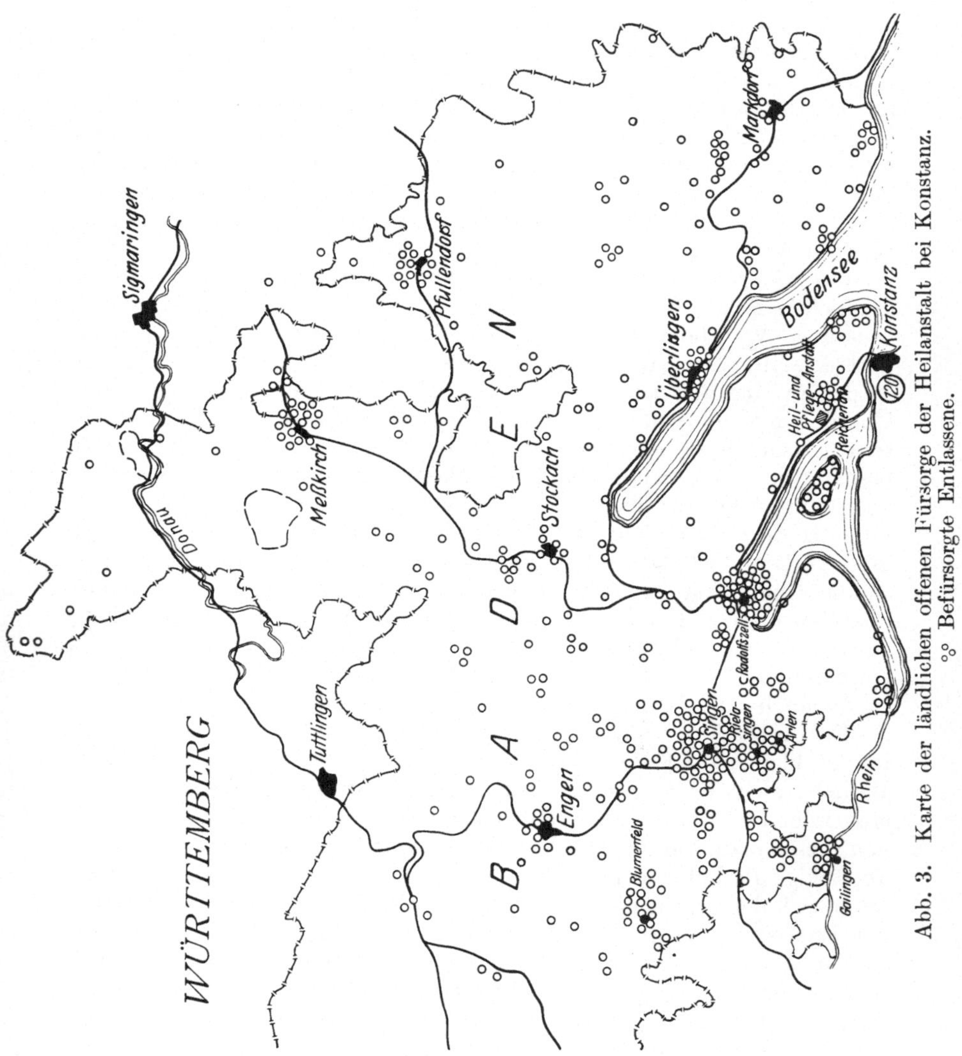

Abb. 3. Karte der ländlichen offenen Fürsorge der Heilanstalt bei Konstanz.
°° Befürsorgte Entlassene.

der offenen Fürsorge zieht, ist der, daß sie dadurch in lebendige Fühlung mit den Familien der Entlassenen und Anstaltsinsassen, wie mit den weit zerstreuten Gemeinden und Behörden ihres gesamten Aufnahmebezirkes kommt. Dieser Gewinn kann gar nicht hoch genug eingeschätzt werden. Abgesehen von naheliegenden Vorteilen für die Anstaltstechnik, für die klinische und wissenschaftliche Forschung und für die allgemeine Aufklärungsarbeit erhält auch die so wichtige Frage der Frühentlassung für die Ärzte der Anstalt mehr Aktualität, wenn die Anstalt selbst alle nötigen vorbereitenden Erörterungen, wie auch die der Entlassung folgenden fürsorgerischen Maßnahmen in der Hand hat. Darum erscheint es uns von besonderer Wichtigkeit, daß die ärztliche *und* die soziale Beratung in einer Hand und bei der *Anstalt selbst* verbleibt. Die Entwicklung der offenen Fürsorge wird sich unaufhaltsam und aus innerer Logik vollziehen. Es wird ein wesentlicher Vorzug sein, wenn sie nicht von Kommunen, Provinzial- und Landesbehörden in die Hand genommen werden muß (wie es da und dort in Deutschland schon der Fall ist), sondern wenn sie *rechtzeitig* von den Anstalten selbst ausgeht und dann auch deren dauernde Aufgabe bleiben kann.

Literatur.

Bleuler: Frühe Entlassungen. Psychiatr.-neurol. Wochenschr. 1905, Nr. 45.
Kolb: Vorschläge für die Ausgestaltung der Irrenfürsorge und für die Organisation der Irrenanstalten. Halle a d. S.: Marhold 1908.
— Reform der Irrenfürsorge. Zeitschr. f. d. ges. Neurol. u. Psychiatr., Bd. 74.
Roemer: Die sozialen Aufgaben des Irrenarztes in der Gegenwart. Psychiatr.-neurol. Wochenschr. 1920/21, Nr. 45/46.
— Die soziale Bedeutung der offenen Fürsorge für Geisteskranke und Psychopathen. Klin. Wochenschr. 1925, Nr. 52.

Schlußbemerkung über die offene Geisteskrankenfürsorge im Freistaat Baden.

Zu der offenen Fürsorge der Anstalt Wiesloch in *Mannheim* (247486 Einwohner) und den *Amtsbezirken Wiesloch* und *Sinsheim* (zusammen 75658 Einwohner) mit 892 Kranken sowie der Fürsorge der Anstalt bei Konstanz im *Bodenseekreis* (170046 Einwohner) mit 584 Kranken kommt neuerdings hinzu die von der Anstalt Illenau im November 1926 in *Karlsruhe* (145694 Einwohner) eingerichtete Fürsorgestelle mit 174 Kranken sowie die von der Anstalt Emmendingen seit Januar 1927 betriebene offene Fürsorge in den *Amtsbezirken der Kreise Freiburg und Lörrach* (zusammen 385980 Einwohner), mit 165 Kranken. Soweit stehen am 1. Mai 1927 in Baden 1815 Kranke in offener Fürsorge, während 4025 Kranke in den öffentlichen Irrenanstalten untergebracht sind.   Roemer.

5. Die psychiatrische Beratungs- und Fürsorgestelle in Plauen.

Von Hans Schwabe, Plauen i. V.

Eine gewisse Fürsorge ist in Plauen seit dem Bestehen der psychiatrischen Abteilung des Stadtkrankenhauses insofern ausgeübt worden, als mit den Angehörigen bei Entlassung der Kranken in jedem Fall ein-

4*

gehend die Verhältnisse erörtert wurden und die Mehrzahl von ihnen
auch nach der Entlassung in persönlicher Fühlung mit dem leitenden
Arzt blieben.

Als nach dem Zusammenbruch im Jahre 1919 allenthalben der
Wiederaufbau in Angriff genommen wurde, wurde seitens des ärztlichen Bezirksvereins Plauen-Stadt in einer programmatischen Eingabe
an die städtischen Körperschaften unter anderen Vorschlägen auch
besonders auf die Notwendigkeit fachärztlicher Untersuchung der der
Fürsorgeerziehung zu unterstellenden Kinder und Jugendlichen hinsichtlich ihres Geisteszustandes und *fachärztlicher Fürsorge für die nicht
in Anstaltspflege stehenden Geisteskranken*, Psychopathen und Trinker
durch Errichtung einer Beratungsstelle hingewiesen. Im Verfolg dieser
und anderer ähnlich gerichteter Bestrebungen wurde am 1. Juli 1921
eine *Beratungs- und Fürsorgestelle* im Anschluß an die psychiatrische
Abteilung des Stadtkrankenhauses eingerichtet.

Der ärztliche Dienst in der Beratungsstelle ist dem leitenden Arzte
der psychiatrischen Abteilung übertragen. Unter ihm ist in der unmittelbaren Fürsorgearbeit eine psychiatrisch erfahrene Fürsorgerin
(frühere Oberin der psychiatrischen Abteilung) hauptamtlich tätig. Die
Einstellung eines männlichen Pflegers, dem hauptsächlich auch die
Trunksüchtigenfürsorge obliegen würde, ist für den 1. April 1927 in
Aussicht genommen.

Der Aufgabenkreis umfaßt:

1. Abhaltung unentgeltlicher Beratungsstunden im Stadtkranken-
haus für Geistes- und Krampfkranke, Psychopathen und Trinker[1])
sowie deren Angehörige, hinsichtlich Unterbringung, Entlassung, Ar-
beits- und Wohnungsbeschaffung u. dgl. m.

2. Untersuchung und Begutachtung der von Behörden, Schulärzten
und anderen Beratungsstellen überwiesenen, auf Erkrankungen der genannten Art verdächtigen Personen, und

3. fürsorgliche Überwachung der aus der psychiatrischen Abteilung
oder Landesanstalten entlassenen und in Familienpflege befindlichen
Geistes- und Krampfkranken, teils durch Bestellung in die Beratungsstunden, teils, soweit erforderlich, durch Besuche in der Wohnung.

Bei einer Einwohnerzahl Plauens von 114000 wurden in der Zeit vom
1. April 1925 bis 31. März 1926 betreut insgesamt 275 Personen. Davon
wurden übernommen aus dem Vorjahre 136, kamen neu hinzu 139.
Von diesen 275 litten an psychopatischer Veranlagung und Neurosen
63, an angeborenem Schwachsinn 51, waren Geisteskranke im engeren
Sinn 81, Epileptiker 11, Trinker 41, organisch Nervenkranke 19, nicht
Geistes- und Nervenkranke 9. — Von ihnen kamen aus der psychiatrischen Abteilung 25, aus Landesanstalten 24, waren von Behörden zugewiesen 95, wurden durch Angehörige zugeführt 15 (darunter 9 Trinker), kamen von selbst 6. Aus der Fürsorge schieden aus durch Tod
oder Weggang aus Plauen 14, durch Begutachtung, Beratung und Über-

---

[1]) Für diese ist eine besondere Sprechstunde in der Stadt in Aussicht genommen.

weisung an andere Stellen 66, als gebessert oder genesen und nicht mehr fürsorgebedürftig 43, als aussichtslos oder undurchführbar 16, zusammen 139. Es blieben in Fürsorge am 1. April 1926 Psychopathen 31, Schwachsinnige 23, Geisteskranke 48, Epileptiker 4, Trinker 22, organisch Nervenkranke 8, nicht Geistes- oder Nervenkranke 0, zusammen 136.

Die Zusammenarbeit mit den übrigen Zweigen der Gesundheitsfürsorge, die hierorts von jeher fachlich gegliedert ist (Lungen-, Geschlechts-, Mütter- und Säuglingsfürsorge, schulärztliche Tätigkeit und Jugendfürsorge, sowie Pflegamt für sittlich gefährdete Mädchen) verläuft reibungslos. Die vielfach geäußerte Befürchtung von Unzuträglichkeiten, die durch das Ein- und Ausgehen verschiedener Fürsorgerinnen in einer Familie entstehen könnten, können wir aus unseren Erfahrungen nicht bestätigen, weil eine Verständigung über die Arbeitsteilung stets leicht möglich gewesen ist, und die hieraus sich ergebenden Schwierigkeiten jedenfalls geringer sind als wenn eine und dieselbe Fürsorgerin verschiedenen ärztlichen Stellen unterstellt ist und ihnen gerecht werden soll. Von der zuständigen Landesanstalt werden regelmäßig die in hiesigen Bezirk entlassenen Kranken gemeldet und von uns in Fürsorge übernommen, in zweifelhaften Fällen auch vorher über die Beurlaubungs- und Entlassungsmöglichkeit Erörterungen angestellt.

Die Kosten der Beratungsstelle sind verhältnismäßig gering, insofern außer der Besoldung und geringem Bureaubedarf unmittelbare Ausgaben nicht entstehen, und ist wohl ohne weiteres anzunehmen, daß diese Aufwendungen durch Verhütung von falschen Maßnahmen, Ersparnis an Anstaltspflege, Unkosten u. dgl. reichlich wettgemacht worden.

Die psychiatrische Beratungsstelle und Fürsorgestelle ist abweichend von den staatlichen und Provinzialeinrichtungen von Anfang an nicht nur auf reine Geisteskrankenfürsorge eingestellt gewesen, sondern hat daneben besonders den Grenzgebieten einen großen Teil ihrer Arbeit zugewandt. Auch die einfache Ratserteilung und Begutachtung hat von Anfang an in unserer Arbeit eine erhebliche Rolle gespielt, wie dies neuerdings auch von anderen ursprünglich auf reine Fürsorgetätigkeit beschränkten Stellen (z. B. Mannheim) berichtet wird. Mir scheint gerade in dieser Tätigkeit eine wünschenswerte Ergänzung der Anstaltspsychiatrie zu liegen, die nach Möglichkeit gefördert werden sollte.

Viel Not bereitet uns die Fürsorge für jugendliche weibliche Psychopathen, die einen erheblichen Teil unserer Arbeit in Anspruch nehmen, in der Freiheit nach kurzen Anläufen zur Besserung immer wieder rückfällig werden, und deren längere Unterbringung in geschlossener Fürsorge immer wieder an der Kostenfrage und Platzmangel scheitert. Ich habe deshalb für den Fall des mit der Erweiterung des Stadtkrankenhauses notwendigen Neubaues der Waschanstalt angeregt, mit dieser ein Heim für weibliche Psychopathen zu verbinden, das unter der Oberaufsicht der psychiatrischen Fürsorgestelle stehend und von einer psychiatrisch vorgebildeten Vorsteherin geleitet, sich von der Entlohnung für die geleistete Arbeit im wesentlichen selbst zu erhalten imstande sein müßte und zugleich den Mädchen durch die Ausbildung in der Hauswirtschaft, Wäschereinigen, Ausbessern und Nähen für ihr späteres Leben wertvolle Kenntnisse und Fähigkeiten mitzugeben vermöchte.

Ähnliche Einrichtungen für Trunksüchtige zu schaffen wäre nicht minder dringlich, doch ist bisher ein gangbarer Weg wegen der Schwierigkeiten, dauernde gleichmäßig lohnende Arbeit für eine solche Anstalt zu beschaffen, nicht gefunden worden. —

Angegliedert ist der Beratungsstelle die Fürsorge für die Geisteskranken im Bezirk der Amtshauptmannschaft Plauen mit 51 000 Einwohnern, in Gestalt monatlich einmal stattfindender Besprechungen mit den drei Fürsorgerinnen und Berichten über die von ihnen besuchten Fälle.

Da für die Amtshauptmannschaft die Fürsorge bezirksweise gegliedert war, wie dies in ländlichen Gebieten wohl allgemein geschieht, erfolgt auch die psychiatrische Fürsorge im Anschluß an die einmal gegebene Organisation. Wenn auch die nicht psychiatrisch vorgebildeten Schwestern sich in das ihnen fremde Gebiet erst einleben müssen, so vollzieht sich bei dem der Sache entgegengebrachten Interesse dies Einleben doch bisher ohne wesentliche Schwierigkeiten.

Mir scheint, auch hier zeigt sich wieder, daß für den Erfolg nicht so sehr die Form bestimmend ist, als ein guter Geist und guter Wille, den Kranken zu helfen.

Literatur.

Psychiatr.-neurolog. Wochenschrift 1923 Nr. 5/6, 1925 Nr. 6.

6. Die Fürsorgestelle für Nervöse der Stadt Köln.

Von KURT SCHNEIDER, Köln.

Die Kölner „Fürsorgestelle für Nervöse" wurde entsprechend einer Verfügung des preuß. Ministers für Volkswohlfahrt vom 8. November 1921 gegründet. Sie trat am 1. April 1922 für das Gebiet der Stadt Köln mit 693000 Einwohnern in Tätigkeit und hat ihre Organisation im wesentlichen seither nicht verändert.

Die Fürsorgestelle arbeitet im engsten Zusammenhang mit der psychiatrischen Klinik der Universität. Insbesondere aus räumlichen Gründen werden die Sprechstunden jedoch nicht in der Klinik oder in einem anderen Raum der städtischen Krankenanstalt Lindenburg, sondern in einem Barackengebäude des sich mitten in der Altstadt befindenden Bürgerhospitals abgehalten. Das Amt des städtischen Fürsorgearztes für Nervöse versieht ehrenamtlich der Oberarzt der Klinik. Während der Fürsorgearzt im ersten Jahre die Sprechstunden stets selbst und in den zwei folgenden zum großen Teil abhielt, werden sie jetzt von älteren Assistenzärzten der Klinik abgehalten, die dafür nach den Sätzen der städtischen Fürsorgeärzte eine nach Stunden berechnete Vergütung erhalten. Die Fürsorgestelle hat eine Spezialfürsorgerin, die allerdings nebenher noch einen kleinen allgemeinen Bezirk versieht. Sie geht den Ärzten in den Sprechstunden zur Hand, ist Verbindungsperson zwischen ihnen und den allgemeinen Fürsorgerinnen und ist der psychiatrischen Klinik bei etwa notwendiger Fürsorge entlassener oder zu entlassender Kranker behilflich.

Die Fürsorgestelle umfaßt nach ihrem Plakat folgende Arten von Personen: entlassene und nicht anstaltsbedürftige Geisteskranke, Epileptische, Schwachsinnige und Idiotische, psychopathische und schwer erziehbare Kinder, verwahrloste Jugendliche, Alkoholkranke, soweit sie der ärztlichen Behandlung bedürfen, chronisch Nervenkranke aller Art. Die Bezeichnung „Fürsorgestelle für Nervöse" schien am ehesten alle diese Gruppen zu umfassen und dem Publikum sowohl leicht verständlich wie angenehm zu sein. Über jeden Kranken, der in die Sprechstunde kommt, wird nach Art eines klinischen Krankenblattes ein Aktenbogen angelegt. Ferner werden vom Gesundheitsfürsorgeamt, dem die Fürsorgestelle untersteht, die Meldungen gesammelt und an die betreffende Bezirksfürsorgerin weitergeleitet, die von den Provinzialanstalten und von der psychiatrischen Klinik über Entlassungen von Geisteskranken nach Köln erstattet werden.

Die Hausfürsorge wurde grundsätzlich diesen *allgemeinen* Fürsorgerinnen belassen, und zwar wurden sie über ihre besonderen Pflichten diesen Kranken gegenüber in folgender Weise belehrt:

1. Die Eigenart der Nervösen und Geisteskranken erfordert besondere Anweisungen zu ihrer Fürsorge.

2. Verständnis für die Tatsache, daß manche derartige Kranke nicht krank sein wollen und daher die Fürsorge meiden, großer Takt und Aufgabe jeder persönlichen Ängstlichkeit sind Grundbedingungen einer verständigen Fürsorge.

3. Erhält die Fürsorgerin Kenntnis von der Anwesenheit von Kranken im Sinne der Bestimmungen für die Fürsorgestelle für Nervöse, so versucht sie, soweit es sich nicht um Trinker handelt, die Kranken bzw. ihre Angehörigen zum Aufsuchen der ärztlichen Sprechstunde zu veranlassen.

4. Aus Irrenanstalten in ihren Bezirk entlassene Geisteskranke werden der Fürsorgerin mitgeteilt. Ein unmittelbarer Besuch bei ihnen ist nicht notwendig, nicht einmal immer unbedingt erwünscht, doch hat die Fürsorgerin ein Auge auf sie zu haben, auch Gelegenheit zu nehmen, sie unauffällig kennenzulernen, und den Kranken bzw. ihren Angehörigen zur Verfügung zu sein, wenn sie um Rat bitten.

5. Sind solche Kranke irgendwie besonders auffällig, sei es, daß Mitbewohner über sie klagen, sei es, daß sie auf der Straße durch ihr Benehmen in störender Weise Aufsehen erregen, hat sich die Fürsorgerin zu den Angehörigen zu begeben und ihnen ihre Vorstellung in der Sprechstunde nahezulegen. Findet sie hierbei kein Verständnis, so meldet sie die Vorkommnisse der Spezialfürsorgerin, in dringenden Fällen von zweifelloser Gemeingefährlichkeit auch dem zuständigen Polizeirevier.

6. In allen Fällen, in denen sich die Fürsorgerin nicht zu helfen weiß, fragt sie die Spezialfürsorgerin um Rat, die sich nötigenfalls mit dem Fürsorgearzt in Verbindung setzt. —

Für diese Fürsorgerinnen, sowie auch für andere interessierte amtliche und private Hilfskräfte von Fürsorgestellen aller Art wurde im Frühjahr 1925 zum erstenmal ein zehnstündiger Kursus mit Krankenvorstellungen in der psychiatrischen Klinik vom Fürsorgearzt gehalten, der von etwa 150 Hörern besucht war und jedes Jahr wiederholt werden soll. Er beabsichtigt, *alle* Organe der Fürsorge mit den Aufgaben der sozialen Psychiatrie, insbesondere der Kenntnis der psychopathischen Persönlichkeiten, vertraut zu machen.

Die Sprechstunde der Fürsorgestelle fand im I. Quartal des ersten Jahres einmal wöchentlich, Freitags nachmittags von 5—6 Uhr im Bürgerhospital statt. Bald zeigte es sich, daß diese Stunde bei weitem nicht ausreichte, und so wurden schon vom II. Quartal ab zwei Wochenstunden abgehalten, und zwar Donnerstags von 5—6 für Erwachsene und Freitags von 5—6 für Kinder, eine Trennung, die jedoch nicht scharf durchgeführt wurde. Da die Ärzte fast stets zwei Stunden und noch länger beschäftigt waren, wurden vom Sommer 1925 ab Doppelstunden gerechnet und vergütet.

Die Entwicklung der Fürsorgestelle verdeutlichen folgende Zahlen: im Jahre 1922/23 waren es 597 Personen (280 Erwachsene, 317 Kinder) in 911 Beratungen, im Jahre 1923/24 waren es 821 Personen (406 Erwachsene, 415 Kinder) in 1040 Beratungen, im Jahre 1924/25 waren es 914 Personen (437 Erwachsene, 477 Kinder) in 1243 Beratungen, im Jahre 1925/26 waren es 1059 Personen (465 Erwachsene, 594 Kinder) in 1372 Beratungen. Die hauptsächlichsten Diagnosen, soweit sie sicher gestellt werden konnten, waren folgende:

	1922/23	1923/24	1924/25	1925/26
Imbecillität und Idiotie	166	155	183	163
Paralyse	4	5	10	14
Arterienverkalkung des Gehirns und senile Geistesstörung	4	16	10	28
Encephalitis epidemica	12	18	16	20
Chorea	9	7	13	14
Genuine Epilepsie	100	119	133	115
Traumatische Epilepsie und traumatische Seelenstörung	8	2	7	11
Schizophrenie	11	27	40	46
Endogene Melancholie	2	10	8	7
Alkoholismus	5	8	9	16
Organische Nervenkrankheiten ohne psychischen Befund	9	41	46	54
Psychopathische Persönlichkeiten	127	197	196	266
Psychopathische Einzelstörungen (z. B. Hysterie, Stottern, Bettnässen usw.)	101	98	192	221

Die Verbindung mit anderen Fürsorgezweigen aller Art ist außerordentlich rege. Hierzu ist jedoch zu bemerken, daß das Anwachsen der Fürsorgestelle es notwendig machte, daß die täglich stattfindende „Poliklinik für Gemütskranke" der psychiatrischen Klinik einen sehr beträchtlichen Teil ihrer Aufgaben übernahm. Schon von Anfang an wurden die psychiatrischen Begutachtungen für die Polizeifürsorge, die Fürsorgestelle für Kriegsbeschädigte, den Arbeitsnachweis und die Waisenhäuser von dieser Poliklinik getragen. Als dann für das Jugendamt die psychiatrische Begutachtung von Kindern und Jugendlichen, die vielleicht unter Fürsorgeerziehung oder Schutzaufsicht gestellt werden sollen, obligatorisch wurde, übernahm ebenfalls die Poliklinik der psychiatrischen Klinik diese Aufgabe. Sie hat allein vom 1. Oktober 1924 bis 1. Oktober 1925 gegen 160 derartige Fälle begutachtet. So bleiben die Zahlen der Fürsorgestelle trotz ihrer Zunahme noch sehr weit hinter dem zurück, was sie eigentlich zu bewältigen hätte.

Wie aus den Ausführungen hervorgeht, handelt es sich bei der Kölner „Fürsorgestelle für Nervöse" nicht um eine eigentliche *Fürsorge*stelle im Sinne der sozialen Fürsorge für entlassene Geisteskranke, sondern wesentlich nur um eine *Beratungs*stelle, um eine Poliklinik größten Stils, die zusammen mit der Poliklinik für Gemütskranke die gesamten psychiatrischen Begutachtungen Kölns in der Hand hat. Ihre Hauptaufgabe besteht darin, zu beraten, und zwar neben den freien Zugängen insbesondere auch Schulärzte, sowie Behörden und Ämter aller Art. Eine eigentliche Fürsorge findet nur in wenigen Fällen statt und besteht dann in der Verschaffung eines Unterkommens etwa in einem Kloster, in Stellenvermittlung und in ganz seltenen Fällen in geldlicher Unterstützung. Zu erwähnen ist ferner, daß wir zahlreichen Schulkindern und in sparsamer Weise auch Erwachsenen auf städtische Kosten einen Kur- oder Landaufenthalt befürworten. Eine ärztliche Behandlung wird in der Fürsorgestelle nur in Ausnahmefällen, insbesondere bei notorisch Armen, durchgeführt. Aus Zeitmangel und auch aus Rücksicht auf die praktischen Ärzte werden tunlichst alle Patienten den einweisenden Ärzten mit dem Befund wieder zugeschickt. Besondere Kosten macht die Fürsorgestelle kaum, wenn man von der Vergütung der die Sprechstunden abhaltenden Ärzte und der Besoldung der außerdem nicht rein spezialistischen Fürsorgerin absieht. Die Ersparnisse der Stadt Köln sind dadurch bedeutend, daß der zwar vorbildlich eingerichteten, aber räumlich längst ungenügenden psychiatrischen Klinik zahlreiche Aufnahmen erspart werden. Zu erinnern ist in diesem Zusammenhange an das Ausstellen von Fragebogen für Schwachsinnige und Epileptiker zur Aufnahme in Anstalten.

Vorteile und Nachteile der hiesigen Einrichtung ergeben sich aus dem Gesagten. Die Nachteile bestehen insbesondere darin, daß die Fürsorgestelle keine Fürsorgestelle, sondern eine Beratungsstelle ist. Die Funktionen einer Fürsorgestelle könnte sie nur bei einer starken Vermehrung des Personals erfüllen. Ein hauptamtlicher Fürsorgearzt und mehrere Spezialfürsorgerinnen wären dazu unerläßlich notwendig. Ein Bedürfnis für eine derartige Fürsorgetätigkeit hat sich jedoch, von der Stadt aus betrachtet, bisher kaum ergeben. Die Fürsorge für entlassene Geisteskranke ist auch nach unserer Meinung nur durch die Anstalten selbst in zweckdienlicher Weise durchführbar. Eine Fürsorge für *erwachsene* Psychopathen, wie sie nach dem Kriege vielfach angeregt wurde, scheint uns, von wenigen Fällen abgesehen, eine recht zweifelhafte, vielfach geradezu demoralisierende Angelegenheit zu sein.

7. Die städtische Fürsorgestelle für Gemüts- und Nervenkranke in Frankfurt a. M.

Von JULIUS RAECKE, Frankfurt a. M.

Unsere Fürsorgestelle ist hervorgegangen aus einer privaten Schöpfung. Im Jahre 1914 wurde von dem Leiter der hiesigen Zentrale für private Fürsorge, dem bekannten und verdienstvollen Dr. POLLIGKEIT, gemeinsam mit dem damaligen Direktor der städtischen Heilanstalt, Prof. SIOLI, zur Betreuung entlassener Geisteskranker die Errichtung einer selbständigen Fürsorgestelle mit einem hauptamtlich angestellten Fürsorger in die Wege geleitet. Bald ergab sich die Notwendigkeit, diese Betreuung auf alle frei lebenden Geisteskranken auszudehnen, deren Angehörige sich um Rat an die Fürsorgestelle wandten. Aber die große Schwierigkeit lag darin, daß es nur selten gelang, die betreffenden Klienten zum Besuche der psychiatrischen Poliklinik zu bewegen, welche in den Räumen der Heilanstalt, später, nach erfolgter Universitätsgründung, der Psychiatrischen Klinik vorgesehen war. Sollte der Plan einer offenen Irrenpflege großzügig durchgeführt werden, so mußte die fachärztliche Sprechstunde mit dem Bureau des Fürsorgers räumlich verbunden werden. 1919 entschloß ich mich als derzeitig leitender Arzt der Psychiatrischen Klinik, folgenden Antrag an die städtischen Behörden zu richten:

„Seit Jahren schon ist das Bestreben der hiesigen Anstaltsleitung gewesen, die Zahl der Anstaltsinsassen dadurch zu verringern, daß chronische Geisteskranke möglichst bald nach Ablauf ihrer Erregungszustände, welche die Aufnahme veranlaßt hatten, wieder zur Entlassung gebracht wurden. Indessen lehrte die Erfahrung, daß sie nur allzuoft wegen eingetretener geistiger Defekte nicht mehr imstande waren, sich selbständig in der Freiheit zu halten. Waren nicht hilfsbereite Angehörige vorhanden, die auch das erforderliche Verständnis besaßen, um unter Schonung krankhafter Eigenheiten eine gewisse Aufsicht und Unterstützung zu gewähren, so ließ sich selten eine baldige Wiederaufnahme umgehen. Der Versuch, hier in Frankfurt wie in manchen anderen Gegenden, die Unterbringung chronischer Geisteskranker in fremden Familien gegen Bezahlung durchzuführen, hatte sich leider nicht bewährt. Um so mehr wurde diesseits die Gründung einer Fürsorge- und Beratungsstelle für Geisteskranke im Jahre 1914 begrüßt. Die weitere Entwicklung dieses verdienstvollen Unternehmens der Zentrale für private Fürsorge wurde aber zunächst durch den Kriegsausbruch sehr behindert. Jetzt endlich scheint der richtige Augenblick gekommen, um diese Einrichtung in großzügiger Weise auszubauen und damit eine bleibende Entlastung der Anstalt von chronischen Pfleglingen anzustreben, die nach der ganzen Art ihres Leidens zur Überführung in die Landesanstalten weniger geeignet sind.

Eine unbedingte Voraussetzung für das Gelingen eines solchen Unternehmens bleibt, daß den versuchsweise entlassenen Kranken eine fortdauernde Beaufsichtigung und Beratung durch die mit ihren Eigenheiten vertrauten Anstaltsärzte gewährt werden kann. Daher ist von vornherein die Vereinigung der neuen Fürsorgestelle mit der Poliklinik der Anstalt in Aussicht genommen worden. Indessen stand dem die Schwierigkeit entgegen, daß gerade die aufsichtsbedürftigen Patienten sich nur ungern in den Räumen der Anstalt wieder einfinden aus Argwohn, sie könnten dann einmal gegen ihren Willen dort festgehalten werden. Eine wirklich erfolgreiche ärztliche Beratung dürfte sich vielmehr nur auf neutralem Boden regelmäßig durchführen lassen, indem unsere Poliklinik zu diesem Zwecke nach außerhalb verlegt würde. Es ist nun von der Fürsorgestelle der recht beherzigenswerte Vorschlag gemacht worden, daß die Stadt die früheren Räume der Gesellschaft zur Bekämpfung der Schwindsuchtsgefahr im alten Senckenbergischen Gebäude mieten und zur Unterbringung unserer Poliklinik herrichten möge. Die dadurch entstehenden Kosten dürften unerheblich sein im Vergleich mit den Summen, welche bei früherer Entlassung chronischer Kranker sich würden ersparen lassen. Gleichzeitig würde mit einer solchen großzügigen Ausgestaltung der Fürsorge für Geisteskranke dem heutigen allgemeinen Bestreben Rechnung getragen werden, die Freiheit des einzelnen tunlichst zu schonen und nur in dringenden Notfällen zu zwangsweiser Internierung zu schreiten.

Es würde sich dann die zukünftige Irrenfürsorge in Frankfurt etwa folgendermaßen gestalten:

1. Möglichst rasche Aufnahme der akut Erkrankten zum Zwecke der Heilbehandlung und Wiederentlassung.

2. Vorübergehende Aufnahme von Erregungszuständen im Verlaufe einer chronischen Erkrankung und Entlassung unter die Aufsicht der Fürsorgestelle, sobald die Erregung abgeklungen ist.

3. Regelmäßige poliklinische Beaufsichtigung und ärztliche Beratung der in solcher Weise der Fürsorgestelle überwiesenen früheren Patienten durch die mit ihren Eigenheiten wohlvertrauten Anstaltsärzte.

Wir bitten um tunlichste Unterstützung dieser hier dargelegten Bestrebungen und des Antrages auf Verlegung der Poliklinik für Gemüts- und Nervenkranke nach der Stadt."

Der Antrag hatte Erfolg. Noch im Jahre 1919 erging ein entsprechender Beschluß des Magistrats. Aber erst April 1920 war alles soweit geregelt, daß die Poliklinik in den neuen Räumen, Wand an Wand mit dem Bureau des Fürsorgers, ihre Tätigkeit beginnen konnte. Alsbald stellte sich heraus, daß das aufgestellte Programm viel zu eng war, daß gerade die Hauptfürsorge sich auf die von auswärtigen Anstalten nach Frankfurt entlassenen oder zugewanderten Geisteskranken zu erstrecken hatte, und daß es von größter Bedeutung war, Wege zu finden, um möglichst rasch an diese zum Teil ganz fremden Elemente heranzukommen. In dem Maße, wie die Zahl von Patienten aus der hiesigen Anstalt unter den Klienten der Fürsorgestelle relativ abnahm, sank auch die Wichtigkeit der Betreuung durch die ihnen von früher bekannten Anstaltsärzte. Gleichzeitig traten Kreisärzte und Polizei an die neue Schöpfung mit dem Wunsche heran, es möchte die Schutzaufsicht auf alle zu Konflikten geneigte Geistesgestörte und Psychopathen ausgedehnt werden, ob sie nun bereits in Anstalten gewesen waren oder nicht. So verschob und erweiterte sich sogleich im Anfang der Aufgabenbereich beträchtlich, und es mußte die gesamte Arbeitskraft eines Psychiaters in ihren Dienst gestellt werden.

Einen mächtigen Antrieb erhielt die neue Schöpfung in demselben Jahre durch ihre Verstadtlichung und Stellung unter das Stadtgesundheitsamt, dessen verständnisvoller und weitblickender Leiter, Stadtrat Dr. med. Schlosser, ihr eine zielbewußte Förderung zuteil werden ließ. Zunächst wurd die Organisation eine straffere: Unter einheitlicher psychiatrischer Spitze gabelte sich die Fürsorgestelle in eine ärztliche und eine soziale Abteilung. Die ärztliche Tätigkeit vollzog sich vor allem in täglichen Vormittagssprechstunden in der Poliklinik, Hausbesuchen nach Bedarf, aber auch in bestimmten Nachmittagsuntersuchungsstunden im Mädchenschutzhause, in der Zwangsheilstation der Hautklinik und späterhin auch in der Strafanstalt. Immer kam es zunächst darauf an, ein möglichst zutreffendes Bild von der psychischen Persönlichkeit des Klienten zu gewinnen. Darauf folgte vor Ergreifen praktischer Hilfsmaßnahmen eine gemeinsame Beratung mit dem Leiter der sozialen Abteilung. Dieser übernahm Vormundschaften, Pflegschaften, Schutzaufsichten, besorgte die meisten Hausbesuche und Recherchen, vermittelte bei Behörden und Ämtern.

Das Ziel war jetzt allmählich geworden, möglichst zahlreiche geistig abwegige Menschen zu erfassen und durch geeignete Fürsorgemaßnahmen vor Zusammenstößen mit der öffentlichen Ordnung und vor Eintritt von Anstaltsbedürftigkeit zu bewahren. Ein Unterschied zwischen anstaltsentlassenen und frei lebenden Psychopathen ließ sich auf die Dauer in der Großstadt nicht ziehen. Nun wurde es wichtig, mit allen öffentlichen und charitativen Stellen in Verbindung zu treten, die erfahrungsgemäß am häufigsten in die Lage kamen, von der Existenz solcher gefährdeten oder störenden psychopathischen Elemente unterrichtet zu sein. Besonders eine engere Zusammenarbeit mit der Trinkerfürsorge erwies sich notwendig. Indessen auch Wohlfahrtsamt, Kreisstellen, weibliche Stadtmission, Beratungsstelle für geschlechtskranke Frauen, Asyle und Obdachlosenheime führten uns manche Kranke zu. Nicht selten geschah es ferner, daß wir vom Jugendamt auf die psychopathischen Eltern der von ihm betreuten Kinder aufmerksam gemacht und um Einschreiten gebeten wurden. So entwickelte sich schnell eine allen Teilnehmern sehr förderliche Zusammenarbeit. Doch auch von privater Seite wurden wir in wachsendem Maße in Anspruch genommen. Namentlich seit es in die Öffentlichkeit durchsickerte, daß sich unsere Fürsorgestelle um Beschaffung von Wohnung, Kleidung, Arbeit bemühte, bei Ehezwisten, Mietstreitigkeiten, Steuerschwierigkeiten, Beleidigungsprozessen usw. vermittelnd und beratend eingriff, da begannen gar viele Nervöse, durch die mannigfachen Reize des Alltags erregt oder niedergedrückt, sich unter unseren Schutz zu flüchten. Was hier an Beseitigung krankmachender Aufregungen und an Wiederaufrichtung zusammengebrochener Existenzen geleistet wurde, das läßt sich im Rahmen dieses Berichtes nicht annähernd schildern. Hervorgehoben sei die heilende Einwirkung der vereinten ärztlichsozialen Maßnahmen auf manche Querulanten.

Inzwischen hatte der Landeshauptmann von Nassau die hohe Bedeutung solcher Tätigkeit für die Entlastung der ihm unterstellten Provinzialirrenanstalten voll erkannt und war gerne bereit, eine Zusammenarbeit zu fördern. Es wurde vereinbart, daß jede Entlassung aus einer seiner Anstalten von der betreffenden Direktion unverzüglich der Fürsorgestelle gemeldet werden sollte mit der Angabe, ob Schutzaufsicht für nötig erachtet wurde. Heute werden auch die Beurlaubungen nach Frankfurt gemeldet, weil sich gezeigt hat, daß dadurch eine gewisse Sicherung, zumal bei Alkoholisten, erreicht wird. Die Absicht ist, daß auf jede derartige Meldung hin von der Fürsorgestelle sofort durch Hausbesuche oder Ladung eine Verbindung hergestellt und mittels rechtzeitiger Beratung Rückfällen vorgebeugt wird. Um dieses zur Zeit wegen unserer Knappheit an Hilfskräften nicht immer voll erreichbare Ziel sicherzustellen, hat mit Zustimmung der Provinz sich der Landeshauptmann an den Kosten der Fürsorgestelle beteiligt und

einen weiteren Zuschuß in Aussicht gestellt. Zur Zeit sind neben dem
männlichen Fürsorger zwei weibliche vorhanden, aber es ist bereits die
Anstellung eines zweiten männlichen Fürsorgers als unbedingt notwendig
beantragt.

Der ärztliche Dienst wickelt sich auch heute noch vorwiegend in den
poliklinischen Sprechstunden ab, und es macht im allgemeinen wenig
Schwierigkeiten, die von den Fürsorgern aufgesuchten Klienten zu bewegen, sich dort auf völlig neutralem Boden einzufinden. Ärztliche
Hausbesuche werden nur noch ausnahmsweise ausgeführt, einmal, weil
mit den zur Verfügung stehenden 1—2 Volontärärzten angesichts der
großen Zahl von Untersuchungen, Beratungen und Begutachtungen
sonst die laufende Arbeit kaum bewältigt werden könnte, dann aber auch,
um Reibungen mit den praktischen Ärzten zu vermeiden, auf deren
verständnisvolle Mitarbeit ein besonderer Wert gelegt wird. Jeder
Hausarzt, auch Facharzt, und jedes Krankenhaus kann die Hilfe unserer Fürsorgestelle für seine Klienten anrufen, kann ihn uns zur Untersuchung und sozialen Beratung schicken. Sie erhalten dann unseren
Befundbericht mit Vorschlägen über die einzuschlagenden Hilfsmaßnahmen. Ebenso setzen wir uns bei Anstaltsentlassenen, die einen Arzt
ihres Vertrauens haben, mit diesem in Verbindung, überlassen ihm die
eigentliche Behandlung und halten nur eine gewisse Fühlung aufrecht.
In noch höherem Grade haben wir gegenüber den verschiedensten Behörden eine Art vertrauensärztlicher Stellung erlangt und werden sehr
oft um gutachtliche Äußerungen angegangen. Für das breite Publikum ist die Fürsorgestelle geradezu ein Auskunftsbureau für alle möglichen psychiatrischen Fragen geworden.

Seitdem das weibliche Psychopathenheim in Hadamar errichtet
wurde mit dem Ziele, die sittlich gefährdeten Psychopathinnen und
Schwachsinnigen von der Straße zu retten und nach durchgeführter
Heilerziehung einem geregelten Leben zuzuführen, ist es eine unserer
Hauptaufgaben, das Aufnahmematerial der Zwangsheilstation in der
Haut- und Geschlechtsklinik psychiatrisch zu sichten und die anstaltsbedürftigen oder entmündigungsreifen Elemente rechtzeitig herauszu-
fischen. Ferner sendet uns der Landeshauptmann die volljährig gewordenen Fürsorgezöglinge bei Verdacht auf soziale Unbrauchbarkeit
zur Begutachtung. Endlich haben die modernen Anschauungen über
Strafrechtspflege und Strafvollzug mit ihrer stärkeren Berücksichtigung der Persönlichkeit des Kriminellen die beratende Hilfe des Psychiaters in früher ungeahntem Maße wünschenswert gestaltet. Die
neueste Frucht unserer begutachtenden Tätigkeit hier ist, daß schon
wiederholt durch Gerichtsbeschluß eine Zuerkennung von Bewährungsfrist
oder von vorzeitiger Strafentlassung davon abhängig erklärt wurde, daß
sich die betreffenden Psychopathen unserer Schutzaufsicht unter-
warfen. Es erscheint nicht zweifelhaft, daß auch die kommende soziale
Gerichtshilfe in erheblichem Maße sich unserer Unterstützung wird bedienen müssen. So wächst von Tag zu Tag der Aufgabenkreis der offenen
Psychopathenfürsorge weit über die bei ihrer Begründung gesteckten
Ziele hinaus.

Bisher lassen sich als Vorteile der Einrichtung erkennen die bessere Kontrolle und Betreuung der durch seelische Defekte weniger anpassungsfähigen Glieder der Gesellschaft, Hinausschiebung oder Vermeidung des Eintritts von Anstaltsbedürftigkeit, Schutz vor rascher Rückfälligkeit bei den in Anstalten Behandelten, Weckung des Verständnisses von Behörden und Privaten für das Wesen der geistig Abwegigen und ihre soziale Bedeutung, aber auch Vertiefung unserer wissenschaftlichen Kenntnisse von den psychopathischen Grenzzuständen, von dem Einfluß äußerer Reize auf das Bild der Psychosen, Erlangung zuverlässigerer Anamnesen und Katamnesen, kontinuierlichere Beobachtung der Einzelfälle und Studium der Hereditätsverhältnisse mit Hilfe der von uns über jeden Klienten und oft seine ganze Familie angelegten Krankengeschichten.

Hinsichtlich der Krankenbewegung mag es genügen anzuführen, daß wir (bei einer Einwohnerzahl Frankfurts von zirka 450000) bisher 3558 Krankenakten angelegt haben, daß der Zugang im letzten Kalenderjahre 860 betrug, und daß in dem gleichen Jahre allein in der Poliklinik 2958 ärztliche Beratungen stattfanden. Die Entwicklung dieses neuen Zweiges der Psychiatrie, der gegenüber der rein klinischen Psychiatrie zweckmäßig mit dem Namen „Soziale Psychiatrie" belegt wird, hat praktisch wie wissenschaftlich eine verheißungsvolle Zukunft.

Statistischer Bericht über die Jahre 1923—25.

Zugänge	1923	1924	1925
Geisteskranke	136	169	204
Epileptiker	36	41	45
Schwachsinnige	143	150	162
Psychopathen	221	262	289
Alkoholisten	54	60	81
Neurologische Fälle	69	73	88
Zusammen	679	755	869
Zugewiesen von:			
Irrenanstalten	152	170	228
Städtische Behörden	235	291	260
Private Fürsorge	22	24	18
Polizei	6	8	8
Gerichte	23	18	34
Gefängnisse	3	24	62
Ärzte	76	80	108
Angehörige	91	85	76
Freiwillige	71	55	75
Zusammen	679	755	869
Eingewiesen nach:			
Irrenanstalten	81	174	95
Krankenhäuser	6	10	15
Soziale Abteilung	146	201	373
Trinkerfürsorge	16	16	47

(Die übrigen blieben mehr oder weniger lange in poliklinischer Beratung. 93 wurden im letzten Jahre an andere Ärzte abgegeben.)

Literatur.

Raecke: Moderne Irrenfürsorge und soziale Psychiatrie. Westdeutsche Ärzteztg. 1921, Nr. 3.
— Soziale Psychiatrie. Umschau. 14, V. 21.
— Soziale Psychiatrie. Irrenpflege 1921, Nr. 3.
— Soziale Psychiatrie. Psychiatr.-neurol. Wochenschr. 1921, Nr. 19/20.
— Emanzipation der Geisteskranken. Berl. Tagebl. 29. Juni 1922.
— Die Frankfurter Fürsorgestelle für Gemüts- und Nervenkranke. Arch. f. Psychiatr., Bd. 66, S. 593.
— Psychopathie und Geschlechtskrankheiten. Ärztl. Sachverstdg.-Ztg. 1923, S.241.

Raecke: Beitrag zur sozialen Psychiatrie. Arch. f. Psychiatr., Bd. 70, S. 415.
— Über Psychopathenfürsorge. Psychiatr.-neurol. Wochenschr. 23. August 1924.
— Über die Bedeutung psychiatrischer Fürsorgestellen. Klin. Wochenschr. 1924, S. 1769.
— Psychopathenfürsorge. Westdeutsche Ärzte-Ztg. 7. November 1924.
— Psychopathenfürsorge. Ärztl. Vereinsbl. 11. Januar 1925.
— Über Querulantenwahn. Arch. f. Psychiatr., Bd. 73, S. 186.
— Über Eheberatung. Westdeutsche Ärzte-Ztg. 9. Oktober 25. 1925.
— Die Frankfurter Fürsorgestelle für Gemüts- und Nervenkranke. Psychiatr.-neurol. Wochenschr. 1925, Nr. 47.

8. Die offene Fürsorge für Geisteskranke der Stadt Berlin.

Von Kurt Hasse, Berlin.

Die besonderen örtlichen Verhältnisse der Großstadt, vorzüglich die Unvollkommenheiten, mit denen der unvermittelte Übertritt von Anstaltskranken in die offene Armenpflege öfters verbunden war, das Anwachsen der Familienpflege an den Anstalten Dalldorf und Herzberge — im Jahre 1902 betrug die Zahl der Familienpfleglinge dieser beiden Anstalten bereits 460 Kranke — und die stetig sich steigernden Ausgaben für Anstaltspflege ließen schon in den ersten Jahren nach 1900 bei den damaligen Anstaltsdirektoren Moeli und Sander den Gedanken einer erweiterten und ergänzenden Anstaltsbehandlung, d. h. einer offenen Fürsorge aufkommen, um mit geringerem Aufwand und eventuell auch in zweckmäßigerer Weise den Kranken zu fördern. Während Sander die gesamte Familienpflege der Anstalten umorganisiert wissen wollte in ein im Innern der Stadt belegenes „Pflegeamt" mit einem leitenden Oberarzt und der entsprechenden Zahl von Hilfsärzten und Pflegerinnen, hatte Moeli sehr bald auf die Notwendigkeit der Schaffung besonderer von der „Familienpflege unabhängiger Fürsorge- bzw. „Beistandstellen" hingewiesen. Die Erfahrung hatte gelehrt, daß die Familienpflege als solche von gewissen empfindlichen und reizbaren Personen mit größerer geistiger Regsamkeit und mehr selbstwilliger Betätigung wegen des daraus resultierenden Abhängigkeitsgefühles als unangenehm empfunden wird, und daß sich hieraus mancherlei Schwierigkeiten für das weitere Fortkommen dieser Kranken ergeben.

Daß sich unter diesen Kranken entsprechend dem großstädtischen Krankenmaterial (Psychopathen, Traumatiker, Neurastheniker) eine nicht unbeträchtliche Zahl sozial relativ noch wertvoller Existenzen befand, ließ die Forderung zur Ausbildung einer anderen Form der Fürsorge nach der Anstaltsentlassung ganz besonders begründet erscheinen. Während die Familienpflege dem zwar nicht mehr der Anstaltspflege bedürftigen, wohl aber noch der Aufsicht und Leitung durch andere bedürftigen, nicht genesenen Kranken auch außerhalb der Anstalt eine Existenz ermöglichen will, mußte für die geistig weniger geschädigten Kranken aus den oben erwähnten Gründen eine andere Form der Außenfürsorge geschaffen werden, die, ohne die enge Beziehung zu einer Pflegestelle, dem entlassenen Kranken gesicherte

Unterkunft und genügenden Halt gewährt. Bereits im Jahre 1909 hatte MOELI ein umfangreiches, sorgfältig durchgearbeitetes Programm aufgestellt, das aus verwaltungstechnischen Gründen aber erst im Dezember 1911 in die Tat umgesetzt werden konnte mit der Schaffung der *„Beiratstelle für entlassene Geisteskranke"*.

Zunächst als Versuch geltend wurde die Beiratstelle, für die ein jährlicher Etat von 10000 M. eingesetzt wurde, der Anstalt Herzberge angegliedert und kam anfangs nur für die entlassenen Geisteskranken dieser Anstalt in Betracht.

Entsprechend ihrem Wirkungskreis, der mit dem Aufnahmebezirk der Anstalt Herzberge als identisch anzusehen ist, waren die Geschäftsräume der Beiratstelle, natürlich außerhalb der Irrenanstalt, im Osten Berlins, etwa in der Mitte dieses Bezirkes in den Diensträumen eines städtischen Armenamtes errichtet. Hierselbst wurde wöchentlich zweimal nachmittags vom Referenten im Nebenamt eine ärztliche Sprechstunde abgehalten, in welcher neben der Beratung der Kranken den ehrenamtlich tätigen Beiräten Gelegenheit gegeben wurde, durch mündliche Rücksprache mit dem Arzte der Beiratstelle sich die nötigen Kenntnisse über Krankheitsform, Art und Umfang der erwünschten Beschäftigung zu verschaffen und schließlich den Entlassenen selbst persönlich kennenzulernen. Die Hauptaufgabe des Beirates sollte es sein, dem Kranken bei seinem Wiedereintritt in die bürgerliche Gesellschaft einen sicheren Rückhalt zu bieten, geeignete Beschäftigung zu beschaffen und auf Arbeitgeber und Umgebung aufklärend zu wirken. Die Zuweisung der Kranken an den einzelnen Beirat erfolgte in der Regel nach dem Beruf, da neben anderen Zweckmäßigkeitsgründen wegen des in der Großstadt häufigeren Wohnungswechsels die örtliche Zuweisung sich nicht als durchführbar erwies. Die Beiräte selbst, deren Zahl sich durchschnittlich auf 15—20 Herren und Damen belief, rekrutierten sich aus allen Schichten der Bevölkerung, vorwiegend waren es selbständige kleinere Handwerker, Werkmeister aus Fabriken, Mitglieder von Abstinenz- und Charitasvereinen, aber auch Kaufleute, Fabrikbesitzer und besonders wieder die Lehrerschaft zeigte sich anfangs sehr interessiert für unsere neue Einrichtung. Eine monatlich einmal stattfindende Versammlung sämtlicher Beiräte, die von dem ärztlichen Leiter der Beiratstelle einberufen und geleitet wurde, diente zur Fühlungnahme der einzelnen Beiräte untereinander, zum Austausch und gegenseitiger Nutzbarmachung gemachter Erfahrungen und gemeinsamer Besprechung besonders schwieriger Fälle. Gleichzeitig wurde in diesen Monatsversammlungen Wert gelegt auf weitere Propaganda unserer sozialen Arbeit durch Einladung und Hinzuziehung neuer Mitglieder aus dem näheren und entfernteren Bekanntenkreise der amtierenden Beiräte.

Eine hauptamtlich angestellte, psychiatrisch vorgebildete Helferin vermittelte den Verkehr der Kranken bzw. deren Angehörigen mit dem Arzt und den Beiräten auch außerhalb der Sprechstunden und leistete die ganze Kleinarbeit. Ihr lag in erster Linie die Prüfung der Unterbringung, der Wohnungsverhältnisse ob, weiterhin hatte sie dem Kranken bei der Anschaffung von Kleidungsstücken und Arbeitsmaterial zur Hand zu gehen und in gegebenen Fällen auch Arbeitgeber und Vermieter aufzusuchen.

Außer diesen Hilfskräften wirkte in der Beiratstelle ebenfalls nebenamtlich ein Bureaubeamter mit, der die Listenführung, die Auszahlung und Verrechnung der Unterstützungsgelder, die Führung der Protokolle in den Monatsversammlungen und die sonstigen üblichen Bureauarbeiten zu leisten hatte. Von einem größeren Schreibwerk wurde grundsätzlich abgesehen; es wurden lediglich einfache Personalbogen über die einzelnen Fälle geführt.

Wegen der Neuheit der Institution und wegen des Mangels jeglicher Erfahrungen von anderer Seite wurde von Anfang an Wert gelegt auf eine langsame Entwicklung. Es wurden zunächst nur leichte und in der Anstalt beobachtete Fälle in die Fürsorge aufgenommen, um nicht durch unsichere und schwierigere Kranke den Beiräten den Erfolg zu erschweren und so die Teilnahme und das Vertrauen der Kreise, auf deren Arbeit das Ganze sich aufbaute, aufs Spiel zu setzen. Aus diesen Gründen war die Zahl der in die Beiratstelle überwiesenen Kranken zunächst recht bescheiden. Durchschnittlich wurden 24—30 Fälle im Jahr versorgt, denen neben ärztlicher und Berufsberatung Wohnung, individuell angepaßte Arbeitsgelegenheit, Anschluß an geeignete Familien, Geselligkeits- oder Abstinenzvereine vermittelt und fast durchgängig auch eine hinreichende materielle Unterstützung in Form von Sach- oder Barleistungen gewährt wurden.

Die Erfolge der Beiratstelle waren, wenn auch wie bei jedem jungen Unternehmen mancherlei Enttäuschungen nicht ausblieben, bis zum Kriegsausbruch im allgemeinen nicht ungünstig, in einzelnen Fällen sogar recht ermutigend und anspornend.

Immerhin war eine fortgesetzte intensive Propaganda nötig, die nach der üblichen Weise betrieben wurde und hauptsächlich darin bestand, daß wiederholt im Gemeindeblatt und in den öffentlichen Zeitungen kurze Veröffentlichungen und Hinweise auf die neue Institution erschienen. Es wurde außerdem mit Hilfe der Beiräte ein Propagandablatt in weitere Kreise der arbeitenden und der wohlsituierten Bevölkerung verbreitet, auf .den Bahnhöfen der Stadt- und Untergrundbahn sowie in den Wartehallen der öffentlichen Ämter, der Gerichte usw. wurden Plakate ausgehängt, die zur freiwilligen Mitarbeit für die Ärmsten der Armen aufforderten, auch wurden vom Referenten in interessierten Kreisen populäre und aufklärende Vorträge über das Wesen der Geisteskrankheiten, über Vorbeugung und Verhütung derselben gehalten. Trotz aller dieser mit Eifer betriebenen Maßnahmen machte sich aber doch sehr bald ein Erlahmen des Interesses der Beiräte hemmend fühlbar.

Wie auch auf anderen Gebieten jede ehrenamtliche Tätigkeit einem Spreufeuer ähnlich im Anfang hell aufzulodern pflegt, um allmählich mehr und mehr zu verglimmen, so mußte auch unserer Beiratstelle bei der besonderen materiellen Einstellung der Anschauungen während des Krieges und speziell der Nachkriegszeit ein nachhaltender Erfolg versagt bleiben. Die Fortentwicklung der Beiratstelle hing ihrem ganzen

Aufbau nach allzusehr von den nichtärztlichen Kräften ab. Moeli hatte ja anfangs geglaubt, den Hauptmerk bei der Erfüllung der praktischen Aufgaben der Beiratstelle neben der in gewissem Sinne nachgehenden Fürsorgearbeit der Helferin auf die freiwillige Mitarbeit der Beiräte legen zu müssen, angeregt durch das Beispiel und den guten Erfolg der Hilfsvereine in der Provinz, die ja ebenfalls hauptsächlich auf die freiwillige Mitarbeit der Vertrauensleute angewiesen sind und dementsprechend ein mehr oder minder glückliches Dasein fristen.

Die ganz anders gearteten und viel ungünstigeren Verhältnisse aber der Großstadt, die auch infolge ihrer räumlichen Ausdehnung ein harmonisches Zusammenwirken der einzelnen Bezirke untereinander sehr viel mehr erschwert, der Umstand, daß gerade in Berlin die Kreise, auf deren Wirken die ganze Einrichtung beruht, viel stärker als sonst irgendwo durch Ansprüche aller Art von sozialer Arbeit belastet sind, haben die Hoffnungen Moelis nicht in vollem Maße erfüllt.

Immerhin sei bemerkt, daß Moeli in seiner 1913 erschienenen Arbeit über die Beiratstelle auf diese erschwerenden Umstände bereits hingewiesen hat, und daß nach seiner in dieser Schrift festgelegten Anschauung diejenigen Anstalten für die Errichtung von Beiratstellen die besten Aussichten böten, die, wie wir es jetzt bei Erlangen sehen, nahe etwas größeren Städten gelegen sind.

Lediglich dem Umstand, daß für die Beiratstelle eine jährlich feste Summe ausgeworfen war, ist es zu danken, daß die Tätigkeit derselben trotz „der Zeiten Spott und Geißel" erhalten blieb. Wennschon während des Krieges aus naheliegenden Gründen eine Erweiterung ihres Wirkungskreises nicht eintreten konnte — Einberufung der meisten Beiräte zum Heeresdienst, Kündigung von Arbeitsstellen, Verteuerung der gesamten Lebenshaltung, geringere Zahl der überwiesenen Kranken — so machte doch andererseits wegen des später einsetzenden Mangels an Arbeitskräften in den Munitionsfabriken und in den übrigen Betrieben der Heeresverwaltung die Unterbringung der wenigen Kranken nicht solche Schwierigkeiten wie in früherer Zeit. Um so mehr ließ uns dann die Staatsumwälzung und die Nachkriegszeit mit ihren tiefgreifenden Veränderungen der Wirtschaft und der gesamten Lebenshaltung die Not in ihrer ganzen erschrecklichen Blöße erkennen. Zerstoben war das freundliche Gedränge unserer Beiräte, und die gesamte Fürsorgearbeit war uns allein überlassen unter erschwerteren Verhältnissen. Die mehrmaligen Versuche, wegen der zunehmenden Schwierigkeiten auf dem Arbeitsmarkte und im Wohnungswesen von der städtischen Armendirektion durch Namhaftmachung geeigneter Damen und Herren in den einzelnen Armenkommissionsbezirken neue freiwillige Mitarbeiter für unsere Beiratstelle heranzuziehen, scheiterten kläglich, da diese, meist schon anderweitig voll in Anspruch genommen, für unsere Arbeit nicht mehr das erforderliche Interesse aufbringen konnten, und es steht auch nicht zu erwarten, daß das allgemeine Interesse für unsere Bestrebungen in dem gewünschten Umfange jemals wird wieder erweckt werden können.

In gleicher Weise erlitten unsere Bemühungen, mit dem städtischen Arbeitsnachweis und der Erwerbslosenfürsorge direkt in ein engeres Arbeitsverhältnis zu gelangen, an der Schwerfälligkeit des Verwaltungsapparates dieser Behörden ein frühzeitiges Fiasko.

Dazu kam zu allem Überfluß, daß wir durch die nach dem verlorenen Kriege aufblühende Jugendfürsorge, die sich ja hier in Berlin in einem gewaltigen Ausmaß vergrößerte und allenthalben neue Räume für ihre Ämter beanspruchte, aus unserem bisherigen eigenen Heim verdrängt wurden und Unterschlupf bei wohlwollenden und mitfühlenden Fürsorgestellen anderer ärztlicher Gebiete suchen mußten. Wir mußten ja zufrieden sein, wenn man uns überhaupt aufnahm und unsere Daseinsberechtigung anerkannte, wurden doch schon allerorten Stimmen laut, wie sich Staat und Gemeinde des angeblich hoffnungslosen Geisteskranken als eines unwerten Lebens am bequemsten entäußern könnten.

Wenn also irgend jemand die Wahrheit „Von Herzweh und den tausend Stößen, die unseres Fleisches Erbteil" am eigenen Leibe in hervorragendem Maße hat erleben müssen, so können wir diesen traurigen Prioritätsanspruch in erster Linie erheben.

Ein Umschwung in unserer bedrängten Lage trat erst ein, als der Staat sein Augenmerk auf die soziale Fürsorge der Geisteskranken richtete und die Gemeinden und Länder zu regerer Betätigung auf diesem Gebiete aufforderte. Es kam hinzu, daß die fast gleichzeitig erfolgende Umwandlung Berlins in die neue Stadtgemeinde Groß-Berlin den Weg vorzeichnete zu einer Erweiterung der Beiratstelle, die in ihrem bisherigen Aufgabenkreis eng an die alte Stadtgemeinde gebunden war. Dank der tatkräftigen Unterstützung und des weitgehenden Interesses Falkenbergs, der 1920 als Direktor der Anstalt Herzberge das Erbe Moelis übernommen hatte, wurde nunmehr dem Ausbau der Beiratstelle nähergetreten. Auf Anordnung des städtischen Ausschusses für Irrenanstalten wurde von Direktor Falkenberg in Gemeinschaft mit dem Referenten ein neues Programm ausgearbeitet, das sich im wesentlichen mit dem jetzigen Stand der Einrichtungen der Beiratstelle deckt.

Die Ausdehnung der Tätigkeit der Beiratstelle auf die Bezirke von Groß-Berlin ergab sich, wie schon gesagt, von selbst. Gleichzeitig mit ihrer örtlichen Erweiterung erschien es berechtigt, auch eine Erweiterung ihrer sachlichen Aufgaben vorzunehmen und zu diesem Zwecke die bisherige Beschränkung ihrer Tätigkeit auf aus den Anstalten entlassene Geisteskranke aufzuheben. Demgemäß wurde von dem städtischen Ausschuß für die Irrenanstalten die Umwandlung der bisherigen „Beiratstelle für entlassene Geisteskranke" in eine „Beiratstelle für Nerven- und Gemütskranke" beschlossen.

Die Bestrebungen zu einer Dezentralisierung der fürsorgerischen Tätigkeit und zu einer Angliederung an die einzelnen Wohlfahrtsämter entsprechend der bei der Organisation der Verwaltung der neuen Stadtgemeinde durchgeführten Trennung in 20 selbständige Bezirke konnten glücklicherweise abgeschlagen werden[1]). Abgesehen davon, daß sich sach-

---

[1]) Über die nach Abschluß dieser Arbeit aufgetauchten Pläne, die ebenfalls eine Dezentralisation vorsehen, kann an dieser Stelle noch nicht berichtet werden.

kundige Psychiater in solcher Anzahl schwerlich gefunden hätten, war ausschlaggebend die Notwendigkeit der Zusammenarbeit der Beiratstelle mit den Anstalten. Diese war aber nur dann gegeben, wenn die ärztliche Leitung der Beiratstelle in den Händen eines Anstaltspsychiaters blieb, da dieser durch seine Tätigkeit an einer Anstalt in persönlicher Verbindung mit den Anstaltsärzten bleibt und außerdem die vorhandenen Einrichtungen der städtischen Anstaltsfürsorge und der Familienpflege aus eigener praktischer Erfahrung genau kennt. — Besonders ersprießlich für die Entfaltung der Beiratstelle hat sich die seit 1922 bestehende Zusammenarbeit mit dem städtischen Gewerbearzt erwiesen. Seit dieser Zeit übt die Beiratstelle ihre Tätigkeit in den Diensträumen des Gewerbearztes im Landesarbeitsamt aus.

Die Zusammenarbeit ist derartig geregelt, daß:

a) der Gewerbearzt bei der Unterbringung der aus sämtlichen Irrenanstalten überwiesenen Geisteskranken in ein geordnetes Arbeitsverhältnis die Vermittlerrolle beim Arbeitsnachweis bzw. Erwerbslosenfürsorge übernimmt.

b) die Beiratstelle als Gegenleistung sich dem Gewerbearzt zur Verfügung stellt als fachärztliche Untersuchungsstelle von psychisch abnormen:

1. Erwerbslosen, die von dem Arbeitsnachweis oder der Erwerbslosenfürsorge zur gewerbeärztlichen Beurteilung,

2. Jugendlichen oder Berufswechselnden, die vom Berufsamt zur Untersuchung geschickt werden.

Auf diese Weise wird unseren entlassenen Kranken auf dem schnellsten Wege eine geeignete und individuell angepaßte Beschäftigung nachgewiesen, ohne daß diese, auf sich allein gestellt, die Umständlichkeiten der Anmeldung auf sich nehmen und den langwierigeren, meist einige Wochen Karenzzeit in sich schließenden Weg über den Arbeitsnachweis bzw. die Erwerbslosenfürsorge gehen müssen, ein Umstand, der bei den erfahrungsgemäß damit verbundenen Enttäuschungen das durch die Anstaltsbehandlung gefestigte Selbstvertrauen der Kranken nur allzu leicht wieder zu erschüttern vermag.

Durch die konsiliarische Tätigkeit der Beiratstelle für den Gewerbearzt werden weiterhin auch viele ehemalige Geisteskranke der städtischen Irrenanstalten dem Facharzt wieder zugeführt, der durch informierende und aufklärende Begutachtung über die Eigenheiten des Untersuchten, seine Arbeitsfähigkeit und Berufseignung und über die zu treffenden besonderen Maßnahmen im Sinne der Verhütung der Wiedererkrankung des Erwerbslosen wirken kann.

Der Ausfall der freiwilligen Mitarbeit unserer früheren Beiräte ist durch die enge Fühlung mit dem Gewerbearzt schnell ausgeglichen und die Aussichten in der Versorgung der aus den Anstalten entlassenen Kranken ist wesentlich verbessert worden, wenngleich noch keineswegs von einer restlosen Erfüllung unserer Fürsorgearbeit gesprochen werden kann. Andererseits hat die Tätigkeit der Beiratstelle, die bisher lediglich auf fürsorgerischem Gebiete lag, ein ganz anderes Aussehen erhalten. Die Beiratstelle ist jetzt in erster Linie eine amtliche Gutachter- und

Beratungsstelle geworden, die eigentliche Fürsorge ist in den Hintergrund getreten, zumal als Folge der Inflationszeit unsere Helferin in eine nebenamtliche Stellung heruntergedrückt worden ist, was der nachgehenden Fürsorge erheblichen Abbruch tut.

Abgesehen von diesem letzterem Mangel ist die Tätigkeit der Beiratstelle im großen und ganzen dieselbe geblieben. Als städtische Organisation ist sie nach wie vor der Anstalt Herzberge angegliedert; sie wird von einem Psychiater, der gleichzeitig Oberarzt an der Anstalt Herzberge ist, geleitet. Dem ärztlichen Leiter steht für die Fürsorgearbeit eine Helferin (eine ältere ehemalige Irrenpflegerin), und zur Erledigung der Bureauarbeiten ein Bureaubeamter der Anstalt Herzberge zur Seite. In der Sprechstunde, die zweimal wöchentlich nachmittags in den Diensträumen des Gewerbearztes im Zentrum der Stadt abgehalten wird, beteiligen sich ein Volontärarztassistent und ein Medizinalpraktikant der Anstalt Herzberge an den ärztlichen Arbeiten. Das gesamte Personal ist nebenamtlich tätig.

Die Aufgaben der Beiratstelle decken sich mit denen in anderen Städten; sie dient insbesondere als Beratungsstelle:

a) für die Kranken selbst, und zwar ebensowohl in rein gesundheitlichen Fragen (ärztlicher Rat und Zuspruch, erforderlichenfalls Hinweis auf die Notwendigkeit ärztlicher Behandlung, auch Rat und Vermittlung bei Überweisung in Krankenhäuser, Heilstätten, Anstalten, Abstinenzvereine und ähnliches) als auch in sozialen und wirtschaftlichen Fragen (Berufsberatung, Rat und Hilfe bei Beschaffung von Wohnung und Arbeit, Beratung bei Erhebung von Rentenansprüchen usw.);

b) für die Angehörigen der Kranken (Rat und Aufklärung über den Zustand und die Behandlung der Kranken, Beratung bei beabsichtigter Bestellung eines Pflegers oder Vormundes, bei Ehescheidung u. a. m.),

c) für die Organe der öffentlichen Wohlfahrtspflege, sofern diese nicht, wie z. B. die Jugendpflege, eigene psychiatrische Berater besitzen, in Fällen, in denen sich an sie Personen wenden, deren geistiger Gesundheitszustand zu Zweifeln Anlaß gibt. (Gewerbearzt, Stadtärzte der östlichen Bezirke, Landesarbeitsamt, Arbeitsnachweis, Erwerbslosenfürsorge, Abteilung für Erwerbsbeschränkte, Berufs- und Wohlfahrtsämter, Wohlfahrtsstelle beim städtischen Obdach, Fürsorgestellen der städtischen Krankenhäuser, Kriegsfürsorgestelle, Gesundheitsamt, Frauenhilfsstelle beim Polizeipräsidium, Stadtmission.) Bei Erfüllung aller dieser Aufgaben wird entsprechend der im poliklinischen Rahmen sich abspielenden Tätigkeit und bei der Fülle des Krankenmaterials überflüssiges Schreibwerk nach Möglichkeit vermieden; es wird lediglich eine Kartothek mit den notwendigsten Notizen, Diagnosenbuch, Besuchsliste usw. geführt. Zur Erstattung der gutachtlichen Äußerungen dienen kleine Mitteilungsformulare, für die Überweisung der aus den Irrenanstalten in die Beiratstelle entlassenen Kranken werden besondere mit dem Gewerbearzt vereinbarte Formulare verwendet. Den zur Entlassung kommenden Kranken der Anstalt Herzberge werden in allen im weitesten Sinne geeigneten Fällen kleine Zettelchen mit einem

Hinweis auf unentgeltliche Beratung durch die städtische Beiratstelle ausgehändigt.

Die Bewegung in der Beiratstelle in den letzten Berichtjahren 1924/25 und 1925/26 war folgende:

1924/25.

Insgesamt wurden die Sprechstunden in 1152 Fällen in Anspruch genommen. Unter diesen kamen 832 Fälle zur erstmaligen fachärztlichen Begutachtung bez. Krankheit, Grad der Erwerbsverminderung, Berufsumleitung bzw. Berufseignung und Berufsberatung. Unter den 832 begutachteten Fällen waren:

618 Männer und 214 Frauen.

Jugendliche unter 18 Jahren waren hierunter:

153 Knaben und 30 Mädchen.

Bei 539 Fällen handelte es sich um eine Neurose bzw. organisches Nervenleiden, bei 293 Fällen um eine mehr oder minder gebesserte oder geheilte Psychose; von diesen waren fast alle bereits in hiesigen oder auswärtigen Heilanstalten in Behandlung gewesen.

Nach den einzelnen Formen der Geisteskrankheiten entfielen auf:

	Männer	Frauen	Fälle
Manisch-depressives Irresein	7	7	14
Schizophrenie	34	18	52
Paralyse	35	4	39
Psychogene Psychosen	25	9	34
Epileptisches Irresein	13	—	13
Idiotie	4	1	5
Imbecillität	66	18	84
Alcoholismus chronicus	16	—	16
Morphinismus	—	1	1
Arteriosklerotisches Irresein, senile Demenz u. a.	30	5	25

Von den 539 Neurosen entfielen auf:

	Männer	Frauen	Fälle
Traumatische Kriegs- Rentenkampf- } Neurose	80	21	101
Neurasthenie	75	42	117
Hysterie	16	44	60
Psychopathie	87	10	97
Debilität	40	13	53
Epilepsie	25	4	29
Chronische Nervenleiden einschl. Tabes u. Lues spinalis	65	17	82

Der Beiratstelle wurden von den 832 Fällen zugeschickt durch:

Gewerbearzt . . . . 646 Fälle
Wohlfahrtsämter, andere Fürsorgestellen, Stadtärzte usw. 45 „
Heilanstalten Herzberge, Dalldorf, Buch u. Wuhlgarten . 44 „
Auf eigene Veranlassung kamen . . . . 97 „

Die 44 aus den Heilanstalten überwiesenen Fälle konnten zum größten Teil durch Vermittlung des Gewerbearztes und anderer Privatpersonen einer geeigneten Beschäftigung zugeführt werden.

Bei 19 Fällen wurde eine Erwerbsverminderung von mehr als $66^2/_3$ vH festgestellt, in 17 Fällen wurde Berufsumleitung veranlaßt. In 23 Fällen wurde Anstaltspflegebedürftigkeit attestiert.

Von der Helferin wurden 353 Hausbesuche gemacht außer den zahlreichen Besuchen bei Behörden, Wohlfahrtsämtern, Arbeitsnachweisen usw.

1925/26.

Insgesamt fanden 1370 Einzelberatungen statt, es wurden 874 Personen zum erstenmal fachärztlich untersucht und in der üblichen Weise wie früher begutachtet.

Unter den 874 Fällen waren:

687 Männer und 187 Frauen.

Jugendliche unter 18 Jahren waren hierunter:

195 Knaben und 41 Mädchen.

Von den 393 Psychosen entfielen auf:

	Männer	Frauen	Fälle
Manisch-depressives Irresein	2	8	10
Schizophrenie	64	26	90
Paralyse	59	3	62
Psychogene Psychosen	34	7	41
Epileptisches Irresein	10	5	15
Idiotie	6	4	10
Alcoholismus chronicus	29	—	29
Morphinusmus	5	1	6
Arteriosklerotische Demenz } Senile Demenz	30	8	38
Imbecillität	71	21	92

Von den 481 Neurosen entfielen auf:

	Männer	Frauen	Fälle
Traumatische } Neurose Renten-	30	4	34
Neurasthenie	90	11	101
Hysterie	9	26	35
Psychopathie	92	9	101
Debilität	74	10	84
Epilepsie	34	4	38
Organische Nervenleiden	75	13	88

Der Beiratstelle wurden von den 874 Fällen zugewiesen durch:

Gewerbearzt . . . . 622 Fälle
Stadtärzte, Wohlfahrtsämter, andere Fürsorgestellen usw.   40   „
Heilanstalten Herzberge, Wittenau, Buch u. Wuhlgarten   46   „
Auf eigene Veranlassung kamen 166   „

Von der Helferin wurden 497 Hausbesuche ausgeführt. Am 31. März 1926 standen in nachgehender Fürsorge 108 Kranke. Unter diesen befanden sich 41 Paralysen, von. denen 23 Fälle wieder Arbeit gefunden hatten; 3 Fälle schieden aus durch Rückführung in die Anstalt, 1 durch Tod.

Unter Schutzaufsicht standen 2 Personen, von denen der eine nach 33 jähriger, der andere nach 13 jähriger Anstaltsbehandlung zur Entlassung kam; in beiden Fällen handelte es sich um Kranke mit kriminellen Neigungen.

Im verflossenen Berichtsjahre wurden 1152 Besuche gezählt, unter diesen kamen 832 Fälle zur erstmaligen Beratung bzw. fachärztlichen Begutachtung bez. Krankheitsform, Grad der Erwerbsverminderung, Berufsberatung, Berufseignung bzw. Berufsumleitung. Zirka 75 vH dieser Kranken waren uns durch den Gewerbearzt zugewiesen, während 25 vH auf die übrigen Wohlfahrtsämter, Irrenanstalten usw. kommen. Wie notwendig die Beiratstelle im Rahmen der öffentlichen Wohlfahrtspflege der Stadt Berlin geworden ist, ergibt sich aus der steigenden Zahl derer, die aus eigenem Antrieb unsere Sprechstunde aufsuchten; sie macht nahezu 12 vH der Gesamtzugänge aus. Selbstverständlich wurden auch diese geeignetenfalls in Fürsorge aufgenommen, und durch regelmäßige Helferinbesuche, wiederholte Beratungen in der Sprechstunde und durch soziale Hilfsaktionen wird mancherlei Verschlimmerung vorgebeugt und dadurch die kostspielige Anstaltspflege entbehrlich gemacht.

Um der größten wirtschaftlichen Not der Kranken zu begegnen, stehen der Beiratstelle bescheidene Geldmittel zur Zeit in Höhe von 2500 M. zur Verfügung. Die Unterstützungssumme ist infolge der durch die Inflationszeit bedingten Sparsamkeit so weit heruntergegangen; es steht aber zu hoffen, daß der Etat der Beiratstelle bei weiterer Fortentwicklung wieder entsprechend erhöht werden wird. Besondere andere Kosten entstehen durch die Beiratstelle nicht, da seit Januar 1924 durch Magistratsbeschluß die bisherige Vergütung für die Sonderleistung dem Arzt und dem Bureaubeamten gestrichen worden ist. Die Helferin darf nur vier Stunden täglich in Anspruch genommen werden.

Das Fehlen einer vollbesoldeten Helferin ist ein Mangel, der sich bei dem steigenden Bedürfnis einer nachgehenden Fürsorge außerordentlich unangenehm fühlbar macht. Die von uns beabsichtigte Schutzaufsicht ist infolgedessen auch nicht durchführbar, ja die erforderliche Fürsorge für unsere Kranken überhaupt ist dadurch außerordentlich gefährdet, und die von uns geleistete Fürsorge kann auch nur als halbe Arbeit bezeichnet werden.

Vergleichen wir unsere hiesige Fürsorge mit den in anderen Städten, etwa Nürnberg - Erlangen, Frankfurt a. M. u. a., geschaffenen Institutionen, so läßt sich nicht ableugnen, daß unsere Fürsorge für Geisteskranke im Verhältnis zu dem Heer von psychisch Abnormen, das sich im Getriebe der Weltstadt sammelt, noch mancher Verbesserung bedürftig ist. Während der Drucklegung dieser Arbeit ist bereits insofern eine Änderung eingetreten, als inzwischen in einzelnen Stadtbezirken an schon bestehende andere Fürsorgeeinrichtungen die Fürsorge für Geisteskranke angegliedert worden ist. Wieweit die schwebenden Pläne auf Umorganisation der gesamten Fürsorge die oben geschilderten, noch bestehenden Mängel beseitigen werden, muß die Zukunft lehren.

Literatur.

BERNHARDT: Über großstädtische Versorgung Geisteskranker in Familienpflege. Soziale Hygiene und praktische Medizin, Jg. 22, Nr. 9 u. 10.

FALKENBERG: Bericht über die Beiratstelle für Nerven- und Gemütskranke der Stadt Berlin. Psychiatr.-neurol. Wochenschr., Jg. 22/23, N. 43/44.

MOELI: Die Beiratstelle als Form der Fürsorge für entlassene Geisteskranke. Veröffentl. d. Med. Abtlg. d. Min. d. Innern. Berlin: Richard Schoetz 1912.

— Die Fürsorge für Geisteskranke und geistig Abnorme. Halle: Carl Marhold 1915.

9. Die kommunale Fürsorgestelle für Geisteskranke usw.

Von FRIEDRICH WENDENBURG, Gelsenkirchen.

Die gesamte gesundheitsfürsorgerische Organisation der Kommunen im *rheinisch-westfälischen Industriegebiet* bekam in den ersten Jahren nach dem Kriege infolge gegenseitiger Anregung und zusammengefaßter Arbeit einen starken Anstoß. Etwa im Jahre 1920 war ein so *einheitliches* Bild gesundheitsfürsorgerischer Arbeitsmethode in dem ganzen großen Bezirk von 5000000 Einwohnern, sowohl in Landkreisen wie

Stadtkreisen entstanden, daß damit kein Gebiet Deutschlands verglichen werden kann. Das Industriegebiet war die Stelle, die in einheitlicher und zielbewußter Form den Gedanken der *Bezirksgesundheitsfamilienfürsorge* zur praktischen Wirksamkeit kommen ließ.

Die *kommunale Vereinigung* für *Gesundheitsfürsorge* im rheinischwestfälischen Industriegebiet mit der Geschäftsführung in Gelsenkirchen hatte seit dem Jahre 1920 die Aufgabe, für ein einheitliches Zusammenwirken in dem gleichartigen Gebiet zu sorgen und in Verhandlungen mit Versicherungsträgern und Regierungsstellen die Bedeutung der großen Organisation des Industriegebietes zur Geltung zu bringen.

Einer gesundheitsfürsorgerischen Bearbeitung bedarf theoretisch die *ganze Bevölkerung*; durchführbar ist diese *Erfassung* als Grundlage bisher aber nur für bestimmte Gruppen: Säuglinge, Schulkinder ("Gruppenfürsorge"). In Ermangelung einer vollständigen Erfassungsmöglichkeit gehen wir auch den Weg der *"Krankheitsfürsorge"* (Tuberkulosefürsorge, Krüppelfürsorge, Geschlechtskrankenfürsorge); jedoch tun wir das nur bei denjenigen Krankheiten, die infolge ihrer Verbreitung eine Bedeutung für das gesamte Wirtschaftsleben haben.

An dieser Bedeutung konnte man bereits in der ersten Zeit unserer systematischen und gemeinschaftlichen Kommunalarbeit bei den *seelischen Erkrankungen* nicht vorübergehen. Die *öffentlichen Ausgaben* für Behandlung und Unterbringung von Schwachsinnigen, Psychopathen, Epileptikern und Irren sind so außerordentlich groß, daß sie das Maß der übrigen Krankheitsgruppen, auch der Tuberkulose, für eine Kommune bedeutend übersteigen. So wurde gleich bei der Schaffung des Arbeitssystems die Fürsorge für Nerven- und Geisteskranke *als besonderer Fürsorgezweig* dem Aufbau unserer Arbeit eingefügt. Eine Veranlassung zu dem besonderen Zielbewußtsein auf diesem Arbeitsgebiet mag auch die Erfahrung des Verfassers, gleichzeitig des Geschäftsführers der obengenannten Vereinigung, gewesen sein, die er in mehrjähriger psychiatrischer Tätigkeit gewonnen hatte: die Erkenntnis von der ungeheueren *Bedeutung des Milieus* für die Erkrankung und Heilung und andererseits die für den Anstaltsarzt bestehende Unmöglichkeit sowohl der klaren *Kenntnis vom häuslichen Milieu* wie auch seine Beeinflussung.

Das Merkmal der kommunalen Gesundheitsfürsorge, besonders im Industriegebiet, ist die Systematik des Aufbaues nach Zweckmäßigkeitsgründen und in nüchterner Erkenntnis der Ziele. Wie der neue Fürsorgezweig sich dem ganzen *Aufbau einfügen* mußte, so wurden auf ihn auch sogleich die Grundsätze der Arbeitsmethode anderer Fürsorgezweige angewandt.

Die Grundlage jedes Fürsorgezweiges ist die *Erfassung*. Sie hat damit begonnen, daß die Gesundheitsämter sich genaue Kenntnis verschafften von sämtlichen in Anstalten untergebrachten Kranken. Es wurde festgestellt nach Prüfung des hiesigen Milieus und Anfrage bei der Anstalt, wie weit Entlassungen der Insassen durch geeignete Bearbeitung des Milieus möglich war. Gleichzeitig wurde im Sinne der Erfassung der Familienkreis, aus welchem der Kranke stammte, in

Beobachtung genommen. Hier schon führten überraschend viele Wege zu *Fürsorgeerziehungszöglingen* und *Hilfsschülern*.

Die Hilfsschüler wurden — in etwa aus der Schulfürsorge abgetrennt — ebenfalls in diesem Fürsorgezweig mitbearbeitet. Auch ihre Familien wurden einer Beobachtung unterzogen, und zwar in gemeinschaftlicher Arbeit mit den Hilfsschullehrern. Hier ging es ebenso wie vorher gekennzeichnet: Es führten von der Hilfsschule aus viele Wege zu neu erkannten, außerhalb der Anstalten befindlichen geistig abnormen Erwachsenen.

Sämtliche Lehrer der Volksschulen bekamen eine gedruckte Zusammenstellung in die Hand, die Übersicht gab über das Wesen des Psychopathen und die *psychopathischen* Erscheinungsformen beim Schulkind. Durch Nachfrage in den Schulen wurden vor der Schulentlassung alle psychopathisch Verdächtigen regelmäßig erfaßt und weiterbeobachtet durch ein System, in dem außer den Fürsorgerinnen auch Lehrer und im besonderen die Hilfsschullehrer mitarbeiten konnten.

Ebenso wurde eine rege Verbindung des Gesundheitsamtes mit den Fürsorgeerziehungsanstalten aufgenommen.

Die Fürsorge für *Alkoholiker* ist im wesentlichen eine Aufgabe der zuständigen Persönlichkeiten der Vereine der freien Wohlfahrtspflege. Die Beziehungen dieser Tätigkeit zum Gesundheitswesen sind praktisch ohne weiteres gegeben. Es wurde nunmehr im Rahmen der Erfassung des neuen Fürsorgezweiges ein noch größerer Wert auf die Zusammenarbeit gelegt und hier auch wieder das persönliche Milieu des Alkoholkranken näher erforscht. Auch an dieser Stelle ergaben sich viele neue Fäden im Sinne der Erfassung.

Auch die Zusammenarbeit des Gesundheitsamtes mit der Armenfürsorge und ganz besonders mit dem *Arbeitsamt*, der Erwerbslosenfürsorge und auch mit der *Wohnungsfürsorge* haben eine ganze Reihe Fälle von geistig Abnormen zur Kenntnis unserer Fürsorgestellen gebracht.

In ganz besonderer Weise mußte uns an der Erfassung der *Kriminellen* liegen. Aus diesem Grunde kam eine Abmachung zustande, die von den zuständigen Oberstaatsanwaltschaften begrüßt und begünstigt wurde, daß nämlich alle aus Strafanstalten Entlassenen, soweit sie zur Beobachtung oder Behandlung Irrenanstalten überwiesen waren, zur Anmeldung an die *Zentralstelle* in Gelsenkirchen gelangten, damit diese dann den zuständigen Fürsorgestellen des Entlassungsortes den Bericht weitergab. Ich möchte gleich erwähnen, daß trotz mehrfacher neuer Anregungen in der Praxis nur von einzelnen Strafanstalten die genügende Aufmerksamkeit aufgebracht wird, um hier zu wirksamer Arbeit zu kommen. Immerhin sind die Ergebnisse dieser Methode sehr bemerkenswert, und es wäre anzuregen, sie *allgemein* auch an anderen Stellen *einzuführen*. Vielleicht wird sie bei allgemeiner Einführung auch besser durchgeführt werden.

Es fehlt noch die Erfassung durch die behandelnden Ärzte: den Ärzten der einzelnen Bezirke ist die Arbeitsmethode der Fürsorgestelle genau bekanntgegeben. Den Ärzten sind Formulare in die Hand gegeben für die Anmeldung von Verdächtigen und Kranken. Hier kann ich über sehr Erfreuliches berichten: Dem Durchschnitt der Ärzteschaft sind die Geisteskranken, die Psychopathen und die Grenzzustände kein gern gesehenes Behandlungsobjekt. Man bedient sich gerne der Beratung der Fürsorgestelle, so daß hier die Erfassung allmählich in einzelnen Bezirken nahezu vollständig geworden ist.

Der durch *alle diese Stellen erfaßte Personenkreis ist* nach der gegebenen Darstellung schon theoretisch und dann auch in der Praxis so außerordentlich groß geworden, daß wir für die wirksame Arbeit mehr eine Übersicht und Unterlage fanden als wir mit dem bestehenden Personal und auch den ehrenamtlichen Mitarbeitern in der Lage waren, dieses Material vollständig zu bearbeiten. Im besonderen machte die Bearbeitung der jugendlichen Psychopathen, abgesehen von ihrer Berufsberatung und einer gewissen Weiterverfolgung ihres Schicksals (Lehrer und Hilfsschullehrer wie vorgenannt), erhebliche Schwierigkeiten und bedarf des weiteren Ausbaues.

Nachdem ich in der bisherigen Darstellung die Erfassung bei der Einrichtung der offenen Fürsorge geschildert habe als ein zwingendes Ergebnis gesundheitsfürsorgerischen Denkens und sozialhygienischer Arbeitsmethode und gleichzeitig auf die Grundlage der Arbeit, nämlich die Erfassung eingegangen bin, möchte ich nunmehr einige Worte über die praktische *Entwicklung* sagen.

In mehrfachen Ausschußsitzungen und Tagungen, an denen etwa zur Hälfte leitende *Verwaltungsbeamte* und *Ärzte* beteiligt waren, hat man sich während des Jahres 1920 mit der Organisationsfrage beschäftigt. Es ist dazu gekommen, daß in Kürze sich rund 40 Fürsorgestellen kommunaler Art im rheinisch-westfälischen Industriegebiet gebildet haben. Zu den Verhandlungen wurden die leitenden Ärzte der Anstalten ebenso die Verwaltungsbehörden der beiden Provinzen zugezogen. Die letzteren haben alle Anregungen energisch unterstützt, im besonderen sich bemüht, die Beziehungen zwischen Anstalt und Fürsorge möglichst lebendig zu gestalten. Im ganzen Gebiet sollen, wenn es irgend möglich ist, rechtzeitig vor der Entlassung, sonst aber gleichzeitig den Fürsorgestellen Mitteilung zugehen über das Befinden des Kranken und einer Anregung zu der Art der zweckmäßigen Form der offenen Fürsorge. Hierfür sind besondere Formulare gedruckt, die alle notwendigen Bemerkungen enthalten.

Außerdem wurde das *Aufnahmeverfahren* durch Verhandlungen mit den zuständigen amtlichen Stellen weitgehend vereinfacht. Der ärztliche *Fragebogen* für die Anstaltsaufnahme wurde weniger formularmäßig gestaltet als bisher, sondern gibt der ärztlichen Äußerung freien Spielraum. Er regt aber durch Aufführung aller wichtigen Momente die Richtung, in der die Darstellung sich bewegen soll, an. In dem Fragebogen ist nicht mehr unterschieden zwischen Schwachsinnigen und Geisteskranken. Mit diesen Fragebogen sind, was die Darstellung des praktischen Arztes angeht, wesentliche Fortschritte gemacht, die im besonderen in der Provinz Westfalen von den Anstaltsleitern allgemein anerkannt werden. Durch die *Erleichterung* des Aufnahmeverfahrens sind heute wesentliche frühere Mißstände beseitigt und vor allem der Schaden durch *verspätete Einlieferung* und durch unzweckmäßige Behandlung des Kranken vor der Einlieferung in die Anstalt.

Hiermit waren ungefähr die amtlichen Maßnahmen für die Ausgestaltung der Fürsorgestellen erschöpft. Das Weitere mußte der möglichst *engen* und möglichst persönlichen *Berührung* zwischen *Fürsorgestellen* und *Anstaltsleitern* überlassen bleiben.

Nunmehr berichte ich, soweit es nicht schon in der bisherigen Darstellung möglich und notwendig war, über die *Funktion des Betriebes* der Fürsorgestellen. In erster Linie machte das *Personal* und seine *Ausbildung* für den neuen Fürsorgezweig einige Schwierigkeiten. Heute haben wir in den großen Fürsorgestellen wohl überall den psychiatrisch vorgebildeten Arzt. Es wird diesem Leserkreise von ganz besonderem Interesse sein zu hören, daß in mehreren größeren Städten auf die psychiatrische Vorbildung sogar des Leiters des Gesundheitsamtes besonderer Wert gelegt worden ist. Auch in den Stellenausschreibungen für Fürsorgeärzte wird neben den Möglichkeiten der Tuberkulose- und kinderärztlichen Ausbildung Wert gelegt auf pychiatrische Ausbildung. Ein dichtbevölkerter Landkreis hat in der Erkenntnis der großen Bedeutung des neuen Fürsorgezweiges bei einem der Fürsorgeärzte sogar auf die rein psychiatrische Ausbildung besonderen Wert gelegt und ihm in dem ganzen Kreis (Recklinghausen) das Aufgabengebiet übertragen. An anderen Stellen hat man sich nebenamtlich den *Anstaltspsychiater* einer benachbarten Anstalt als *Mitarbeiter im Gesundheitsamt* gesichert. Es ist nicht zu leugnen, daß die letztere Methode sich in ganz besonderer Weise bewährt hat. Es haben sich alle Fürsorgestellen allmählich darauf eingestellt, mit bestimmten Anstalten in erster Linie zu verkehren, d. h. nach Möglichkeit ihre Aufnahmen dorthin zu leiten; denn die lebendige Ausgestaltung der Beziehung zwischen Fürsorgestelle und Anstalt bereichert die Tätigkeit ganz außerordentlich. Wo diese persönlichen Beziehungen gepflegt werden, ist ein *lebhafter Schriftwechsel* entstanden, der die ungeheuer wichtige Frühentlassung regelrecht vorbereitet.

Die Ausbildung *fürsorgerischen Personals*, d. h. der Fürsorgerinnen für das neue Arbeitsgebiet, machte ebenfalls noch größere Schwierigkeiten. Das *Prinzip der Gesundheitsfamilienfürsorge* erfordert ohne weiteres die Übernahme der Fürsorge und Beobachtung der Seelischkranken usw. durch *jede Bezirksfürsorgerin*. Da es sich im Laufe der Jahre doch für jede Fürsorgerin um eine große Reihe von Fällen handelte, die sie in Zusammenarbeit mit dem Arzt zur Erledigung bringen mußte, ist allmählich bei den Fürsorgerinnen durch Erfahrung das genügende Verständnis für dieses Arbeitsgebiet gereift. Durch örtliche Kurse und durch häufige Besuche der Anstalten, entweder in Gruppen oder einzeln beim Transport der Kranken, ist man bemüht gewesen, den anfänglichen Mangel der Ausbildung weiter auszugleichen. Je nach der Eignung hat sich auch hier wie bei anderen Fürsorgezweigen herausgestellt, daß eine oder mehrere Fürsorgerinnen eines großen Verwaltungsbezirks sich mit den Fragen dieses Zweiges im besonderen Maße beschäftigten und dadurch sozusagen für die übrigen zur Vertrauensfürsorgerin geworden sind. Sie sind dann auch diejenigen, die die Krankenblätter der Fürsorgestellen führen, Statistiken machen und stets bei allen Fällen zugegen sind.

Ich komme zur *Technik des Betriebes* der Fürsorgestelle selbst. Abgesehen von den terminmäßigen Untersuchungen der Hilfsschüler und Psychopathen ist bei einem Bevölkerungskreis von mehr als 100000 Einwohnern in den meisten Fällen eine Sprechstunde vier- bis zweimal im Monat notwendig geworden. Der Sprechstundenbetrieb wurde besonders in der ersten Zeit unerfreulich belastet durch Neurastheniker und Neuropathen jeder Art, die entweder von selbst kamen oder aus begreiflichen Gründen vom behandelnden Arzt geschickt wurden. Allmählich ist das geringer geworden. Die Sprechstunde wird beschickt in erster Linie durch die Fürsorgerinnen, die entweder mit den Patienten selbst erscheinen oder bei vorsichtiger Beobachtung über die Patienten regelmäßig Bericht erstatten und mit dem Arzt über deren Behandlung beraten; oder sie erscheinen, was sehr häufig der Fall ist, mit den Angehörigen vor oder nach der Entlassung aus der Anstalt oder vor und nach der Anstaltsaufnahme. Eine überraschende Erfahrung ist berichtenswert: Es kommt häufig vor, daß bisher völlig unbekannte chronisch Geisteskranke aus eigener Initiative in die Sprechstunde kommen und dabei irgendwelche Veranlassung ihres anscheinend zufälligen Kommens vorschützen. Es ist eine seltsame Tatsache, daß das *Bestehen der Fürsorgestelle* auf diese Menschen einen *anziehenden Einfluß* ausübt. Sie werden weiterbeobachtet, kommen von Zeit zu Zeit und laden ihre Ideen, mit denen sie im Kreise der Familie und der Arbeitskollegen sonst zurückhaltender sind, bei der Fürsorgerin und in der Sprechstunde vertrauensselig ab. Hierbei handelt es sich in erster Linie um chronische Paranoiker und Schizophrene. Im Anschluß an jede Sprechstunde entsteht ein Schriftwechsel mit der Anstalt. Schematische Meldungen müssen vereinbarungsgemäß zu bestimmten Terminen an die Anstalten gehen, z.B. ein halbes Jahr nach der Entlassung der Kranken. Die fürsorgerische Arbeit innerhalb der Sprechstunde besteht in der Vorbereitung einer in Aussicht stehenden Entlassung (Frühentlassung), in der Orientierung des behandelnden Arztes, in der laufenden Beratung der Angehörigen, über die Einstellung dem Kranken gegenüber durch Hausbesuche in mannigfachen Kontrollbesuchen, in der Erforschung des Milieus, in der Arbeitsvermittlung und in der Vermittlung wirtschaftlicher Unterstützung. Hierbei ist ohne weiteres erkenntlich der große Vorteil der Benutzung der hauptamtlichen Fürsorgerinnen, die auch die Mitarbeit der anderen amtlichen Stellen der verschiedenen Fürsorgezweige regelmäßig herbeiführen.

Aus dem vorher Gesagten geht schon in genügender Weise hervor, wie eng die *Verbindung* dieses Arbeitsgebietes *mit allen übrigen Fürsorgezweigen* ist. In der praktischen Arbeit sowohl der Betreuung wie der Erfassung ist es gar nicht von den übrigen Zweigen zu trennen.

Über die *vorbeugende* Wirkung solcher Arbeit ist statistisch natürlich gar nichts zu sagen, besonders nicht, weil ja während der letzten Jahre aus hier nicht zu erörternden Gründen die Belegung aller Anstalten ganz wesentlich zugenommen hat. Nur gefühlsmäßig können wir sagen, daß in sehr vielen Fällen eine Anstaltsaufnahme bestimmt geboten wäre, wenn nicht die regelmäßige Kontrolle und Aufklärung der Umgebung des Kranken am Arbeitsort und in der Familie die Grundlage gegeben hätte für sein Verbleiben außerhalb der Anstalt. Ferner können wir mit Bestimmtheit behaupten, daß es jetzt weit mehr als früher möglich ist, versuchsweise Entlassungen und Frühentlassungen durchzuführen. Schließlich auch besteht kein Zweifel, daß wir viel früher als in vergangener Zeit von beginnenden Erkrankungen unterrichtet werden, daß das Aufnahmeverfahren wesentlich beschleunigt ist und daß durch fürsorgerische Einstellung zu dieser Krankheitsgruppe bei der Bevölkerung das Mißtrauen gegen die Anstalt erheblich im Schwinden begriffen ist. Das letztere wird ganz besonders gefördert durch die Zwischenberichte der Anstalten und die *vermittelnde Tätigkeit der Fürsorgestelle* während des Anstaltsaufenthaltes und danach; nicht unwesentlich ist dabei die Weitergabe von Beschwerden und Klagen entlassener Kranken an die Anstalt und deren Bericht, der dann offen mit den Angehörigen besprochen wird. Im großen und ganzen kann meines Erachtens nach diesen Erfahrungen, wenn sie auch statistisch nicht gewertet werden können, bisher kein Zweifel an der Einsparung von Kosten sein.

Wegen der Kürze der Zeit, die für die Vorbereitung des Aufsatzes mir zur Verfügung stand, kann ich, was *Zahlenangabe* angeht, nur über die eigene Fürsorgestelle in *Gelsenkirchen* berichten. Im Augenblick stehen in laufender Fürsorge 390 Personen ohne Einrechnung der Hilfsschüler. Von diesen wurden im letzten Jahr 102 Personen in Anstalten untergebracht. In 94 Fällen konnten Kranke unter Beobachtung der Fürsorgestelle in der Familie bleiben. 82 Alkoholkranke wurden in der Fürsorgestelle bekannt und durch die Bezirksfamilienfürsorge betreut und beobachtet. Von der obengenannten Zahl (390) sind 112 Grenzzustände, schwere Fälle von Neuropathie und Psychopathie.

Dem Sachkundigen dieses Arbeitsgebietes wird es von ganz besonderem Interesse sein zu hören, daß die Entwicklung dahin geführt hat, daß *fast alle Aufnahmeverfahren* von Anstalten *durch die Fürsorgestelle* zur Erledigung kommen. Das ist natürlich nur möglich, wenn der Leiter hauptamtlicher Kommunalarzt und ständig zur Stelle ist. Die praktischen Ärzte haben sich an diesen Zustand nunmehr gern gewöhnt; bei dem Aufnahmeverfahren waren früher außer dem Arzt noch zwei andere Stellen tätig, die Ortspolizeibehörde und die Armenbehörde. Jetzt wird in ganz natürlicher Weise *im Rahmen des Gesundheitsamtes* sowohl die *wirtschaftliche* Prüfung erledigt wie *auch* gleichzeitig *der polizeiliche Bedenkenschein* ausgestellt, und zwar durch die Polizeiabteilung des Gesundheitsamtes (Gesundheitspolizei). Auf diese Weise wird die *Beschleunigung* wesentlich erleichtert, und vor allen Dingen: alles bleibt in einer Hand, und zwar in der Hand des Sachkundigen. Die Zufriedenheit der Ärzte und des Publikums mit diesem Zustand beweist wieder einmal, daß das *sogenannte Mißtrauen* des Publikums gegen die Aufnahme in der Irrenanstalt in der Hauptsache *hervorgerufen wird* durch die Komplikation des *mit der Aufnahme verbundenen amtlichen Beiwerks.*

Zum Schluß soll ich mich äußern über *Vorteile* und *Nachteile* des *rein kommunalen Systems* der offenen Fürsorge für Geisteskranke usw. Ich habe aus der eigenen Arbeit und den Besprechungen mit den übrigen nach dem gleichen System arbeitenden Kollegen des rheinisch-westfälischen Industriegebietes bestimmt entnehmen können, daß die Vorteile dieses Systems die Nachteile überwiegen. Unter den Nachteilen steht einer im Vordergrunde, und zwar in verschiedenem Grade abhängig von der Persönlichkeit und von der Lage des Verwaltungsbezirks zur Irrenanstalt. Ich erwähnte vorhin bereits, als eine notwendige Grundlage der Arbeit, den lebendigen und persönlichen Verkehr zwischen Anstalt und Fürsorgestelle in dem Meinungsaustausch über den einzelnen Patienten. Hier bestehen noch Schwierigkeiten, die allerdings in dem Arbeitssystem selbst ihre Wurzel haben, aber bei klarer Erkenntnis in Zukunft im wesentlichen ausgeglichen werden können.

Für das *Ideal* allerdings halte ich die nebenamtliche Heranziehung des Anstaltspsychiaters zur Fürsorgearbeit. Das ist aber praktisch mit der ungestörten Funktion aller vorher geschilderten Aufgaben nur dann vereinbar, wenn jederzeit der betreffende Herr örtlich zur Stelle ist, d. h. also, wenn die geographische oder Verkehrsverbindung mit der Anstalt eine ganz besonders gute ist; aber auch in diesem Idealfall ist es eben zweckmäßig, die unendlichen Vorteile der vollständigen Einordnung dieses Fürsorgezweiges in die übrigen Zweige mit auszunutzen, d. h. der ärztliche Leiter der Fürsorgestelle muß sich in seiner Arbeit in erster Linie als nur kommunal Beauftragter fühlen. So könnte man beides vereinigen: Die Steigerung der sozialen Einstellung des Irrenarztes und dadurch eine breitere Unterlage für befriedigende Arbeitsweise und ferner auf der anderen Seite die *psychiatrische Durchdringung des gesamten gesundheitsfürsorgerischen Systems*, die für den Aufbau unseres Volkes von so großer Bedeutung ist.

Ich möchte erwähnen, daß unsere kommunale Arbeit auf diesem Gebiete nur aufgezogen werden konnte durch großzügige Mitarbeit von Anstaltsärzten in beiden Provinzen. In der Form eines ganz besonderen Dankes in dieser Beziehung möchte ich erwähnen Herrn Dir. Hermkes in Eickelborn und Herrn Geheimrat Peretti in Grafenberg.

Zum Schlusse möchte ich über die bisherige Arbeit in der kommunalen Fürsorge für Geisteskranke usw. im rheinisch-westfälischen Industriegebiet folgende zahlenmäßige Angaben machen, wobei ich aber sogleich bemerken muß, daß bisher noch eine Gemeinschaftlichkeit in der Statistik nicht erreicht werden konnte, und daß also auf diese Weise ein Teil der Angaben, soweit er sich auf Krankheitsgruppen bezieht, wissenschaftlich unverwertbar ist. Im rheinisch-westfälischen Industriegebiet wird in 33 Städten und in 10 Landkreisen die Geisteskrankenfürsorge im Rahmen der Gesundheitsfürsorge mitbearbeitet. Nur ein Stadtkreis und ein Landkreis des geographischen Gebiets der Kommunalen Vereinigung für Gesundheitsfürsorge haben den neuen Fürsorgezweig den anderen noch nicht zugefügt. In sämtlichen Fürsorgestellen werden außer den Geisteskranken auch die bekannten Idioten und Imbecillen mitbefürsorgt. In allen außer zwei Stellen ebenso die Psychopathen und auch die Encephalitiker, in allen außer einer Stelle auch die Epileptiker. Nur 7 von den im ganzen 43 Stellen verzichten auf die Einbeziehung der Alkoholkranken. Im ganzen sind es 35 Stellen, die sämtliche genannten Gruppen in der Geisteskrankenfürsorge umfassen.

Die Zahlenangaben für die einzelnen Gruppen sind, wie oben gesagt, nicht vergleichbar. Nur etwa 28 Stellen haben einigermaßen brauchbare Zahlen für Krankheitsgruppen gebracht, die aber bisher nach verschiedenen Methoden errechnet sind. Auffällig ist jedenfalls, daß in den in Frage kommenden Landkreisen die Zahl der in Fürsorge stehenden Geisteskranken weit größer ist als die von den Städten angegebenen Zahlen. In den Landkreisen werden durchschnittlich auf 100000 Einwohner 145 Kranke befürsorgt (einschließlich der im Berichtsjahr 1925 vorgenommenen Anstaltseinweisungen); in Städten unter 100000 Einwohnern beträgt diese Zahl nur 61, in Städten über 100000 liegt sie zum größten Teil noch tiefer. Man ersieht also daraus, daß die Erfassung der Geisteskranken in der Großstadt trotz der systematisch arbeitenden Fürsorgeeinrichtungen schwieriger ist als in Landkreisen und in kleineren Städten.

Von den 43 Stellen beschäftigen nicht weniger als 30 psychiatrisch ausgebildete Ärzte, in 16 Fällen ist der Arzt hauptamtlich angestellt und in anderen Gebieten der Gesundheitsfürsorge mitbeschäftigt, in 14 Fällen ist er nebenamtlich beschäftigt.

Wo überhaupt Geisteskrankenfürsorge mitbetrieben wird, ist außer in einer Stadt (Saarbrücken) nirgends eine Spezialfürsorgerin eingestellt, sondern die Bearbeitung geschieht durch die Familienfürsorgerinnen.

An 23 Stellen wird das gesamte Aufnahmeverfahren in die Anstalten durch das Gesundheitsamt betrieben, naturlich unter Mitwirkung des Bezirksfürsorgeverbandes bei der Kostendeckung.

Besonders bemerkenswert für die Bewertung der Geisteskrankenfürsorge gerade in Landkreisen scheint mir zu sein, daß von den 10 in Frage kommenden Landkreisen nicht weniger als 3 einen psychiatrisch ausgebildeten Fürsorgearzt hauptamtlich beschäftigen.

Literatur.

HERMKES: Vortrag auf der 2. Tagung der Kommunalen Vereinigung für Gesundheitsfürsorge im rheinisch-westfälischen Industriegebiet am 19. Juni 1920. Tagungsbericht in der Zeitschrift für soziale Hygiene 1920.
LAURECK: Die offene Fürsorge für Geisteskranke in Gelsenkirchen. Die Irrenpflege 1923, Nr. 2.
WENDENBURG: Die Organisation der offenen Fürsorge für Geisteskranke. Volkswohlfahrt 1921, H. 12.
— Offene Fürsorge für Geisteskranke in Gelsenkirchen. Zeitschrift für soziale Hygiene, Juni 1921.

10. Die Fürsorge für Gemüts- und Nervenkranke des Kreises Recklinghausen.

Von Julius Dorner, Dorsten.

Die Einrichtung der Fürsorge für Gemüts- und Nervenkranke entsprang dem Bedürfnis, auch diesen bisher von der Fürsorge vernachlässigten Kranken helfend und ratend zur Seite zu stehen. Anregend wirkten die Erfolge der Erlanger Fürsorge bei Geisteskranken, den äußeren Anstoß gab der Erlaß des Wohlfahrtsministeriums vom 8. November 1921 (Nr. IM II 3388), der die Einrichtung befürwortet und Richtlinien für ihre Durchführung gibt, sowie die Organisation dieser Fürsorge in den westlichen Industriestädten durch Stadtmedizinalrat Dr. Wendenburg in Gelsenkirchen.

Nach Genehmigung des Entwurfs durch den damaligen Landrat Dr. Klausener und den Kreisausschuß konnte im April 1922 mit den Vorarbeiten begonnen werden. Der Kreis Recklinghausen zählt 220000 Einwohner und ist in 10 Ämter eingeteilt, die zum größten Teil industrielles Gebiet, nur zu einem kleinen Teil rein landwirtschaftliches Gebiet umfassen. Die Leitung der Fürsorge liegt in den Händen eines psychiatrisch vorgebildeten Kreiskommunalarztes für den ganzen Kreis, doch mußte in jedem einzelnen Amt die Fürsorge gesondert eingerichtet werden. Erleichtert wurde die Arbeit dadurch, daß die Ämter in den übrigen Fürsorgezweigen bereits seit längerer Zeit durchorganisiert sind und über eine ausreichende Zahl von Fürsorgerinnen verfügen. Als Familienfürsorgerinnen kommen diese so ziemlich in alle Familien; auf diese Art fügte sich die neue Einrichtung ohne besondere Schwierigkeiten in den Rahmen der allgemeinen Fürsorge ein. Durch Vorträge und Einzelunterweisung mußten die Fürsorgerinnen noch in das den meisten fremde Gebiet eingeführt werden, wobei der Hauptwert auf die Kenntnis der Anfangserscheinungen der Geisteskrankheiten und die Gefahren, die die Kranken für sich und ihre Umgebung bedeuten, gelegt wurde. Daneben wendeten wir uns an die Ärzte, Lehrer, Geistlichen und Polizeibehörden um vertrauliche Angaben über geistig abnorme Personen oder Familien. Mit den Heil- und Pflegeanstalten wurde ein Abkommen dahin getroffen, daß wir von jeder beabsichtigten Entlassung zwecks Prüfung der Unterkunftsverhältnisse unterrichtet würden und uns verpflichteten, alle halbe Jahre einen Bericht über das Befinden der Entlassenen an die Anstalten zu schicken.

So konnte im Oktober 1922 mit den Sprechstunden begonnen werden. Sie finden alle acht Tage, nach Bedarf öfter, in jedem einzelnen Amte abwechselnd statt, doch so, daß jederzeit auch von benachbarten Ämtern die Sprechstunden benutzt werden können. Die Kranken werden hier vorgestellt und untersucht; wo dies nicht möglich ist, erstatten die Angehörigen Bericht. Über jeden Kranken wird fortlaufend eine Krankengeschichte geführt. Die Formulare lehnen sich direkt an die Aufnahmeformulare der Provinzialheilanstalten an. Die Aufnahmen in die Anstalten gehen durch die Hand des leitenden Arztes, in dringenden Fällen auch außerhalb der Sprechstunden. Wo es nötig erscheint und wo es gewünscht wird, macht der Arzt auch Hausbesuche im Einvernehmen mit dem behandelnden Arzt. Die Fürsorgerinnen behalten die Kranken im Auge und erstatten dem Arzt Bericht.

Die Geisteskranken unserer Fürsorge sind auf 8 Provinzial- und 9 Privatanstalten verteilt. Da die nächste Anstalt 40 km und die zweitnächste 60 km entfernt ist, ist an eine Fürsorge von den Anstalten selbst aus nicht zu denken. Wir erhielten von diesen Anstalten in der Berichtszeit 59 Kranke überwiesen. Es dauerte immerhin einige Zeit, bis die Berichte regelmäßig liefen, so daß mit einem Ausfall der Überweisungen im Anfang des Bestehens der Fürsorge zu rechnen ist. Von diesen 59 sind 40 noch in unserer Fürsorge, die Mehrzahl aus den letzten Jahren und der jüngsten Zeit; 16 mußten wieder zurückgebracht werden, die meisten aus den ersten Jahren der Fürsorge. Von den übrigen verzog eine nach Polen, die andere nach Bayern, die dritte konnten wir nach den Wegzug nicht mehr ermitteln. Von den Entlassenen waren 41 Frauen, 18 Männer.

Die Angehörigen der geistig Erkrankten werden ärztlich und sozial in Fürsorge genommen. Auch sonst belassen wir es in den Sprechstunden nicht bei der Beratung, sondern suchen den Kranken in jeder Weise Heilung oder Erholung und materielle Hilfe zu verschaffen; die Fürsorge soll eine Hilfsstation für alle geistig Abnormen und Nervenkranken bedeuten.

Bei den *Epileptikern* haben sich häusliche Kuren wegen der Schwierigkeit der Durchführung nicht bewährt. Wir vermitteln diesen Kranken zur Einleitung einer Kur Krankenhausbehandlung, wo nicht Anstaltsbehandlung in Betracht kommt.

Die *Idioten* werden mit viel Liebe aber ebensoviel Unverstand verpflegt. Wir mußten unser Hauptaugenmerk auf eine möglichst frühzeitige Unterbringung in Anstalten richten, die in den meisten Fällen versäumt wird. Der leitende Arzt hat auch die Aufsicht über die *Hilfsschulen* des Kreises. Wir bestimmen gemeinsam mit den Lehrern das Intelligenzalter und sondern von den Vorgestellten die Anstaltsbedürftigen und die für die Normalschule noch Geeigneten aus. Eine große Schwierigkeit bedeutet dann die Unterbringung der entlassenen Hilfsschüler in Lehrstellen oder Arbeitsstellen, besonders in einer Zeit, wo für den gesunden Arbeiter die Arbeit fehlt. Mit der Berufsberatung allein ist es nicht getan. Zum Zwecke der Unterbringung der Hilfsschulentlassenen, der genesenen Geisteskranken, der Psychopathen müssen Vereine gegründet oder Ausschüsse im Jugendamt gebildet werden. Wo solche bestehen, müssen sie straffer organisiert werden. Ähnlich wie es die Fürsorgeanstalten heute schon haben, muß ein bestimmter Kreis von Familien, besonders Landwirten, von Lehrherren vorhanden sein, bei denen diese nicht ganz Vollsinnigen stets unterkommen können. Vertrauenspersonen müssen zur Überwachung überall bestellt sein. Nur wenn so vorgearbeitet ist, werden wir von dem Schauspiel bewahrt, daß erwerbsfähig gemachte Schwachsinnige nicht zum Erwerb kommen können, daß man entlassenen Geisteskranken scheu den Rücken kehrt,

haltlose Psychopathen von Stelle zu Stelle wandern und in den Zwischen-
pausen vagabundieren.

Für die Behandlung der *Psychopathen* konnte manches erreicht
werden. Zuerst hieß es, diese Kranken aus der Prügelatmosphäre zu
bringen, Eltern und Lehrer von dem Krankhaften der Veranlagung zu
überzeugen. Verschickungen aufs Land im Verein mit den übrigen
Kindern ergaben Schwierigkeiten, da die asozial Veranlagten steter
Aufsicht bedürfen. Es kommen deshalb als Erholungsstätten nur geschlossene Anstalten in Betracht. Die seit kurzem gegründete Abteilung
für Psychopathen in der Provinzialheilanstalt *Warstein* bietet nunmehr
die Gewähr für eine sachgemäße Behandlung, wenn andere Versuche
fehlschlagen. Alle für eine Fürsorgeanstalt Vorgeschlagenen sollen erst
von dem Fürsorgearzt auf ihren geistigen Zustand untersucht werden.

Die meisten Kranken werden in den Sprechstunden durch die Bemühungen der Fürsorgerinnen dem Arzte zugeführt. Da aber die Sprechstunden öffentlich bekanntgemacht werden, haben wir auch viele Selbst-
meldungen, darunter eine große Anzahl von Nervenkranken. Es war
im Anfang nicht geplant, die Fürsorge auch auf geistig Gesunde auszudehnen. Nachdem aber unter diesen so viele Hilfsbedürftige waren —
ich erinnere nur an die Folgeerscheinungen der Encephalitis, Tabiker
und andere Rückenmarkserkrankungen, Hirntumoren — konnten wir
sie nicht ausschließen. Auch viele Neurastheniker, Hysterische, nervöse
Erschöpfungszustände konnten durch Überweisung in geeignete Behandlung, Vermittlung von Erholungskuren wieder berufstüchtig gemacht werden.

Nach Ablauf eines Jahres zählten wir 248 in Fürsorge befindliche
Kranke, über welche fortlaufend Krankengeschichte geführt wurde.
Davon entfielen 15 vH auf Geisteskranke, 10 vH auf Psychopathen,
11 vH auf Idioten, 30 vH auf Schwachsinnige, je 17 vH auf Epileptiker und
Nervenkranke. Nach einem weiteren Jahr — 1924 — hatten wir 472
Neuaufnahmen in der Sprechstunde. Davon waren 47 = 10 vH Geistes-
kranke, 62 = 13 vH Idioten, 92 = 20 vH Schwachsinnige (Hilfs-
schüler nicht mitgezählt), 76 = 16 vH Epileptiker, 33 = 7 vH Psycho-
pathen, 162 = 34 vH Nervenkranke. Zur Zeit beträgt die Zahl unserer
Krankenbogen 845.

Die Fürsorge in ihrer jetzigen Gestalt hat sich bewährt. Sie bietet
den Hilfsbedürftigen, was die offene Fürsorge bieten kann. Kosten entstehen außer den Aufwendungen für Schreibarbeit so gut wie keine, da
Arzt, Fürsorgerinnen, Räume an und für sich vorhanden sind. Die
Ämter haben jederzeit einen Fachmann unentgeltlich zur Verfügung.

Die Erfahrung zeigt uns aber immer deutlicher, daß die offene Fürsorge um so besser arbeitet, je besser sie ihre Schützlinge selbst versorgen kann, d. h. je enger sie mit der geschlossenen Fürsorge in Verbindung steht. Diese Forderung erfüllt für die Säuglingsfürsorge das
Säuglingsheim, für die Tuberkulosefürsorge die Krankenhausabteilung;
für die Krüppelfürsorge die Krüppelklinik; am besten ist Fürsorge und
geschlossene Anstalt unter einheitlicher Leitung. Ebenso wünschenswert ist für unsere Fürsorge ein Heim. Ist dies nicht möglich, dann

wenigstens eine Beobachtungsstation oder Krankenhausabteilung oder möglichst enge Verbindung mit der Nervenstation. In etwa ist diese Forderung bei der von den Anstalten ausgehenden Fürsorge erfüllt. Aber auch nur für einen Teil der Kranken. Am besten stellt sich hier wohl die Fürsorge in den Großstädten, die alle Spezialanstalten zur Verfügung hat. Anders auf dem Lande. Die Sprechstunde genügt in vielen Fällen allein nicht zur Sicherung der Diagnose. Anfangsfälle von Geisteskrankheiten können schon durch Entfernung von Schädlichkeiten, Wegnahme aus dem Milieu, günstig beeinflußt, vor der Anstaltsbehandlung bewahrt werden. Zur Krankenhausbehandlung sind die meisten Kranken und deren Angehörigen viel leichter zu bereden als zur Anstaltsaufnahme. Solch ein Heim könnte auch als Erholungsort für Nervenkranke ausgebaut werden, ebenso wie für schwachsinnige oder epileptische Kinder, die bei den Verschickungen und Kuren immer zu kurz. kommen.

Die Zahlen Ende 1926 lauten: In Überwachung stehen 1041. Davon sind 8 vH Geisteskranke (in den Sprechstunden vorgestellt), 2 vH Idioten, 10 vH Schwachsinnige, 9 vH Epileptiker, 9 vH Psychopathen, 62 vH Nervenkranke. Schwachsinnige in den Hilfsschulen sind nicht einberechnet.

Auf die einzelnen Ämter entfallen.

Recklinghausen 202, Herten 167, Datteln 189, Waltrop 155, Dorsten 64, Westerholt 76, Horst 48, Marl 80, Wulfen 40, Kirchhellen 20. Die Meldung der Kranken wird sehr von äußeren Umständen beeinflußt, deshalb lassen die Zahlen keinen Rückschluß auf den tatsächlichen Bestand an Kranken in den einzelnen Gemeinden zu.

11. Die psychiatrische Universitätspoliklinik in Zürich.
Von HANS W. MAIER, Zürich-Burghölzli.

Die fachärztliche Behandlung leichterer Fälle von psychischen Krankheiten außerhalb den Anstalten hat erst in den letzten Jahrzehnten mit dem Ausbau unserer Disziplin weitere Verbreitung gefunden. Damit wurde der früheren Auffassung, daß die Tätigkeit des Psychiaters ausschließlich intra muros vor sich gehen solle, nach und nach ein Ende bereitet. Diese ambulante Behandlung ist aber, wenn sie gründlich und sachverständig vorgenommen werden soll, so zeitraubend, daß die Fachkollegen, die sich ihr widmen, sich im ganzen doch auf bemittelte Kranke beschränken müssen. Auch die Polikliniken von Grenzgebieten, z. B. der Neurologie und der inneren Medizin, sind in der Regel nicht in der Lage, diese Lücke für den ökonomisch schlechter gestellten Teil der Bevölkerung auszufüllen, besonders weil die wirklich fachgemäße ambulante Behandlung eine ganz besonders gründliche psychiatrisch-klinische Ausbildung voraussetzt.

Um das Bedürfnis nachzuweisen, möchte ich hier nur wenige Zahlen, die unser schweizerisches Gebiet betreffen, anführen:

Nach einer Zählung unter unseren Schulkindern muß man mit gegen 2 vH von leichteren und schwereren Formen des angeborenen Schwachsinns in der Bevölkerung rechnen. Dazu kommen etwa 0,5 vH genuine Epileptiker und zirka 1—1,5 vH im Nachpubertäts- oder späteren Alter ausbrechende Psychosen, so daß wir insgesamt wohl damit rechnen können, daß ungefähr 3,5—4 vH der Bevölkerung in leichterem oder schwererem Grade psychisch abnorm sind. Hiervon sind in der Schweiz zur Zeit ungefähr 15000 oder 0,4 vH der Bevölkerung in Anstalten interniert, also kommen schätzungsweise auf einen Anstaltspatienten neun leichtere oder zur Zeit in einem sozial nicht in schwerem Maße störenden Zustand befindliche Kranke in der Freiheit; im Kanton Zürich hätten wir demnach bei einer Bevölkerung von 540000 Einwohnern mit zirka 20000 psychisch Kranken zu rechnen, die in der Freiheit leben und von denen ein größerer Teil Bevölkerungsklassen angehört, die einer unentgeltlichen Behandlung bedürfen. Aus diesem Zuzugsgebiet ist unsere Poliklinik von 1911 bis Ende 1926 von 10400 Patienten besucht worden (von denen allerdings ein Teil auch an vorübergehenden leichteren, z. B. psychoneurotischen, Störungen litt).

Die besonders betonte soziale Einstellung der zürcherischen psychiatrischen Klinik geht schon bald 50 Jahre auf August Forel zurück, der von 1879—1898 Direktor war. Er beschäftigte sich auch als einer der ersten im deutschen Sprachgebiet mit der wissenschaftlichen Erforschung und Anwendung der Hypnose und hielt hierüber eine besondere therapeutische Klinik, für die er eine Sprechstunde ambulanter Patienten in der Anstalt Burghölzli einrichtete; diese wurde später von Bleuler, Ludwig v. Muralt und C. C. Jung weitergeführt, aber meist nur während dem Sommersemester. Im Jahre 1910 wurde sie von dem Verfasser übernommen und zu einem ständigen Institut ausgebaut. 1911 betrug die Frequenz 100 Patienten. Es stellte sich aber immer mehr heraus, daß eine weitere Entwicklung nur möglich sei, wenn die Sprechstunden nicht mehr in der das Publikum doch leicht abschrekkenden Irrenanstalt abgehalten würden. 1913 wurden zu diesem Zwecke von der Regierung 4 Zimmer in der Nähe der Universität zur Verfügung gestellt, wo anfänglich an 3 Nachmittagen der Woche Sprechstunde abgehalten wurde. 1914 betrug der Besuch schon 500 Kranke. Auf den 1. Januar 1917 wurde das neue Institut als selbständiger Adnex der psychiatrischen Klinik erklärt und dem Leiter ein Lehrauftrag für dieses Gebiet erteilt. Die Arbeit vermehrte sich so, daß die Stelle eines eigenen poliklinischen Assistenten geschaffen und jeden Tag Sprechstunde abgehalten werden mußte. Da die Räume zu klein waren, fand am 7. August 1923 die Übersiedlung in ein Gebäude statt, wo jetzt 5 Behandlungszimmer, 1 Hörsaal und 4 Nebenräume zur Verfügung stehen. In den letzten Jahren wurden hier jährlich ungefähr 1000 neue und 4—500 frühere Kranke behandelt, und zwar neben dem leitenden Arzt, der gleichzeitig Oberarzt der Klinik ist, von 1—2 Assistenten und 1—2 Volontärärzten.

In Zürich fällt die Entlassenenfürsorge der Anstalt nicht in den Aufgabenkreis der Poliklinik. Dies ergab sich historisch schon daraus, daß unser Inspektorat für die Familienpflege und die staatliche Beaufsichtigung von privat untergebrachten Irren bereits als selbständige

Einrichtung organisiert war, als die Behandlung ambulanter unbemittelter Patienten von der Klinik getrennt wurde; über deren Entwicklung wird in einem besonderen Abschnitt dieses Buches Bericht erstattet.

Meines Erachtens sollte eine psychiatrische Poliklinik möglichst der Sprechstunde eines Facharztes für Psychotherapie und Psychiatrie, soweit letztere ambulant durchgeführt werden kann, entsprechen; wenn sie aber in stärkerem Maße von entlassenen Anstaltspatienten besucht wird, so wirkt dies erfahrungsgemäß bei der heutigen Einstellung der Bevölkerung leicht abschreckend auf Psychoneurotiker und ähnliche Patienten. Natürlich muß eine enge Verbindung zwischen der hier geschilderten Institution und der Entlassenenfürsorge bestehen, da gelegentlich doch von letzterer Fälle zweckmäßig hier in ambulante Behandlung übernommen werden; andere Patienten aber können direkt von der Poliklinik aus in Familienpflege kommen, denen es schädlich wäre, erst in der Anstalt aufgenommen zu werden. Es ist ein Beweis für das gute praktische und persönliche Zusammenarbeiten, daß dieser Verkehr sich bei uns stets ohne die geringsten Reibungen vollzog.

In Zürich besteht schon seit Jahrzehnten unter ausgezeichneter Leitung (C. v. Monakow) eine eigene neurologische Poliklinik, weswegen unser Patientenmaterial mehr als an anderen Orten auf das rein psychiatrische Gebiet beschränkt bleibt; wenn dadurch auch eine gewisse Einseitigkeit bedingt ist, so scheint es mir doch wertvoller, daß hierdurch eine Kombination vermieden wird, die ja meistens bei einer Mischung der psychiatrischen und neurologischen Disziplin zuungunsten unseres besonderen Arbeitsgebietes ausfällt. Dabei scheint es mir allerdings eine Voraussetzung zu sein, daß die Psychoneurosen mindestens ebensosehr in das Tätigkeitsbereich des Psychiaters wie des Neurologen gehören.

Die Art der Krankheitsfälle ergibt sich aus folgender, auf nächster Seite in große Gruppen zusammengefaßter Statistik, die sich auf die Jahre 1911—1925 bezieht; es handelt sich um eine Zusammenstellung der Diagnosen, weshalb etwa 1200 Kranke, die nach längerer Zeit wieder erschienen, mehrfach aufgeführt sind.

Die Arten der Behandlungsmethoden werden möglichst vielgestaltig gewählt, sowohl aus Gründen des Vergleichs wie des Unterrichtes und der Anpassung an den einzelnen Fall. Zu den medizinischen Nachbargebieten bestehen bei einer solchen Tätigkeit ebenso enge Beziehungen wie zu der psychiatrischen Klinik, was sich in immer zahlreicher werdenden gegenseitigen Konsultationen zeigt: aber auch mit praktischen Ärzten ist die Berührung eine sehr enge; teils schicken sie unbemittelte Patienten selbst zur Behandlung, teils ersuchen sie in besonders schwierigen Fällen um unsere Beratung. Nicht selten werden uns auch Kranke von Kollegen mit der Frage geschickt, ob eine Internierung nötig sei oder nicht; während es manchmal durch dieses Zusammenwirken gelingt, die Angehörigen der Patienten rechtzeitig von der Unumgänglichkeit einer solchen zu überzeugen, gibt es wieder andere, wo durch unsere Mitwirkung die Anstaltsbehandlung umgangen werden kann. Daneben

	Männer	Frauen	Zu-sammen
A. Schwerere Störungen.			
I. Angeborener Schwachsinn	565	647	1212
Psychopathische Erscheinungen	783	525	1308
II. Schizophrenien	922	1000	1922
Manisch-depressives Irresein	94	150	244
III. Progressive Paralyse	104	47	151
Senile Geistesstörung	72	57	129
Encephalitis epidemica und Folgezustände	76	58	134
Multiple Sklerose	9	18	27
Andere organische Psychosen	166	198	364
IV. Epilepsie	480	409	889
V. Alkoholismus	215	29	244
Kokainismus und Morphinismus	13	7	20
B. Leichtere Störungen.			
Hysterie	96	520	616
Andere Psychoneurosen	851	898	1749
Sexuelle Perversitäten	116	3	119
Psychogene Erregungszustände und Depression	101	399	500
Psychische Beschwerden bei Schwangerschaft, Menstruation usw.	—	327	327
Psychische Beschwerden bei körperlichen Krankheiten	362	628	990
Bettnässen	193	97	290
Veitstanz	8	20	28
C.			
Psychisch gesund	91	153	244
Unklare Fälle	68	74	142
	5385	6264	11649

gehört aber zu der Poliklinik ein sehr intensives Zusammenwirken mit den verschiedensten sozialen Institutionen, z. B. den Vormundschaftsbehörden, Armenpflegen, privaten Hilfsvereinen, den Gerichten und der Polizei; außerdem werden regelmäßig von unserem Institut aus Kurse für die Polizeirekruten abgehalten, um sie in der Erkennung und Behandlung von Geisteskranken und Psychopathen zu unterrichten. — Die gutachtliche Tätigkeit für die Behörden ist — man müßte wegen der Belastung wohl sagen leider — immer mehr gestiegen, aber wir haben hierin wohl für die Mehrzahl der ambulant zu erledigenden Fälle die Aufgaben übernommen, die früher von nicht fachärztlich ausgebildeten Amtsärzten erledigt werden mußten. — Von gynäkologischen Abteilungen und vielen Frauenärzten werden uns auch in den letzten Jahren sehr oft Schwangere zugewiesen, bei denen psychiatrische Momente vorliegen, die unter Umständen für die Unterbrechung des Zustandes in Betracht kommen könnten; wenn wir auch mit dieser Indikation recht vorsichtig sind, so kann doch in einzelnen Fällen ein Unglück verhütet werden, wo der amtlich bestellte Facharzt viel eher die Verantwortung übernehmen kann wie der Praktiker.

Die therapeutischen Erfolge sind in einer großen Zahl der Fälle recht erfreulicher Natur, trotzdem die Behandlung meistens, z. B. bei schweren Neurosen, keine so eingehende und tiefschürfende sein kann wie in der Privatpraxis. Gewisse Mängel in dieser Richtung sind bei der Poliklinik nicht zu vermeiden, aber sie haben sich in der Praxis als weniger schwerwiegend erwiesen wie wir befürchteten. Dazu mag beitragen, daß wir ausschließlich Ärzte hier arbeiten lassen, die schon eine längere Tätigkeit an der Klinik hinter sich haben, und daß sämtliche neue Kranke dem leitenden Arzt nach den ersten Untersuchungen vorgestellt werden, so daß von diesem ein Behandlungsplan aufgestellt werden kann.

Zu einzelnen Krankheitsformen möchte ich in dieser Richtung folgende kurze Bemerkungen machen: Bei den Psychoneurosen läßt sich jeweilen in einigen Sitzungen feststellen, welches die hauptsächlichsten psychischen Ursachen für die Symptombildung sind. Je nach der konstitutionellen Grundlage, der Intelligenz und den Lebensverhältnissen des Patienten wird dann entschieden, ob eine Suggestivbehandlung oder eine rationelle Therapie vom psychagogischen Standpunkt aus anzuwenden ist, wobei analytische Gesichtspunkte je nach dem Fall und dem behandelnden Arzt mehr oder weniger in Betracht kommen. Häufig muß damit eine Änderung des sozialen Milieus verbunden werden, wozu Besprechungen mit den Angehörigen oder das Zusammenwirken mit Hilfsorganisationen nötig sind. — Bei der Epilepsie haben wir in einer großen Zahl von Fällen mit sachgemäßer Durchführung einer medikamentösen Behandlung (Brom, mit Kochsalzreduktion der Nahrung [wenn möglich mit Sedobrol], Luminal oder eine Kombination von beiden) und gleichzeitiger Regelung der Diät recht gute Erfolge, so daß wir solche Kranke sozial leistungsfähig erhalten können, die von praktischen Ärzten schon als völlig invalid erklärt wurden. — Bei den zahlreichen Fällen der schizophrenen Gruppe kommt es in der Poliklinik hauptsächlich darauf an, einmal mit klinisch geschultem Auge rasch und sicher, auch in älteren Fällen, die Diagnose zu stellen; wenn dies geschehen ist, beginnt aber erst die oft schwierige Aufgabe, sich nicht durch diese Erkenntnis in einen therapeutischen Nihilismus bringen zu lassen, sondern den Symptomen in den einzelnen Fällen individual-psychologisch nachzugehen und dabei vor allem zu unterscheiden, was davon der psychogenen und was der organischen Reihe der schizophrenen Erscheinungen zuzuschreiben ist. Für die ersteren kann dann oft die Behandlung genau gleich durchgeführt werden wie bei den Psychoneurosen (wenn wir auch in der Regel von analytischem Eindringen hier absehen), und man ist selbst über die Erfolge erstaunt, die dadurch erreicht werden. Gerade die Angst- und Hemmungserscheinungen und manchmal auch die Zwangssymptome können auf diese Art, wenn man die schizophrene Grundlage zwar erkennt, aber bei der Therapie ignoriert, oft weitgehend günstig beeinflußt oder sogar beseitigt werden. Ich zweifle nicht, daß mit der Zeit hieraus auch die psychiatrische Anstaltstherapie der schwereren Fälle noch wesentlich bereichert werden kann. — Sind bereits deutliche organisch-schizophrene Symptome vorhanden, so gelingt es doch noch oft, durch Änderung des sozialen Milieus unter Berücksichtigung der kritischen affektiven Komplexeinstellungen und durch Beruhigungs- und Schlafmittel die Erkrankungsperiode zu überwinden und dem Kranken die Anstaltsinternierung zu ersparen, was ja meist hier sowohl sozial wie medizinisch einen Vorteil bedeutet. — Dankbar sind natürlich oft auch die Fälle mit Störungen der inneren Sekretion, wenn es dabei gelingt, den richtigen therapeutischen Weg zeitig genug zu finden.

Sehr wichtig erscheint mir auch der Unterrichtszweck der psychiatrischen Poliklinik, und zwar nach zwei Seiten hin: Einmal ist hier der Ort, wo den Studierenden gerade die leichteren psychischen Störungen und die verschiedensten Arten von Psychoneurosen und Psychopathien vorgestellt werden können, die sie unter unseren Gesichtspunkten meist weder in der psychiatrischen Klinik noch an anderen Orten sehen und mit denen sie doch so viel in ihrer späteren Praxis zu tun haben. Daneben aber ergeben sich bei diesen Demonstrationen so viele Berührungspunkte mit psychologischen und sozialen Fragen, daß ein solcher Kurs der psychiatrischen Poliklinik gleichzeitig ein Unterricht in der angewandten medizinischen Psychologie und der sozialen Medizin ist. — Zweitens aber hat die poliklinische Tätigkeit für die jungen Ärzte unserer Klinik eine ganz besondere Bedeutung, indem sie hier einen Teil unserer Wissenschaft kennenlernen, der ihnen in der Anstalt ganz verschlossen bleibt; dies wirkt äußerst anregend und ist eine notwendige Ergänzung, die wir nicht mehr missen könnten sowohl für jene Kollegen, die in der Anstaltspsychiatrie bleiben, wie noch mehr für die später sich der freien Praxis zuwendenden. Wir haben schon manchmal die Erfahrung gemacht, daß durch diese Möglichkeit der poliklinischen Arbeit junge tüchtige Ärzte sich bei uns anmeldeten, die sonst unserem Fache ferngeblieben wären.

Eine besondere Schwierigkeit bildet in einer Poliklinik die Untersuchung und Behandlung der komplizierten psychisch-nervösen Störungen des Kindesalters. Um hier gründlich helfen zu können, ist bei einer großen Zahl der kleinen Patienten die Fortnahme aus dem häuslichen Milieu und die klinische Beobachtung unumgänglich. Deshalb haben wir als Ergänzung unserer Poliklinik und Klinik 1921 eine klinische Kinderstation „Stephansburg" errichtet, in der 25 Patienten beiderlei Geschlechts bis zum 15. Jahr aufgenommen werden können. Hier ist ein eigener Assistenzarzt und ein im Hauptamt angestellter Pädagoge tätig, da uns das Zusammenwirken von Arzt und schulmännisch ausgebildetem Erzieher zu diesem Zweck unbedingt erforderlich erscheint. In dieser Station wurden seither schon 400 Kinder behandelt, und die Erfolge sind im allgemeinen befriedigende, wenn natürlich dieses Gebiet auch ein besonders schwieriges ist. (Näheres darüber siehe Zeitschrift für Kinderforschung, 31. Band, Seite 74ff., 1925.)

So wie unsere Poliklinik in den letzten 13 Jahren sich in den verschiedensten Richtungen, die oben angedeutet wurden, bewährte, könnten wir sie heute nicht mehr vermissen. Wir möchten nur wünschen, daß Einrichtungen dieser Art an allen psychiatrischen Kliniken und Anstalten oder in deren Nähe geschaffen werden könnten, sowohl zum Vorteil der psychisch Kranken des betreffenden Bezirks, wie auch im

Interesse der Anregung und der Erweiterung des Gesichtskreises der Psychiater und der heranwachsenden Ärztegeneration.

Die Kosten sind äußerst gering; sie bestehen in der Bereitstellung einiger Zimmer außerhalb der Anstalt, Ärzten, die die Arbeit meist neben ihrer sonstigen Amtsstellung besorgen können, den unentgeltlich abzugebenden Medikamenten für die ganz unbemittelten Kranken und einer Pflegerin. Zu erwähnen ist noch folgendes: die praktischen Ärzte haben sich damit einverstanden erklärt, daß nach der auch bei uns bevorstehenden Ausdehnung des Krankenkassenwesens unsere Poliklinik wie die der anderen Spezialgebiete im Interesse des Lehrzweckes das Recht erhalten soll, Kassenpatienten zu den gewohnten Tarifen zu behandeln, während bisher sämtliche Kranke unentgeltlich beraten wurden.

Es wäre wünschenswert, daß der Poliklinik mit der Zeit eine kleine Abteilung mit einer Anzahl von Betten zur stationären Behandlung besonders von Psychoneurosen angegliedert werden könnte. Dadurch würden wir unserm Ziele näher kommen, diese Institution in vertiefter Weise zur Ausbildung von praktischen Ärzten in der Psychotherapie nutzbar zu machen.

12. Offene Fürsorge und Familienpflege (Irreninspektorat) im Kanton Zürich.

Von Jakob Kläsi, Zürich.

Im Kanton Zürich waren es in erster Linie medizinische, dann aber auch staatshaushälterische und soziale Gründe, welche zur Errichtung der offenen Fürsorge drängten: Gewisse Schizophrene hatten sich mit der Zeit an ihre Krankheitserscheinungen gewöhnt wie Geistiggesunde an Refraktionsfehler oder Prothesen, konnten aber nicht entlassen werden, weil sie, sichtlich noch geistesgestört, bei den Leuten Furcht und Mißtrauen erweckten und darum nicht Aufnahme fanden oder, des ihnen entgegengebrachten Mißtrauens gewahr, enttäuscht, abweisend und rebellisch geworden wären, so daß sie neuerdings hätten interniert werden müssen; andere hatten mangels Gefühlswärme so wenig Anhang, auch bei ihrer eigenen Familie, daß sich niemand genügend um sie kümmerte, und niemand für ihre Übernahme die Verantwortung mittragen wollte. Schwachsinnige und Beschränkte mußten in den Anstalten verkümmern, obschon sie bei irgendeiner einfachen Tätigkeit sehr wohl draußen hätten ihr Brot verdienen und dabei vergnügt sein können, hätte man sie nur besser begriffen, ihre Gefühlsausbrüche nicht übelgenommen und von ihrer Leistungsfähigkeit nicht mehr verlangt als sie zu bieten imstande waren. Aber auch noch Kranke anderer Art konnten in den Anstalten nicht weitergebracht werden, während sie unter zweckmäßiger Aufsicht und Beeinflussung außerhalb derselben gut hätten lebenstauglicher gemacht werden können, denn der menschliche Organismus hat ein so großes triebmäßiges Bedürfnis nach Betätigung, daß er ohne sie nie gesund sein oder wenigstens den auch unter krankhaften Umständen noch möglichen Grad von Wohlbefinden nicht erreichen kann; eine

Anstalt verfügt aber, auch wenn sie noch so gut eingerichtet ist, niemals über so viel Möglichkeiten, anzuregen und durch Zuteilung von Verantwortung im Gang zu halten und zu entwickeln, wie das Leben außerhalb derselben. Dort wird auch die manchmal noch sehr erhebliche Arbeitskraft der Kranken für Familie und Staat nicht voll ausgenützt und verwertet; die Anstalten sind überfüllt und kosten zuviel. Diese Erwägungen gelten auch für geisteskranke Verbrecher; sie wurden darum im Kanton Zürich in die Familienpflege einbezogen.

Diese wurde im April 1909 eröffnet. Bei Bauern und Kleinhandwerkern, in einfachen Haushaltungen und bei alleinstehenden Leuten auf dem Lande, wo abwechslungsreiche Beschäftigung und trotz aller Aufsicht auch wohltuende Freiheit und Selbständigkeit eher möglich waren als anderswo, wurden die Kranken untergebracht und zwar möglichst kolonienweise in einigen Dörfern, um dadurch die Überwachung und Behandlung durch den Arzt zu erleichtern und auch eine gewisse Tradition zu schaffen. Die Pflegefamilie erhielt je nach Arbeitsfähigkeit und Pflegebedürftigkeit des Kranken ein kleines Kostgeld, das, wenn der Patient nicht Selbstzahler war, zum größeren Teil von der Heimatgemeinde, zum kleineren vom Staat (Kanton Zürich) bezahlt wurde. Es gab aber auch schon damals einzelne Stellen gegen freie Unterkunft und Beköstigung oder sogar mit Lohn. Für die Bekleidung hatte in der Regel der Pfleger aufzukommen. Manche Pflegefamilien hatten zwei und noch mehr Kranke. Die Plätze wurden durch die Zeitung ermittelt oder von wohltätigen Vereinsstellen oder Pfarrämtern ausfindig gemacht. Vorbedingungen für Pfleger waren, daß sie sich außer über einen guten Leumund über Arbeitsgelegenheit und passende Unterkunft (eigenes Zimmer mit Bett, Tisch, verschließbarem Schrank und Waschgelegenheit) ausweisen konnten. Sämtliche Zahlungen gingen durch das Inspektorat, das außer dem Arzt als Leiter aus einer Schreibgehilfin bestand, die nebst der Buchführung ·auch die Aufsicht über die Instandhaltung von Kleidern und Wäsche besorgte; hierzu machte sie selbst Inspektionsreisen. Das Irreninspektorat wirkte aber nicht nur als Fürsorgerin und Stellenvermittlerin im Auftrag der staatlichen Heil- und Pflegeanstalten, sondern prüfte und verfügte selbständig in Fällen, die ihm auch von privaten Versorgungsanstalten, Ärzten und Behörden, ja sogar von Familien zur Behandlung zugewiesen wurden. (Daher der Name.) Mit großem Eifer ging man an die Aufgabe und versorgte gleich im ersten Jahr fast 100 Pfleglinge, von denen mehrere freilich gar bald wieder zurückgenommen werden mußten. 1914 stieg der Krankenbestand einmal auf 137; aber dann traten immer mehr Rückschläge ein. Die Anstaltsinsassen wähnten, daß sie durch die Bauern ausgenutzt würden und widerstrebten vielfach der Versorgung. Die Versorgten waren unzufrieden, daß sie umsonst arbeiten, ja sogar noch dafür zahlen mußten. Die Pfleger klagten, sie hätten an ihren Schutzbefohlenen keine Stütze und müßten mehr Mühe an sie wenden als das Kostgeld wert sei. Bezahlte Stellen wurden seltener und seltener; in den Jahresberichten steht wiederholt, daß keine Anmeldungen mehr eingingen. Oft meldeten sich zur Übernahme von

Kranken ganz ungeeignete Leute, die dazu noch von lebensunkundigen Hilfsstellen bestens empfohlen wurden. Unter dem Eindruck gelegentlicher Rückversetzungen begannen manche Anstaltsärzte mit der Zuweisung und Überlassung von Pfleglingen zu kargen. Als mir die Leitung des Inspektorates 1919 übergeben wurde, war der Krankenbestand auf 86 gesunken. Wir begegneten den Schwierigkeiten, indem wir solche Anstaltspfleglinge, welche für die offene Fürsorge reif schienen, unter dem Vorwand, ihnen eine genußreiche Autofahrt verschaffen zu wollen, auf Inspektionsreisen mitnahmen und ihnen das Landleben zeigten, oder wir luden sie ein, zu einer Familie aufs Land in Ferien zu gehen. Gefiel es ihnen zu bleiben, sollten sie den Entschluß schriftlich mitteilen. Von den Reiseerlebnissen erzählten sie auf der Abteilung in schönsten Farben. Hatte sich eine Pflegefamilie bewährt, baten wir sie, in ihrem Bekanntenkreis nach geeigneten Versorgungsstellen Ausschau zu halten. Die Vermittlung ging bald fast ausschließlich durch solche Vertrauensleute, und es war so für die Gleichartigkeit und Geeignetheit der Aufnahmeorte bestens gesorgt. Das Kostgeld wurde nicht mehr auf Jahre hinaus festgesetzt; bei steigenden Leistungen mußte im Einverständnis mit der zahlenden Heimatgemeinde, welche von unseren therapeutischen Zielen unterrichtet war, ein Teil des Kostgeldes als Lohn dem Pflegling zurückerstattet werden; überschritt dieser eine gewisse Grenze, wurde der Schützling angewiesen, selbst in der Nachbarschaft eine Stelle mit Lohn zu suchen. Vor der endgültigen Abmachung mußte er uns benachrichtigen. Die Vorurteile, welche im Verkehr mit uns gegen geisteskranke Bewerber laut wurden, fielen bei näherer Bekanntschaft mit diesen weg, und den Pfleglingen war ein gewisses Maß von Freiheit und Entwicklungsmöglichkeit gegeben. Vor allem aber wurden bei der Auswahl der Kranken für die Fürsorge die Eignungsgrenzen ausgedehnt; es waren nicht mehr nur ältere, chronische und beruhigte Fälle, sondern im Gegenteil auch kaum abgelaufene, noch in Remission befindliche, frische, solche, die offenkundig immer in Gefahr kommen, in den für sie zu bequemen Staatsanstalten, ihren autistischen Neigungen und ihrer Trägheit entsprechend, hängen zu bleiben und zu verblöden — die Musterfälle für *Frühentlassungen,* worunter bekanntlich nicht Entlassungen möglichst rasch nach einer Remission, sondern solche während oder gar im Beginn derselben verstanden sind. Voraussetzung ist nur, daß die Ungefährlichkeit sichergestellt sei, was bei genauer Kenntnis des Charakters, des Benehmens, der Krankheitserscheinungen und zum Teil auch der Träume nicht unmöglich ist. Oder wer wollte trotz Verkennung des besuchenden Ehegatten, trotz Selbstbeschädigung nach Aussprache über die Entlassungsmöglichkeit, trotz Stimmen und Wahnideen, umgebracht zu werden und trotz Träumen, das eigene Kind getötet zu haben, oder auch nur im Falle von Angst davor, ein solches bald zu verlieren, gleich viel wagen wollen wie gegenüber einem gutmütigen Kranken, der nur noch freundliche Stimmen hat, und bei welchem vielleicht auch schon eine kleine Versetzungsbesserung von Abteilung zu Abteilung beobachtet worden ist?

Allerdings konnten nicht alle Frühentlassungen geradewegs in eine ländliche, letzten Endes doch sachunkundige Familie erfolgen. Wir benutzten *Zwischenstationen*, kleine ländliche Privatanstalten und Kurhäuser mit landwirtschaftlichem Betrieb und Garten, zwar ohne Arzt, aber mit geübtem Pflegepersonal, wo bei straffer Aufsicht doch eine ausgiebigere Betätigung und größere Freiheit möglich war als in der geschlossenen Anstalt. Das Kostgeld war größer als in einer Pflegefamilie, aber kleiner als die Tagestaxe in der Staatsanstalt. So wurde ein fließender Übergang von der geschlossenen Anstalt zum Leben in voller Freiheit und zu selbständigem Erwerb geschaffen, und die *offene Fürsorge* war nicht mehr nur Stellenvermittlerin und Versorgerin, sondern für manche Fälle die *wirksamste Behandlungsmethode*.

Der Krankenbestand hat seit 1919 wieder zugenommen, ebenso die Zahl der jährlichen Aufnahmen und Entlassungen auf freien Fuß. Die Verpflegungskosten wurden kleiner. Der Staatsbeitrag, welcher in den Jahren 1910—1913 noch 45—60 Rappen betrug, war 1923 trotz Verteuerung der Lebenshaltung auf 4 Rappen im Tag gesunken, freilich nicht nur wegen der steigenden Zahl der gegen Lohn Versorgten, sondern zum Teil auch wegen der Erhöhung der Beiträge seitens der Heimatgemeinden. Erwägt man, daß 1923 der Krankenbestand 171 betrug, und daß der Kanton trotz der Gemeindebeiträge auch für einen Anstaltsversorgten im Tag 3—5 Franken aufwenden mußte, so ermißt man ungefähr die Summe, welche durch die offene Fürsorge gespart wurde. Sie wurde 1923 auf über 200000 Franken geschätzt. Am 1. Januar 1926 war der Krankenbestand 230. Aufnahmen fanden im Jahre 1925 87 statt, Abgänge 53, und zwar in die staatlichen Anstalten 27, in private Irrenanstalten 3, auf freien Fuß 12 und in die eigene Familie 5. Gestorben waren 6. Die durchschnittlichen täglichen Verpflegungskosten betrugen für einen Kranken 1,52 Franken, der Staatsbeitrag 2 Rappen. Kriminelle waren unter den 230 Versorgten 33, meistens Sexualverbrecher. Frühere Jahresberichte meldeten, daß diese Art von Schützlingen das Kreuz des Inspektorats seien; im Jahresbericht 1923 (Dr. Staehelin) lesen wir aber das Gegenteil. „Der größte Teil dieser kriminellen Schutzbefohlenen hält sich in der eigenen Familie oder in eigener Wohnung bei verständnisvollen Leuten auf und bringt sich selbständig durchs Leben. Ein kleiner Teil ist in Pflegefamilien und Privatanstalten[1]) untergebracht. Manche von diesen Kranken sind dem Inspektorate für seine Aufsicht dankbar und finden sich von selbst ein, wenn sie seines Rates und Schutzes bedürfen. Alle werden unmittelbar oder mittelbar in schonender Weise kontrolliert. Durch rechtzeitige Einweisung in geschlossene Anstalten und andere vorbeugende Maßnahmen konnten einige dieser Schützlinge, deren Zustand sich verschlimmert hatte, daran verhindert werden, eventuell neue Delikte zu begehen. Insbesondere für die immer zahlreicher zugewiesenen[2]) und erfahrungsgemäß leicht rückfälligen Sexualdelinquenten erwies sich bis jetzt diese fortlaufende ärztliche Beobachtung und Beratung als wertvoll."

---

[1]) Zwischenstationen.
[2]) Durch Gerichte und Untersuchungsbehörden.

Einrichtung und Arbeitsweise des Inspektorats, Zahl der Angestellten und deren Aufgaben sind zur Zeit dieselben wie eben beschrieben. Unsere Familienpflege behandelt diejenigen Kranken, welche der geschlossenen Anstalt nicht mehr bedürfen, oder für welche der Verbleib darin sogar gefährlich oder schädlich wäre, die aber doch noch eine gewisse Führung und Aufsicht nötig haben, eigene Angehörige, welche sie aufnehmen könnten oder wollten, oder Bekannte und Vormünder, die dazu imstande wären, jedoch nicht besitzen, oder für welche aus ärztlichen Gründen die Versorgung in einer fremden Familie derjenigen in der eigenen vorzuziehen ist. Bekanntlich kommt es ja öfter vor, daß Geisteskranke mit fremden Leuten sich besser vertragen und sich von diesen eher beraten und tadeln lassen als von Verwandten. Es gibt aber auch Fälle, in welchen unser Inspektorat die Aufsicht und Verantwortung für einen nach Hause Entlassenen mitübernimmt.

Mit anderen Fürsorgezweigen, namentlich mit Vormundschafts-, Armen- und Polizeibehörden ist der Verkehr natürlich ein sehr reger, aber nicht, daß das Inspektorat auch nur einen kleinen Teil seiner Obliegenheiten gewissen Angestellten und Hilfskräften solcher Fürsorgeeinrichtungen anvertrauen oder übergeben würde. Es hält darauf, möglichst alle Fäden selbst in der Hand zu haben und allein zu handeln unter wohlweislicher Würdigung der Tatsache, daß das Verhältnis des Arztes zu Schützling und Pflegefamilie ein unmittelbares, enges und persönliches sein muß, und möglichst niemand dreinreden soll. Es kommt oft vor, daß die Behörden, welche im Kanton Zürich glücklicherweise ein sehr großes Verständnis für unsere Aufgaben haben, auf Wunsch eines begutachtenden Arztes zustimmen, daß sogar Bevormundungen, für welche die Voraussetzungen nach dem Gesetz durchaus erfüllt wären, aus psychotherapeutischen Gründen nicht durchgeführt, sondern nur angedroht und Aufsicht und Fürsorge vollständig dem Inspektorat überlassen werden.

Die Vor- und Nachteile solcher Fürsorgeform ergeben sich von selbst. Die Verantwortung, welche der Inspektor trägt, ist eine sehr große und, da Fehler und Versager überall vorkommen, auch die Möglichkeit zu Enttäuschungen. Wo aber ein leitender Arzt durch weitschauende, großzügige Behörden geschützt wird, ist die Aufgabe dennoch nicht schwierig.

Literatur:

Die Jahresberichte der Heil- und Pflegeanstalt Burghölzli von 1915—1925. Ein Aufsatz aus meiner Feder über „Familienversorgung Geisteskranker" aus dem Bericht des Zürcher Hilfsvereins für Geisteskranke vom Jahre 1921.

III. Die offene Geisteskrankenfürsorge im Ausland.
Von Gustav Kolb, Erlangen.

1. Die offene Fürsorge in den Vereinigten Staaten von Nordamerika.

Zu einer Zeit, als in Deutschland meine Vorschläge zur Entwicklung eines Fürsorgedienstes (Außendienst, externer Dienst) im Anschluß an unsere öffentlichen Irrenanstalten im Kreise der Fachleute meist mehr oder minder schroffe Ablehnung oder doch kaum Anhänger fanden (1902—1920), hatte der praktische Sinn des Amerikaners die Bedeutung des Fürsorgedienstes (social work, aftercare work; extra-mural work) und der Beurlaubungen (patients on parole, parole system) erkannt. Das zeigen besonders klar die Ziffern des Staates New York.

Beurlaubte Kranke im Staate New-York 1911—1924.

Jahr (Beginn)	Bestand in der engeren Anstalt	Beurlaubte	Beurlaubte in vH des Anstaltsbestands	Jahr (Beginn)	Bestand in der engeren Anstalt	Beurlaubte	Beurlaubte in vH des Anstaltsbestands
	a	b	c		a	b	c
1911	32722	589	1,8	1918	38138	1559	4,1
1912	33262	711	2,1	1919	38055	1890	5,0
1913	34220	813	2,4	1920	38752	2028	5,2
1914	34863	861	2,5	1921	39658	2446	6,2
1915	35563	1300	3,7	1922	40381	2850	7,0
1916	36428	1153	3,2	1923	40763	3178	7,8
1917	37424	1340	3,6	1924		3300	8,0

Aus der Tabelle ergibt sich:

1. daß im Staate New York anscheinend erstmals schon im Jahre 1910 Beurlaubungen in nennenswertem Umfang eingeführt wurden[1]);

2. daß zwischen 1911 und 1923 die vH-Zahl der Beurlaubten berechnet aus der Gesamtzahl der Insassen der Anstalten (im engeren Sinne) stieg von 1,8 vH auf 7,8 vH, d. h. auf das 4,3fache;

3. daß von Anfang 1911 bis Anfang 1923 die Zahl der in den Anstalten (im engeren Sinne) verpflegten Geisteskranken stieg von 32722 auf 40763, d. h. um 8041;

die Zahl der beurlaubten Geisteskranken von 589 auf 3187, d. h. um 2598, so daß die Zunahme der versorgten Geisteskranken zu einem wesentlichen Teile nicht durch Vermehrung der Anstaltsplätze, sondern durch Zunahme der außerhalb der Anstalt in Fürsorge stehenden Kranken sich vollzog. In den 13 Jahren, von 1898 mit 1910, stiegen im Staat New York die Anstaltsplätze im engeren Sinne von 22386 auf 32658, d. h. um 10272; in den 13 Jahren von 1911 mit 1923 wie oben angegeben von 32722 auf 40763 um 8041, die Zahl der Beurlaubten von 589 auf 3178 um 2589, so daß also die Zunahme der in Behandlung stehenden Geisteskranken 10630 betrug.

Die Übereinstimmung der Ziffern in beiden Zeiträumen macht wahrscheinlich, daß die Beurlaubung der 2500 Kranken eine tatsächliche Einsparung von Anstaltsplätzen zur Folge hatte. In der gleichen Zeit stieg die vH-Zahl der auf je 1000 Einwohner der Gesamtbevölkerung in Irrenanstalten des Staates New York untergebrachten Kranken 1898 mit 1910 von 3,19 auf 3,58 um 0,39; 1911 mit 1923 von 3,61 auf 4,07 um 0,46.

---

[1]) Bei STECKEL findet sich erwähnt, daß HOMER FOLKS, Sekretär der charitativen Hilfsorganisation des Staates New-York, 1912 die Einrichtung eines Beurlaubungs- und Fürsorgesystems vertrat.

Zusammenstellung der beurlaubten Kranken aller Staaten nach dem Stande vom 1. Januar 1918 und 1. Januar 1923.

Staat	A Einwohner in Tausend 1920	B In der Anstalt (On books of hospitals) in hospitals and on parole		C Beurlaubt (On parole)		D Beurlaubt in vH des Anstaltsbestandes (Per cent of total in hosp.)	
		1.1.1918	1.1.1923	1.1.1918	1.1.1923	1.1.1918	1.1.1923
1. Maine	768	1537	1864	148	96	9,6	5,2
2. New Hampshire	443	1145	1399	—	102	—	7,3
3. Vermont	352	584	1277	5	16	0,9	1,3
4. Massachusetts	3852	14176	15869	1771	2382	12,5	15,0
5. Rhode Island	604	1423	1630	288	364	20,2	22,3
6. Connecticut	1381	3828	4837	278	320	7,3	6,6
I. New-England	7400	22693	26876	2490	3280	11,0	12,2
7. New York	10385	38311	40986	2256	3400	5,9	8,3
8. New Jersey	3156	4491	8864	191	288	4,3	3,2
9. Pennsylvania	8720	9523	20685	595	1558	6,2	7,5
II. Middle Atlantic	22261	52325	70535	3042	5246	5,8	7,4
10. Ohio	5759	12283	13163	1050	1316	8,5	10,0
11. Indiana	2928	5510	6595	501	329	9,1	5,0
12. Illinois	6485	17278	19061	653	1221	3,8	6,4
13. Michigan	3668	6512	8971	—	2	—	—
14. Wisconsin	2632	1373	9091	632	255	46,0	2,8
III. East North Centr.	21472	42956	56881	2836	3123	6,6	5,5
15. Minnesota	2387	6159	6691	663	613	10,8	9,2
16. Iowa	2401	4657	6902	608	902	13,1	13,1
17. Missouri	3404	4869	8806	272	323	5,6	3,7
18. North Dakota	647	1175	1269	137	113	11,7	8,9
19. South Dakota	637	1154	1297	35	4	3,0	0,3
20. Nebraska	1297	2506	2988	185	195	7,4	6,5
21. Kansas	1769	3035	3402	360	164	11,9	4,8
IV. West-North Centr.	12542	23555	31355	2260	2314	9,6	7,4
22. Delaware	223	508	518	26	21	5,1	4,0
23. Maryland	1450	2634	4719	[1])	201	[1])	4,3
24. Dist. of Columbia	438	3334	3931	91	187	2,7	4,8
25. Virginia	2309	4762	5129	791	936	16,6	18,2
26. West Virginia	1464	2351	2134	248	756	10,5	35,4
27. North Carolina	2559	3162	3692	366	559	11,6	15,1
28. South Carolina	1684	1920	2414	146	247	7,6	10,2
29. Georgia	2896	3877	4150	101	581	2,6	14,0
30. Florida	969	1263	1950	—	151	—	7,7
V. South Atlantic	13992	23811	28637	1769	3639	7,4	12,7
31. Kentucky	2417	4455	4708	168	419	3,8	8,9
32. Tennessee	2338	2185	3407	—	29	—	0,9
33. Alabama	2348	2420	2718	320	533	13,2	19,6
34. Mississippi	1791	1611	2617	93	542	5,8	20,7
VI. East-South Centr.	8894	10671	13450	581	1523	5,4	11,3

[1]) Ziffern nicht eingelaufen.

Staat	A Ein- wohner in Tausend	B In der Anstalt (On books of hospitals) in hospitals and on parole		C Beurlaubt (On parole)		D Beurlaubt in vH des Anstalts- bestandes (Per cent of total in hosp.)	
	1920	1. I. 1918	1. I. 1923	1.I.1918	1.I.1923	1.I.1918	1.I.1923
35. Arkansas	1752	1588	2121	693	610	43,6	28,8
36. Louisiana	1799	2319	3322	[1])	85	[1])	2,6
37. Oklahoma	2028	1930	2895	[1])	163	[1])	5,6
38. Texas	4668	5635	6598	709	817	12,6	12,4
VII. West-South Centr.	10247	11472	14936	1402	1675	12,2	11,2
39. Montana	549	1212	1438	146	—	12,0	—
40. Idaho	432	503	609	52	—	10,3	—
41. Wyoming	194	226	426	14	13	6,2	3,1
42. Colorado	940	1666	2147	58	208	3,5	9,7
43. New Mexico . . .	360	264	392	22	10	8,3	2,6
44. Arizona	334	467	554	48	59	10,3	10,6
45. Utah	449	583	700	—	—	—	—
46. Nevada	77	220	205	13	9	5,9	4,4
VIII. Montain	3335	5141	6471	353	299	6,9	4,6
47. Washington . . .	1357	3270	3815	336	451	10,3	11,8
48. Oregon	783	2055	2666	134	253	6,5	9,5
49. California	3427	9756	11995	660	1036	6,8	8,6
IX. Pacific	5567	15081	18476	1130	1740	7,5	9,4
U. St. N. A.	105710	207705	267617	15863	22839	7,6	8,5

Leider war es mir nicht möglich, die Ziffern der beurlaubten Kranken für die Zeit unmittelbar nach 1910 aus allen Staaten zu erhalten; immerhin zeigt die vorstehende Tabelle die rapide Entwicklung der Beurlaubungen im ganzen Gebiet der Vereinigten Staaten Nordamerikas.

Diese rasche Entwicklung ist besonders zu danken dem bekannten Werk „A Mind That Found Itself" von CLIFFORD W. BEERS und der Mental-Hygienebewegung, die — im wesentlichen durch dieses Werk ausgelöst — in weitesten Kreisen der Vereinigten Staaten einen wundervollen Widerhall fand und weitgehendes Verständnis für psychiatrische Fragen, besonders für die dem praktischen Sinne des Amerikaners naheliegende offene Fürsorge weckte.

Umgekehrt mußte in Deutschland der Weltkrieg zunächst eine Stockung in den bescheidenen Anfängen eines Fürsorgedienstes herbeiführen: die Irrenanstalten entvölkerten sich infolge der Hungerblockade; es fehlte an Personal für den Anstaltsdienst, und davon, Personal für neue Einrichtungen verfügbar zu machen, konnte gar keine Rede sein. Erst die zunehmende Wiederbevölkerung der Anstalten und die finanziellen Nöte, welche jeden Gedanken an Neubauten ausschlossen, gaben in Deutschland den Anstoß zu einer kräftigeren Entwicklung des Gedankens der offenen Fürsorge.

Die der unnötigen Zentralisation abholde, den einzelnen Staaten weitgehende Bewegungsfreiheit einräumende Verfassung der Vereinigten Staaten hat — von vereinzelten Ausnahmen abgesehen — nicht eine Verzögerung der Entwicklung, sondern einen höchst erfreulichen

---

[1]) Ziffern nicht eingelaufen.

Wettstreit der einzelnen Staaten um die Palme des Fortschrittes in der offenen Fürsorge zur Folge gehabt. Ein Blick auf die Tabellen zeigt, daß schon zu Beginn des Jahres 1918 aus allen Staaten, mit Ausnahme von 8 (New Hampshire, Michigan, Maryland, Florida, Tennessee, Louisiana, Oklahoma, Utah) Meldungen über beurlaubte Kranke vorlagen, und daß die beurlaubten Kranken damals im ganzen Gebiete der Vereinigten Staaten 7,6 vH der in den Anstalten (im engeren Sinne) verpflegten Geisteskranken bildeten.

Anfang 1923 hatten nur die drei kleinen Staaten (je rund $^1/_2$ Mill. Einwohner) Montana, Idaho und Utah beurlaubte Kranke nicht gemeldet; der vH-Satz der beurlaubten Kranken war auf 8,5 vH des Bestandes der Anstalten, die absolute Zahl seit 1. Januar 1918 von 15863 auf 22839 gestiegen, d. h. in wenig mehr als einem Dezennium war die Zahl der aus den Irrenanstalten zu einem bestimmten Zeitpunkt beurlaubten Kranken von Null auf über 20000 gestiegen; über 20000 geisteskranke oder in der Rekonvaleszenz von Geisteskrankheiten befindliche Menschen, die früher in der Regel ohne organisierte Fürsorge und Aufsicht in das Leben zurückkehren mußten, erfreuten sich 1923 nach der Beurlaubung der Wohltat einer systematischen Fürsorge und Aufsicht. So imposant die Ziffern scheinen, so sind die Zahlen der insgesamt unter psychiatrischer Fürsorge stehenden Menschen doch noch wesentlich höher: von den aus der Anstalt Beurlaubten, wie sie in vorstehenden Tabellen enthalten sind, scheidet früher oder später ein Teil aus den amtlichen *Listen* der Beurlaubten durch endgültige Entlassung aus. (Vgl. S. 100.) Es ist anzunehmen, daß auch diese Kranken und früheren Kranken mindestens zum Teil tatsächlich noch unter Fürsorge bleiben werden. Dazu kommt, daß ähnlich wie für die aus den Irrenanstalten Beurlaubten, so auch für beurlaubte Epileptiker[1]), schwach Begabte[2]),

---

[1]) Nach Ladd, Dwight J. (Soc. and econom. asp. of epil. Nations health 1922, Bd. 4, S. 336, ref. von Bratz-Dalldorf: Ctrbl. f. d. ges. Neur. u. Psych. 31, S. 157) zeichnen sich die Epileptikeranstalten in den USA. aus durch das extra-mural-work. (Sprechstunden, regelmäßige Überwachung aller Entlassenen durch Fürsorgeschwestern unter ärztlicher Aufsicht.)

[2]) In Massachusetts war 1919 ein Außendienst für 377 Schwachbegabte, meist Kinder von 10—14 Jahren eingerichtet. Dabei ist ausdrücklich erwähnt, daß der Betrieb wegen der Influenzaepidemie mehrere Monate eingestellt werden mußte, und daß die Zahlen in diesem Jahre daher kleiner waren als sonst.

Im Oktober 1919 standen im Staate New York für Geistesschwache und Minderbegabte 28 Polikliniken (15 mit monatlichen, 9 mit gelegentlichen, 4 mit Gruppensprechstunden) zur Verfügung, deren Sprechstunden meist in allgemeinen Krankenhäusern, in Räumen des Roten Kreuzes, in Kindergärten usw. abgehalten wurden. An diesen Sprechstunden nahmen meist teil 1 Psychiater, 1 Sozialbeamter, 1 medizinischer Sachverständiger, 1 Beamter für psychometrische Prüfung, 1 Lehrer der staatlichen Schule für Geistesschwache.

1920 waren 4 Arbeitsagentinnen mit Hochschulbildung bewilligt, welche vor allem die Hilfsklassen besuchen, Heimüberwachung üben, nötigenfalls für die Einweisung in eine Anstalt sorgen sollten.

Auch in den kleinen Städten wurden ambulante Polikliniken gebildet. Auf Zusammenarbeit mit Behörden und Wohlfahrtsorganisationen wurde besonderer Wert gelegt. (W. C. Sandy bei der 77. Tagung der amerik. psych. Vereinig. in Boston, Mai, Juni 1921.)

anomale Gefängnisinsassen usw. vielfach Fürsorgeeinrichtungen vorhanden sind, so daß die angegebenen Ziffern einen wertvollen, aber in seiner Höhe hinter den tatsächlichen Verhältnissen mehr oder minder zurückbleibenden Index für die Entwicklung der psychiatrischen Außenfürsorge in den Vereinigten Staaten Nordamerikas darstellen.

Die Entwicklung der Fürsorge ist naturgemäß nicht überall gleich stark und gleich rasch erfolgt; auch innerhalb des gleichen Staates finden sich oft wesentliche Unterschiede.

Im Staate New York waren am Ende des Rechnungsjahres (Mitte des Kalenderjahres) 1922, 23, 24 beurlaubt aus den einzelnen Anstalten.

Anstalt	1922		1923		1924	
	Abs. Zahl	vH des Bestandes	Abs. Zahl	vH des Bestandes	Abs. Zahl	vH des Bestandes
Binghamton	93	3,4	124	4,4	155	5,5
Brooklyn	222	12,6	261	14,1	226	12,3
Buffalo	224	9,3	282	11,7	245	10,1
Central Islip	298	5,3	280	4,8	307	5,2
Gowanda	68	5,3	129	9,8	137	10,2
Hudson River	232	6,1	242	6,3	259	6,5
Kings Park	789	14,8	577	11,0	575	10,8
Manhattan	499	7,1	580	8,8	530	7,7
Middletown	84	3,8	114	4,8	147	5,9
Rochester	232	12,5	212	11,5	207	11,0
St. Lawrence	102	4,3	107	4,5	95	4,0
Utica	189	9,9	211	10,0	257	10,7
Willard	146	5,6	181	7,0	154	5,8
Total	3178	7,8	3300	8,0	3294	7,8

Diese Verschiedenheiten können darin wurzeln, daß in manchen Anstalten oder Gebieten ein Mangel an Anstaltsplätzen für Geisteskranke bestand; so könnte man die auffallend starke Entwicklung der Beurlaubungen im Staate Wisconsin 1918 im Zusammenhalt mit der enormen Zunahme der anstaltsverpflegten Kranken bis 1923 bei gleichzeitigem Rückgang der Beurlaubungen so deuten, daß bis zur Bereitstellung neuer Anstaltsplätze viele Kranke beurlaubt wurden. Oder daß besonders viele für Beurlaubung geeignete „Grenzfälle" zugehen; das wird in den Gebieten der Fall sein, die im Verhältnis zur Bevölkerung besonders viele Anstaltsaufnahmen zeigen; so hatte Massachusetts 1918 auf 1000 Einwohner 3,7 anstaltsverpflegte Kranke, 1,5 Aufnahmen, während der Durchschnitt der Vereinigten Staaten nur 2,0 und 0,7 ergab. Oder daß finanzielle Rücksichten zwingen, die Irrenfürsorge nicht durch kostspielige Anstaltsbauten, sondern durch wesentlich billigere Fürsorgeeinrichtungen auszubauen. Oder daß die örtlichen oder die — so wichtigen! — persönlichen Voraussetzungen für die Durchführung der Fürsorge besonders günstig liegen. Oder daß endlich der Gedanke, für viele Geisteskranke und Grenzfälle bedeute die Rückkehr in die Freiheit unter der Voraussetzung einer nach Bedarf abgestuften Fürsorge und Aufsicht eine subjektiv angenehmere und objektiv nicht selten therapeutisch und finanziell zweckmäßigere Unterbringung als die geschlossene Anstaltsfürsorge, bei den maßgebenden Stellen vollkommen

Eingang, bei den ausführenden Psychiatern besonders tatkräftige Förderung gefunden hat.

Die Dauer der Beurlaubung schwankte in den verschiedenen Staaten, vielleicht auch Anstalten, in der Zeit um 1920 zwischen 30 Tagen und 2 Jahren; die am häufigsten festgesetzte Beurlaubungszeit belief sich anscheinend auf 6 Monate. (Pollock and Furbush.)

Steckel macht nähere Angaben über die Verhältnisse im Staate New York, speziell in der Anstalt Kings Park Hosp., an welcher er tätig ist.

Von den beurlaubten Kranken waren in Urlaub:

	1919/20	vH	1920/21	vH
Weniger als 1 Monat . .	146	14,7	212	18,1
1— 3 Monate	97	9,8	128	10,9
3— 6 Monate	84	8,5	98	8,4
6— 9 Monate	247	24,9	65	5,5
9—12 Monate	76	7,6	47	4,0
12 Monate (u. darüber)	342	34,5	622	53,1
	992		1172	

Es ist anzunehmen, daß in dieser Anstalt die Beurlaubung sich zunächst höchstens auf die Dauer eines Jahres erstreckte, und daß im Etatsjahr VI 1920 bis VI 1921 erstmals begonnen wurde, Kranke (und zwar 126 von 1172 = 10,8 vH) für die Dauer eines zweiten Jahres in Urlaub zu behalten. Der Grund für diese Verlängerung der Urlaubszeit ergibt sich aus einer in jene Zeit fallenden Veränderung in der Zusammensetzung der beurlaubten Kranken.

Vor der Beurlaubung waren in der Anstalt gewesen:

	Unter den VI 1919 bis VI 1920 Beurlaubten	vH	Unter den VI 1920 bis VI 1921 Beurlaubten	vH
0— 3 Monate	223	22,5	257	21,9
3—12 Monate	289	29,2	297	25,4
1— 3 Jahre	234	23,6	239	20,4
3—10 Jahre	197	19,8	269	22,9
über 10 Jahre	49	4,9	110	9,4
	992		1172	

Im Etatsjahr 1920/21 erfuhren demnach vor allem die Beurlaubungen aus den Reihen der alten Anstaltsinsassen eine beträchtliche Zunahme. Diese Maßnahme mußte für die Aufnahmefähigkeit der Anstalt besonders bedeutungsvoll sein: ein Kranker, der über 10 Jahre in der Anstalt gewesen ist, wird in der Regel bis zu seinem Tode einen Anstaltsplatz beanspruchen. So verdienstvoll vom finanziellen und psychiatrischen Standpunkt die Entlastung der Anstalt von diesen alten Insassen gewesen ist, mußte sie doch organisatorische Änderungen im Fürsorgedienst zur Folge haben: Diese lange Zeit in Anstalten verpflegten Kranken benötigen eine längere Zeit der Fürsorge, Anleitung und Aufsicht, bis sie sich dem so lange entbehrten Leben in der Freiheit wieder vollkommen angepaßt haben, zumal da im Laufe dieser langen Zeit in der Zusammensetzung und Einstellung der Familie vielfach Änderungen eingetreten sein werden, welche die Rückkehr des so lange anstaltsverpflegten Kranken erschweren; es war daher eine zweckmäßige und notwendige Maßnahme, die Beurlaubungsfrist auf ein zweites Jahr auszudehnen.

Es geht aus der mir zugänglichen Literatur nicht mit voller Klarheit hervor, ob die amerikanische Außenfürsorge in der Lage ist, bei Kranken, die dauernd der Fürsorge bedürfen, diese Fürsorge *dauernd* durchzuführen, wie dies bei der Erlanger Fürsorge der Fall ist, vorausgesetzt, daß die Kranken und deren Angehörige dieser Fortführung der Fürsorge nicht widerstreben, oder vorausgesetzt, daß die Fortführung der Fürsorge im Interesse der Allgemeinheit oder des Kranken auf Grund der Ermächtigung oder des Auftrages einer gesetzlich zuständigen Persönlichkeit oder Behörde erfolgt. Jedenfalls habe ich den Eindruck, daß in den Vereinigten Staaten in der Regel nach Ablauf einer vorgeschriebenen Zeit die betreuten Kranken aus den Listen der als „paroled" geführten Anstaltsinsassen und damit aus der *Irrenanstalts*statistik verschwinden.

Die Krankheitsformen der von Kings Park Hosp., New York, in Urlaub gegebenen Kranken setzten sich folgendermaßen zusammen:

	1920		1921	
	absol.Zahl	vH	absol.Zahl	vH
Dementia praecox	486	49,0	559	47,7
Manisch-depr. Störungen	230	23,2	248	21,2
Psychopathische Persönlichkeiten	42	4,2	67	5,7
Schwachsinn	38	3,8	55	4,7
Psychoneurosen	29	2,9	19	1,5
Alkoholpsychosen	47	4,9	45	3,8
Progressive Paralyse	24	2,4	22	1,9
Epilepsie	18	1,8	36	3,1
Melancholie des Rückbildungsalters . . .	20	2,0	22	1,9
Paranoide Zustände	21	2,1	40	3,4
Sonstige Psychosen	37	3,7	60	5,1
	992		1172	

Als *Aufgaben des Fürsorgedienstes* werden bezeichnet (Massachusetts): Individuelle soziale Fürsorge auf Grund der ärztlichen Erfahrungen und Beobachtungen; Heimbesuche; Führung von Krankengeschichten; Erhebungen über Vorgeschichte, Umgebung des Kranken, Familienanamnese; Erhebungen bei Klagen, bei Entlassungs- und Aufnahmeanträgen; Stellenvermittlung; Beratung der Gerichte bei Kriminalfällen; Unterbringung von Kranken in Wohnung; Sorge, daß die Familien usw. der Beurlaubten imstande sind, für den Unterhalt ihrer Kranken aufzukommen. Abhaltung von Sprechstunden; Mitwirkung bei der Versorgung der Schwachsinnigen; Zusammenarbeit mit anderen sozialen und ärztlichen Stellen; Erziehung der Helfer.

Als Einzelaufgaben werden weiterhin angegeben:

Sorge für ärztliche, insbesondere für psychiatrische Hilfe, Zuführung zu Krankenhaus oder Anstalt; Wiedereinbürgerung in der Familie, bei der Arbeit; Beratung in Erholungsangelegenheiten, in religiösen Angelegenheiten; Vereinbarungen zu Überwachung mit den Gemeinden, mit Wohltätigkeitsanstalten zu Unterstützung, mit Kliniken für Geschlechtskranke, mit Stellenvermittlungen; Bereitstellung gesetzlicher Hilfe; Beratung der Patienten, Beratung der Verwandten; Beiträge zur Diagnose; Beobachtungen über das spezielle Verhalten; Beratung anderer sozialer Fürsorgeeinrichtungen.

Ausschaltung ungeeigneter Umgebung; Beratung in Berufsfragen, Familienstreitigkeiten, Konflikten mit dem Gesetz, in sexuellen Fragen; Überwachung von Narkotikern; Beeinflussung krankhafter Eigenheiten (Wankelmütigkeit, Stimmungsschwankungen, kriminelle Neigungen) usw. (Macdonald, Danwers-Hosp., Hathorne, Mass. Am. Journ. f. Psychiatr., Bd. 1, Oktober 1921.)

Daß die Aufgaben des Fürsorgedienstes überall im wesentlichen die gleichen sind, ergibt sich aus dem Vergleich dieser Angaben mit dem Jahresbericht des Fürsorgepersonals im Staat New York (s. Tabelle auf S. 103).

Es ist erwähnenswert, daß nach diesen Ziffern auch im Staate New York, welcher 1920 nicht weniger als 65,6 vH der Bevölkerung in Städten von mehr als 100000 Einwohnern, nur 17,3 vH in Orten von weniger als 2500 Einwohnern beherbergte, anscheinend auf die Sprechstunden fast ebenso viel Gewicht gelegt wird wie auf die Hausbesuche. Wir müssen annehmen, daß besonders in ländlichen Gebieten den Kranken und ihren Angehörigen häufig die Verpflichtung auferlegt wird, daß sie sich in angemessenen Zwischenräumen in der Sprechstunde vorstellen. Diese Einrichtung hat den Vorzug der größeren Billigkeit; sie ist besonders in den Vereinigten Staaten auch auf dem Lande leicht durchzuführen, da in den USA. sehr viele Bewohner über eigenes Auto verfügen; sie hat den Nachteil, daß das Fürsorgepersonal mit der gewöhnlichen Umgebung des Kranken seltener in direkte Fühlung kommt.

Man wird sagen müssen, daß die Sprechstundenbesuche durch die Kranken und der Heimbesuch bei den Kranken sich nicht gegenseitig ersetzen können, sondern sich gegenseitig ergänzen müssen, wobei in Groß- und Mittelstädten auf den Heimbesuch, in Kleinstädten und auf dem Lande auf den Sprechstundenbesuch das größere Gewicht zu legen ist.

Die Organisation des psychiatrischen Fürsorgedienstes scheint im Staate Massachusetts folgende zu sein: Es gibt einen *Direktor für soziale Tätigkeit* (1921 eine Dame, Miß H. Curtis) für den Staat, dessen Aufgabe es ist, ein Zusammenarbeiten nach einheitlichen Gesichtspunkten im Bereiche des ganzen Staates herbeizuführen. Der Direktor für soziale Tätigkeit vermittelt den Anstaltsvorständen *soziale Helfer*, anscheinend meist Studenten, sorgt für statistisches Material, Literatur usw.

Die einzelnen Anstalten haben *Abteilungen für sozialen Dienst*, die unter der Aufsicht der Anstaltsvorstände stehen. In Boston-Mass. war 1919 Chief of social service am Psychopathic Hosp. Marg. C. Jarrett

Jahresbericht des Fürsorgepersonals im Staat New York.
(Summary of the reports of social workers 1924.)　36. Jahresber. der Stat. Hosp. Com. 1923/1924.

	Ins-gesamt	Bing-ham-ton	Brook-lyn	Buffalo	Central Islip	Go-wanda	Hud-son-River	Kings Park	Man-hattan	Middle-town	Ro-chester	St. Law-rence	Utica	Wil-lard
Besuche bei beurlaubten Kranken (Visits to paroled patients) . . .	10183	860	684	907	167	229	517	2460	2097	289	805	61	902	205
1922	10084													
Besuche bei anderen Kranken außerhalb der Anstalt (Visits to other patients outside hosp.)	857	27	108	102	44	8	11	55	225	7	206	8	55	1
1922	630													
Sonstige Besuche im Dienst der Kranken (Other visits on behalf of patients)	10283	652	664	971	1498	144	96	1398	3509	176	576	11	575	13
1922	8101													
Besuche zu vorbeugendem Zwecke bei Gefährdeten (Visits on behalf of preventive cases)	1763	23	11	9	5	7	4	429	89	4	206	10	964	2
1922	843													
Stellen für Kranke vermittelt (Situations obtained for patients) . . .	420	11	9	8	20	14	15	146	130	4	28	—	25	10
1922	310													
Stellen vermittelt zu vorbeugendem Zwecke für Krankheitsgefährdete (Situations obtained for preventive cases)	28	—	4	—	—	2	—	5	5	—	6	—	5	1
1922	29													
Sprechstunden abgehalten (Clinics attended)	1144	55	104	56	107	48	101	173	230	18	49	13	166	24
Zusammenkunft mit der Leitung (Staff meetings attended)	1439	64	108	97	170	38	65	120	152	187	94	67	190	87
Besprechungen mit Personen bei Amt (Persons interviewed at office)	5706	93	784	27	225	495	304	126	1897	205	187	44	1258	61
1922	4946													
Ausgelaufene Briefe (Letters written)	8925	9	256	29	1579	302	79	1313	3573	246	369	—	669	501
1922	7840													

(später Assoc. Director an Smith College Training School for Social Work). Bezüglich dieser Abteilungen sagt Miß Jarrett:

Bei der Einrichtung eines externen Dienstes an einer Anstalt scheint der nächstliegende Gedanke der, einen Arzt für diesen Dienst zu bekommen, und die Verfasserin sieht nicht ein, warum nicht der Arzt diese Aufgabe am vollkommensten erfüllen sollte, vorausgesetzt, daß er bereit ist, alle Kräfte einem Werke zuzuwenden, das nicht vorwiegend ein medizinisches ist; sie bezweifelt aber, ob dies bei dem rapiden Fortschreiten der medizinischen Wissenschaft möglich sein wird. Sie ist der Ansicht, daß das Fürsorgewerk der Zukunft getan werden soll von Personen, die weder für die Medizin noch für den Pflegedienst noch für irgendeinen anderen Beruf, sondern für den sozialen Dienst ausgebildet sind unter spezieller Ausbildung für den sozialen Dienst bei geistig anomalen Menschen in den Irrenanstalten in Zusammenarbeit mit privaten Übungsschulen und mit Schulen für Fortgeschrittene. Ich möchte an Hand der hiesigen ausgedehnten Erfahrungen die allgemeine Richtigkeit dieser Ansicht bezweifeln.

In den meisten Anstalten sind eigene Ärzte zur Leitung der Abteilungen für den sozialen Dienst aufgestellt: es scheint, daß überall, wo nichtärztliche Vorstände des sozialen Dienstes in einzelnen Anstalten vorhanden sind, diese unter und mit den Psychiatern zu arbeiten haben. Es scheint ferner, daß die „Social Workers" da, wo sie nicht dem Pflegepersonal der Anstalt entnommen, sondern von einer Außenstelle auf Wunsch zugewiesen wurden, wenigstens eine halb- bis einjährige praktische und theoretische Ausbildung im Krankendienste tunlichst derjenigen Irrenanstalt durchmachen, in deren Fürsorge sie späterhin tätig sind.

Im Anschluß an die Anstalten und an Krankenhäuser wurden fast überall Sprechstunden eingerichtet, die durch den Fürsorgearzt oder durch einen anderen Psychiater unter Zuziehung von Sozialpersonal und gelegentlich unter Zuziehung von weiteren Sachverständigen abgehalten werden; mit Hilfe dieser Sprechstunden war auch in ländlichen Gebieten die Durchführung einer effektiven Fürsorge vielfach möglich.

Mehrfach findet sich Fühlungnahme, schriftlich und persönlich, mit der Armenpflege, den praktischen Ärzten, privaten Wohltätigkeitsorganisationen usw. erwähnt.

Die Entwicklung des psychiatrischen Fürsorgewesens ist auch jetzt noch nicht abgeschlossen.

Zahlreiche Staaten geben Reports of the mental Hygiene survey heraus, denen „recommendations", Programme für die weitere Entwicklung der Irrenfürsorge, beigegeben sind.

Die meisten der mir zugänglichen neuen Berichte enthalten Angaben über Außenfürsorge, oder sie fordern fast stets in ihren programmatischen Erklärungen, soweit eine Außenfürsorge fehlt, deren Einrichtung, im übrigen den Weiterausbau der Außenfürsorge.

So berichtet Maryland, daß im Jahre 1913 in Verbindung mit der staatlichen Kommission für Geisteskrankheiten ein „Committee für Fürsorge nach der Entlassung" organisiert wurde; es wurde berechnet, daß die Einsparungen durch Unterbringung von Anstaltskranken in Außenfürsorge die Kosten zehnmal überstiegen: Auf S. 7 wurde die Einstellung weiterer Sozialhelfer(innen) gefordert, zweckmäßig „ein Dutzend auf einmal", besonders im Hinblick auf die Möglichkeit vorbeugenden Eingreifens bei der zu erwartenden Berührung mit disponierten oder im ersten Beginn der Erkrankung stehenden Personen.

Ebenso wird die Einrichtung von regelmäßig abzuhaltenden Sprechstunden im Anschluß an die Krankenhäuser der Großstädte und in den verschiedenen Städten gefordert, die nicht nur den beurlaubten Kranken, sondern allen, besonders den beginnenden geistigen Störungen zugute kommen sollen.

Erwähnt sei, daß MARYLAND auf 1000 Einwohner 1918 1,8 Kranke in Irrenanstalten, 0,5 Kranke Jahresaufnahmen hatte.

Zur Schilderung der Verhältnisse im Staate *Connecticut* um 1922 möchte ich das etwas gekürzte Referat MÜLLERS im Zentralblatt für die ges. Neur. u. Psychiatr., Bd. 32, S. 56, über TERHUNE, WILLIAM B., hier bringen:

Auch im Staate Connecticut, dessen erste Irrenanstalt vor 60 Jahren entstand, strebt man danach, die beständig anwachsende Zahl der Anstaltskranken durch Entwicklung der Außenpflege herabzusetzen. Connecticut hat eine Dienststelle beim Gesundheitsamt; sie hat sich die Aufgabe gestellt, die behandlungsbedürftigen Kranken aufzuspüren und einer Behandlung zuzuführen, die Ursachen der Psychosen aufzudecken, insbesondere ihren Zusammenhang mit sozialen Schädigungen, und eine Bekämpfung der Geisteskrankheiten einzuleiten. Hierzu dient vor allem die Errichtung einer beweglichen psychiatrischen Sprechstunde. Die syphilitischen Geistesstörungen hofft man dadurch einzuschränken, daß ein Gesundheitskommissar, dem alle positiven Wassermannbefunde gemeldet werden, den behandelnden Arzt jährlich um Bericht ersucht und so die etwa nötig werdende Behandlung anregt. Besonders wichtig ist die Förderung der in engem Zusammenarbeiten mit den Anstalten erfolgenden Beaufsichtigung der Außenpatienten („paroled patients"). Die Helferin besucht von Zeit zu Zeit die Anstalt, erhält eine Liste der zur Außenpflege geeigneten Kranken und wird über diese sowie über die Umstände, welche zur Erkrankung geführt hatten, aufgeklärt, erhält auch Adressen der Angehörigen und Freunde, welche vielleicht mithelfen können. Es folgen Nachforschungen über die häuslichen Verhältnisse. Der Kranke wird möglichst bei der eigenen Familie untergebracht, welche immer wieder über die Krankheit aufgeklärt und bei allen auftauchenden Schwierigkeiten unterstützt wird. Sind die Familienverhältnisse nicht geeignet, so muß eine andere Unterkunft gesucht werden. Die nächste Sorge betrifft eine passende Arbeit und die Aufklärung des Arbeitgebers. Periodisch findet eine Untersuchung des Kranken durch den ärztlichen Leiter statt, täglich eine Besprechung zwischen Arzt und Helferin.

An vier Fällen wird geschildert, wie weitgehend sich die Fürsorge bei den Außenpatienten betätigen kann.

Ähnliche Einrichtungen finden sich in den meisten Staaten.

Trotzdem betrachten amerikanische Psychiater das bisher in der sozialen Fürsorge Erreichte nur als einen ersten Anfang. In einer von Roemer referierten Abhandlung äußert Truitt diese Auffassung und bezeichnet den weiteren Ausbau als notwendig. Nach seinen Ausführungen scheint in manchen Staaten die Betätigung charitativer Hilfspersonen eine unerwünschte Ausdehnung zu gewinnen.

Als *Vorteile des Fürsorgedienstes* wurde in der Diskussion auf der Bostoner Tagung Mai—Juni 1921 erwähnt:

Dr. Houston: Der Fürsorgedienst hat die Anstalt in ein glänzendes Verhältnis zum Publikum gebracht; die Patienten kommen freiwillig zu den vier in den Städten des Aufnahmebezirkes eingerichteten Sprechstunden; sie heißen ärztliche Heimbesuche willkommen; die Abneigung gegen den Eintritt in die Anstalt und gegen Besuche in der Anstalt hat abgenommen.

Terhune: Die Entlassungen nehmen zu.

Jackson: Die Angehörigen konnten zu Verständnis für die geistige Verfassung des Kranken erzogen werden.

Mit der Verlängerung der Urlaubszeit wurden „Rückfälle" (wohl „Zurückversetzungen in die Anstalt") seltener.

Mitchell: Die Anstalten gewinnen eine richtige Vorstellung von den Lebensbedingungen, den Familienverhältnissen, von der „Umwelt" der Kranken, während Angehörige und Publikum eine richtigere Vorstellung vom Geist und von den Zielen der Anstalt gewinnen.

Macdonald: In den Sprechstunden erwarteten wir unsere alten Patienten; viele von ihnen versäumen ungern eine Sprechstunde, und sei es nur, um mit uns zu plaudern oder uns Grüße an Kranke oder Pfleger aufzutragen. Sie begegnen uns mit den besten freundschaftlichen Gefühlen, und all dieses Vertrauen und dieser gute Wille wurzelt in dem Fürsorgedienst.

Von den meisten Rednern wurden auch die finanziellen Vorteile hervorgehoben.

Die Aufwendungen für den Außendienst beziffern sich in Kings Park Hosp.:

Etatsjahr	Durch-schnittl. Zahl der Be-urlaubten	Ausgaben für Beurl.	Wieviel $ pro Beurlaubten	Ausgaben pro Anstalts-kranken
VI. 1919	304	$ 4496	$ 14,8	?
1920				
1921	669	$ 14411	$ 21,5	$ 379,5

Als Nachteil wurde von einer Seite auf die erhöhte Fortpflanzungsmöglichkeit hingewiesen.

Die Ausgaben umfassen die Aufwendungen für Gehälter, Taggelder, Unterhalt und Reisegelder des Personals und die Überführungskosten der Kranken.

Für *die durch die Fürsorge erzielten Einsparungen* läßt sich, wie bei uns, so auch in Amerika, eine absolut verlässige Grundlage nicht gewinnen: während ein Teil der Autoren ohne weiteres den Aufwand, der für die beurlaubten Kranken in der Anstalt erwachsen wäre abzüglich der Kosten für den Fürsorgedienst, als Einsparung betrachtet, wird von anderer Seite, wie ich glaube mit Recht, darauf hingewiesen, daß ein Teil der Kranken auch ohne Fürsorge zur Entlassung kommen würde.

Viel wichtiger ist die Frage: *Was verdienen und leisten die beurlaubten Kranken?*

Auch darüber gibt STECKEL sehr wertvolle Aufschlüsse:

280 zwischen 1. Juli 1920 und 30. Juni 1921 beurlaubte Kranke verdienten während ihrer Urlaubsperiode 134344 Dollar = rund 480 Dollar pro Beurlaubten, während ihre Anstaltsverpflegung — bei der Annahme, daß die Beurlaubung ein Jahr gedauert hat — 280 mal 380 = rund 106400 Dollar erfordert haben würde. Die Kosten für die Fürsorge dieser 280 Kranken betrugen bei Annahme des durchschnittlichen Jahresaufwandes rund 6020 Dollars.

Eine volle kritische Auswertung dieser wichtigen Zahlen wäre nur dann möglich, wenn die Zahl der Urlaubstage festgestellt wäre und wenn Angaben über die berufsmäßige Zusammensetzung der beurlaubten Kranken beigefügt wären.

Interessant ist in diesem Zusammenhang die Angabe von Dr. BUTTERFIELD, Hathorne. Mass., wonach von 250 beurlaubten Kranken im Vergleich mit den Leistungen vor der Erkrankung zeigten

<pre>
        das gleiche Niveau . . . . 158 = 63,2 vH
        ein niedrigeres Niveau . . . . . . 40 = 16,0 „
        ein höheres Niveau . . . . 23 = 9,2 „
        während müßig blieben . . . . . . 29 = 11,6 „
</pre>

 74 = 29,6 vH. waren fähig auch für andere, in der Familie, Entscheidungen zu treffen.

104 = 41,6 „ konnten wenigstens sich selbst überlassen werden.

 72 = 28,8 „ bedurften der Leitung.

Woher kommen die in Fürsorge stehenden Kranken? Nach dem Berichte von MACDONALD aus dem State Hospital, Danwers, Hathorne Mass. wurden bei 322 in Fürsorge stehenden Personen von den neuen Zugängen zwei Drittel durch Ärzte der Anstalt überwiesen, ein Drittel durch auswärtige Personen oder Stellen (soziale Abteilungen anderer Anstalten, Wohltätigkeitsgesellschaften, Angehörige und Freunde der Kranken).

Wohin die Beurlaubungen erfolgten, ergibt sich aus folgender Zusammenstellung STECKELS.

Es wurden beurlaubt aus Kings Park Hosp.:

	VI. 1919 bis VI. 1920	VI. 1920 bis VI. 1921
In die Familie	883	786 + 93 für 2 Jahr Beurlaubte
Zu Dienstherrschaften	40	99 + 3 „ 2 „ „
„to general hospitals for employment“	69	161 + 30 „ 2 „ „
	992	1046 + 126 für 2 Jahr Beurlaubte 1172.

Über die Bedeutung der Beurlaubung „to general hospitals for employment“ bin ich mir nicht ganz im klaren.

Nach S. 2 haben 89 in allgemeine Krankenhäuser beurlaubte Kranke 6282 Dollar gespart (have saved): nach dem *Wortlaut* müßte man annehmen, daß der Staat an Verpflegskosten diesen Betrag, d. h. rund 70 Dollar pro Kranken, gegenüber dem Verpflegssatz in der Irrenanstalt (rund 380 Dollar) gespart hätte; dem *Sinne* nach müßte man annehmen, daß die in allgemeine Krankenhäuser beurlaubten Kranken durchschnittlich 70 Dollar verdient haben gegenüber den 480 Dollar der anderweitig Beurlaubten. Wenn diese Deutung richtig ist, dann müßte man annehmen, daß Kings Park Hosp. seine beurlaubten Kranken (vielleicht besonders die alten Anstaltsinsassen = viele für ein zweites Jahr Beurlaubte?) zunächst als unbesoldete oder niedrig besoldete Hilfskräfte in allgemeinen Krankenhäusern untergebracht hatte. Oder: in USA. vermitteln die Krankenhäuser Stellen für entlassene Kranke, und zwar auch für die aus Anstalten Entlassenen.

Zusammenfassend ist zu sagen: Die Vereinigten Staaten Nordamerikas dürfen das große Verdienst in Anspruch nehmen, als erste im Bereiche eines ganzen großen Landes, etwa seit 1910, die offene Fürsorge für Geisteskranke systematisch zu erfreulicher Höhe entwickelt zu haben. Wenige Jahre, nachdem ich der Überzeugung Ausdruck gegeben hatte, daß die Irrenfürsorge ausgebaut werden müsse durch eine von den öffentlichen Irrenanstalten ausgehende und besonders die aus den Anstalten neu austretenden Kranken erfassende offene Fürsorge, fand der Gedanke dieser offenen Fürsorge in den Vereinigten Staaten Nordamerikas fortschreitende Verwirklichung. Unsere Erlanger Fürsorge und die amerikanische Fürsorge haben sich vollständig unabhängig voneinander in gleicher Weise entwickelt und zu grundsätzlich gleichen Einrichtungen, Ergebnissen und Erkenntnissen geführt. Ich glaube nicht, daß die amerikanische Psychiatrie um 1910 Kenntnis hatte von den in Deutschland ohne jeden Widerhall gebliebenen Ausführungen eines in weiten Kreisen unbekannten deutschen Psychiaters: ich glaube nicht, daß man in Amerika Kenntnis hatte von der Entwicklung der Kutzenberger und Erlanger Fürsorge, und ich weiß, daß uns die Entwicklung der amerikanischen Fürsorge erst in den allerletzten Jahren bekannt wurde, da ja Deutschland in und nach dem Weltkrieg von der ausländischen Fachliteratur praktisch ausgeschlossen war. Aber gerade diese Gleichzeitigkeit des Beginns und diese Gleichheit der Entwicklung der offenen Fürsorge ohne jede gegenseitige Fühlungnahme scheinen mir zu beweisen, daß die Anbahnung der offenen Fürsorge überall und unter allen Verhältnissen einer inneren Notwendigkeit entspricht, sobald einmal eine gewisse Entwicklungshöhe der Anstaltsfürsorge erreicht ist, d. h. sie beweisen, daß die offene Fürsorge das natürliche Schlußglied einer logisch fortschreitenden Entwicklung des Irrenanstaltswesens darstellt, und sie scheinen mir zu beweisen, daß die natürliche organische Entwicklung der Fürsorge für Geisteskranke, soweit sie nicht durch menschliche Eingriffe in fremde Bahnen gelenkt wird, sich in einer beinahe gesetzmäßig zu nennenden Weise vollzieht, und zwar regelmäßig im Anschluß an die örtlichen Irrenanstalten.

Die Übermittlung der statistischen Angaben S. 96/97 verdanke ich der Liebenswürdigkeit des Direktors des Bureau of the Census, Washington, Herrn W. M. Steward, dem ich an dieser Stelle für die wertvollen Mitteilungen herzlich danke. Für die Zusendung von Publikationen bin ich dem Committee for Mental Hygiene zu lebhaftem Danke verpflichtet, ebenso Herrn Pollock und Miß Furbush.

Literatur.

D'Alton, C. J., Spec. Ass., Reconstruction War Work: Out-Patient Clinics for Nervous and Mental Diseases in the United States. 1920.

Anderson, V. V., Assoc. Med. Direc., The Nat. Comm. for Ment. Hygiene. New York City: A. Report of the South Carolina Mental Hygiene Survey with Recommendations. 1922.

Beers, Clifford W.: The Mental Hygiene Movement. July 1923.

Bernstein, Charles, Superint., Rome State School, Rome, New York: Colony and Parole Care for Dependents and Defectives. 1923.

Campbell, Macfie, Johns Hopk. Hosp.: The Mental Health of the Community and the Work of the Psychiatric Dispensary. 1920.

Donohoe, Marie L., Head Social Worker, Boston State Hospital: A Social-Service Department in a State Hospital. 1922.

Fernald, Walter E., M. D. Superint., Massachusetts School for the Feebleminded: An Out-Patient Clinic in Connection with a State Institution for the Feebleminded. 1921.

Haines, Thomas H., Field Consult, Nat. Comm. for Ment. Hyg. Inc., New York, N. Y. Direktor: Report of the Maryland Mental Hygiene Survey with Recommendations 1920.

— M. D. Director of the Survey: Report of the Arizona Mental Hygiene Survey with Recommendations. 1922.

— Report of the Missouri Mental Deficiency Survey with Recommendations. Monthly Bulletin, State Board of Charities and Corrections, Jefferson City, Mo. 1922.

— Report of the Mental Hygiene Survey of Kentucky with Recommendations. 1923.

— Report of the North Dakota Mental Hygiene Survey with Recommendations. 1923.

— Report of the Eleemosynary Commission of Texas. Printed by order of the House of Representat. of Texas, 1925.

Jarrett, Mary C., Chief of Soc. Serv., Psychopath. Hosp. Boston, Mass.: Possibilities in Social Service for Psychopathic Patients. 1919.

— Further Notes on the Economic Side of Psychopathic Social Service. 1922.

— The Significance of Psychiatric Social Work. 1924.

Pollock, Horatio M., Statistician; Furbush, Edith M., Statistician: Annual Census of the Insane, January 1, 1918. The Nat. Comm. for Ment. Hyg., Inc. 50 Union Square, New York City. 1919.

— Patients with Ment. Dis. in Institutions in the U. St., January 1, 1920. 1921.

Russell, William L., Med. Superint. Bloomingdale Hospital, White Plains N. Y: What the State Hospital can do in Mental Hygiene. 1920.

Singer, H. Douglas, Prof. of Psychiatry, Illinois: The Function of the Social Worker in Relation to the State Hospital Physician. 1920.

— Mental Health Clinics. 1921.

Small, Hon. Len, Governor: The Institution Quarterly. Published by the Department of Public Welfare C. H. Jenkins, Director. March 1925. Department of Commerce, Washington. Patients in Hospitals for Mental Disease. 1923. (Preliminary Bulletin.)

Steckel, Harry A., Sen. Ass. Physic., Kings Park State Hosp., Kings Park, New York. The Social-Service Department and its Relation to an Extensive Parole System. 1923. Abgedruckt aus Ment. Hyg., Vol. 6, Nr. 4, Okt. 1922, S. 798.

Terhune, William B.: The ment. Hyg. Bureau of Connecticut. Nat. health, Bd. 4,
    Nr. 10, S. 585—589, 1922.
— Americ. Journ. of Psych., Bd. 1, Nr. 2, Okt. 1921.
Thom, Douglas A., Chief of the Out-pat. Depart., Boston Psychopath. Hosp.: Re-
    sults and Future Opportunities in the Field of Clinics, Social Service and
    Parole. 1923.
Truitt, Ralph P.: The relation of social works to psychiatry. Amer. Journ. of
    Psych., Bd. 5, Nr. 1, 1925. Ref. durch Roemer-Karlsruhe, im Ctrbl. f. d.
    ges. Neur. u. Psych., Bd. 43, H. 1/2 1926.
Williams, Frankwood E., Assoc. Med. Direc.: The Relation of Alcohol and
    Syphilis to Mental Hygiene. 1922.

2. Das übrige Ausland.

a) Belgien.

So sehr von den Psychiatern des Landes und von auswärtigen Besuchern über die Rückständigkeit der meisten belgischen Irrenanstalten
geklagt wurde, ebenso einig waren alle Psychiater in der Anerkennung
der großartigen belgischen Familienpflege, die sich verkörpert in dem
Namen *Gheel*. Dort, inmitten einer seit Jahrhunderten mit der Pflege
Geisteskranker vertrauten Bevölkerung, waren um 1920 nicht weniger
als 1500 Geisteskranke in fremden Familien untergebracht; Auslese und
im Bedarfsfalle vorübergehende Anstaltsbehandlung erfolgten in der als
moderne Irrenanstalt gebauten Zentralanstalt, von welcher aus auch
die Beaufsichtigung der Kranken und der Familien betätigt wurde.
Man wird dem englischen Autor Read C. Stanford rückhaltlos bei-
stimmen, wenn er die Vorzüge der in Gheel geübten Unterbringung
der Geisteskranken sieht:

1. in der größeren Annäherung an normale Lebensverhältnisse;
2. in der größeren Bewegungsfreiheit der Kranken;
3. in der größeren Billigkeit der Unterbringung;
4. in der besseren Ausnützung der Arbeitskräfte sowohl wirtschaftlich als therapeutisch;
5. in dem günstigen Einfluß der normalen Umgebung, besonders
der Frauen und Kinder, auf die Kranken;
6. in der Möglichkeit der Berücksichtigung der Individualität der
Kranken;
7. in günstigen therapeutischen Erfolgen, besonders hinsichtlich der
Verhütung der Verblödung.

Die Erfolge von Gheel führten 1884 zur Gründung einer zweiten
Kolonie für Familienpflege in Lierneux.

Wie in fast allen Kulturländern, so hat sich auch in Belgien in letzter
Zeit der Einfluß der von den Vereinigten Staaten Nordamerikas ausgehenden Mental-Hygiene-Bewegung in günstigem Sinne geltend gemacht.

Unter den Aufgaben der Irrenfürsorge erwähnt Meeus 1912 die
moralische und materielle Unterstützung der aus den Anstalten Entlassenen; die Bereitstellung von Arbeit und Unterkunft; den Schutz

des Vermögens der Geisteskranken. Es ist durchaus richtig, wenn er den Besuchen der Verwandten bei ihren in der Anstalt verpflegten Kranken zur Besprechung der Möglichkeit der Entlassung eine besondere Bedeutung beimißt.

Im gleichen Jahre forderte CLAUS die Gründung eines Unterstützungsvereines für Geisteskranke, der den Kranken moralisch und materiell zu Hilfe kommen, im Bedarfsfalle die Unterbringung in einer Anstalt *oder Familie* ermöglichen, den Schutz der anstaltsverpflegten Kranken, ihrer Familien, ihres Eigentums übernehmen und für die Entlassenen sorgen solle.

1922 forderte DEROITTE eine psychiatrische Überwachung der entlassenen geisteskranken Verbrecher.

Nach einem am 18. Juni 1925 in Tournai erstatteten Bericht machte VERVAECK 1925 Vorschläge für die Einrichtung einer freiwilligen psychiatrischen Hilfsorganisation. Dieselbe ist als Privatunternehmen gedacht, das mit Unterstützung der Behörden arbeiten und enge Beziehungen zu den Anstaltsleitungen, den sonstigen Einrichtungen der Irrenfürsorge, zu den Fürsorgestellen der Mental-Hygiene, den Fürsorgestellen für entlassene Gefangene, den Jugendgerichten, den Einrichtungen für psychopathische und schwachsinnige Kinder, den zuständigen Ämtern unterhalten soll.

Aufgabe dieser psychiatrischen Hilfsorganisation soll sein: Die Bekämpfung der Vorurteile gegen Geisteskranke, Anstalten, Irrenärzte; die Schaffung offener Krankenhäuser und landwirtschaftlicher Kolonien für Geisteskranke, *Einführung der Familienpflege*, Verbesserung der gesetzlichen Bestimmungen.

Die Tätigkeit soll sich auf alle Geisteskranken im weitesten Sinne des Wortes erstrecken ohne Unterschied, ob sie in Anstalten oder in Freiheit leben; besonderes Gewicht wird auf die Durchführung sozialer Fürsorge vor, während und nach dem Anstaltsaufenthalt gelegt. Für die unmittelbare Ausübung der Fürsorge sollen Fürsorger von den örtlichen Fürsorgeorganisationen im Benehmen mit dem Anstaltsvorstand dem Justizminister zur Ernennung vorgeschlagen werden; der Fürsorger soll den Kranken schon in der Anstalt aufsuchen, ihn mit Rat und Tat unterstützen, bei dem Kranken und bei dessen Angehörigen im Sinne des behandelnden Arztes tätig sein.

Wenn es den belgischen Psychiatern gelingen wird, diese Pläne zu verwirklichen und in den Anstalten selbst allgemein dem Psychiater den Einfluß zu sichern, der ihm in früheren Zeiten zum Schaden des belgischen Anstalts- und Irrenwesens vielfach fehlte, wird die belgische Irrenfürsorge allgemein jene Bedeutung gewinnen, die bisher nur den belgischen Irrenkolonien in Lierneux und besonders in Gheel zuerkannt werden konnte.

Literatur.

CLAUS: Fondation d'une soc. Belge de patronage des aliénés. Bull. de la soc. de méd. ment. Belg., 1912, S. 401. Ref. Ctrbl. f. d. ges. Neurol. u. Psych., Bd. 6, S. 401.

DEROITTE: Une lacune dans l'assistance aux anormaux délinquants. Scalpel, Bd. 75, S. 681, 1922. Ref. Ctrbl. f. d. ges. Neurol. u. Psych., Bd. 31, S. 300, 1922.

Meeus: Le patronage des aliénés. Bull. de la soc. de méd. ment. Belg. 1912, S. 313.
    Ref. Ctrbl. f. d. ges. Neurol. u. Psych., Bd. 6, S. 112.
Pandy: Die Irrenfürsorge in Europa, S. 267—271. Berlin: Gg. Reimer 1908.
Stanford, Read C.: Familial care of the insane. Journ. of ment. science, Bd. 67,
    S. 277, 1921. Ref. Ctrbl. f. d. ges. Neurol. u. Psych., Bd. 26, S. 139.
Vervaeck: L'organisation d'une oeuvre de patronage des malades et anormaux
    mentaux. Rev. de droit pén. et de criminol., Bd. 5, S. 682, 1925. Vorzüglich ref.
    von Roemer, Karlsruhe, Ctrbl. f. d. ges. Neurol. u. Psych., Bd. 43, S. 125.
— Le patronage des malades et anormaux mentaux. Journ. de neur. et de psych.,
    Bd. 25, S. 574, 1925. Ref. von Müller, Dösen, Ctrbl. f. d. ges. Neurol. u. Psych.,
    Bd. 43, S. 733.

b) England.

Für die Irrenfürsorge in *England* scheint mir charakteristisch, daß
entsprechend der Abneigung des Engländers gegen jede Beschränkung
der persönlichen Freiheit die Aufnahme in die Irrenanstalt recht erschwert ist; wie zu erwarten, scheint diese Erschwerung der Aufnahme
auch eine Erschwerung der Entlassung zur Folge zu haben. Ein weiteres
Hindernis für die Herausnahme von Kranken aus der Anstalt bildete
die Bestimmung, daß der Staat wohl für jeden in der Anstalt Verpflegten, nicht aber für die anderweitig (Armenhaus, Familie) untergebrachten, unbemittelten Kranken einen namhaften Zuschuß zahlte.
Dazu kam, daß die englische Anstaltsfürsorge quantitativ und qualitativ auf erfreulicher Höhe steht. Alle diese Momente bewirkten, daß
ein Bedarf nach einer Familienpflege in England kaum hervortrat. Am
1. Januar 1906 waren von rund 122000 registrierten Geisteskranken
89342 in öffentlichen Anstalten, 17742 in Armenhäusern, 3482 in Privatanstalten, 4280 in „registered" Anstalten, 5618 außerhalb von Anstalten
verpflegt (Pandy, S. 231); in der Pflege der eigenen Familie standen
528 Kranke.

Für die Entlassenen besteht seit über 40 Jahren ein Fürsorgeverein,
After-care association, dessen Mittel 1913 gestatteten, an ein Viertel
der entlassenen Kranken Unterstützungen zu gewähren; neuerdings
bringt Rayner Vorschläge für den Ausbau dieser Fürsorge. Für die
angeboren Geistesschwachen ist durch den „Mental deficiency act"
vom Jahre 1913 gesorgt; Idioten und Imbezille können ohne weiteres
in Anstalten untergebracht oder unter Vormundschaft gestellt werden;
Geistesschwache und moralisch Defekte im Falle der Verwahrlosung,
bei schlechter Behandlung, bei Straffälligkeit, Trunksucht, unehelicher
Schwangerschaft, ferner wenn sie Armenunterstützung beziehen;
schwachsinnige Schulkinder können in Hilfsschulen geschickt werden.
Weitere Verbesserung der Fürsorge wird angestrebt. In jüngster Zeit
bricht sich die Erkenntnis Bahn, daß die Erschwerung der Aufnahme
vielfach eine Verzögerung des Beginnes einer wirksamen Behandlung
zur Folge hat; es wurden Polikliniken an größeren Krankenhäusern
für frische Psychosen eingerichtet; dabei kamen geschulte Fürsorgeschwestern zur Verwendung, die in den Familien der Kranken
Erhebungen zu pflegen, Milieuschäden aufzudecken, an deren Beseitigung mitzuarbeiten und eine aufklärende Tätigkeit zu entfalten
hatten.

Eine gesetzliche Grundlage erhielten diese wertvollen Bestrebungen durch die „mental treatment bill", welche frischen Psychosen die freiwillige Aufnahme in die Anstalt ohne ärztliches Attest ermöglichen will; Kranke, deren Zustand sich so gebessert hat, daß sie wieder im Besitze der freien Willensbestimmung sind, müssen auf Verlangen binnen 24 Stunden entlassen werden. Bei der Besprechung des Gesetzentwurfes wurden Bestimmungen im Sinne der after-care gefordert, vor allem die Bestimmung, daß man entlassene Kranke so lange in den Listen der Anstalt führen dürfe, bis sie wieder fähig wären, vollkommen für sich zu sorgen. — Auch England sieht sich nach dem Weltkrieg gezwungen, auf Einsparungen bedacht zu sein. Auf dem Gebiete der Irrenfürsorge lassen sich Einsparungen, wie mir scheint, ermöglichen durch die Entwicklung der offenen Fürsorge im Anschluß an die örtlichen Irrenanstalten, besonders in den Großstädten und großen Städten. Notwendig erscheint, soweit ein Urteil ohne genaues Studium aller Verhältnisse möglich ist, die Erleichterung der Entlassungen vor allem durch die Einführung der probeweisen Entlassung unter Kontrolle der Anstalt; vollkommen wirksam wird diese Maßnahme nur dann sein, wenn das Mißtrauen gegen die Anstalten nicht künstlich weitergenährt wird durch Bestimmungen, welche nur die Aufnahme erschweren, sondern dadurch wirksam bekämpft wird, daß möglichst viele Kranke in die ja vorzüglich gebauten, eingerichteten und geleiteten Anstalten aufgenommen, aber möglichst viele tunlichst rasch wieder entlassen und einer effektiven psychiatrischen, tunlichst von der örtlichen Irrenanstalt aus geleiteten sozialen Fürsorge unterstellt werden.

Daß eine solche Fürsorge auch unter den besonderen angelsächsischen Verhältnissen möglich ist, ergibt sich aus einem Bericht Liliensteins über die australische Anstalt Callan-Park Asylum (Sidney), in welcher schon 1910 die Kranken auch nach der Entlassung unter Beobachtung und Behandlung der Anstaltsärzte blieben; man ließ dort die Angehörigen bei der Entlassung einen Revers unterschreiben, durch den sie sich verpflichteten, für ihre Pflegebefohlenen zu sorgen und sie regelmäßig — anfangs alle 8—14 Tage — in die Anstalt zu bringen; Zuwiderhandlungen ziehen Konventionalstrafen nach sich.

Literatur.

Bond, H. C.: After-care in cases of ment. disorder. Journ. of ment. science, Bd. 59, S. 274, 1913. Ref. Ctrbl. f. d. ges. Neurol. u. Psych., Bd. 7, S. 783.

Lilienstein: Neurologisches und Psychiatrisches von einer Reise um die Erde. Münch. med. Wochenschr. 1910, S. 1953.

Mapother, E.: The treatment of ment. disorder. Lancet, Bd. 207, S. 897, 1924. Ref. Ctrbl. f. d. ges. Neurol. u. Psych., Bd. 41, S. 1.

Noble, Ralph A.: Some observat. on the treatment of the feeble-minded. Med. journ. of Australia, Bd. 2, S. 31, 1924. Ref. Ctrbl. f. d. ges. Neurol. u. Psych., Bd. 40, S. 254.

The social aspects of ment. defects. Brit. med. journ. 1923, Nr. 3267, S. 249. Ref. Ctrbl. f. d. ges. Neurol. u. Psych., Bd. 34, S. 504, 1923.

Porter, Philipps J. G.: The early treatment of ment. disorder. Journ. of ment. science, Bd. 69, S. 471. 1923. Ref. Ctrbl. f. d. ges. Neurol. u. Psych., Bd. 36, S. 494.

Rayner, Henry: Mental-after-care. Journ. of ment. science, Bd. 70, S. 358, 1924.
    Ref. Ctrbl. f. d. ges. Neurol. u. Psych., Bd. 39, S. 96.
Trevor, A. H.: The mental treatment bill. Lancet, Bd. 204, S. 1057, 1923. Ref.
    Ctrbl. f. d. ges. Neurol. u. Psych., Bd. 33, S. 304.

c) Frankreich.

Auch in *Frankreich,* dessen Irrenfürsorge Jahrzehnte hindurch erstarrt war unter dem Banne — weniger des Gesetzes selbst, als — einer kleinlichen Auslegung des Gesetzes vom Jahre 1838, mehren sich die Stimmen, welche auf die von fremden Psychiatern wiederholt betonten Mängel der französischen Irrenanstalten hinweisen, für eine freiere Gestaltung der Unterbringung der Geisteskranken, für soziale und psychiatrische Maßnahmen zur Fürsorge und Prophylaxe eintreten; besonders erwähnt seien die Verdienste von Dr. A. Marie um die familiale Verpflegung der Geisteskranken, die Verdienste von M. Toulouse um die Mental-Hygiene.

An früheren Einrichtungen sind erwähnenswert die beiden Kolonien für familiale Verpflegung in Dun-sur-Auron (seit 1892) (für weibliche Kranke) und in Ainay le chateau (seit 1900).

Erwähnenswert ist, daß das Asyl St. Anne in Paris schon vor 1900 öffentliche Sprechstunden für Geisteskranke abhielt; 1898 wurden 2269 Personen ambulant behandelt. Die Klinik (asyle clinique) hatte um 1902 eine eigene Konsultativabteilung unter Dagonet, in deren Sprechstunde 1902:7087 Kranke kamen, an die in 6719 Fällen Medikamente gegeben wurden (Pandy S. 307).

Erwähnenswert ist, daß Paris schon 1905 ein kleines, von Mad. Marie geleitetes, aus charitativen Mitteln unterhaltenes Haus besaß, in welchem sich Kranke, die aus den Pariser Irrenanstalten entlassen wurden, durchschnittlich zwei Wochen lang aufhalten konnten, um sich eine Unterkunft oder eine Stelle zu suchen; ähnlichen Zwecken diente eine religiöse Stiftung, die als Gegenleistung von den Entlassenen Arbeitsleistungen forderte (S. 303).

Erwähnenswert ist endlich, daß Joffroy, Oberarzt des Asyle clinique Paris, schon um 1900 patronage familial, die systematische Beaufsichtigung der entlassenen Geisteskranken und die Beschaffung von Arbeitsgelegenheit für sie empfahl (S. 307).

Eine probeweise Entlassung (sortie d'essai) gab es anscheinend bald nach 1900 in Frankreich noch nicht, doch wurde um diese Zeit aus der Anstalt Vaucluse berichtet, daß (in einem Jahre?) in 100 Fällen Kranke für zwei Tage bis zu einem Monat beurlaubt wurden (S. 309).

Schon 1912 forderte Pherson die Errichtung 1. von psychiatrischen Universitätskliniken in jeder Universitätsstadt; 2. von Aufnahmespitälern in jeder Großstadt; 3. von kolonialen Anstalten unter Trennung der einer ärztlichen Behandlung bedürftigen von den der Behandlung nicht bedürftigen Kranken; 4. einer Kolonie nahe der Anstalt für Rekonvaleszenten, Periodiker und andere besonders einer freien Verpflegung bedürftige Kranke; 5. der familialen Irrenpflege losgelöst von der Anstalt.

1913 empfahl RODIET unter Würdigung der Unzuträglichkeiten im Betriebe familialer Kolonien doch deren weitere Entwicklung.

1921 berichtete COLIN über die in Frankreich in Angriff genommenen Maßnahmen, leichtere Fälle von Geistesstörung ohne lästige Vorschriften in geeigneten offenen Anstalten oder Abteilungen aufzunehmen und zu behandeln; er berichtete ferner über die Gründung einer großen Gesellschaft für Mental-Hygiene.

Außerordentlich interessant sind die Ausführungen des Chefarztes der Pariser Anstalt Villejuif, Dr. LEGRAIN, der 1922 — unter lebhafter Polemik gegen den Entwurf GRINDA zu einem Irrenfürsorgegesetz — einen eingehend begründeten genauen Plan für eine Organisation des französischen Irrenwesens ausgearbeitet hat.

Frisch Erkrankte suchen zunächst auf: die *Beratungsstelle im Krankenhaus* (Consultations hospitalières) oder die *Sprechstunde der Klinik* (Service sociale, consultations externes).

Sie werden im Bedarfsfalle der *psychiatrischen Klinik* (clinique psychiatrique), etwa entsprechend unseren Universitätskliniken oder unseren großstädtischen Durchgangsstationen zugewiesen, die besteht aus:

a) einer Abteilung für akute Fälle (aigus); die Aufnahme soll von jeder Formalität befreit sein;

b) dem Außendienst (service social et consultations externes);

c) einer Genesungsstation (station de convalescence).

Die psychiatrische Klinik gibt geeignete Kranke entweder zu einer letzten „Siebung" durch Vermittlung einer Beobachtungsstation (quartier d'observation) oder direkt in die *geschlossene Anstalt*, deren Insassen überwiegend aus gefährlichen und chronischen Kranken, entweder eingewiesen (retenus) oder nicht eingewiesen, nur in Behandlung befindlich (hospitalisés), besteht. Aus der geschlossenen Anstalt werden die Kranken durch Vermittlung einer *Genesungsstation* oder direkt entweder *beurlaubt* (congés de traitement) oder in *Familien* (placement familial) oder in *Kolonien* (colonies) untergebracht oder unter *Fürsorge und Aufsicht versuchsweise entlassen* (liberté surveillée et assistée). Bei Beurlaubung, Unterbringung und versuchsweiser Entlassung aus der Anstalt setzt — ebenso wie bei direkter Entlassung aus Beobachtungsstation, Klinik, Sprechstunde der Klinik, Beratungsstelle des Krankenhauses — der *soziale Dienst* (service social) *und die Behandlung zu Hause* (traitement à la maison) ein.

Als geisteskrank im Sinne des Gesetzes betrachtet und behördlich als Geisteskranker überwacht wird nur der Insasse der geschlossenen Anstalt.

Als Ziel der Organisation wird ausdrücklich bezeichnet: dem sozialen Leben nur im äußersten Notfalle geistig anomale Menschen zu entziehen und sie mit möglichster Beschleunigung dem sozialen Leben wieder zurückzugeben; d. h. es soll möglichst schwer gemacht werden, in eine geschlossene Irrenanstalt des alten Systems hineinzukommen, desto mehr aber soll die Entlassung erleichtert werden.

Hier liegt scheinbar ein grundsätzlicher Unterschied von meinem Gedanken der Entwicklung der offenen Fürsorge im örtlichen und organisatorischen Anschluß an die regionäre öffentliche Irrenanstalt. Die Differenz besteht aber nur scheinbar: Legrain erwägt sehr wohl die Möglichkeit, ja finanzielle Notwendigkeit, die Irrenanstalt und die Vorstufen zu einem organischen Doppelgebilde zu verbinden; er fordert aber für die Vorstufen (sozialer Dienst, „Klinik") vollständige Unabhängigkeit und Selbständigkeit; er will und er kann angesichts des im Projekt Grinda klar zutage tretenden Mißtrauens gegen Irrenanstalten und Irrenärzte die „Vorstufen" mit der Irrenanstalt nicht in direkten organisatorischen Zusammenhang bringen; er verspricht sich von diesen „Vorstufen" erfolgreiche Leistungen „bis zu dem Tage, da diese Vorstufen das Mißtrauen erben werden, das auf den alten Irrenanstalten lastet". Auch Legrain erkennt, wie mir scheint, daß es zweckmäßig und aus finanziellen Gründen notwendig ist, nicht neue kostspielige Einrichtungen zu schaffen, sondern anzuknüpfen an die schon vorhandenen, eben an die Irrenanstalten; taktische Erwägungen verbieten ihm, wie mir scheint, diesen Gedanken klar auszusprechen und in seinen Konsequenzen durchzuführen. Die Differenz in unseren Vorschlägen wurzelt darin, daß ich der durchschnittlich nach modernen Gesichtspunkten gebauten und von modernen Psychiatern ebenso geleiteten deutschen Irrenanstalt, der offene Abteilungen stets, Einrichtungen für Familienpflege vielfach angegliedert sind, glaubte eine wahrhaft moderne Aufgabe, eben die des externen Dienstes, der Außenfürsorge zuweisen zu dürfen mit dem Ziele einer möglichsten Vermehrung der Anstaltsaufnahmen, einer tunlichst noch stärkeren Steigerung der Anstaltsentlassungen in Fürsorge. Legrain hält es für unmöglich, der durchschnittlich nach veralteten Grundsätzen gebauten, organisierten und vielfach auch geleiteten französischen Irrenanstalt des bisherigen, die „Gemeingefährlichkeit" in den Vordergrund rückenden Systemes diese Aufgabe zuzuweisen; er sieht das Heil in der Schaffung eines neuen Anstaltstypus, der „clinique", deren wichtigste Aufgabe sein soll, die Zahl der Aufnahmen in die „geschlossene" Anstalt möglichst zu vermindern. Diese Maßnahme wird das Odium, das auf der französischen Irrenanstalt lastet, noch vermehren, und dieses vermehrte Odium wird das ganze Irrenwesen belasten und das ganze geniale System Legrains an der vollen Entfaltung der Wirksamkeit behindern. Mit einem Wort: Die deutsche Irrenanstalt ist so hoch entwickelt, daß die offene Fürsorge das logische und normale Schlußglied einer logisch fortschreitenden Entwicklung darstellt. In der französischen Irrenfürsorge klafft zwischen dem bisherigen veralteten, geschlossenen Typus der Irrenanstalt und der offenen Fürsorge eine Lücke, die auch durch die genialen Konstruktionen Legrains nur mangelhaft überbrückt werden kann. Es scheint mir die für Frankreich wichtigste Aufgabe. durch Angliederung von offenen Abteilungen und von Einrichtungen für Familienpflege, durch Erleichterung der Aufnahmen, vor allem aber durch Einführung und ausgedehnte Anwendung der probeweisen Entlassung das Mißtrauen gegen die Anstalten zu mindern und von den so reformierten Anstalten aus die Entwicklung der offenen Fürsorge anzubahnen; mindestens aber müßte die Organisation der offenen Fürsorge in einer Form erfolgen, welche die spätere Angliederung an die Irrenanstalt vorbereiten oder doch nicht unmöglich machen würde.

RAYNIER verlangte 1922 Behandlung der leichteren Formen von Geistesstörung in „offenen" Fürsorgestellen und in besonderen Abteilungen der vorhandenen geschlossenen Irrenanstalten.

BRIAND forderte 1922 u. a. gesetzliche Regelung der Familienpflege und der probeweisen Entlassung; Förderung der Rückkehr (krimineller?) Geisteskranker in das Leben; Errichtung psychiatrischer Adnexe an Strafanstalten.

CAUSSADE und A.MARIE traten 1923 für neuro-psychiatrische Stationen an den großen Krankenhäusern und für Beobachtungsabteilungen an den Irrenanstalten ein — offenbar im Sinne der Ausführungen von LEGRAIN.

JUDE forderte ähnlich die Einrichtung offener psychiatrischer Spezialabteilungen an Krankenhäusern.

BRAVETTA, EUGENIO, beschreibt 1924 eine Pariser psychiatrische Beratungsstelle, welcher therapeutische, serologische, chemische, psychologische (Berufsberatung) Laboratorien und klinische Abteilungen für Psychopathen und akute Psychosen vor allem aus Paris angegliedert sind. Weibliches Personal überwacht die Unterbringung und Behandlung der in ihren Wohnungen verbliebenen Kranken und vermittelt angemessene Beschäftigung.

RODIET unterscheidet leichte und schwere Fälle; für die ersteren genügt vielfach Zuweisung an eine Beratungsstelle (Dispensaire de prophylaxie mentale); für die schwereren Fälle (störende Kranke, Kranke mit Bewußtseinstrübungen) wird Zuweisung an eine Spezialabteilung (Infirmerie spéciale) gefordert.

RODIET beschreibt eine für geeignete Kranke der Pariser Anstalten bestimmte Kolonie für familiale Verpflegung in Lurcy-Lévy (Allier).

TOULOUSE, Paris, betont 1925 die Bedeutung des psychiatrischen Fürsorgedienstes, der die frühzeitige Rückkehr der Kranken in das Erwerbsleben ermöglicht und der Gefährdung der öffentlichen Sicherheit begegnet. — Wertvolle Ergänzungen verdanke ich einem Prospekte „*Service de Prophylaxie Mentale, Hôpital Henri Rousselle, Paris*, Mai 1926", für dessen Vermittlung ich ROEMER Dank schulde. 1921 wurde, administrativ getrennt von der Anstalt St.-Anne, für Paris und das Departement der Seine unter der Direktion von TOULOUSE ein solcher offener Dienst eingerichtet. Die *Poliklinik* (Dispensaire) hatte von Juni 1922 bis zum 1. Mai 1926: 36045 Besuche aufzuweisen, von denen 23934 auf „alte" freiwillig wiederkehrende Kranke entfielen. Von den klinisch Behandelten wurden mehr als 80 vH gebessert oder geheilt entlassen. Die allgemein unentgeltliche Untersuchung und die für Bedürftige unentgeltliche Behandlung umfaßt

    1. allgemeine Psychiatrie;

    2. spezielle Psychiatrie (anomale und geistig zurückgebliebene Kinder; pädagogische Psychiatrie; Neurologie; Epilepsie; Psychotherapie; Alkoholismus und Morphinismus) durch Anstaltsärzte;

    3. allgemeine Medizin und Chirurgie in ihrer Anwendung auf die Neuro-Psychiatrie;

4. verschiedene Spezialfächer, wie Ophthalmologie, Oto-rhino-laryngologie, Stomatologie.

Die *offene klinische Abteilung* enthält je einen Pavillon für 64 männliche und 46 weibliche Kranke mit je einer Beobachtungs- und Behandlungsabteilung.

In *Laboratorien* werden die biologisch-chemischen, physiologischen, psycho-physischen, experimentell-psychologischen, serologischen, pathologisch-anatomischen und Blut-Untersuchungen und die Maßnahmen für Elektrotherapie und Radiologie durchgeführt.

Der *soziale Dienst* (service social) wird unter ärztlicher Leitung von Sozialhelferinnen (assistentes sociales) versehen; er umfaßt Hausbesuche bei den poliklinischen Kranken; diese Besuche sollen die Anamnese und die sonstigen Daten berichtigen oder ergänzen und die erforderliche Kenntnis der Umgebung und der Beschäftigung des Kranken vermitteln, in dringlichen Fällen den Besuch des Arztes herbeiführen, die Kranken oder ihre Familien zur Poliklinik hinleiten, die richtige Durchführung der angeordneten Behandlung überwachen. Vor dem Austritt eines Kranken, dessen Zustand wesentlich beeinflußt wird durch seine Lebensbedingungen, sind die Verhältnisse seiner Umgebung festzustellen und tunlichst günstig zu gestalten. Familien, die sich ihrer erkrankten Angehörigen nicht annehmen, sind entsprechend zu beeinflussen. Eine dem Zustand des Kranken angepaßte Beschäftigung ist zu suchen. Für nicht arbeitsfähige Kranke, die nicht in der Anstalt und nicht in der Familie verpflegt werden können, ist entsprechende Unterkunft zu suchen. Bei Kranken, deren zwangsweise Einweisung in eine Anstalt in Frage steht, sind die Angaben der Umgebung zu überprüfen. Kranke, von denen asoziale Betätigung zu besorgen steht, sind der ärztlichen Behörde zu melden, die sich im Notfall mit der Polizeibehörde in Verbindung setzt. Es besteht Zusammenarbeit mit Schulärzten, Wohlfahrtsämtern usw. Für Kranke, deren körperliches Befinden oder geistiger Zustand den Besuch der Poliklinik nicht gestattet, sind ärztliche Hausbesuche vorgesehen. Mittel für Unterstützungen sind vorgesehen.

Der Dienst für psychische Prophylaxe (service de prophylaxie mentale) zerfällt also in einen offenen ärztlichen Dienst (service ouvert) und in einen sozialen Dienst (service social), die beide unter der spezialärztlichen Oberleitung von Toulouse stehen. Besonders bedeutungsvoll ist der eine Satz: „Die Zahl der zwangsweisen Internierungen in der Anstalt wird mehr und mehr zurückgehen in dem Maße, in dem der offene Dienst eingerichtet wird in den bestehenden Irrenanstalten, so daß das Gesetz von 1838 auf eine mehr und mehr abnehmende Anzahl von Kranken Anwendung finden muß."

Die Gedankengänge, die zur Gründung von Hôpital Rouselle führten, hat Toulouse lange Jahre systematisch verfolgt.

Schon 1898 hatte er in einem Berichte an den Generalrat des Departements der Seine über die Irrenfürsorge in England und Schottland als Ziel aufgestellt: aus den Irrenanstalten Krankenhäuser zu machen mit dem Ausblick auf den Schlußstein: auf die Behandlung der Kranken in ihrer Häuslichkeit bei und durch die Angehörigen, Verwandte oder Fremde. Lange Zeit gelang es den fortgeschrittenen Psychiatern Frankreichs nicht, Fortschritte zu diesem Ziel zu erreichen, trotzdem die Schwierigkeiten klar zutage lagen, die sich der Versorgung der Geisteskranken entgegenstellten: die allgemeinen Krankenhäuser hatten weder Einrichtungen noch geschultes Personal für erregte oder selbstmordgefährliche Kranke noch spezialistisch vorgebildete Ärzte. Die Anstalten wiederum hatten nur geschlossenen Betrieb; die Kranken mußten „interniert" werden. In den Provinzen ließen die Fürsorgeverbände die freiwillige Aufnahme der nicht zahlungsfähigen Kranken nicht zu, es wurden regelmäßig nur die „gefährlichen" Geisteskranken aufgenommen, die übrigen, zeitweise klaren und nicht gefährlichen pathologischen Persönlichkeiten blieben sich selbst überlassen.

Die Quelle weiterer Schwierigkeiten ergibt sich aus folgenden Ausführungen von Toulouse: Professor H. Claude-Paris, beschäftigte sich in seiner Antrittsvorlesung besonders mit dem Fehlen aller psychiatrischen Kenntnisse bei dem praktischen Arzt: „Dieser Unterricht kann nur verwirklicht werden in einem Betrieb, der umfaßt eine offene Abteilung mit Poliklinik und auswärtigem Dienste und eine geschlossene Abteilung."

„Als später die „Gesellschaft für geistige Hygiene" gebildet wurde, haben wir uns als erstes Ziel gesteckt, in den offenen Dienststellen der Asyle Grenzfälle, die zurzeit nicht geisteskrank im engeren Sinne sind, aufzunehmen ohne (polizeiliche) Internierung. Wir haben den sozialen Nutzen und den ökonomischen Wert dieser Art von Hilfe erkannt, der eine frühzeitige Erfassung der krankhaften Zustände gestattet und dadurch verhindern kann, daß sie sich verschlimmern und dann länger und drückender die Mittel der öffentlichen Hilfe beanspruchen. Auf Grund dieser Erwägungen wurde der Dienst für geistige Prophylaxe an der Anstalt St.-Anne gegründet. Dieser Dienst besitzt heute nur einen Demonstrationswert; er verfügt nur über eine Anzahl von Betten, die kleiner ist als der Bedarf der Pariser Bevölkerung. Und die Kranken in der Provinz bleiben in dem oben geschilderten Zustand beklagenswerter Vernachlässigung. Aber das Beispiel von Paris wird Nachahmung finden. Die Überwachungskommission der Anstalten im Departement der Seine hat den Antrag gestellt, daß die psychiatrische Klinik der Universität (Professor Claude) eine gewisse Anzahl von Kranken in freien Plätzen aufnehmen darf, und der Generalrat hat der Einrichtung eines offenen Dienstes zugestimmt."

„Die berufenen Organe sind im Begriff, die Einrichtung der offenen Abteilungen in *allen* Irrenanstalten herbeizuführen." (E. Toulouse et R. Mourgue, L'évolution de l'hygiene et de la prophylaxie mentale, Hygiene Mentale, III et IV. 1926.)

Damit hat Toulouse den Weg gezeigt, der in Frankreich allein gangbar erscheint: wahrhafte Modernisierung der französischen Anstalten durch Angliederung eines offenen Dienstes, dadurch Zerstreuung des Mißtrauens gegen die Anstalten, dadurch Eignung der Anstalten zur

Angliederung eines sozialen Außendienstes, der die Irrenanstalten in Wahrheit zu Krankenhäusern und zu leistungsfähigen Organen der Mental-Hygiene, der psychischen Prophylaxe macht. Daneben sind vereinzelte großstädtische Durchgangsstationen (Legrain) vorzusehen.

Es ist in erster Linie das Verdienst von TOULOUSE, wenn Frankreich zum Wohle der Irrenfürsorge und seiner Anstalten diese Entwicklung einschlägt, die trotz der Hemmung durch das alte Irrengesetz von 1838 ohne weiteres möglich erscheint.

Literatur.

BRAVETTA, EUGENIO: Il serv. lib. di prof. ment. a Parigi. Rass. di studi psich., Bd. 13, S. 366, 1924. Ref. Ctrbl. f. d. ges. Neurol. u. Psych., Bd. 39, S. 185.

BRIAND, MARCEL: La loi sur le régime des aliénés. Progr. méd., Bd. 49, S. 636, 1922. Ref. Ctrbl. f. d. ges. Neurol. u. Psych., Bd. 34, S. 391.

CAUSSADE, G. et MARIE, A.: A propos des services ouverts. Bull. et mém. de la soc. méd. des hôp. de Paris, Bd. 39, S. 1581, 1923. Ref. Ctrbl. f. d. ges. Neurol. u. Psych., Bd. 36, S. 392.

COLIN, H.: Mental Hygiene and prophylaxis in France. Journ. of ment. science, Bd. 67, S. 459, 1921. Ref. Ctrbl. f. d. ges. Neurol. u. Psych., Bd. 8, S. 237.

JUDE, L. V. R.: Chronique psychiatrique. Arch. de méd. et de pharm. milit., Bd. 78, S. 537, 1923. Ref. Ctrbl. f. d. ges. Neurol. u. Psych., Bd. 39, S. 96.

LEGRAIN: Le projet Grinda et l'hygiène mentale. Ann. méd.-psychol., Bd. 1, S. 298, 1922. Ref. Ctrbl. f. d. ges. Neurol. u. Psych., Bd. 30, S. 339.

PANDY: S. 321.

PHERSON: Les différentes sortes d'assistance. Arch. int. de neur., Bd. 34, S. 82, 1912. Ref. Ctrbl. f. d. ges. Neurol. u. Psych., Bd. 5, S. 1099.

RAYNIER: Discussions sur les malades dits «petits mentaux» et la création de «Services ouverts». Ann. méd.-psych., Bd. 80, S. 216, 1922. Ref. Ctrbl. f. d. ges. Neurol. u. Psych., Bd. 32, S. 56, 1923.

RODIET, A.: Des inconvénients, imperfections et dangers des colonies familiales d'aliénés. Ann. méd.-psych., Bd. 71, I., S. 422, 551; II., S. 59, 221, 1913. Ref. Ctrbl. f. d. ges. Neurol. u. Psych., Bd. 8, S. 237.

— Les difficultés de l'intern. des aliénés. Ann. de méd. lég., Bd. 4, S. 272, 1924. Ref. Ctrbl. f. d. ges. Neurol. u. Psych., Bd. 39, S. 95.

— La prophyl. ment. et le plac. famil. Par. méd. Bd. 16 S. 114, 1926. Ref. Ctrbl. f. d. ges. Neurol. u. Psych., Bd. 43, S. 659.

TOULOUSE, E.: L'évolution de l'ass. psych. Hyg. ment., Bd. 20, S. 158, 1925. Ref. Ctrbl. f. d. ges. Neurol. u. Psych., Bd. 42, S. 236.

d) Holland.

In *Holland* besteht reges Interesse für die Familienpflege Geisteskranker. Dieses Interesse wurde besonders geweckt durch den Bericht des — leider inzwischen verstorbenen — Psychiaters VAN DEVENTER auf dem internationalen Kongreß für Neurologie und Psychiatrie in Gent 1913, in welchem er auf die guten Erfolge in Schottland und Belgien (Gheel) hinwies. Eine Regierungsverordnung vom 22. September 1915 ermöglichte die gemeinsame Pflege von Geistes- und Nervenkranken außerhalb von psychiatrisch-neurologischen Kliniken und allgemeinen Krankenhäusern in (offenen) Instituten, welche — und zwar besonders im räumlichen und organisatorischen Anschluß an (geschlossene) Irrenanstalten — eingerichtet werden sollten. Es bestehen Vereine zur Unterstützung entlassener Geisteskranker (in Utrecht seit 1860; für Nordholland seit 1863).

Eine van-Deventer-Stiftung hat sich die Förderung der Familienpflege besonders zum Ziel gesetzt.

Eine weitere kräftige Förderung erhielt die Familienpflege durch finanzielle Erwägungen: In Holland sind die Gemeinden gesetzlich verpflichtet, den Aufwand zu decken, der durch die Anstaltspflege unbemittelter Geisteskranker entsteht. Diese finanzielle Belastung ist, trotzdem den Gemeinden ein Staatszuschuß gewährt wird, drückend geworden, seitdem die Kosten der Anstaltsverpflegung nach dem Kriege durch die allgemeine Preissteigerung und durch die Vermehrung des Pflegepersonals, die sich aus der Verkürzung der Dienstzeit ergab, in öffentlichen Anstalten sich von 300 fl. im Jahr 1914 bis zu 1600 fl. 1923 erhöht haben. Die logische Folge dieser Zunahme der Verpflegungskosten ist eine beträchtliche Abneigung der holländischen Gemeinden, unbemittelte Geisteskranke in öffentlichen Irrenanstalten unterzubringen, während große Neigung besteht, die Kranken aus diesen Anstalten zu nehmen und sie in Armenhäusern oder in der Familie unterzubringen. Diese Bewegung wurde durch die holländischen Psychiater in zweckmäßige Bahnen geleitet; sie haben erreicht, daß der Staatszuschuß den Gemeinden unter gewissen Voraussetzungen weitergezahlt wird, wenn der unbemittelte Kranke aus der Anstalt in Familienpflege verlegt wird. Und sie haben Einrichtungen für eine psychiatrisch geleitete Familienpflege geschaffen. Dabei wurden zwei Wege eingeschlagen, die durch zwei Beispiele illustriert werden sollen:

Im September 1922 wurde die Kolonie Beilerood in Beilen gestiftet, die in erweiterter und verbesserter Form die Gheeler Einrichtungen nachahmt und den doppelten Zweck haben soll, als *Durchgangsstation* die Rückkehr in das Leben zu erleichtern oder als *dauernder Aufenthalt* zu dienen.

Die guten Erfolge, die mit der Behandlung der früher in geschlossenen Anstalten verpflegten Kranken, besonders mit Praecocen erzielt wurden, werden besonders betont. Eine Nachkontrolle der Entlassenen ist vorgesehen.

Den zweiten Weg hat Direktor Dr. Pameijer der Rotterdamer Anstalt Maasoord eingeschlagen, indem er nach einem Studienaufenthalt in Erlangen und Nürnberg die Erlanger Einrichtungen einführte und mit der Einzeldurchführung den Kollegen Overbosch betraute; nach einer Mitteilung waren am 1. Januar 1926: 70 Kranke in Fürsorge, darunter 57 neu Entlassene.

Es steht zu hoffen, daß die Vereinigung beider Methoden gestatten wird, die anscheinend drohende Erschwerung der Aufnahmen ebenso zu vermeiden wie die Überfüllung der Irrenanstalten und die regellose Herausnahme von Kranken aus den Anstalten, so daß der holländischen Irrenfürsorge ermöglicht wird, die Stellung zu behaupten, auf die sie nach den Leistungen ihrer Irrenärzte Anspruch erheben darf.

Literatur.

van Deventer: L'assistance et l'inspection des aliénés en dehors des asiles. Bull. de la Soc. de méd. ment. de Belgique 1913, S. 322. S. auch Psychiatr. en Neurol. Bladen, Bd. 19, S. 250, 1915.

Melchior: Psychiatr. en Neurol. Bladen, Bd. 19, S. 426, 1925.
Pandy: 1908, S. 252.
Schuurmanns, Stekhoven J. H.: Maandbl. v. h. Krankz-wezen 1916. Ref. Ctrbl.
    f. d. ges. Neurol. u. Psych., Bd. 12, S. 588 u. Psychiatr. en Neurol. Bladen, Bd.
    19, S. 554, 1915.
— VII. Geneesk. gids, Bd. 3, S. 1218, 1925. Ref. Ctrbl. f. d. ges. Neurol. u. Psych.,
    Bd. 43, S. 732.
Stuurmann F. J.: Santpoort. Psych.-neur. Wchschr., Bd. 25, S. 211, 1923/24.

e) Italien.

In *Italien* fordert Vidoni 1925 ein enges Zusammenarbeiten des Lehrers mit dem Schularzt und eine Verbesserung der Irrenanstalten; er bespricht die Fürsorge für die aus der Anstalt Entlassenen, die Arbeit der Ambulatorien, die Dezentralisation, die Verwendung von Fürsorgeschwestern, die Bekämpfung der Syphilis und der Pellagra; nachdem Tarrozi 1924 die Durchführung von Einrichtungen der offenen Fürsorge im Anschluß an neu zu errichtende klinische Asyle empfohlen hatte.

Literatur.

Ref. Ctrbl. f. d. ges. Neurol. u. Psych., Bd. 43, S. 606.
Ebenda, Bd. 38, S. 270.

f) Österreich.

In *Österreich* war die Familienpflege Geisteskranker ähnlich wie in Deutschland im Anschluß an verschiedene Anstalten, besonders an die Anstalten Mauer Öhling und Ybbs organisiert. Starlinger hat eine Fürsorgeorganisation für die außerhalb der Anstalten lebenden Kranken gegründet mit dem Ziele:

a) bei geistigen Erkrankungen Rat und Hilfe zu leisten,

b) die Rückkehr der Anstaltspfleglinge in das bürgerliche Leben zu erleichtern,

c) die öffentliche Irrenpflege zu heben und die Vorurteile gegen Geisteskranke und Irrenanstalten zu bekämpfen,

d) für Familien zu sorgen, welche durch die geistige Erkrankung eines Angehörigen in Not geraten sind.

Er folgte mit dieser Gründung einem Vorschlage Schwaighofers, der 1911 die Gründung von Irrenfürsorgeorganisationen forderte, die besonders bei der Entlassung ungeheilter Kranker mitwirken und den Kranken die nötigen Existenzbedingungen schaffen sollten. In neuester Zeit besteht in Wien das Bestreben, eine Außenfürsorge einzurichten: Berze, der verdiente Leiter der Anstalt Steinhof, hat als erster in Wien die Errichtung von Fürsorgestellen angeregt, später hat besonders Dreikurs der psychiatrisch-neurologischen Filialabteilung (Prof. E. Mattauschek) des allgemeinen Krankenhauses Wien seine Kraft in den Dienst dieser Bestrebungen gestellt, und Berze hat nach Einsichtnahme in die Erlangen-Nürnberger Einrichtungen eine soziale Fürsorge für entlassene Patienten eingerichtet im Anschluß an die Anstalt Steinhof.

Dreikurs hat die Einrichtung einer Fürsorge- und Beratungsstelle für Nerven- und Geisteskranke gefordert und als Kernpunkt einer jeden Geisteskrankenfürsorge die Psychopathenfürsorge bezeichnet, Tagesarbeitsstätten für Psychopathen, Psychopathenheime, ferner Arbeitslehrkolonien für jene Psychopathen postuliert, die aus der Jugendfürsorge entlassen werden müssen ohne einen Beruf erlernt zu haben; um diese Arbeitslehrkolonien sollten Ansiedlungen für entlassene Zöglinge entstehen und sich organisch zu Psychopathenheimen entwickeln. Daneben verlangt er eine besondere Organisation der Fürsorge für straffällig gewordene oder kriminelle Neigungen zeigende Psychopathen und Geisteskranke. Er hofft, durch diese Maßnahmen zum allmählichen Abbau von Irrenanstalt und Gefängnis, zur Verminderung der Zahl der Psychopathen zu kommen.

Weiterhin fordert er besondere Maßnahmen in der Alkoholiker- und Epileptikerfürsorge.

In letzter Linie scheint ihm möglich, die Lebensbedingungen der Geisteskranken im engeren Sinne zu verbessern durch Einrichtung von Fürsorgestellen, Einführung der Beurlaubungen, Entwicklung der Familienfürsorge. Die Gesamtheit dieser Bestrebungen will er im Rahmen einer „psychischen Hygiene" zusammengefaßt wissen.

Literatur.

BERZE, J.: Ref. über KOLBS Reform der Irrenfürsorge. Jahrb. d. Psychiatr. u. Neurol., Bd. 41.

DREIKURS: Die soziale Fürsorge in der Psychiatrie. Jahrb. d. Psychiatr. u. Neurol., Bd. 34, S. 247, 1925.

— Die Aufgaben der modernen Geisteskrankenfürsorge. Österr. Blätter f. Krankenpfl., Bd. 2, S. 52, 1926.

— Über den gegenwärtigen Stand und die Probleme der Geisteskrankenfürsorge in Wien. Wien. klin. Wochenshr. 1926, Nr. 30.

g) Rußland.

Während in Deutschland und in den Vereinigten Staaten Nordamerikas die offene Fürsorge entstanden ist als logisches Endglied einer fortschreitenden Entwicklung, welche mit zunehmender Einbeziehung von zunehmend leichten Fällen auch einen wachsenden Bedarf an immer freieren Verpflegsformen bedingte, wurzelt die offene Fürsorge in *Rußland* — wenn wir von einzelnen Großstädten absehen — in der Regel in dem Mangel an Plätzen in Irrenanstalten.

Nach PANDY, S. 565, waren (um 1900) von den 3000 Geisteskranken des Regierungsbezirkes Nijny-Novgorod nur 500 in Irrenanstalten, nach ASBUKIN im Wassilschen Kreise des Gouvernements Nijny-Novgorod 80,1 vH unter Obhut ihrer Verwandten (1912).

Etwa seit 1880 hat man in Rußland begonnen, zur Ergänzung der quantitativ unzulänglichen Anstaltsfürsorge einen „patronage familial" einzurichten.

Nach PROSOROW wurde er in Moskau 1892 von BASHENOFF eingeführt. Am 1. Juli 1909 befanden sich in den beiden städtischen Irrenanstalten 1158, in Familienpflege 734 Kranke. Etwa 65 vH waren in der eigenen, rund 35 vH in einer fremden Familie untergebracht. Eine Reihe von Kranken war nie in der Irrenanstalt gewesen: jeder Geisteskranke, welcher öffentliche ärztliche Hilfe in Anspruch nimmt, wird zunächst zu Hause von den städtischen Irrenärzten untersucht; je nach dem Ergebnis der Untersuchung und der Prüfung seiner Umgebung entweder in der Familie belassen oder in einer fremden Familie oder in einer Anstalt untergebracht.

Von 4250 in acht Jahren zu Hause untersuchten Geisteskranken wurden nur 39 vH in Anstalten, 28 vH in Familienpflege genommen, 32 vH konnten ohne psychiatrische Hilfe gelassen werden (Bruchansky). Unter 1231 bis 1910 in Familienpflege genommenen Kranken befanden sich: periodische Psychosen 38 = 3,1 vH, Paranoia 18 = 1,5 vH, Imbezillität und Idiotie 105 = 8,5 vH, Dementia praecox 138 = 11,2 vH, Alkoholpsychosen 42 = 3,4 vH, hysterische Psychosen 15 = 1,2 vH, epileptische Psychosen 81 = 6,6 vH, progressive Paralysen 367 = 29,8 vH!!, organische Psychosen 107 = 8,7 vH, Alterspsychosen 99 = 8,0 vH, sekundäre Demenz 198 = 16,1 vH, sonstige Formen 23 = 1,9 vH.

Die durchschnittliche Dauer des Aufenthaltes in der Moskauer Dorfpatronage belief sich in den ersten zwölf Jahren für Männer auf 2 Jahre 11 Monate, für Frauen auf 4 Jahre 4 Monate (Stupin).

1909 waren nach Prosorow in der Stadt Moskau selbst 393 Kranke in Familien untergebracht; dieselben wurden von vier Ärzten betreut; zwei derselben hatten neben den Aufnahmen in die städtischen Irrenanstalten und in die Patronage je 40—50, die beiden anderen Ärzte je 150 familial untergebrachte Kranke zu versorgen. Den vier Ärzten waren drei Aufseherinnen beigegeben.

Auch in Petersburg bestand um 1910 eine im Jamburgschen Kreise gegründete Einrichtung für Familienpflege im Anschluß an eine Irrenanstalt (Soukhanoff 1910).

In einem Programm forderte Kaschtschenko 1910: 1. periodische Zählungen der Geisteskranken, 2. psychiatrische Krankenhäuser, 3. Familienpflege, 4. Fürsorge für die aus dem Krankenhaus entlassenen Kranken.

1914 erhob Sergijewsky die Forderung kleiner, maximal 120—160 Betten enthaltenden psychiatrischen Krankenhäuser, die der Bevölkerung eine pychiatrisch geleitete Pflege der Geisteskranken in der eigenen Familie erlauben und außerdem die Möglichkeit einer ambulanten Behandlung bieten würden.

Nach dem Krieg forderte Bruchansky eine das Krankenhaus ergänzende und mit ihm ein Ganzes bildende organisierte psychiatrische Hilfe außerhalb des Krankenhauses mit Gelegenheit zu ambulanter Behandlung und mit organisierter Familienpatronage, die sich nicht nur auf „abgelaufene" chronische Fälle beschränken dürfe.

Galant betont die Zunahme der Grenzfälle, die in geschlossenen Irrenanstalten in höchstem Maße desorganisierend wirken; er fordert für ihre Behandlung offene, psychiatrische Krankenhäuser, erleichterte Aufnahme ohne Formalitäten, psychiatrische Ambulatorien und Dispensatorien; Ausbau der Irrenanstalten zu „Heilanstalten".

Der Psychiater hat außerhalb der Anstalt zu leisten: Prophylaktische, konsultative, psychotechnische Arbeit; Aufklärungsarbeit.

Ssemasko und Zacharow betonten 1925 die starke Zunahme der nervösen Erkrankungen und der Grenzzustände; sie forderten neben therapeutischen Bestrebungen vor allem die Organisation der Prophy-

laxe: das Studium des Problems der Kindererziehung, der Organisation
der Arbeit; die Aufklärung der Bevölkerung.

P. Sinowjev bezeichnet als Aufgabe der russischen neuro-psychiatri-
schen „Dispensarien" die individuelle und Massenerziehung der Kranken
und ihrer Umgebung. Die Forderung, daß in erster Linie diejenigen
Kranken behandelt werden, deren Arbeitsfähigkeit noch nicht gestört
ist, scheint mir erhebliche Gefahren in sich zu bergen, zumal da der
Arzt die Möglichkeit haben soll, die Lebensbedingungen des Patienten
zu ändern: gerade bei den in Frage kommenden Grenzzuständen besteht die Gefahr, daß durch Begehrungsvorstellungen Zustandsbilder aus
der Gruppe der psychogenen Störungen künstlich erzeugt werden.

Nach einem Berichte, den Dozent Dr. Leo Rosenstein, Moskau,
uns zur Verfügung gestellt hat, bauen sich die dort durchgeführten
Maßnahmen auf dem Grundsatz der Dispensarisation auf, worunter
man dort „die vollkommene Verbindung der therapeutischen und prophylaktischen Tätigkeit" versteht. Bis 1. Januar 1926 wurden 144750 Arbeiter untersucht, 9 Nachtsanatorien mit 285 Betten, physikalisch-
therapeutische Anstalten für die Bekämpfung der Nervenkrankheiten,
Prophylaktorien errichtet; letztere mit der Bestimmung, eine neue
gesunde Lebensweise bei den Arbeitermassen durchzuführen. Aus Ärzten und Arbeitervertretern bestehende „Kommissionen für die Sanierung der Arbeits- und Lebensbedingungen" und „Gesundheitszellen"
bei den einzelnen Fabriken wurden gebildet; ein spezieller Verein gegründet; Fortbildungskurse abgehalten. In Moskau wurde ein spezielles
wissenschaftliches Institut eröffnet, „staatlicher neuropsychiatrischer
wissenschaftlicher Dispanser", bestehend aus einer „wissenschaftlichen
Abteilung für Psychohygiene und Psychoprophylaxe" und einer Poliklinik, mit 24 wissenschaftlichen und insgesamt über 60 Mitarbeitern.
Seine Aufgabe ist die Bearbeitung der allgemeinen Fragen, der Methoden
der Mental-Hygiene; das Studium der Lebens- und Arbeitsbedingungen
unter dem Gesichtswinkel der Mental-Hygiene; die Bearbeitung der
psychischen Untersuchungsmethoden, der sozial und kriminell wichtigen Störungen; der erforderlichen gesetzlichen Maßnahmen; der von
den allgemeinen Lebens- und von den Arbeitsverhältnissen abhängigen
Störungen mit Vorschlägen für prophylaktische Maßnahmen.

Die Poliklinik besteht aus 9 Abteilungen; es gibt psychiatrische und
neuropsychiatrische Abteilungen (für Grenzfälle, für Alkoholisten, für
Narkomanen), die auch Untersuchungen an geistig Gesunden ausführen;
es gibt Abteilungen für psychophysiologische, psychotechnische, an-
thropometrische Untersuchungen. Die Behandlung erfolgt teils in diesen
Abteilungen, teils auf einer psychotherapeutischen Abteilung, teils in
den Abteilungen für Psychoanalyse und Hypnose, teils auf der physi-
kalisch-therapeutischen Abteilung, der eine Wasserkuranstalt angegliedert ist.

Im ersten Jahre haben 7500 Menschen das Institut aufgesucht mit
rund 50000 Konsultationen. 55 vH der Fälle sind Psychoneurosen,
30 vH Geisteskranke; außerdem wurden 2000 Gesunde untersucht. Ein
Teil der Fälle wurde in Beobachtung und ambulante Behandlung, ein

Teil in soziale Fürsorge genommen. Die Ärzte des Institutes besuchen die Fabriken, machen Hausbesuche. Ähnliche Institute bestehen in Wjatra, Woronesch, Charkow.

Es wäre interessant, von Einzelfällen und von den Einrichtungen auf dem flachen Lande zu hören. Die ganze Organisation enthält sicher manche brauchbare, ja wertvolle Gedanken; man kann sich aber des Eindruckes nicht erwehren, als handle es sich im wesentlichen zunächst um eine auf den Befehl einer Sowjetbehörde ins Leben gerufenen Organisation, dazu bestimmt, fremden Besuchern und besonders besuchenden Arbeitervertretungen ein Bild regsten wissenschaftlichen Lebens mit neuen, in neuen Bezeichnungen zum Ausdruck kommenden Zielen und mit dem besonderen Ziel sozialer und ärztlicher Bemühungen um die Arbeiterbevölkerung hinzuzaubern.

Literatur.

Asbukin, D.: Neur. Bote, Bd. 20, S. 193, 1913. Ref. Ctrbl. f. d. ges. Neurol. u. Psych., Bd. 8, S. 599.

Bruchansky, P.: Ergebnisse der achtjährigen Tätigkeit der Patronage der Stadt Moskau. Korsakow Journ. f. Neurop. u. Psych. (russ.), Bd. 11, S. 534, 1911. Ref. Ctrbl. f. d. ges. Neurol. u. Psych., Bd. 4, S. 959.

— Ref. Ctrbl. f. d. ges. Neurol. u. Psych., Bd. 39, S. 287.

Galant, Susmann Johann: Die Grundlage der neuen Organisation der Irrenpflege in Sowjet-Rußland. Allg. Zeitschr. f. Psychiatr., Bd. 82, S. 81, 1925.

Kaschtschenko, P.: Ref. Ctrbl. f. d. ges. Neurol. u. Psych., Bd. 2, S. 239.

Prosorow, L.: Die städtische Patronage für Geisteskranke in Moskau. Psychiatrie der Gegenwart (russ.), Bd. 4, S. 261, 1910. Ref. Ctrbl. f. d. ges. Neurol. u. Psych. Bd. 2, S. 751, 1911.

Sergijewsky, S.: Ref. Ctrbl. f. d. ges. Neurol. u. Psych., Bd. 10, S. 104.

Sinowjev, P.: 1925. Ref. Ctrbl. f. d. ges. Neurol. u. Psych., Bd. 43, S. 607.

Soukhanoff, S.: Ref. Ctrbl. f. d. ges. Neurol. u. Psych., Bd. 2, S. 1087.

Ssemasko, N.: 1925. Ref. Ctrbl. f. d. ges. Neurol. u. Psych., Bd. 43, S. 606.

Stupin, S.: Ref. Ctrbl. f. d. ges. Neurol. u. Psych., Bd. 6, S. 848.

Zacharow, J.: 1925. Ref. Ctrbl. f. d. ges. Neurol. u. Psych., Bd. 43, S. 606.

f) Schottland

war seit langer Zeit dasjenige Land, in welchem die Irrenfürsorge zu einer nahezu idealen Höhe entwickelt war unter besonderer Betonung der freien Verpflegsformen.

Am 1. Januar 1903 waren bei 4472000 Einwohnern 20921 Geisteskranke festgestellt, von denen 16658 in den Listen der Behörden (registered) waren und unter Aufsicht standen; bei dem nicht beaufsichtigten Teil war eine Beaufsichtigung als unnötig festgestellt. Die überwältigende Mehrzahl der registrierten Kranken war in vorzüglich angelegten und geleiteten Irrenanstalten oder in guten Abteilungen von Armenhäusern untergebracht. Die versuchsweise Entlassung (on trial) ist seit 1862 gesetzlich eingeführt. Der Direktor kann auf vier Wochen beurlauben und die Beurlaubung mit Zustimmung der Aufsichtsbehörde (board) auf ein halbes bis ein Jahr verlängern. Der beurlaubte Kranke wird auch außerhalb der Anstalt von sachverständigen Ärzten beaufsichtigt und kann jederzeit in die Anstalt zurückgebracht werden. Die Beaufsichtigung erfolgt nicht von der Anstalt aus, sondern durch den Board. Von 1862—1905 wurden im ganzen 5525 Kranke probeweise entlassen (beurlaubt), von denen 22 vH in die Anstalt zurückgebracht werden mußten. 1906 wurden 124 Kranke versuchsweise entlassen.

| | Bevölkerung in Taus. | Registrierte Kranke | | Geisteskranke in Irrenanstalten und Irrenabteilungen von Krankenhäusern | | | Gestorben | In Privat-(Familien-)Pflege | | |
| | | | | | | | | | Zugänge | |
		Abs. Zahl	auf 10000 Einwohner	Bestand 1. Jan.	Aufnahmen inkl. Versetz.	Entl. und Versetz.		Bestand 1. Jan.	Von Armeninspektoren	Von Anstalten
1901	4479	15899[1])	349	12401	3977	2966	1087	2669	94	160
1905	4592	17241[1])	367	13944	3892	2885	1320	2704	108	217
1910	4737	18337[1])	378	14829	3675	2459	1344	2843	133	156
1914	4747	19346[1])	394	15739	4165	2693	1533	2833	72	142
1915		19557[1])	399	˙16086				2768		

In Schottland besteht der Grundsatz: alle Geisteskranken, die der Irrenanstaltsbehandlung bedürftig sind, in die Irrenanstalt; alle übrigen unter die Aufsicht des „board" entweder bei der eigenen (1902: 954 = 36,3 vH) oder bei einer fremden Familie (1902: 1677 = 63,7 vH). Jede Familie, die mehr als einen Geisteskranken verpflegt, bedarf einer besonderen Erlaubnis. Die bei Familien verpflegten Geisteskranken werden mindestens einmal im Jahre von einem Kommissionsmitglied, zweimal von dem Armeninspektor, viermal von dem zuständigen Amtsarzt besucht (PANDY S. 529). Die Revisoren haben Bericht zu erstatten und sich darüber zu äußern, ob der betreffende Kranke sich weiterhin für Familienpflege eignet.

Eine Gemeinde ist berechtigt, einen von ihr in einer Irrenanstalt verpflegten Kranken zurückzufordern und ihn in Familienpflege zu geben, doch wird von diesem Recht anscheinend nur dann Gebrauch gemacht, wenn der Kranke vom Direktor der Anstalt für Familienpflege begutachtet wurde. Die vH-Zahl der familial verpflegten Geisteskranken, die niemals in einer Irrenanstalt verpflegt waren, ist in rascher Abnahme begriffen.

PANDY (S. 96) erwähnt, daß das Gartloch-Asylum seit seiner Eröffnung (1898) mit Familienpflege (boarding out-system) verbunden war; in den ersten beiden Jahren wurden von 82 entlassenen Kranken 18 bei Familien untergebracht.

ROBERTSON (zit. bei PANDY S. 100), der früher als Chefarzt im Parochial Asylum von Glasgow-City tätig war, erwähnt, daß die Anstalt Gartmore zu einem Mittelpunkt für Familienpflege geworden sei; bei 272 in Familienpflege gegebenen Kranken ergab sich niemals eine nennenswerte Unannehmlichkeit. Aus der Anstalt Woodilee waren 1903 171 Kranke bei Familien untergebracht. Wenn auch diese Kranken anscheinend nicht von der Anstalt, sondern vom Board aus betreut und beaufsichtigt wurden, ergibt sich aus diesen Angaben doch, daß

---

[1]) Davon 378—602 in Training Schools, 46—66 in der Geisteskrankenabteilung der Perth-Strafanstalt. First Annual Report of the General Board of Control. Glasgow: Printed by James Hedderwick and Sons, Limited, 1915.

die modernen, gut geleiteten Irrenanstalten natürliche Zentren für die familiale Verpflegung werden, auch wenn man, wie in Schottland, bestrebt ist, die offene Fürsorge von der Anstaltsfürsorge grundsätzlich getrennt zu halten, ausgehend von der theoretischen Erwägung, daß der Anstaltsdirektor keine Zeit habe für die Tätigkeit außerhalb der Anstalt, daß ferner die Familienpflege vollständig frei bleiben solle vom „Anstaltsgeiste", und daß gerade in der Umgebung der schottischen Anstalten die Bevölkerung wenig geeignet sei für Familienpflege.

Immerhin konnte 1903 der Direktor von Woodilee aus Mitteln, die ihm von privater Seite zur Verfügung gestellt wurden, entlassenen Kranken finanzielle Beihilfen gewähren.

Soweit ohne persönliche Kenntnis der schottischen Verhältnisse ein Urteil zulässig ist, möchte man annehmen, daß von den Irrenanstalten aus, welche Großstädte versorgen oder größere Städte in ihrem Aufnahmegebiet enthalten, ein externer Dienst, eine Außenfürsorge, ein extra-mural-work, ein after-care recht wohl eingerichtet werden könnte, und daß diese Einrichtung geeignet wäre, den letzten abschließenden Baustein der hervorragenden schottischen Irrenfürsorge zu bilden.

Es ist erwähnenswert, daß in Glasgow in letzter Zeit Geisteskranke, ohne in die amtlichen Listen eingetragen (enregistered) zu werden, in Beobachtungsabteilungen der allgemeinen Krankenhäuser für sechs Wochen aufgenommen werden dürfen.

Literatur.

Carswell, J.: Some sociological considerations. Journ. of ment. science, Bd. 70, S. 347, 1924. Ref. Ctrbl. f. d. ges. Neurol. u. Psych., Bd. 39, S. 95.

i) Schweden.

In *Schweden* waren 1896 von 11000 Geisteskranken nur 4259 = 38,7 vH; von 18000 Geisteskranken, Idioten und Imbezillen nur 22,6 vH in Anstalten untergebracht (Pandy, S. 16). Die Anstalten waren fast ausschließlich völlig geschlossen. Es mußte Aufgabe der Irrenfürsorge sein, neue Anstaltsplätze bereitzustellen und die offenen Verpflegsformen zu entwickeln.

In staatlichen Anstalten waren untergebracht:

1901	bei rd. 5,1 Mill. Bevölkerung	5016 Kranke,
Ende 1911	„ „ 5,5 „	„	7926	„
Ende 1921	„ „ 6,0 „	„	10839	„ (1925: 11578)

so daß einer Zunahme der Bevölkerung um 20 vH eine Zunahme der anstaltsverpflegten Kranken um 130 vH gegenübersteht; offene Abteilungen finden sich jetzt in allen schwedischen Irrenanstalten. Eine neue Anstalt mit 1200 Betten wurde 1927 eröffnet.

In der Gemeinde Korsberga (Småland) besteht eine vor mehr als 100 Jahren von Pfarrer Pontén gegründete Familienpflege für Geisteskranke verschiedener Gegenden; 1903 wurde eine kleine Zentrale eingerichtet, in welcher ein Pflegerpaar mit zwei arbeitsfähigen Kranken wohnte; aus der Anstalt Vexjoe wurden in Korsberga bei 26 Familien 78 Kranke unter Aufsicht einer Oberwärterin untergebracht. (Pandy, S. 50.) 1909 standen 114 Kranke (69 M. und 45 W.) in Pflege. 1925 waren es 219. Familienpflege besteht außerdem im Anschluß an die Anstalten Kristinehamn und Piteå, überall nur für Anstaltsinsassen. Seit Jahrzehnten besteht die Möglichkeit, Kranke zu beurlauben, im allgemeinen allerdings nicht für längere Zeit als einen Monat; die Beurlaubungen gehen meist den Entlassungen voraus. Für kriminelle Kranke kann die Beurlaubung mit Zustimmung der oberen Medizinalbehörde (Medizinalstyrelsen) beliebig lange ausgedehnt werden. Da die Plätze in den staatlichen Anstalten nicht hinreichen, sind Anstalten der Städte und Bezirke von sehr verschiedener Qualität entstanden (rund 1378 Plätze zur Zeit). In privaten Anstalten gibt es 121 Plätze. Es wird ein Bedarf von 3 Anstaltsplätzen auf 1000 Bewohner angenommen.

Ein neues Irrengesetz ist zu erwarten.

Die nicht in Anstalten untergebrachten Geisteskranken und Idioten werden in längeren Zwischenräumen vom Amtsarzt besucht, der bei dieser Gelegenheit auch Unterbringung und Behandlung prüft. In den Jahren 1903—1905 wurden 4447, 1925 1578 solche Kranke besucht, von denen rund 90 vH zufriedenstellend, 9 vH weniger gut, 1 vH schlecht untergebracht waren; in Anstalten hätten gehört rund 25 vH. Die Kontrolle kostete (in einem Jahr?) 42000 Kronen.

Es besteht ein Hilfsverein für Geisteskranke.

Im Jahre 1914 wurde in Stockholm auf private Initiative mit Unterstützung der Kommunalbehörden eine Frau als Kurator aufgestellt mit der Aufgabe, die rechtlichen und ökonomischen Interessen während des Anstaltsaufenthaltes und nach der Entlassung wahrzunehmen, im Bedarfsfalle die Vormundschaft zu übernehmen. Ein 1917 in Stockholm gegründeter Hilfsverein für psychisch Kranke übernahm den Kurator und richtete eine *psychiatrische Fürsorgestelle* ein, die nach WIGERT 1917 bis 1920 von 57, 162, 237, 308 Kranken beansprucht und besetzt wurde mit einem, später zwei Ärzten, dem Kurator, einer Krankenpflegerin, einem Gehilfen; die Kranken kommen von selbst oder werden vom Arzt oder bei der Entlassung von der Anstaltsdirektion zugewiesen. Psychotherapie und medizinische Behandlung, im Bedarfsfalle Einweisung in ein Krankenhaus sind vorgesehen; hauptsächlich aber wird soziale Hilfe gewährt (Vermittlung von Krankenunterstützung, Aufenthalt in einem Erholungsheim, von Arbeit, Milieuwechsel usw.). Vormundschaftsverwaltung hat der Kurator in mehr als 100 Fällen übernommen. Die Fürsorgestelle verfügt, dank einer Schenkung, über ein *Erholungsheim* und eine kleine Zentralanstalt (Ledinge). Die Fürsorgestelle hat außerdem eine *Familienpflege* von Kranken, von denen mehrere niemals in einer Irrenanstalt waren, eingerichtet; leichtere Fälle werden bei Bauern und Arbeitern in Verpflegung gegeben (auf einer Insel im Mälarsee, in einigen Gemeinden der Provinz Uppland) und regelmäßig von den Ärzten und von der Oberpflegerin, nach Bedarf vom Kurator, besucht. Zur Zeit sind wenigstens 150 Kranke der Stadt Stockholm in dieser Familienpflege untergebracht.

Einer Arbeit ELANDERS (Acta Societatis Medicorum Suecanae 1927, Bd. 53, Stockholm 1927), die ich ebenfalls Professor WIGERT verdanke, sind folgende Daten entnommen (s. Tabelle S. 130).

Die Poliklinik will durch ihren Rat und ihre Hilfe erreichen, daß unbemittelte Kranke zu Hause gepflegt und wenigstens teilweise arbeitsfähig erhalten werden. Es wird ausdrücklich hervorgehoben, daß eine verhältnismäßig frühe Entlassung dadurch erreicht werden konnte, daß ein in der Irrenanstalt angestellter Arzt den poliklinischen Dienst versieht. Die Poliklinik ist das Organ, durch das die Hauptstadt seit 1923 ihre psychisch Kranken in Familienpflege gibt. Sehr interessant ist ein von Elander angeführter Ausspruch Wigerts: „So groß ist die Anzahl dieser Hilfsbedürftigen, so wichtig ist die soziale Aufgabe, die uns hier entgegentritt, daß es ernstlich in Frage gestellt werden kann, ob nicht einmal der Hauptpunkt der Wirksamkeit der Irrenpflege *außerhalb* der Irrenanstalten verlegt werden muß."

Jahr	Anzahl der Hilfesuchenden	Davon neueingeschriebene	Anzahl der Konsultationen	Mittelzahl der Hilfesuchenden für jede Sprechstunde
1918	162	138	507	5
1919	237	209	660	7
1920	308	227	784	8
1921	376	263	1019	10
1922	440	280	1215	12
1923	756	384	1476	15
1924	780	393	1527	15
1925	907	422	1692	17
1926	952	507	1955	20
	—	2823	10835	—

Man hofft, daß der Reichstag die Einrichtung von Fürsorgestellen an den größeren Irrenanstalten für deren Aufnahmebezirk bewilligen wird — es würde für die Entwicklung einer solchen Fürsorge im räumlichen und organisatorischen Anschluß an die regionäre Irrenanstalt sehr günstig sein, daß einige Gemeinden in der Provinz eigene kleine Aufnahmeanstalten gebaut haben, vorausgesetzt, daß diese Anstalten entsprechend gebaut und organisiert sind und unter einer gewissen Leitung der örtlichen staatlichen Anstalt stehen.

Für die Mitteilungen über die Stockholmer Einrichtungen sind wir Herrn Kollegen Dr. J. Billström-*Stockholm*, zu besonderem Danke verpflichtet. Eine Abhandlung von Göransson fordert eine dauernde Kontrolle und die Möglichkeit poliklinischer Behandlung für die Entlassenen und für die nicht in Anstalten untergebrachten Geisteskranken und eigene Einrichtungen mit Arbeitsmöglichkeit für kriminelle Kranke und Psychopathen. Auf seine Anregung hin wurde vor einigen Jahren eine städtische Fürsorgerin für psychisch Kranke in Gothenburg aufgestellt. 1927 wurde eine Fürsorgerin für den rein ländlichen und kleinstädtischen Aufnahmebezirk der Anstalt bei Lund in Schonen angestellt; die Mittel hat Professor V. Wigert durch eine Sammlung aufgebracht. Die obere Medizinalbehörde hat der Regierung einen Plan vorgelegt, ein staatliches Fürsorgewesen versuchsweise in den Anstalten Lund, Säter und Visby einzurichten (der Direktor als Chef, einer der Anstaltsärzte im Nebenamt, mehrere Fürsorgerinnen).

Für verschiedene Einzelangaben und für Literaturübermittlung bin ich Professor V. Wigert, Lund, zu herzlichem Dank verpflichtet. Es war mir sehr wertvoll, mit ihm, der in Schweden in der Mental-Hygiene-

Bewegung eine führende Stelle einnimmt, kürzlich persönlich sprechen, mit ihm unsere übereinstimmenden Erfahrungen austauschen und wertvolle Mitteilungen über schwedische Verhältnisse erhalten zu können.

Literatur.

Ann. statist. de la France, Bd. 38, S. 211, 1922.
Ctrbl. f. d. ges. Neurol. u. Psych., Bd. 4.
Göransson: Ref. Ctrbl. f. d. ges. Neurol. u. Psych., Bd. 33, S. 303.
Wigert, V.: Über die Tätigkeit des Hilfsbureaus für psychisch Kranke in Stockholm. Hygiea, Bd. 83, S. 301, 1921. Ref. Ctrbl. f. d. ges. Neurol. u. Psych., Bd. 27, S. 412.
L'œuvre du Dispensaire des Maladies Mentales à Stockholm, Ann. méd.-psychologiques, Paris 1921.

k) Schweiz.

In der *Schweiz* hat sich Zürich dank der Initiative BLEULERS und seiner Schüler MAIER und KLÄSI zu einem Zentrum für die offene Geisteskrankenfürsorge entwickelt; ich verweise auf die bezüglichen Berichte S. 86 und S. 92.

Auch im Kanton Solothurn wurde die Familienpflege eingeführt, wenn auch zunächst in bescheidenem Umfang; in der Anstalt Rosegg fanden 1925 ambulante Untersuchungen und Beratungen von 25 Personen statt. Die Anstalt Königsfelden plante die Schaffung einer Organisation zur Familienversorgung Geisteskranker und Geistesschwacher in Zusammenarbeit mit dem örtlichen Hilfsverein für arme Geisteskranke, um den Bau neuer Krankenpavillons in der Anstalt zu vermeiden und einen Übergang zwischen Anstalt und der vollen Freiheit zu schaffen.

Das kantonale Asyl in Wil berichtet 1925, daß von 68 ungebessert Entlassenen 40 teils ruhige, harmlose Geisteskranke, teils chronisch körperlich Kranke leichter Art in der eigenen oder in einer fremden Familie gehalten werden konnten.

In Münsingen befanden sich am Schlusse des Jahres 1923 8 männliche und 25 weibliche Kranke in Familienpflege.

Waldau versorgte von den im Jahre 1923 Entlassenen 4 männliche, 13 weibliche Kranke in fremden Familien.

Gerade in der Schweiz, die dank der Vielheit ihrer Kantone eine große Anzahl von relativ kleinen, ziemlich gleichmäßig über das Land verteilten Irrenanstalten besitzt, sollte die Entwicklung der Pflege in der eigenen Familie unter Aufsicht der Anstalt relativ leicht möglich sein.

Literatur.

5. Bericht des kantonalen Hilfsvereines Solothurn. Amtsblatt Nr. 13 vom 27. März 1925. Jahresbericht der Anstalt Rosseg für 1925. Jahresberichte der Anstalten.

l) Spanien.

In *Spanien* erwähnt SÁNZ F. FERNÁNDEZ in seinen Vorschlägen zur Reform der spanischen Irrenanstalten in dem mir zugänglichen Referate die offene Fürsorge nicht.

Literatur.

Ref. Ctrbl. f. d. ges. Neurol. u. Psych., Bd. 15, S. 436.

m) Tschechei.

In der *Tschechei* fordert MICHÁLEK die Entwicklung der sozialen Psychiatrie nach deutschem Muster (Hilfsvereine, Beratungsstellen, Familienpflege).

Literatur.

Ref. Ctrbl. f. d. ges. Neurol. u. Psych., Bd. 35, S. 366.

n) Ungarn.

In Ungarn widmet sich der Direktor der Staatsirrenanstalt Budapest-Lipotmezo, Dr. FABINYI, der Einführung der offenen Fürsorge, nachdem er im Jahre 1925 die Erlanger Fürsorgeeinrichtungen besichtigt hatte.

IV. Die allgemeinen Folgerungen aus der bisherigen Entwicklung der offenen Geisteskrankenfürsorge in Deutschland.

Von HANS ROEMER, Karlsruhe.

Die vorstehend geschilderten Formen der offenen Geisteskrankenfürsorge, wie sie in Deutschland in der letzten Zeit, insbesondere in den letzten sechs Jahren, verwirklicht worden sind, zeigen eine bunte Mannigfaltigkeit der Entstehung und der Organisation, daneben aber eine bemerkenswerte Übereinstimmung des leitenden Grundgedankens und der raschen, erfolgreichen Entwicklung.

1. Die Verschiedenartigkeit der Ausgangspunkte und der erfaßten Personenkreise.

Zunächst fällt die *Verschiedenartigkeit der Ausgangspunkte* auf: Bei der einen, größeren Gruppe ist die Initiative zur Gründung von der geschlossenen Irrenpflege, bei der anderen, kleineren, von der allgemeinen Gesundheitsfürsorge ausgegangen, wobei sich die städtische bzw. großstädtische von der ländlichen Fürsorge jedesmal in bezeichnender Weise abhebt. Diese Unterschiede der Entstehung spiegeln sich, wie leicht verständlich, meist in der Trägerschaft der Fürsorgeorganisation wider, wenn auch die weitere Entwicklung in den großstädtischen Verhältnissen die ursprünglichen Differenzen zum Teil verwischt hat. Als erster in Deutschland hat KOLB 1908 von der ländlichen Anstalt Kutzenberg aus in Weiterführung der Idee der Familienpflege die offene Geisteskrankenfürsorge unternommen und diesen ersten Versuch seit 1911 von der Erlanger Anstalt aus in Nürnberg und dann im ganzen Kreis Mittelfranken vorbildlich ausgebaut. Im Jahre 1911 hat ferner MÖLI bei der Berliner Anstalt Herzberge in Form der „Beiratstelle" mit freiwilligen Hilfskräften eine Entlassenenfürsorge gegründet; sie wurde 1920 unter Beiziehung kommunaler Organe zu einer von der Anstalt betriebenen Fürsorgestelle, aus der neuestens zahlreiche fachpsychiatrische kommunale Fürsorgestellen hervorgegangen sind. Weiter hat 1914 SIOLI zusammen mit POLLIGKEIT in der städtischen Irrenanstalt Frankfurt a. M. eine Entlassenenfürsorge errichtet; aus ihr entstand 1920 außerhalb der Anstalt bzw. der Klinik die städtische Fürsorgestelle RAECKES, deren Tätigkeit sich in eine psychiatrische und eine sozialfürsorgerische Betreuung unter fachärztlicher Spitze gegabelt hat. 1921 wurde seitens der Anstalt Dösen von SCHNEIDER die Entlassenenfürsorge in Leipzig eingerichtet und in demselben Jahre beim Stadtasyl in Plauen von SCHWABE, bemerkenswerterweise unter Befürwortung seitens der Ärzteschaft, eine solche Fürsorge geschaffen. Ferner hat 1922 K. SCHNEIDER von der psychiatrischen Klinik Lindenburg aus die Kölner Fürsorgestelle eröffnet, die neuerdings von der Bonner Anstalt aus übernommen wurde, während die poliklinische Arbeit der Klinik vorbehalten blieb. Gleichfalls im Jahre 1922 hat das Land Baden das System KOLBS eingeführt: zunächst wurde die Mannheimer Fürsorgestelle, und darauf die Fürsorge in zwei benachbarten Amtsbezirken von der Anstalt Wiesloch, sowie die ländliche Fürsorge im Bodenseekreis von der Konstanzer Anstalt organisiert, weiterhin die Karlsruher Fürsorgestelle von Illenau aus eingerichtet und neuestens die ländliche Fürsorge in den Amtsbezirken der oberbadischen Kreise Freiburg und Lörrach von der Anstalt Emmendingen begonnen. In ähnlicher Weise haben zahlreiche preußische Provinzen sowie der Freistaat Sachsen das System KOLBS in der letzten Zeit übernommen.

Die von den Ärzten der Irrenanstalten, Kliniken und Stadtasylen unternommene offene Fürsorge ist beim weiteren Ausbau in der Hand dieser psychiatrischen Institute verblieben, wobei sie sich in die Organisation der kommunalen und ländlichen Fürsorgeverbände rasch und reibungslos eingegliedert hat. Nur in den genannten Großstädten hat sie sich nachträglich zu einem besonderen Zweig der städtischen Fürsorge unter engerer oder loserer Anlehnung an die geschlossenen Institute, aus denen sie hervorgegangen ist, entwickelt.

Im Gegensatz hierzu ging die offene Geisteskrankenfürsorge bei der zweiten, kleineren Gruppe primär von der allgemeinen Gesundheitsfürsorge aus. Im Jahre 1920 hat WENDENBURG im Bereich der kommunalen Vereinigung für Gesundheitsfürsorge im rheinisch-westfälischen Industriegebiet die psychiatrische Fürsorge als selbständigen Zweig der kommunalen Fürsorge organisiert. Im Zusammenhang damit hat sie der Kreiskommunalarzt DORNER im Kreis Recklinghausen mit teils städtischen teils ländlichen Bezirken eingerichtet. Dabei verfügen beide Autoren — und dies verdient in unserem Zusammenhang besondere Erwähnung — über persönliche Erfahrung in der praktischen Psychiatrie. Hier waren also die kommunalen und die ländlichen Fürsorgeverbände von Anfang an die Träger dieser Spezialfürsorge und sind dies in der Folge naturgemäß auch geblieben.

Ein weiterer Unterschied der beiden Gruppen von Fürsorgeeinrichtungen betraf von Anfang an den *Kreis der zu betreuenden Personen*. Die von den geschlossenen psychiatrischen Instituten ausgehende Fürsorge ist, wie leicht verständlich, als reine Entlassenenfürsorge unternommen worden, die sich die soziale Wiedereingliederung ihrer Pfleglinge zur Aufgabe machte. Dagegen ist die psychiatrische Ergänzung der allgemeinen Gesundheitsfürsorge von den frei lebenden Geisteskranken, ohne Unterschied, ob sie früher in Anstaltspflege gestanden hatten oder nicht, ausgegangen in dem Bestreben, die Geisteskranken und Psychopathen, die die Fürsorge im Familienverbande anderer Hilfsbedürftiger angetroffen hatte, sachgemäß zu betreuen. Die weitere Entwicklung hat nun bei beiden Gruppen die ursprüngliche Einstellung in charakteristischer Weise verändert: Innerhalb der ersten Gruppe gesellten sich zu den entlassenen Anstaltspfleglingen rasch die frei lebenden Geisteskranken und Psychopathen, die bis dahin niemals mit der Irrenanstalt, ja überhaupt mit fachärztlicher Hilfe in Berührung gekommen waren, die aber aus Gründen der persönlichen Versorgung wie der öffentlichen Sicherheit von der fürsorgerischen Betreuung und Beaufsichtigung nicht ausgeschlossen werden konnten. Überall in Deutschland hat sich die Zahl dieser frei lebenden, sozial nicht auffälligen — vorwiegend dem schizophrenen Formenkreis zugehörenden — Kranken als unerwartet groß erwiesen. Andererseits traf die Fürsorge der zweiten Gruppe in Stadt und Land beim Fortgang ihrer Arbeit immer häufiger auf frühere Anstaltskranke und sah sich dabei zur näheren Orientierung immer mehr auf die Irrenanstalt angewiesen, von der sie auf rasche und zuverlässige Weise entscheidende Angaben über die nur gebessert entlassenen Kranken erhalten konnte; denn gerade die psychiatrisch erfahrenen Fürsorgeärzte sind ja mit den diagnostischen und prognostischen Schwierigkeiten in der Psychiatrie hinlänglich vertraut, um die Ergebnisse der klinischen Beobachtung bei allen Fällen zweifelhafter Verantwortlichkeit oder Gemeingefährlichkeit voll zu würdigen. Wie die Fürsorgeärzte der geschlossenen psychiatrischen Institute sich bei ihrer Arbeit in die vorhandene Organisation der sozialhygienischen Fürsorge in Stadt und Land einpassen mußten, ebenso ergab sich für die Fürsorgepsychiater der Kommunen und Bezirksfürsorgeverbände das dringende Bedürfnis, die Fühlung mit der geschlossenen Irrenfürsorge aufzunehmen.

2. Das einheitliche Ergebnis: Die Bewährung der offenen Fürsorge für Geisteskranke und Psychopathen in der Praxis und die Notwendigkeit der organischen Verbindung der offenen und geschlossenen Fürsorgeform.

Wie mannigfaltig auch die organisatorischen Verschiedenheiten, welche diese verhältnismäßig kurze Entwicklung aufweist, sein mögen, so darf doch die weit wichtigere Tatsache nicht übersehen werden, daß in allen diesen Einrichtungen *ein und derselbe Grundgedanke, die Idee der offenen Fürsorge für Geisteskranke und Psychopathen, sich siegreich durchgesetzt hat.* Mag es auch unter den besonderen Verhältnissen der genannten Großstädte tastender Versuche bedurft haben, bis die zweckmäßigste Form gefunden war, so hat sich doch auch hier die neue Richtung erfolgreich behauptet. Abgesehen von diesen vereinzelten Ausnahmen, hat aber die offene Geisteskrankenfürsorge überall, wo sie eingerichtet wurde, durch ein unerwartet rasches Aufblühen, wie es in den oben mitgeteilten Statistiken zum Ausdruck kommt, stets in kürzester Zeit ihre Berechtigung nicht nur, sondern ihre Notwendigkeit sinnfällig dargetan. Diese günstigen Erfahrungen, die von den Irrenanstalten, den psychiatrischen Kliniken und den Stadtasylen ebenso wie von den Gesundheits- bzw. Fürsorgeämtern, in den städtischen ebenso wie in den ländlichen Bezirken gemacht wurden, haben gerade bei der Verschiedenheit der Organisation durch ihr übereinstimmendes Ergebnis den schlagenden Beweis dafür erbracht, daß es sich bei der offenen psychiatrischen Fürsorge nicht etwa um eine Liebhaberei vereinzelter Sonderlinge oder eine vorübergehende Modeströmung handelt, sondern daß hier *immanente Entwicklungsnotwendigkeiten unter dem Druck der gegenwärtigen Notlage auf allgemeine Verwirklichung hindrängen.* Wie im geschichtlichen Kapitel gezeigt wurde, stellt die offene Geisteskrankenfürsorge die geradlinige Fortsetzung der immer freiheitlicheren Gestaltung der geschlossenen Irrenfürsorge dar, die durch die vorbeugende und insbesondere die nachgehende Wahrnehmung eine weitgehende Entlastung und Einschränkung erfährt; zugleich bedeutet sie eine unentbehrliche Ergänzung des gesamten Fürsorgewesens, die erst eine sachgemäße Bekämpfung der Verwahrlosung nach den modernen Grundsätzen des neuen Fürsorgerechts ermöglicht. Tatsächlich hat sich die offene Fürsorge in allen psychiatrischen Instituten, in denen sie versucht wurde, bis heute schon so fest eingebürgert, daß keines derselben sich dazu entschließen könnte, auf die außerordentlichen Vorteile, die sie bringt, zu verzichten, und es kann mit gutem Grunde behauptet werden, daß in der praktischen Psychiatrie heute keine andere Maßnahme sich gleichzeitig für die Anstaltskranken, die Anstaltsärzte und den ganzen Anstaltsbetrieb so segensreich erweist wie die Einführung der offenen Fürsorge. Ganz in derselben Weise bezeichnen die Gesundheits-, bzw. Fürsorgeämter und alle übrigen in Betracht kommenden Dienststellen in Stadt und Land, die auf Grund eigener Erfahrung urteilen können, die offene psychiatrische Fürsorge als schlechthin unentbehrlichen Bestandteil des Fürsorgeapparates,und zwar ohne Unterschied, ob die Fürsorge von ihnen selbst oder bei ihnen von den psychiatrischen Instituten betrieben wird. Bedürfte es angesichts dieser ausnehmend günstigen Entwicklung noch eines weiteren Beweises für die aktuelle Bedeutung der offenen Geisteskrankenfürsorge, so wäre er durch das Beispiel des Auslandes gegeben. Wie oben ausgeführt, hat die offene Geisteskrankenfürsorge in der letzten Zeit in allen Kulturstaaten fortschreitend an Boden gewonnen und insbesondere in den Vereinigten Staaten von Nordamerika einen ansehnlichen Umfang erreicht; in Verbindung mit den prophylaktischen Bestrebungen macht sie einen wesentlichen Teil des Programms der Hygiene-Mental-Bewegung aus, die sich bei ihren internationalen Bestrebungen die praktisch-soziale Verwertung der wissenschaftlichen Forschungsergebnisse zum Ziel gesetzt hat.

So ergibt sich als bedeutsame Folgerung aus den vorliegenden Erfahrungen die einhellig bestätigte Tatsache, daß sich das Prinzip der offenen Fürsorge für Geisteskranke und Psychopathen in der Praxis in vollem

Umfange bewährt hat. Sie dient entsprechend einem allgemeinen Grundsatz der Gesundheitsfürsorge ebensosehr dem Wohle der befürsorgten Einzelperson wie der Wohlfahrt der Fürsorge treibenden Allgemeinheit. Als die wesentlichsten unmittelbaren Vorteile, die sie ermöglicht, sind zu nennen:

Für den Einzelnen: einmal Abkürzung der Anstaltsbehandlung auf das unumgängliche Mindestmaß und damit Ermöglichung der ärztlich indizierten Frühentlassung, Wahrung der menschlich-rechtlichen Interessen und Schonung der privatwirtschaftlichen Belange; ferner fachärztliche Betreuung des freilebenden wie des entlassenen Kranken für die Dauer der Krankheit und damit tunlichste Verhütung von Verschlimmerung und Eintritt der Anstaltsbedürftigkeit, nötigenfalls Sorge für rechtzeitige Anstaltsunterbringung.

Für die Allgemeinheit: einmal fürsorgerische Überwachung der zur Gemeingefährlichkeit und zur Verwahrlosung neigenden Geisteskranken und Psychopathen und damit Schutz der Öffentlichkeit vor Gefährdung der Sicherheit und Ordnung; ferner Einschränkung und Rationalisierung der Anstaltsbenützung und damit Herabsetzung des öffentlichen Aufwandes für die Anstaltsbetriebe; endlich Verminderung des Ausfalls an produktiver Leistung.

Diese außerordentlich wichtigen Fortschritte in der Fürsorge für Geisteskranke und Psychopathen, zu denen weitere, mehr mittelbare günstige Aus- und Rückwirkungen hinzukommen, lassen ohne weiteres erkennen, daß *die allgemeine Einführung der offenen psychiatrischen Fürsorge im dringenden Interesse der Volksgesundheit im weitesten Sinne, ferner der Volkswirtschaft und der Volkswohlfahrt überhaupt liegt, und deshalb, zumal bei der gegenwärtigen ernsten Finanzlage aller öffentlichen Körperschaften, mit allen Mitteln anzustreben ist.*

Dieser wichtigsten grundsätzlichen Folgerung gegenüber sind die *organisatorischen Fragen* von sekundärer Bedeutung. Soweit sie Einzelheiten betreffen, sollen sie unten eingehend erörtert werden. An dieser Stelle sollen nur die oben wiedergegebenen Selbstschilderungen der Urheber der verschiedenen Fürsorgeformen noch kurz unter einem prinzipiellen Gesichtspunkte verglichen werden. Wie sich ergeben hat, entstand für die von den psychiatrischen Instituten ausgehende Fürsorge schon frühe die Notwendigkeit, sich in die allgemeine sozialhygienische Fürsorge der Kommunen bzw. der Bezirksfürsorgeverbände behutsam einzufädeln, und umgekehrt erwuchs der von der Gesundheitsfürsorge herkommenden psychiatrischen Fürsorge bald die Aufgabe, mit den psychiatrischen Instituten in möglichst enger persönlicher Fühlung zusammenzuarbeiten. Hierbei erfuhren dann die ursprünglich verschiedenen Personenkreise der zu Befürsorgenden allmählich eine wesentliche Angleichung. Dieser Gang der Entwicklung lehrt somit, daß die offene Irrenfürsorge — einerlei, von welchem Ausgangspunkt sie herkommt, und wer ihr Träger ist — und die geschlossene Irrenfürsorge planmäßig zusammenarbeiten und genau ineinandergreifen müssen, soll anders der angestrebte Erfolg in vollem Umfange erzielt werden. Dieser Gesichtspunkt *der organischen Verbindung der geschlossenen und der offenen Gesundheitsfürsorge* wird heute, wie oben erwähnt, auch auf den übrigen Sondergebieten der sozialhygienischen Fürsorge immer mehr als unabweisbares Erfordernis der „Rationalisierung der Gesundheitswirtschaft" anerkannt und neuestens auch von den Vertretern des öffentlichen Krankenhauswesens nachdrücklich betont. Auf psychiatrischem Gebiet hat er von Anfang an besondere Berücksichtigung gefunden; kommt doch bei dem psychisch Kranken und Abnormen der Kontinuität der ärztlich-fürsorgerischen Wahrnehmung begreiflicherweise eine ausschlaggebende Bedeutung zu, da hier die soziale Betreuung geradezu zum wirksamsten Mittel der psycho-therapeutischen und psychagogischen Führung wird. Außerdem ist diese Einheitlichkeit innerhalb der psychiatrischen Fürsorge auch aus rechtlichen und wirtschaftlichen Gesichtspunkten unentbehrlich.

Die weitere Frage, auf welchem Wege ein solch intimes Ineinandergreifen der beiden Fürsorgeformen am einfachsten und wirksamsten zu erzielen ist, kann in allgemein verbindlicher Weise nicht entschieden werden, denn die Lösung wird im wesentlichen von den örtlichen, insbesondere den persönlichen Verhältnissen abhängen. So dürfte es kein Zufall sein, daß im rheinisch-westfälischen Industriegebiet mit seiner maximalen Bevölkerungsdichte und mit seiner vorbildlichen Gesundheitsfürsorge die Gesundheits-, bzw. Fürsorgeämter von psychiatrisch erfahrenen Fürsorgeärzten zum Ausgangspunkt der offenen psychiatrischen Fürsorge gemacht worden sind, von denen erst sekundär die Fühlung mit den Irrenanstalten aufgenommen wurde. Im allgemeinen vertreten wir auf Grund unserer Erfahrungen im Kreis Mittelfranken und im Land Baden die Anschauung, daß das KOLBsche System der von der Irrenanstalt ausgehenden Fürsorge, die sich der übrigen sozialhygienischen Fürsorge von Anfang an sorgfältig eingliedert, in der Regel den Vorzug verdient; denn wie sich gezeigt hat, dürfte es der Irrenanstalt als dem regionären Mittelpunkt der Irrenfürsorge leichter fallen als dem Gesundheits- bzw. Fürsorgeamt, die erforderliche Einheitlichkeit des ganzen psychiatrischen Fürsorgeregimes durchzuführen und es insbesondere den Psychopathen und Trinkern gegenüber mit Hilfe der Beurlaubung auf Wohlverhalten erzieherisch wirksam zu gestalten. Auch die wichtige Aufgabe der Frühentlassung der Schizophrenen, die unausgesetzte Versuche auch mit riskierten Beurlaubungen nötig macht, kann leichter von der Anstalt als vom Gesundheitsamt aus gelöst werden. Endlich hat die in Amerika während des Weltkrieges, also unabhängig von Deutschland entstandene analoge Außenfürsorge der Irrenanstalten die Zweckmäßigkeit des KOLBschen Systems bestätigt. Damit soll jedoch keineswegs in Abrede gestellt werden, daß unter besonderen Umständen auch ein anderes System besser zum Ziel führen kann. Der Gesichtspunkt der Kostentragung bzw. der behördlichen Zuständigkeit kann dabei — das soll noch kurz angefügt werden — für die Wahl des Systems nicht ausschlaggebend sein. Der Aufwand für einen hilfsbedürftigen Kranken fällt sowohl hinsichtlich der Verpflegungskosten in der Anstalt als auch der Unterstützung in der offenen Fürsorge ein- und demselben Fürsorgeverband bzw. Armenverband zur Last, und der persönliche und sachliche Aufwand der Fürsorgestelle bzw. des Fürsorgebetriebs, der an sich nicht erheblich ist, kann mit demselben Recht ebensowohl dem örtlich zuständigen Fürsorgeverband wie der Anstalt oder auch beiden zu gleichen Teilen auferlegt werden; denn beide sind gleichermaßen Nutznießer der Fürsorgeeinrichtung, die jenen durch Verringerung der Verpflegungskosten, diese durch Verminderung des Krankenstandes, d. h. der benötigten Anstaltsplätze entlastet. —

Die organische Verbindung der offenen und der geschlossenen Fürsorge, die ja heute in Deutschland aus Gründen der finanziellen Ersparnisse erhöhtes Interesse beansprucht, fällt bei der Gruppe der *Schizophrenen* praktisch besonders stark ins Gewicht: Es handelt sich um Kranke mit einem ausgesprochen chronischen Krankheitsverlauf, die sich in großer Anzahl in den Anstalten ansammeln und den Grundstock der Anstaltsbestände ausmachen. Diese Kranken sind nun, wie die neueren Erfahrungen gelehrt haben, der psychischen Beeinflussung durch die Umgebung weit zugänglicher als bisher bekannt war, und bedürfen bei geschickter Ausnutzung ihrer Suggestibilität keineswegs in dem bisher gewohnten Umfange der Hospitalisierung, die auf ihr Befinden nicht selten ungünstig einwirkt. Diese Erkenntnis, die im wesentlichen Bleuler verdankt wird und auf manche Zusammenhänge in der Geschichte der deutschen Irrenpflege ein neues Licht wirft, ist naturgemäß von größter Tragweite für die möglichst frühzeitige Überführung aus der Anstalt in die offene Fürsorge, wie ja Bleulers Schüler, Maier und Kläsi, die praktische Anwendung der „Frühentlassung" im Zusammenhang mit der poliklinischen Fürsorge und mit der Familienpflege in ihren Beiträgen geschildert haben. Nach allen oben mitgeteilten Übersichten waren die Schizophrenen unter den Pfleglingen der offenen Fürsorge von jeher besonders zahlreich vertreten. Die Möglichkeit einer weit früheren Entlassung dieser Kranken, als sie bisher Regel war, hatte sich in der Fürsorgepraxis, die sich bei solchen Versuchen auf die Resultate der sozialen Katamnesen der gegen ärztlichen Rat Entlassenen berufen konnte, auf empirischem Wege ergeben. Bleuler hat diese Erfahrungstatsache, auf die er schon 1905 hingewiesen hatte, neuerdings durch die Unterscheidung des psychogenen von dem physiogenen Moment dem wissenschaftlichen Verständnis näher gebracht und so dem Ausbau einer rationalen Indikationsstellung für die psychotherapeutische Einleitung und Durchführung der offenen Fürsorge die Richtung gewiesen. Es bedarf keiner weiteren Darlegung, daß die wissenschaftliche Grundlegung der Psychotherapie bei der großen Gruppe der Schizophrenen für die Entwicklung der offenen Fürsorge maßgebende Bedeutung erlangen wird.

Aus diesem Grunde begrüßen wir es ganz besonders, daß wir an dieser Stelle zwei Beiträge von Wilmanns und Bleuler einfügen können, von denen der eine die Möglichkeit und die Notwendigkeit der Abkürzung der Anstaltsbehandlung bei den Schizophrenen im Lichte der Geschichte der Irrenpflege dartut, und der andere die psychopathologischen Indikationen für die Frühentlassung im einzelnen aufzeigt.

Anhang.

1. Die Behandlung der Schizophrenen im Wandel der Zeiten.

Von Karl Wilmanns, Heidelberg.

Die Behandlung der Geisteskranken stand naturgemäß von jeher unter dem Einflusse der Anschauungen, die sich die Ärzte von dem Wesen der geistigen Störung gebildet hatten. In jenen Zeiten, als die Geisteskrankheit allgemein als ein unheilbares und in kurzer Zeit zum Tode führendes Leiden angesehen wurde, war von einer Behandlung überhaupt nicht die Rede; die Maßnahmen, die gegen den Kranken ergriffen wurden, entsprangen weniger ärztlichen als polizeilichen Erwägungen; nicht das Wohl des Kranken, sondern das Wohl der Allgemeinheit gab den Anstoß zu seiner Einsperrung in die Narrenzelle. Erst als, besonders unter dem Einfluß der deutschen Irrenärzte in der ersten Hälfte des vorigen Jahrhunderts, eine psychologische Betrachtung der geistigen Störung Verbreitung fand, tauchte auch das Bestreben auf, die geistige Störung durch eine ihrer Besonderheit angepaßte psychologische Behandlung zu beeinflussen. So erhoffte man von der Einwirkung heiterer Lektüre und landschaftlicher Reize einen günstigen Einfluß auf trübe Stimmungen. In einer Privatanstalt am Rhein richtete der Arzt seine an Zwangsstühle gefesselten „Melancholiker" mit dem Blick nach den sanften Umrissen des Siebengebirges und drückte ihnen Dr. Katzenbergers Badereise in die Hand, und wenn Roller die Errichtung der ersten großen badischen Anstalt in der Illenau empfahl, so tat er es in der Hoffnung, daß ihre liebliche Lage den Verlauf der Psychosen günstig beeinflussen werde. Auch die viel verlästerten Bemühungen der alten Irrenärzte, durch Tauchbäder, kalte Duschen und ähnliche Maßregeln heilsame Affekte bei dem Kranken zu erzielen und ihn auf diese Weise der Psychose zu entreißen, waren solche auf — wenn auch falschen — psychologischen Überlegungen begründete Versuche. In milderer Form wurden sie noch zu Beginn der zweiten Hälfte des vorigen Jahrhunderts geübt; Pelman hat noch als junger Arzt in Siegburg Paranoiker von ihren Wahnideen durch Duschen zu befreien gesucht und bekam die ersten Zweifel an der Wirksamkeit dieser Therapie, als ihm ein Kranker nach überstandener Prozedur heimlich zuraunte, er bleibe darum doch der Napoleon. Mit den letzten Marterwerkzeugen dieser ärztlichen Behandlung räumte erst die Einführung des no restraint auf, das in Deutschland nach der Übersetzung des Werkes von Conolly durch Brosius allgemeine Verbreitung fand. Aber auch die sonstigen Versuche, durch psychologisch-pädagogische Mittel den Kranken zu beeinflussen, mußten zurücktreten, als die Anschauung, die geistigen Störungen seien gewucherte Leidenschaften, der „naturwissenschaftlichen Auffassung" Platz machte. In der Lehre: „Geisteskrankheiten sind Gehirnkrankheiten" lag für die damaligen materialistisch eingestellten Ärzte gleichzeitig das Zugeständnis, daß sich die Psychose der psychischen Beeinflussung entziehe. Die geistige Störung wurde damit zur Äußerung eines organischen Hirnprozesses, der den Menschen wie etwa ein Tumor cerebri schicksalsmäßig befällt; ihr Verlauf und ihre Erscheinungen waren ausschließlich abhängig von dem besonderen Wesen des anatomischen Prozesses und der physiologischen Bestimmung der von ihm ergriffenen Hirnteile. Diese Lehre bedeutete für den Psychiater als Therapeuten Resignation; eine Beeinflussung des Verlaufs und der Äußerungen der Psychose schien nur denkbar durch Beeinflussung des anatomischen Gehirnprozesses, aber alle Versuche, auf diesen mit Haarseil und Pockensalbe einzuwirken, blieben ergebnislos. So lief der Irrenarzt Gefahr, in einer Rolle aufzugehen, die sich von der des Kerkermeisters nur durch das Bestreben unterschied, den ihm anvertrauten Kranken die Härten der Freiheitsentziehung durch möglichst freie Behandlung, Einführung von Zerstreuungen aller Art, reichliche und gute Kost usw. zu erleichtern. Der Gesichtspunkt, Erscheinungen und Verlauf der Krankheit dadurch zu beeinflussen, trat jedenfalls bei diesen Bestrebungen zunächst zurück, und auch die Arbeitstherapie hätte wohl nicht die allgemeine Anerkennung und schnelle Verbreitung gefunden, wenn nicht somiatrische und finanzpolitische Erwägungen für sie gesprochen hätten: die Anleitung zur Arbeit auf Acker und Feld wirkte der in den Anstalten ungeheuer verbreiteten Tuberkulose entgegen und hob gleichzeitig die Rentabilität der großen, den Anstalten angegliederten Gutsbetriebe. Die Arbeitstherapie und die von Neisser eingeführte Bettbehandlung der unruhigen Kranken gab den Irrenanstalten um die vorige Jahrhundertwende einen ganz neuen Charakter. Die Irrenzellen wurden entvölkert, die Tagesräume lichteten sich und unter den Anstaltsleitern entwickelte sich ein Wettstreit, die höchste vH-Ziffer an arbeitenden Kranken unter den Insassen zu erreichen.

Durch den Fortfall der Isolierzellen, die Einrichtung von Wachsälen und Dauerbädern und besonders durch die frühe Heranziehung der Kranken zur Arbeit bekam aber nicht nur die Anstalt als Ganzes genommen, sondern auch ihre einzelnen Insassen ein neues Gesicht. Gewiß galt das nicht für sämtliche Kranke; die an grob organischen Hirnerkrankungen leidenden Paralytiker, Arteriosklerotiker usw. wurden von dem Wandel in der Behandlung nur wenig berührt. Im höchsten Maße wurden aber die Schizophrenen davon beeinflußt, die bis zu 80 und mehr vH der dauernden Belegung unserer Landesanstalten ausmachten. Welcher Wandel in den Erscheinungen der Schizophrenie durch die moderne Behandlung erzielt wurde, können sich die jüngeren Irrenärzte kaum noch ausmalen. Zu den lebendigsten Erinnerungen aus meiner ersten Assistentenzeit gehört die Aufhebung der Irrenzellen und die Erziehung ihrer Insassen für den neu eingerichteten Wachsaal in dem alten, überfüllten und vernachlässigten Bremer St.-Jürgen-Asyl, die ich unter Delbrück gegen Ende des vorigen Jahrhunderts mitmachen durfte. Unvergeßlich ist mir, wie jeden Morgen ein Aufgebot von Schwestern in die Zelle einer seit Jahren in dauernder Isolierung gehaltenen Kranken eindrang und der zumeist völlig nackten, mit Kot und Menstrualblut beschmierten, sinnlos gewalttätigen Kranken einen Bettüberzug überwarf, um alsbald die aufs heftigste sich Sträubende wie in einem Sack ins Deckelbad zu tragen; und ungemein eindrucksvoll war es, als mit unendlicher Geduld und großen Gaben von Arzneien es endlich gelungen war, die Kranke an den Wachsaal und das Zusammensein mit anderen Patienten zu gewöhnen. Diese überaus menschenfeindlichen, gewalttätigen, unsauberen Kranken kennt die heutige Psychiatrie kaum mehr; sie waren Kunstprodukte einer falschen Behandlung, der Isolierung. Die starke Heranziehung der Schizophrenen zur Arbeit hat aber nicht nur mit diesen vertierten Kranken aufgeräumt, sondern überhaupt dem Bilde der Schizophrenie Züge genommen, die bis vor noch nicht zu langer Zeit als geradezu kennzeichnend für sie galten. Wo bekommt man noch die Manieren, Stereotypien und absurden Haltungen in der Massenhaftigkeit zu sehen, wie sie Kahlbaum als zum Wesen der Katatonie gehörig bezeichnete? In einer Ausbildung, wie sie den Schilderungen der alten Psychiater entspricht, kaum noch in unseren modernen Anstalten, hier und da in den Kreispflegeanstalten. In den alten Irrenhäusern, z. B. noch in der mittlerweile aufgehobenen Pforzheimer Anstalt, sah man diese eigenartigen Gestalten in reicher Menge. Sie konnten sich nur entwickeln in einer Umwelt, die ihrer Neigung zu autistischem Abschluß und zur Ausbildung von Verschrobenheiten aller Art entgegenkam; die Heranziehung zur geregelten Tätigkeit wirkte der Entwicklung dieser Erscheinungen entgegen.

Es ist eigentümlich, daß man diese Tatsachen, die uns jetzt allgemein geläufig sind, so spät in ihrer ganzen Tragweite und Bedeutung erkannt hat. Der Grund dafür lag wohl in dem Vorurteile, daß die Schizophrenie als eine organisch bedingte Gehirnerkrankung einen gesetzmäßigen, von äußeren Einflüssen unabhängigen Verlauf habe. Man war geneigt, das Auftreten der absurden Haltungen, der Stereotypien usw. als irgendwie neurologisch bedingt, als etwas schicksalsmäßig von der Entwicklung und der Ausbreitung des Gehirnprozesses Abhängiges anzusehen. Eigentlich hat erst Bleuler mit allem Nachdruck auf das Irrtümliche dieser Anschauung hingewiesen, wenn auch Schüle in seiner Erklärung gewisser stereotyper Haltungen als „erstarrte Wahnideen" ähnliches gemeint haben mag.

Heute wissen wir, daß die äußeren Bedingungen, in denen eine Schizophrenie zur Entwicklung und Ausbildung gelangt, einen deutlichen Einfluß auf die Äußerungen der Erkrankung ausüben. Der große Erfolg der Aufhebung der Isolierzellen, der Einführung der Dauerbäder und vor allem der Erziehung zur Arbeit ist, daß die Ausbildung der erwähnten verschrobenen Zustandsbilder immer mehr vermieden wird und die Kranken, wenn auch gewiß nicht geheilt, so doch dem Durchschnittsmenschen ähnlicher sich entwickeln und in weitgehendem Maße sozialisiert werden. Es fragt sich aber, ist alles geschehen, um dieses mit unseren gegenwärtigen Mitteln einzige erreichbare Ziel zu gewinnen?

In früheren Jahren wurden uns aus dem Arbeitshause Kislau häufig geisteskranke Landstreicher überwiesen, die ein sehr eigenartiges Bild boten: sie boten die Zeichen der paranoiden Form der Dementia praecox, waren aber dabei ungemein aufgeschlossen und zugänglich und zeigten nichts von dem menschenscheuen und ablehnenden Verhalten, das sonst diesen Kranken eigentümlich ist. Diese Zustandsbilder waren so ungewöhnlich, daß man versucht war, an eine Kombination von Dementia praecox und chronischem Alkoholismus zu denken oder gar den alten Psychiatern recht zu geben, die in ihnen ein besonderes Krankheitsbild, den Vagabundenwahnsinn, sehen wollten. Gründlichere Nachforschungen über die Entwicklung dieser Erkrankungen zeigten jedoch, daß es keinem Zweifel unterliegen konnte, daß es sich um alte Dementia-praecox-Fälle handelte, und ich war zur Annahme geneigt, daß es besondere Umweltverhältnisse waren, die dem Krankheitsbilde diese eigenartige Färbung gegeben hatten. Die Kranken zogen zum Teil seit Jahrzehnten auf der Landstraße umher und hatten fast ausschließlich von der Mildtätigkeit ihrer Mitmenschen gelebt. Es erschien plausibel, daß die besondere Art ihrer Lebensführung und ihres Unterhaltserwerbs und der durch ihn bewirkte Zwang, mit ihren Mitmenschen dauernd in naher Fühlung zu bleiben, der Entwicklung eines ablehnenden, negativistischen und autistischen Verhaltens entgegengewirkt habe. Diese Ansicht schien eine Stütze zu finden in den Erfahrungen, die wir an zahlreichen schizophrenen Kranken machten, die sehr oft gegen den Willen der Ärzte von den Angehörigen vor ihrer Genesung nach Hause mitgenommen worden waren, noch häufiger aber wegen der chronischen Überfüllung der Klinik und entgegen den damaligen herrschenden ärztlichen Grundsätzen den Angehörigen leidlich beruhigt, aber noch sinnfällig krank, wieder übergeben werden mußten. Überraschend häufig ergaben spätere Erkundigungen und Nachuntersuchungen, daß Kranke, die in der Klinik negativistisch unter der Bettdecke verkrochen waren und gar künstlich ernährt werden mußten, oder die wegen ihrer Reizbarkeit und Unbeeinflußbarkeit dem Personal große Schwierigkeiten machten, sofort nach ihrer Rückkehr in die geordneten heimischen Verhältnisse selbständig zu essen und zu arbeiten begannen und sich weitgehend geordnet benahmen. Der Eindruck, daß in vielen Fällen eine frühzeitige Entlassung in eine geeignete heimatliche Umgebung einen günstigen Einfluß auf den Verlauf der Krankheit ausübe, befestigte sich immer mehr. Hatten wir uns anfänglich nur zögernd und unter dem Druck des Bettenmangels entschlossen, unsere Einwilligung zu solchen Frühentlassungen Schizophrener zu geben, so wurden wir allmählich immer liberaler damit. Ich erinnere mich nicht, jemals wirklich schlechte Erfahrungen damit gemacht zu haben; schlimmstenfalls scheiterte der Entlassungsversuch, da er zu frühzeitig erfolgte; in den meisten Fällen fügte sich der Kranke in sein häusliches Milieu ohne größere Schwierigkeiten ein, und die Krankheit lief ohne weiteren Anstaltsaufenthalt oder sonstige kostspielige ärztliche Hilfe ab.

Diese Erfahrungen haben sich unsere badischen Anstalten seit geraumer Zeit zunutze gemacht. Wenn wir ehrlich sein wollen, werden wir zugeben müssen, daß die Anstaltsärzte in der Vorkriegszeit vielfach gar zu ängstlich mit der Entlassung gebesserter Kranker verfahren sind. Wie oft stößt man in den Krankengeschichten jener Zeit auf Bemerkungen wie: „Geht seit drei Wochen zur Außenarbeit, bietet nichts Bemerkenswertes mehr, drängt lebhaft heim, wird zunächst vertröstet" — um dann festzustellen, daß die Entlassung noch monatelang hinausgezogen wurde. Dieses Hinauszögern der Entlassung gebesserter Kranker war gewiß verständlich: sie entlastete den Arzt von Verantwortung, und vor allem, sie lag scheinbar im Interesse der Rentabilität der Anstalt. Heute ist dieses Verfahren jedoch überholt. Die Einführung der Frühentlassungen war für die badischen Anstalten geradezu eine Lebensfrage, da sie durch die Aufhebung der Anstalt Pforzheim und die Unmöglichkeit, das Rastatter Projekt auszuführen, genötigt sein werden, auf Jahrzehnte hinaus mit den vorhandenen Anstaltsplätzen auszukommen. Das können wir nur, wenn wir sie den sinnfällig Geisteskranken vorbehalten und alle Insassen, die nicht unbedingt einer dauernden ärztlichen Fürsorge und Aufsicht bedürfen, abstoßen und anderweitig versorgen. Die Entlastung unserer Anstalten kann aber — abgesehen von einer anderweitigen Unterbringung der zahllosen Fälle von unkompliziertem chronischen Alkoholismus — nur erfolgen durch Einführung der frühzeitigen Entlassung gebesserter Schizophrener. Dazu werden wir uns um so leichter entschließen dürfen, als sie den Kranken bei zweckmäßiger Auswahl nicht schaden kann, in vielen Fällen aber nützen wird. Denn mag man bei der Einrichtung von Arbeitsmöglichkeiten in einer Anstalt noch so vielseitigen Bedürfnissen gerecht zu werden suchen und bei der Einstellung der Kranken in bestimmte Arbeitsbetriebe noch so individualisierend vorgehen, die Wiederaufnahme einer geeigneten Tätigkeit in der Freiheit in naher Fühlung mit den gesunden Mitmenschen, und sei es auch zunächst nur in beschränktem Maße, wird der Beschäftigung in der Anstalt stets überlegen sein. In der Tat sehen wir manchen Kranken, der sich in der Anstalt nur unwillig und lässig zur Mitarbeit heranziehen ließ, in der Freiheit sich mit Eifer betätigen. Für den Durchschnittsmenschen liegt doch der Hauptanreiz zur Arbeit in dem damit verbundenen materiellen Gewinn, und daß die Anstaltstätigkeit nur in ganz geringem Maße entlohnt werden kann, liegt auf der Hand.

Freilich, ein *reicher* Gebrauch von der Möglichkeit der Frühentlassung Schizophrener kann nur in einem Lande gemacht werden, das über eine ausgezeichnete Fürsorge für die entlassenen Kranken verfügt. Eine Aufgabe der Fürsorge ist die genaue Prüfung der häuslichen Verhältnisse, denn längst nicht alle sind geeignet, um einen auf der Besserung befindlichen Schizophrenen zur Wiederaufnahme der Arbeit zu erziehen. Trotz der bereits auf Schüle und noch weiter zurückreichenden Bemühungen, und trotz der eifrigen Förderung der Fürsorge durch Fischer und Römer bestehen in Baden vorläufig nur vielversprechende Anfänge zu einer sachgemäßen Entlassenenfürsorge. In der Fürsorge liegt aber nicht nur für Baden, sondern überhaupt für das verarmte Deutschland die Zukunft der Irrenpflege. Dank der Vorarbeiten wird die Ausgestaltung der Fürsorge in Baden auf keine großen Schwierigkeiten stoßen; auch in Bayern ist dank der Arbeit Kolbs sehr viel schon geschehen, und andere Staaten folgten diesen Beispielen. Bis aber das ganze Reich von einem Netz von Fürsorgeämtern für Geisteskranke überzogen ist, wird lange Zeit vergehen. Bedenkt man, auf welche Widerstände die Einführung des no restraint, die Abschaffung der Irrenzellen, die Einrichtung von Wachsälen stieß, ja erinnert man sich, welchen Widerspruch KRAEPELINS Dauerbadbehandlung noch bei FÜRSTNER und SCHÜLE fand, so wird man vor einer zu optimistischen Beurteilung der Anpassungsfähigkeit unserer Ärzte an umwälzende Behandlungsmethoden bewahrt bleiben. Die trostlose Lage unserer Finanzen wird jedoch der menschlichen Trägheit entgegenwirken und die ausgezeichneten Erfahrungen der amerikanischen Psychiater mit ihrer umfassenden Fürsorge uns ihre Einführung erleichtern.

2. Die ärztlichen Anzeigen für frühe Entlassungen [1]).
Von ERNST BLEULER, Zürich.

Den Begriff der frühen Entlassungen zu diskutieren hat wohl nur Sinn in seiner Anwendung auf die Schizophrenen. Bei den Organischen, die ja meist unheilbar sind, kann man nicht von frühen Entlassungen sprechen, wenn auch eine kleine Anzahl seniler und sogar Paralytiker mit Vorteil nach Hause oder an einen anderen Pflegeort abgegeben werden können, wo nicht der Apparat der Irrenanstalt Kosten verursacht und wo die Gesellschaft der Mitkranken angenehmer sein kann. Bei den Alkoholikern sind leider nicht-medizinische Gründe meist die Ursache von *zu frühen* Entlassungen, während zu langer Anstaltsaufenthalt wohl nicht vorkommen kann. Bei Epilepsie ist die Gefahr, daß der Kranke sich zu sehr an die Anstalt gewöhnt, zwar sehr klein, aber doch nicht immer ganz auszuschließen; meist aber sind doch die äußeren Umstände für die Möglichkeit einer freien Verpflegung ausschlaggebend, während nur in einzelnen Fällen die Durchführung einer medikamentösen Kur, die Aufrechterhaltung der notwendigen Lebensweise, die Neigung zu gefährlichen Dämmerzuständen oder Zornausbrüchen das Verhalten des Arztes bestimmen müssen. Beim manisch-depressiven Irresein fällt die Entlassungsmöglichkeit meist mit der Heilung des Anfalles zusammen; man hat aber hier eher die Neigung, zu früh als zu spät eine Heilung anzunehmen, während Gefahren darin bestehen, daß manche, die im Schutze der Anstalt relativ ruhig sind, draußen wieder zuviel Anregung finden, und daß Melancholiker — alles Übrige gleichgesetzt — oft in der Rekonvaleszenz leichter die Energie zu einem Selbstmord finden als auf der Höhe der Krankheit und dazu durch verfrühte Rückkehr in die alten Umstände schwer enttäuscht werden, nachdem sie in der Anstalt alle ihre Leiden nur dem „Heimweh" zugeschrieben haben. Bei Psychopathien und psychopathischen Reaktionsformen kann man nicht im allgemeinen, sondern nur an Hand des einzelnen Falles und aller mit ihm zusammenhängenden äußeren Umstände die Entlassungsfrage behandeln.

Bei den Schizophrenen nun tut man gut, von der Auffassung auszugehen, daß die Anstaltsbehandlung zwar oft nicht zu umgehen, aber ein Übel ist; je mehr sie vermieden werden kann, um so besser. Das gilt nicht bloß vom wirtschaftlichen, sondern ebensowohl vom ärztlichen

---

[1]) Vergl. auch Psych.-neurol. Wochenschr. Bd. 6, S. 441, 1904—05.

Standpunkt aus. Der Schizophrene hat Neigung, sich von der Welt abzusondern und dadurch einerseits ein unnützer Parasit zu werden und andererseits in Autismus zu versinken. Auch von der Familie aus wird die Verbindung mit den Schizophrenen so viel leichter als mit den anderen Kranken unterbrochen, daß man die Einstellung der Verwandten in Zweifelsfällen oft als diagnostisches Hilfsmittel benutzen kann; nach einigen Jahren Anstaltsaufenthalt — gar nicht selten schon früher — bringt man gebesserte Schizophrene bloß aus diesem Grunde nicht mehr leicht in die frühere Umgebung zurück.

Es ist deshalb bei allen nicht ganz hoffnungslosen Fällen angezeigt, schon bei der Aufnahme und eventuell auch später wiederholt sich zu erkundigen, ob und unter was für Voraussetzungen der Kranke wieder von der Familie aufgenommen würde, und der Patient ist im Prinzip so früh als möglich zu entlassen.

Darüber, wie das im allgemeinen zu bewerkstelligen ist, brauche ich nichts zu sagen. Ich möchte nur auf einiges aufmerksam machen, auf das meines Wissens da und dort in einzelnen Fällen mehr Rücksicht genommen werden könnte. Oft wird allerdings der *Versuch* das beste Mittel abgeben, um zu bestimmen, ob der Patient für die Entlassung reif ist. Aber man darf doch nicht zu viel riskieren; der Kranke könnte sich oder andere schädigen; die nächstliegende Pflege in der eigenen Familie ist nicht immer die geeignetste. Man kann sich nicht darauf verlassen, rechtzeitig Bericht zu bekommen, wenn es draußen nicht gut geht, und vor allem werden die Verwandten oft des Kranken definitiv überdrüssig, wenn einige Versuche oder auch nur einer fehlgeschlagen und gar ihnen größere Unannehmlichkeiten gebracht hat. Wir müssen also über jedes Mittel froh sein, in den einzelnen Fällen die Aussichten vorher einzuschätzen.

Anhaltspunkte gibt uns zunächst die *Unterscheidung von dem, was in der Symptomatologie des Kranken physisch und was psychisch ist* (von einer anderen Seite gesehen als „primär" und „sekundär" bezeichnet). Physisch sind die durch den chemisch-anatomischen Krankheitsprozeß gesetzten Störungen in Inhalt und Ablauf der Assoziationen, viele Halluzinationen, die noch nicht genauer zu beschreibende Veränderung der Instinkte bzw. der Affekte, ein großer Teil der Symptomatologie auf körperlichem Gebiete und der akuten Katatonie, die meisten manischen und depressiven Zustände usw. Anderes, wie die Bildung der Wahnideen, eine Menge von Aufregungen, sind psychogene Reaktionsformen der elementar gestörten Psyche; allgemein bekannt sind auch die immer noch nicht seltenen asozialen Manieren, die viele Kranke unter dem Einfluß der Anstalt, manchmal direkt aus Trotz und ähnlichen Motiven, angenommen haben, und die einerseits psychogenen Ursprungs sind, andererseits eine dringende Mahnung bilden, eine Änderung vorzunehmen[1]).

Die organischen Erscheinungen sind bis jetzt nicht zu beeinflussen. Der akute Katatoniker, der monatelang seinen Weltuntergang oder sonst

---

[1]) Etwas näher ausgeführt in Bleuler: „Zur Unterscheidung des Physiogenen und des Psychogenen bei der Schizophrenie". Allg. Ztschr. f. Psychiatrie 1926.

ein phantastisches Erlebnis durchmacht, ist unbeeinflußbar; therapeutische Gründe für seine Versetzung bestehen also nicht. Nimmt aber die endogene Vergiftung ab, fängt er wieder an, normale Beziehungen mit der Welt zu bilden, werden doch zumeist nicht alle physiogenen Symptome gleich zurückgebildet; einzelne Wahnideen z. B. bleiben leicht bestehen, wie beim Normalen unmittelbar nach einem Traum oder beim Epileptiker nach einer gereizten Verstimmung; vor allem sind oft gewisse Triebe mehr oder weniger stereotyp geworden: Impulse zu zerreißen, zu schmieren, sich das Leben zu nehmen; oder die verschiedenen normalen Triebe, wie der, sich zu beschäftigen, verschiedene Teiltriebe der Selbsterhaltung usw. können nicht zur Wirkung kommen. Alle diese Symptome sind von einem gewissen Stadium der Besserung an Relikte, d. h. im Krankheitsprozeß nicht mehr begründet. Bei vollständiger Heilung des Prozesses würden sie wahrscheinlich von selbst verschwinden, aber diese Heilung braucht Zeit und kommt lange nicht in allen Fällen zustande. Wenn uns nun die wiedergewonnene Klarheit des Denkvorgangs im allgemeinen, die bei allen Absonderlichkeiten im wesentlichen richtige Orientierung der Umgebung, die Beeinflußbarkeit des Kranken in vielen Einzelheiten, das Spielen des Kranken mit seinen Symptomen, und anderes mehr, das Abflauen des Prozesses anzeigt, dann ist es Zeit, die psychische Behandlung zu beginnen. Das geht ja meist von selbst durch die Anleitung zur Arbeit; hat man Erfolg, so wird die baldige Entlassung selbstverständlich; *aber auch gerade dann, wenn die Anstalt nichts mehr zu erreichen scheint, dann kommt die Versetzung in irgendeiner Form in Frage.* Nicht selten beruhigen sich auch schwer aufgeregte Kranke durch die Entlassung; manchmal schon bei der Abholung, manchmal vor der Anstaltstüre, manchmal erst nach kurzem Aufenthalt zu Hause. Nicht ganz selten haben wir mit Glück Leute direkt aus den Zellen nach Hause gehen lassen. Große Schritte in der Veränderung der Verhältnisse bewähren sich ja überhaupt bei der Schizophrenie meist besser als kleine, so z. B. oft die Versetzung von einer unruhigen Abteilung direkt auf eine ganz ruhige mit möglichst freier Behandlung.

Nun gibt es aber manchmal Hindernisse, an die man zunächst nicht denkt. Da bestehen beim Kranken „Komplexe" gegen Mitglieder der Familie oder gegen die Umstände zu Hause, oder er fürchtet sich, den Kampf um das Leben aufzunehmen. So zieht mancher Patient bewußt oder unbewußt das ruhige Leben in der Anstalt dem Aufenthalt in der Familie vor und kommt, wenn man ihn entläßt, bald wieder zurück. Solche Einstellungen können sich aber, namentlich bei frischeren Fällen, manchmal ändern; deshalb ist es besonders wichtig, daß man die Entlassung im *richtigen Moment* anordnet. Das ist nur möglich, wenn man einigermaßen die Komplexe der Kranken kennt. Dazu braucht es nicht eine eingehende Psychanalyse; die fortwährende Beobachtung der bewußten und unbewußten Reaktionen des Kranken, alle die auffallenden und unscheinbaren Äußerungen des Benehmens, der Mimik, der Gefäßinnervation, haben den Arzt, der die Symbolik und überhaupt die Tiefenpsychologie der Schizophrenie kennt, in diesem Zeitpunkt bereits orientiert; immerhin wird er sich weitere Aufklärungen über den momentanen Stand der Einstellung des Patienten zur Welt dadurch verschaffen, daß er etwa mit dem Kranken anscheinend beiläufig über die verschiedenen Möglichkeiten und die Verhältnisse zu Hause redet und dabei seine Reaktionen beobachtet; ebenso wichtig ist das Verhalten des Kranken bei den verschiedenen Besuchen, bei Empfang von Briefen usw. Was er in Worten dazu sagt, ist sehr häufig nicht zu verwenden. Jedem bekannt sind ja die Kranken, die beständig heim verlangen, aber, wenn man sie entlassen will, offen Widerstand leisten oder mit einer Verschlimmerung antworten. Gegen solche Komplexe ist nun direkt nichts zu machen. In manchen akuten Fällen hilft natürlich das bloße Abwarten, in anderen kann man die Schwierigkeiten umgehen: die Kranke, die eifersüchtig ist, daß die jüngere Schwester geheiratet hat, kann unter Umständen mit Erfolg an einem Ort untergebracht werden, wo sie nicht mit ihr zusammenkommt. Ebenso kann man schwierige Einstellungen gegen bestimmte Personen der eigenen Familie oder gegen eine bestimmte Arbeit leicht unschädlich machen, wenn man sie nur kennt.

Daß man auch die zukünftigen Pfleger und deren Einstellung zum Patienten soweit möglich kennenlernen muß, ist selbstverständlich. Bei Leuten, die den Kranken widerwillig aufnehmen, macht man natürlich meist schlechte Erfahrungen. Auf die „Vernunft" derselben kommt es nicht immer so viel an, wie man denken sollte; bei gewissen Schizophrenen ist die Selbstverständlichkeit, mit der sie unter Umständen von uneinsichtigen Pflegern wie geistig Gesunde behandelt werden, das beste Mittel, die krankhafte Einstellung zu umgehen, und das auch dann, wenn es zuweilen eine Grobheit absetzt.

Wichtig ist natürlich der Ton, in dem man mit den Verwandten verhandelt, namentlich auch bei der Verteilung der Verantwortlichkeit. Ein gewisses Risiko muß auch der Arzt übernehmen; sollte einmal etwas begegnen, so muß er aber in der Lage sein, alles getan zu haben, was man vernünftigerweise von ihm zur Verhütung eines Unglücks verlangen konnte, und er muß sich vor sich und vor anderen damit rechtfertigen können, daß er durch ähnliche Entlassungen manche Kranke vor definitivem Asozialbleiben bewahrt hat. Wir haben allerdings bis jetzt keine ernstlichen Schwierigkeiten erfahren; das Dümmste ist, daß entlassene Schizophrene nicht selten heiraten. Wenn wir Reverse von den Angehörigen unterzeichnen lassen, so ist das viel weniger deshalb, um ihnen alle Verantwortung zuzuschieben für eine Entlassung, mit der wir nicht einverstanden wären, als um in Fällen, wo wir die Entlassung selbst begrüßen, den Angehörigen ihren Teil der Verantwortung drastischer vor Augen zu führen. Besteht wirkliche Gefahr für Selbstmord oder ein Verbrechen, so gehen die Entlassungen durch das Statthalteramt, vor dem die Pfleger sich verpflichten müssen, jede Verschlimmerung rechtzeitig anzuzeigen.

In einzelnen Fällen läßt sich die zur Entlassung nötige Umstimmung durch einen einmaligen oder wiederholten Dauerschlaf erreichen.

Unter manchen Umständen, z. B. bei sexuell zügellosen Mädchen, aber auch gelegentlich bei Männern, wo die Operation eine Kleinigkeit ist, kann *Sterilisation* die Entlassung ermöglichen, so auch bei Oligophrenen; es ist aber Sorge zu tragen, daß sie in Erwägung aller Umstände gut an die gesetzlichen Normen angepaßt werde, da die Materie noch nirgends klar und direkt durch Gesetze geordnet ist. Wesentlich wird bei Ledigen sein, ob der Kranke heiratsfähig ist. In jedem Falle aber muß er die Operation selbst wünschen.

Gut ist es, wenn man verschiedene Möglichkeiten hat und die Kranken nicht nur in die eigene Familie, sondern auch in fremde versorgen, in einer „Übergangsstation", d. h. in einer kleinen halb familiären Privatanstalt allmählich an das freie Leben gewöhnen, von der Poliklinik oder einer andern Fürsorge nachbehandeln oder überwachen lassen oder auch in eine andere Irrenanstalt versetzen kann. Die „Versetzungsbesserungen" sind ja etwas Bekanntes.

V. Die allgemeinen Grundsätze für die Organisation der offenen Geisteskrankenfürsorge.

1. Die rechtlichen Grundlagen der Fürsorge.

Von HANS ROEMER, Karlsruhe.

Bei der Erörterung der rechtlichen Grundlagen der offenen Irrenfürsorge sind die allgemeinen fürsorgerechtlichen und die speziellen irrenrechtlichen Bestimmungen zu unterscheiden. Jene regeln die Fürsorgeverpflichtung bei Eintritt der Hilfsbedürftigkeit, die in der öffentlichen Irrenfürsorge eine besonders große Rolle spielt; gehören doch die Insassen der Heil- und Pflegeanstalten zum überwiegenden Teil, in den badischen Anstalten zur Zeit zu 75—80 vH, zu den unbemittelten Kranken. Diese umschreiben die rechtlichen Voraussetzungen für die Beschränkung der persönlichen Freiheit, die in der geschlossenen und unter Umständen auch in der offenen Irrenfürsorge im Interesse des Kranken und der Allgemeinheit nicht zu umgehen ist.

a) Die *fürsorgerechtlichen Bestimmungen* waren bis zum Jahre 1924 durch das *Reichsgesetz über den Unterstützungswohnsitz* gegeben. Die öffentliche Unterstützung der Hilfsbedürftigen war hierdurch von Reichs wegen den Gemeinden als Ortsarmenverbänden bzw. bei Landarmen den Landarmenverbänden übertragen. Dabei bestand für die Landesgesetzgebung die Möglichkeit, die sog. „außerordentliche Armenfürsorge" an die Landarmenverbände zu überweisen. Dies ist z. B. in Preußen durch die Novelle vom 11. Juli 1891 zum Pr. Ausf.G. geschehen, welche die Sorge für Bewahrung, Kur und Pflege der hilfsbedürftigen Geisteskranken, Idioten, Epileptischen usw., soweit Anstaltspflege erforderlich ist, in geeigneten Anstalten (Landesheil- und -pflegeanstalten) zur Pflichtaufgabe der Landarmenverbände machte.

Diese Regelung ist durch die *Verordnung über die Fürsorgepflicht vom 13. Februar 1924*[1]) (RGBl. I, S. 100) ersetzt worden. Auf Grund des Ermächtigungsgesetzes vom 8. Dezember 1923 hatte die III. Steuernotverordnung vom 14. Februar 1924 verschiedene Fürsorgezweige, für die das Reich bisher erhebliche Zuschüsse gewährt hatte, unter Einstellung dieser Zuschüsse den Ländern überwiesen. Im Zusammenhang damit übertrug die Fürsorgeordnung die Wohlfahrtspflege samt den aus ihr erwachsenden Lasten den neu zu bildenden „Fürsorgeverbänden", wobei sie eine Anzahl von Zweigen der sozialen Fürsorge, die von der Armenpflege ausgegangen oder abgezweigt waren, wieder mit ihr vereinigte und gleichzeitig die von vielen Seiten gewünschte Reform des Unterstützungswohnsitzgesetzes schuf. Da die Opfer der Kriegs- und Nachkriegszeit nicht an die Armenverbände verwiesen werden sollten, wurden die Bezirks- und Landesfürsorgeverbände als Körperschaften des öffentlichen Rechts eingerichtet, und zwar in erster Linie als Träger der sog. „gehobenen Fürsorge" für bestimmte Personenkreise. Sie umfaßt nach § 1 Abs. 1 der Verordnung

1. die soziale Fürsorge für Kriegsbeschädigte und Kriegshinterbliebene und die ihnen auf Grund des Versorgungsgesetzes Gleichstehenden,

2. die Fürsorge für Rentenempfänger der Invaliden- und Angestelltenversicherung, soweit sie nicht den Versicherungsträgern obliegt,

3. die Fürsorge für die Kleinrentner und die ihnen Gleichstehenden,

4. die Fürsorge für Schwerbeschädigte und schwer Erwerbsbeschränkte durch Arbeitsbeschaffung,

5. die Fürsorge für hilfsbedürftige Minderjährige,

6. die Wochenfürsorge.

In zweiter Linie liegt diesen Fürsorgeverbänden nach § 1 Abs. 2 auch die Armenfürsorge ob. Entgegen dieser Bestimmung haben verschiedene Länder (Bayern, Württemberg, Baden, Oldenburg, Waldeck) die Armenfürsorge bei den Gemeinden als Ortsfürsorgeverbänden nach den bisherigen Grundsätzen noch belassen. Während also für den hilfsbedürftigen Geisteskranken in den übrigen deutschen Ländern die Bezirks- und Landesfürsorgeverbände ohne weiteres zuständig sind, trifft dies in den genannten Ländern nur zu, sofern der Betreffende den oben angeführten Personenkreisen zugehört; andernfalls bleibt für ihn die armenrechtliche Fürsorge durch die Gemeinde nach den bisherigen Grundsätzen vorerst in Geltung.

Durch die Ausführungsbestimmungen der meisten, aber nicht aller Länder ist entsprechend der früheren Regelung die Sorge für Bewahrung, Kur und Pflege der hilfsbedürftigen Geisteskranken, Idioten und Epileptischen wie der Taubstummen, Blinden und Krüppel den Landesfürsorgeverbänden als Pflichtaufgabe übertragen worden.

Die Fürsorgepflichtverordnung erfordert ausdrücklich *ein enges Zusammenarbeiten zwischen öffentlicher und freier Wohlfahrtspflege* (§ 5).

---

[1]) Vgl. Baath: Verordnung über die Fürsorgepflicht vom 13. Februar 1924 usw., 3. Aufl. Berlin: Vahlen 1925.

Für die offene Geisteskrankenfürsorge ist dies insofern von Bedeutung, als sie auf die Dauer die Mitarbeit der privaten Wohlfahrtspflege nicht entbehren kann. Sie wird vielmehr ihr Augenmerk von Anfang an darauf richten müssen, die charitativ tätigen Kräfte, insbesondere die Mitglieder der Hilfsvereine für Geisteskranke, die auf Grund dieser Bestimmungen einen Anspruch auf Beteiligung haben, für die Mitarbeit besonders in ländlichen Bezirken zu gewinnen.

Die Durchführung der allgemeinen wie der gehobenen Fürsorge wird durch die *Reichsgrundsätze über Voraussetzung, Art und Maß der öffentlichen Fürsorge vom 4. Dezember 1924* (RGBl. I, S. 765) geregelt. Diese besitzen eine erhebliche Bedeutung für die Gestaltung der Fürsorge für die geisteskranken Hilfsbedürftigen.

Zum nötigen Lebensbedarf, der nach § 1 dem Hilfsbedürftigen, und zwar nach der Besonderheit des Einzelfalles, nach Art und Dauer der Not, nach der Person und den örtlichen Verhältnissen (§ 10) zu gewähren ist, gehört auch die Krankenhilfe und die in unmittelbarer Verbindung mit ihr genannte Hilfe zur Wiederherstellung der Arbeitsfähigkeit (§ 6). Die Hilfe kann in Geld, Sachleistung oder persönlicher Hilfe und in offener oder geschlossener (Anstalts-) Pflege gewährt werden, wobei die Unterbringung in einer Anstalt oder einer fremden Familie nur stattfinden darf, wenn der körperliche, geistige oder sittliche Zustand besondere Maßnahmen zur Heilung, Pflege oder Bewahrung erfordert, und zwar zwangsweise nur, wenn ein Gesetz es gestattet (§ 11). Bemerkenswerterweise wird die allgemeine Aufgabe der Fürsorge, den Hilfsbedürftigen selbständig und von der Fürsorge unabhängig zu machen, ausdrücklich betont und es als Ziel jeder Fürsorge bezeichnet, den Hilfsbedürftigen in seinem Willen und in seiner Kraft so zu stärken, daß er sich durch eigenes Können, Mühen und Schaffen selbst behaupten und insbesondere für seine unterhaltsberechtigte Familie selbst sorgen kann. Unter Hinweis auf die Erfahrungen mit der sozialen Kriegsbeschädigtenfürsorge wird hierzu ausgeführt, daß es die wirksamste, würdigste und im Endergebnis sparsamste Hilfe ist, die Kräfte des durch ein Gebrechen Erwerbsbeschränkten dem Wirtschaftsleben nutzbar zu machen (Erläutg. zu § 6). Demgemäß wird bei Minderjährigen neben der Erziehung die Erwerbsbefähigung als zum nötigen Lebensbedarf gehörig bezeichnet (§ 6) und für die Erwerbsbefähigung von schwachsinnigen oder nicht vollsinnigen Minderjährigen, soweit sie bildunsgfähig sind, eine besondere, dem Zustand entsprechende Ausbildung gefordert (§ 6, Erläuterung 5). Die Fürsorge wird ferner grundsätzlich von den polizeilichen Maßnahmen unterschieden (§ 1, Erläuterung 4), so z. B. bei der Unterbringung gemeingefährlicher Geisteskranker, die sich in der Freiheit durchbringen könnten, wenn die Heilung oder Besserung hinter dem Interesse der öffentlichen Sicherheit zurücktritt. Endlich muß die Fürsorge rechtzeitig und nachhaltig einsetzen, und verhüten, daß eine vorübergehende Not zu einer dauernden wird (§ 2). Sie kann, um eine drohende Hilfsbedürftigkeit zu verhüten, vorbeugend eingreifen, besonders um Gesundheit und Arbeitsfähigkeit zu erhalten, bei Minderjährigen auch, um Störungen der körperlichen, geistigen und sittlichen Entwicklung zu verhindern (§ 3), wie dies auch das Reichsjugendwohlfahrtsgesetz vom 9. Juli 1922 im § 49, Abs. 2 vorschreibt. Schließlich ist wichtig, daß bei Arbeitsscheu oder offenbar unwirtschaftlichem Verhalten die Voraussetzungen der Hilfsbedürftigkeit aufs strengste zu prüfen, sowie Art und Maß der Fürsorge auf das zur Fristung des Lebens Unerläßliche zu beschränken sind (§ 13), daß ferner gegen den, der, obwohl arbeitsfähig, infolge seines sittlichen Verschuldens der öffentlichen Fürsorge selbst anheimfällt oder einen Unterhaltsberechtigten anheimfallen läßt, der Arbeitszwang vorgesehen ist (§ 20 der Fürsorgepflichtverordnung), und endlich, daß gegen Landstreicher, Bettler, Müßiggänger, Arbeitsscheue und Obdachlose die Bestimmungen des § 361 Ziff. 3—5, 7, 8 StGB., sowie Entmündigung wegen Verschwendung oder Trunksucht nach § 680 Abs. 5 ZPO. und § 6 BGB Anwendung finden (Erläuterung 3 Abs. c zu § 5 der Reichsgrundsätze).

Außerdem eröffnen §§ 14—32 der Reichsgrundsätze in der *gehobenen Fürsorge* für die Kleinrentner, Sozialrentner und die ihnen Gleichstehenden, sowie für die Kriegsbeschädigten und Kriegshinterbliebenen weitere sehr wichtige Möglichkeiten der individualisierenden sozialen Fürsorge.

Diese Übersicht läßt deutlich erkennen, in welch hohem Maße das neue Fürsorgerecht den neuzeitlichen sozialhygienischen und speziell sozialpsychiatrischen und psychotherapeutischen Grundsätzen und Bedürfnissen unter Verwertung der Kriegserfahrungen Rechnung trägt. Die modernen Gesichtspunkte des individualisierenden Vorgehens, der Bewertung der sozialen Verhältnisse, der vorausschauenden Vorbeugung, der Wiedergewinnung der selbständigen Arbeitsfähigkeit, der sozialen Wiedereingliederung durch eine gewisse Arbeitspädagogik, der Fernhaltung der Vermischung mit Polizeimaßnahmen und endlich des Schutzes der Fürsorge vor Ausnützung durch erzieherisch-repressive Maßnahmen, alle diese Gesichtspunkte finden in den neuen Bestimmungen volle Berücksichtigung. Damit werden der Fürsorge für geisteskranke Hilfsbedürftige die Voraussetzungen für ein sachgemäßes Vorgehen geboten, das ebenso den zeitgemäßen Bedürfnissen der Psychiatrie wie den sozialen Forderungen der Allgemeinheit entspricht. Bedenkt man, daß die sozialfürsorgerische Betreuung bei den allermeisten Geisteskranken geradezu den wesentlichsten Teil der Psychotherapie ausmacht, so erhellt ohne weiteres, daß diese Entwicklung des Fürsorgerechts gegenüber der bisherigen Beschränkung auf das Existenzminimum einen außerordentlichen Fortschritt für die Geisteskrankenfürsorge bedeutet. Ob der Wille des Gesetzgebers tatsächlich in vollem Umfange auf diesem Sondergebiet verwirklicht wird, hängt durchaus davon ab, daß die geschlossene Irrenfürsorge durch die offene in genauestem Zusammenarbeiten wirksam ergänzt wird; denn die Anstaltsfürsorge allein ist aus naheliegenden technischen Gründen ganz außerstande, die geforderten Leistungen zu erfüllen, da hierbei eine eingehende Beschäftigung mit den Verhältnissen des Einzelfalles an Ort und Stelle nicht zu umgehen ist. Die allgemeine Durchführung einer mit der Anstalt genau zusammenwirkenden offenen psychiatrischen Fürsorge muß demnach geradezu als ein unentbehrliches Erfordernis für die Verwirklichung des neuen Fürsorgerechtes bezeichnet werden.

b) Die *irrenrechtlichen Bestimmungen*, die zum Schutze der persönlichen Freiheit hinsichtlich der Anstaltsunterbringung und der Anstaltsentlassung bzw. der zwangsweisen Zurückhaltung in den deutschen Ländern festgesetzt sind, ermangeln der Einheitlichkeit, da die Träger des Irrenwesens durchaus verschieden sind. In Preußen sind dies die Provinzen, in Bayern die Kreise, in Sachsen, Württemberg, Baden und Hessen die Länder. Fast in allen Staaten ist diese Materie durch Verordnung geregelt. Eine gesetzliche Regelung, die bei der Wichtigkeit des Gegenstandes vom irrenärztlichen Standpunkte aus dringend zu wünschen ist, besteht bisher nur in Sachsen und Baden und wird, nachdem ein Reichsirrenfürsorgegesetz nach dem bekannten vergeblichen Anlauf nicht zu erwarten steht, zur Zeit in Preußen vorbereitet. Das *Badische Irrenfürsorgegesetz vom 25. Juni 1910* nebst *Vollzugsverordnung vom 30. Juni 1910*[1]) enthält keine besonderen Bestimmungen über die offene Geisteskrankenfürsorge. Für deren Zwecke genügte bisher der § 30 der Vollzugsverordnung, nach dem „aus besonderen Gründen" eine vorübergehende Beurlaubung eines nicht gemäß § 5 (Einweisung auf amtliche Anordnung) oder § 8 des Gesetzes (Unterbringung zur Beobachtung des Geisteszustandes), also auf Anordnung einer Behörde in die Anstalt aufgenommenen Kranken seitens der Anstaltsdirektion zugelassen wird. Die Beurlaubung in die offene Fürsorge wird zum Zwecke der Erprobung vorgenommen, wobei der Kranke im Anstaltsverband verbleibt, so daß er bei mangelnder Bewährung jederzeit ohne Förmlichkeiten in die Anstalt zurückgenommen werden kann. Außerdem sieht der § 35 der Vollzugsverordnung die Beaufsichtigung der nicht in Anstaltspflege befindlichen Geisteskranken durch den Amtsarzt und in geeigneten Fällen die Fühlungnahme der Anstaltsdirektionen wegen entlassener Kranker mit den Organen des Hilfsvereins für entlassene Geisteskranke vor. In ähnlicher Weise wird in den übrigen Ländern, so z. B. in Bayern, auf Grund des Polizeistrafgesetzes verfahren.

An dieser Stelle sind auch die preußischen Ministerialerlasse vom *2. September 1920* und vom *8. November 1921* zu erwähnen, die die offene Fürsorge für Psychopathen und die Errichtung von „Fürsorgestellen für Nervöse und seelisch Kranke" im Hinblick auf die Bedeutung der Psychopathen für das Gesellschaftsleben empfehlen.

Wenn sich aus dem bisherigen Verfahren auch Schwierigkeiten nicht ergeben haben, so ist doch KOLB[2]) durchaus zuzustimmen, wenn er empfiehlt, die offene Fürsorge in dem in Bearbeitung befindlichen preußischen Irrenfürsorgegesetz bzw. der Vollzugsverordnung ausdrücklich zu berücksichtigen, um ihr so eine klare rechtliche Grundlage zu geben und insbesondere den Anstaltsleiter zu der versuchsweisen Beurlaubung

---

[1]) Vgl. FISCHER, M.: Das badische Irrenfürsorgegesetz in der Bewährung. Monatsschrift. f. Kriminalpsychol. u. Strafrechtsref. 1923. — HOLDERMANN, L.: Das badische Irrenfürsorgegesetz usw. Karlsruhe 1927. Macklotsche Druckerei u. Verlag A. G.

[2]) KOLB: Irrengesetz und offene Fürsorge. Psychiatr.-neurol. Wochenschr., Jg. 26, Nr. 10.

aus der Anstalt bzw. zur Belassung eines frei lebenden Kranken außerhalb der Anstalt unter gleichzeitiger Wahrnehmung seiner sozialen Verhältnisse und nachgehender Betreuung zu ermächtigen. Eine solche Bestimmung, die der Vollzugsverordnung vorbehalten bleiben könnte, würde nur die allgemeine Berechtigung der Anstaltsorgane zu dieser externen Tätigkeit festlegen, die Rechte dieser Kranken aber nicht berühren, die sich ja durchaus freiwillig der offenen Fürsorge anvertrauen. Vielfältige Erfahrungen lehren, daß sich aus diesem Vertrauensverhältnis Schwierigkeiten nicht ergeben. Die mitunter, so z. B. von Rähmi, geäußerte Meinung, als ob die offene Fürsorge grundsätzlich mit einer Beschränkung der persönlichen Freiheit einherginge und ohne oder gegen den Willen des Kranken ausgeübt werde, ist irrig und bedarf der Richtigstellung. Es wäre durchaus sinnwidrig und der Erfüllung der Fürsorgeabsicht direkt hinderlich, wollte man die offene Fürsorge, die dem Kranken durch persönliche Vermittlung und Betreuung· zur sozialen Wiedereingliederung verhilft, gewissermaßen zu einer Hilfseinrichtung der Polizei stempeln. Zur Erfüllung dieser Fürsorgeaufgabe bedarf es keinerlei besonderen Ausnahmerechtes.

Nur sofern es sich um Kranke, die für die Umgebung gefährlich waren oder unter Umständen werden können, handelt, wird die Entlassungsmöglichkeit, die aus Gründen einer rationellen Erwerbsbefähigung auch für diese Kranke nicht verschlossen bleiben darf, im Interesse der Allgemeinheit wie des Kranken selbst von einer gesetzlich zu regelnden Überwachungsmöglichkeit abhängig zu machen sein. Daß dieser Weg gangbar ist, zeigen die günstigen Erfahrungen, die mit der Einrichtung der *Schutzaufsicht* durch das Reichsjugendwohlfahrtsgesetz und das Jugendgerichtsgesetz gemacht wurden, zur Genüge. Es wird somit die frühzeitige soziale Wiedereingliederung bzw. die tunlichste Einschränkung der geschlossenen Fürsorge, die aus ärztlichen, rechtlichen und wirtschaftlichen Gründen auch in diesen Fällen nach der Absicht des Fürsorgerechts sinngemäß zu fordern ist, nur durch *die gesetzliche Festlegung einer Schutzaufsicht über asoziale Geisteskranke und Psychopathen* ermöglicht werden, wie eine solche ja auch in den zur Zeit zur Diskussion stehenden Gesetzentwürfen für das neue Strafrecht, für ein Bewahrungsgesetz und ein Trinkerfürsorgegesetz vorgesehen ist.

Auf Grund örtlicher Vereinbarungen sind schon bisher Versuche in dieser Richtung unternommen worden, deren günstige Ergebnisse eine derartige allgemeine irrengesetzliche Regelung durchaus rechtfertigen. So hat Raecke es erreicht, daß bei kriminellen Psychopathen die Zuerkennung von Bewährungsfrist oder von vorzeitiger Strafentlassung von der Unterstellung unter die Schutzaufsicht seiner Frankfurter Fürsorgestelle abhängig gemacht wurde. In ähnlicher Weise wird in *Erlangen-Nürnberg* eine Schutzaufsicht bei Psychopathen und Trinkern durch die psychiatrische Fürsorgestelle seitens der Polizeibehörden angeordnet. In diesen besonderen, bisher vereinzelten Fällen muß die Beaufsichtigung durch die psychiatrische Fürsorge selbstverständlich durch die behördliche Autorität gedeckt sein, und es scheint durchaus berechtigt und zweckmäßig, für ein solches Vorgehen die allgemeinen irrengesetzlichen Grundlagen zu schaffen. Von einem ungerechtfertigten Eingriff in die persönliche Freiheit des zu Betreuenden bzw. zu Beaufsichtigenden kann insofern nicht gesprochen werden, als durch die Schutzaufsicht über den auf Wohlverhalten Beurlaubten bzw. in Freiheit Belassenen eine Abkürzung bzw. eine Vermeidung der behördlichen Unterbringung in einer geschlossenen Anstalt erzielt wird.

Es liegt auf der Hand, daß sich hier ein wichtiges Grenzgebiet zwischen der offenen psychiatrischen Fürsorge und der modernen *sozialen Gerichtshilfe*, bzw. der *Fürsorge für die vermindert zurechnungsfähigen psychopathischen Gewohnheitsverbrecher* auftut; ja die letztere wird auf die Dauer ohne Mitarbeit des Fürsorgepsychiaters überhaupt nicht auskommen, wie ja die neuzeitliche Berücksichtigung der Persönlichkeit in der Strafrechtspflege wie im Strafvollzug von psychiatrischer Seite inauguriert worden ist.

Die irrengesetzliche Regelung der Schutzaufsicht de lege ferenda wird an anderer Stelle des Buches eingehend erörtert werden.

2. Die allgemeinen und besonderen Gründe für die Einrichtung der Fürsorge.

Von GUSTAV KOLB, Erlangen.

Der geisteskranke und geistig anomale Mensch bedarf in Rücksicht auf die Besonderheit seines Defektes eines besonderen Schutzes. Diese Besonderheit ist dadurch gegeben, daß der geistige Defekt seinem Wesen nach den Betroffenen in der Regel unfähig macht, den Mangel zu erkennen und selbständig Mittel zur Abhilfe zu finden. Je komplizierter unser Leben wird, je schwerer sich der Kampf ums Dasein gestaltet, je dichter die Bevölkerung wohnt, je mehr die Großstädte wachsen, je mehr der Verkehr zunimmt, desto schwieriger wird es für den geisteskranken oder geistig nicht normalen Menschen, sich aus eigener Kraft fortzubringen, desto größer wird die Gefahr, daß er in Konflikt kommt mit seiner Umgebung, mit dem Verkehr, mit dem Gesetz, desto größer wird die Gefahr, daß er selbst zu Schaden kommt oder andere schädigt, desto stärker tritt sein Bedürfnis nach Anlehnung hervor. Alle geistig anomalen Menschen in Anstalten unterzubringen ist aus praktischen, finanziellen, rechtlichen, biologischen, psychiatrischen Gründen unmöglich. Daraus ergibt sich:

1. Mit der fortschreitenden Entwicklung des Verkehrs, der Großstädte, mit der Zunahme der Bevölkerungsdichte, mit der zunehmenden Schwere des Kampfes ums Dasein steigt automatisch das Bedürfnis nach einer offenen, psychiatrischen Fürsorge, die den zahlreichen außerhalb der Anstalten lebenden geisteskranken und geistig anomalen Menschen den erforderlichen Schutz und Rückhalt sichert und gleichzeitig die Nebenaufgabe erfüllt, die Umgebung der Kranken und die Allgemeinheit nach Möglichkeit zu schützen vor schädlichen Äußerungen der geisteskranken und geistig anomalen Menschen.

2. Entsprechend der Entwicklung der Lebensverhältnisse hat die Anstaltsfürsorge in allen Kulturländern einen zunehmend großen Kreis

geistiger Defektzustände in ihren Bereich gezogen: Während man sich in früheren Jahrhunderten darauf beschränkte, die schwersten und gefährlichsten Formen mehr im Interesse der Allgemeinheit als zum Schutze der Kranken in „Tollhäusern", vielfach neben oder in den Strafanstalten, unterzubringen, brachte das *19. Jahrhundert* in zunehmendem Maße Versuche die Kranken zu pflegen, zu heilen, zu schützen. Diese Versuche umfaßten zunächst wieder nur die schweren Formen, für die man ganz geschlossene Anstalten mit zahlreichen Isolierzellen, später mit großen Wachabteilungen baute; weiterhin leichtere Fälle, deren Unterbringung den Bau von offenen Abteilungen und die Einrichtung von Arbeitsbetrieben in Landwirtschaft und Handwerk notwendig machte; schließlich leicht Erkrankte, für welche am Ausgange des 19. Jahrhunderts vielfach Unterbringung in fremden Familien in der Nähe der Anstalt oder einer eigenen Zentrale sich als möglich und segensreich erwies. Es ist eine logische Entwicklung, wenn die Anstalten nunmehr die freieste Verpflegsform, die Pflege in der eigenen Familie entwickeln, und wenn damit die Irrenfürsorge gleichzeitig den letzten entscheidenden Schritt tut und sich grundsätzlich auch den außerhalb der Anstalt lebenden geisteskranken und geistig anomalen Menschen zuwendet. *Die offene psychiatrische Fürsorge ist demnach das letzte Endglied einer logisch fortschreitenden Entwicklung der Irrenfürsorge, besonders der Anstaltsfürsorge*, die ihrerseits wieder bedingt ist durch die fortschreitende Entwicklung der Verhältnisse in den Kulturländern.

3. Mit dieser Entwicklung der Anstaltsfürsorge durch Aufnahme auch von leicht Erkrankten stieg, wie die Zahl der Zugänge, so auch die Zahl der Entlassungen rasch zunehmend an. Die Geisteskrankheiten neigen, wie wir wissen, vielfach zu Rückfällen; sie zeigen vielfach Schwankungen des Verlaufes, sie hinterlassen vielfach Schwächezustände; aus diesen Tatsachen ergibt sich *die Notwendigkeit einer dauernden offenen, psychiatrischen Fürsorge für große Gruppen von Entlassenen.*

4. Wir wissen, wie sorgfältig die Kranken in der Anstalt vor jeder Schädlichkeit behütet und bei jedem Schritte angeleitet werden; wir wissen aber auch, wie schwer es gerade den aus der Irrenanstalt kommenden Menschen vielfach gemacht wird, wieder Wohnung und Arbeit zu finden und sich wieder einzufügen in den bisherigen Lebenskreis. Daraus ergibt sich *die besondere Notwendigkeit einer die Rückkehr in das Leben ebnenden psychiatrischen Fürsorge in der ersten Zeit nach der Entlassung aus der Anstalt.*

5. Zunehmende Erfahrung hat uns gelehrt, daß gerade die Geisteskranken, die den weitaus größten Teil der alten Anstaltsinsassen bilden, die Dementia-praecox-Kranken, durchschnittlich geistig um so regsamer und um so eher erwerbsfähig bleiben, je früher sie wieder in Verhältnisse versetzt werden, die ihren gewohnten Lebensbedingungen entsprechen. Diese Rückkehr ist bei dem eigenartigen Verhalten vieler Praecocer, bei dem zuweilen periodisch in Schwankungen sich vollziehenden Ablauf ihrer Psychose ohne Gefahr in der Regel nur unter besonderer Anleitung und bei spezialärztlicher Aufsicht möglich. Es fordern also auch *therapeutische Gründe dringend die Entwicklung der*

offenen Fürsorge, welche zudem eine volkswirtschaftlich (Erhaltung der Erwerbsfähigkeit) und finanziell (Freiwerden von Anstaltsplätzen, die anderenfalls Jahre, Jahrzehnte — nicht selten lebenslang besetzt werden) wichtige Entlastung der Allgemeinheit gestattet.

6. Je mehr unseren Anstalten auch leichtere Fälle von Geisteskrankheit zugehen, desto mehr mußten die Anstalten bestrebt sein, der Zunahme der Zugänge durch eine annähernd gleichgroße Steigerung der Entlassungen wenigstens annähernd das Gleichgewicht zu halten, um eine zu rasche Zunahme der anstaltsverpflegten Geisteskranken zu verhindern. Die Entlassung ist vielfach nicht möglich ohne eine gewisse Fürsorge für die Entlassenen. Ein wesentlicher Grund, die offene Fürsorge auszubauen, liegt darin, daß sie uns ermöglicht, *die durchschnittliche Dauer des Anstaltsaufenthaltes abzukürzen, den Irrenanstalten in zunehmendem Maße den Charakter einer „Durchgangsstation" zu geben, die vorhandenen Irrenanstaltsplätze möglichst vollkommen auszunützen und dadurch ein allzu rasches Ansteigen des Bedarfes an Plätzen in geschlossenen Irrenanstalten,* d. h. eine zu starke finanzielle Belastung der Allgemeinheit *zu verhüten.*

7. In den Irrenanstalten bekam der Psychiater bisher nur die schweren Formen der geistigen Störungen, die schweren Zustandsbilder der leichten Geistesstörungen und der Grenzfälle zu Gesicht; es fehlte ihm die Kenntnis der gewöhnlichen Umwelt der Kranken; die Kenntnis der bisherigen Entwicklung der Krankheit wurde ihm durch die Anamnese meist nur mangelhaft vermittelt, die Kenntnis des weiteren Verlaufes nach der Entlassung fehlte meist völlig. Umgekehrt kannte der außerhalb der Anstalt tätige Arzt wohl Vorleben, Umwelt, Beginn der Erkrankung, Verlauf der Krankheit nach der Entlassung, aber es fehlt ihm die so wichtige Kenntnis der Höhe der Erkrankung, und es fehlt ihm in der Regel auch die spezialistische Vorbildung und Erfahrung. *Die offene Fürsorge wird unsere wissenschaftliche Erkenntnis wesentlich fördern;* sie wird uns gestatten, nicht Zustandsbilder, „Ausschnitte" aus einer Krankheit, sondern Krankheitsprozesse zu sehen, den Einfluß der Umwelt gegenüber der angeborenen Veranlagung zu erforschen, die durch individuelle Verhältnisse bedingten Verlaufseigentümlichkeiten zu studieren.

8. Die Abneigung gegen unsere Irrenanstalten hatte vielfach ihren Grund darin, daß die Irrenanstalt nicht wie das gewöhnliche Krankenhaus ihre Insassen in allen Fällen entlassen konnte, in denen Kranke oder deren Angehörige die Entlassung wünschten. Diese Verweigerung der Entlassung aus der Anstalt war bis jetzt vielfach notwendig in Rücksicht auf die Sicherheit der Allgemeinheit oder in Rücksicht auf das Wohl des Kranken. *Eine zweckmäßig organisierte offene Fürsorge wird in der Regel gestatten, dem Wunsche nach Entlassung der Kranken,* soweit dieser Wunsch durch verständige und pflichtbewußte Angehörige oder Freunde unterstützt wird, *wenigstens vorübergehend zu entsprechen. Durch diese Möglichkeit wird das auf den Anstalten lastende Odium gemindert, die Aufgabe der mit dem Vollzug der geschlossenen Irrenfürsorge betrauten Behörden und Personen wesentlich erleichtert, die Wirksamkeit der Irrenanstalten gesteigert.* Den besten Schutz zur Zurückdämmung

der immer wiederkehrenden, wenn auch unberechtigten Klagen über widerrechtliche Zurückhaltung in der Anstalt bietet nicht die Erschwerung der Aufnahmen, sondern die Einrichtung einer zweckmäßig organisierten offenen Fürsorge, welche den Irrenärzten ermöglicht, in größerem Umfange als bisher und ohne Gefahr für Kranke und Außenwelt Geisteskranke zunächst vorübergehend und probeweise aus der Anstalt zu entlassen.

9. Einen der wichtigsten Gründe für die Entwicklung der offenen Fürsorge bildet die Tatsache, *daß die offene Fürsorge*, welche meistens die Rückkehr in die Familie, in den Beruf, in den bisherigen Lebenskreis, bzw. das Verbleiben in diesen Verhältnissen gestattet, *die natürlichste, beliebteste, billigste, volkswirtschaftlich beste Form der Verpflegung darstellt.*

10. Die moderne Strafgesetzgebung sieht bei geistig anomalen Menschen neben oder statt der Strafe als sichernde Maßnahmen vielfach die Einweisung in eine psychiatrische Anstalt und die Schutzaufsicht vor. *Die Aufgabe der strafgesetzlichen Schutzaufsicht kann wirksam gelöst werden nur durch die Organisation einer offenen psychiatrischen Fürsorge.* Die vom Strafgesetz geplante Einweisung anomaler Rechtsbrecher neben oder statt der Strafe bedroht unsere Irrenanstalten mit einer Überflutung durch kriminelle Elemente, die betriebstechnisch, psychiatrisch, finanziell, volkswirtschaftlich gleich bedenklich erscheint. Diese Bedenken lassen sich nur ausschalten *durch Einrichtung einer offenen psychiatrischen Fürsorge, die uns befähigen sollte, alle geeigneten, mit dem Strafgesetzbuch in Konflikt geratenen und unseren Anstalten zugewiesenen geistig anomalen Menschen, für welche zeitweise oder dauernd eine psychiatrische Schutzaufsicht genügt, aus unseren Anstalten zeitweise oder dauernd wieder zu entfernen.*

11. *Die psychische Hygiene, die Irrenhilfsvereine, die Trinkerfürsorge, die Psychopathenfürsorge, die Einrichtungen für Zwangserziehung, die Pflegeanstalten bedürfen einer gewissen einheitlichen Zusammenfassung.*

Die Behörden, vor allem die Amtsärzte, die Schulen, die Wohlfahrtsämter, die Gewerbegerichte, die Arbeitsämter, die Stellen für Berufsberatung, die Gerichte, die Strafvollzugsanstalten, die Militärbehörden, die Versorgungsämter, die kleinen Krankenhäuser, die charitativen Vereinigungen *bedürfen vielfach der psychiatrischen Beratung und Mitarbeit. Diese Zusammenfassung und Beratung wird am besten und zweckmäßigsten gesichert durch eine offene psychiatrische Fürsorge*, deren Urteil sich weder einseitig auf die Erfahrungen der Anstalt noch einseitig auf Erfahrungen außerhalb der Anstalt stützen, welche vielmehr die gefährliche Einseitigkeit des Urteils an Hand der innerhalb *und* außerhalb der Anstalt, in der Anstalt *und* in der offenen Fürsorge gesammelten Erfahrungen zu vermeiden weiß.

12. Die Erfahrungen des Krieges und Umsturzes haben die Gefahren, die einem Volke aus den geistig Minderwertigen drohen, in grellem Lichte gezeigt: die Aushebung erfaßte in zunehmendem Maße Menschen, die für die Kriegführung nicht Nutzen, sondern schwere Gefahren bedeuteten; die Beteiligung der geistig Minderwertigen an Fahnenflucht, Verhetzung, strafbaren Handlungen war wohl noch wesentlich größer als die Betei-

ligung der geistig Minderwertigen an der Friedenskriminalität ist; beim Umsturz und besonders in der Räterepublik in München haben geistig minderwertige Elemente als „Führer" eine hervorragende Rolle gespielt.

Der an sich richtige Grundsatz: „Freie Bahn dem Tüchtigen" birgt die Gefahr, daß die Tüchtigkeit nicht immer auf Grund genauer Kenntnis der Persönlichkeit, auf Grund eingehender Prüfung der Kenntnisse und Leistungen objektiv festgestellt, sondern daß sie auf Grund einer subjektiven Selbsteinschätzung angenommen wird, zumal da dem großen Publikum selbst tiefgehende Mängel der Persönlichkeit verdeckt werden können durch starkes Selbstvertrauen, durch Vielgeschäftigkeit, durch eine gewisse Beredsamkeit, d. h. durch Eigenschaften, denen wir bei manischen Zuständen und bei gewissen Formen psychopathischer Minderwertigkeit nicht selten begegnen.

Es ist Selbsterhaltungspflicht des Staates, seine geistig minderwertigen Bewohner allmählich durch eine offene psychiatrische Fürsorge zu registrieren, um zu verhüten, daß diese Elemente besonders in einer neuen Umgebung in schweren Stunden einen Einfluß gewinnen, der nach ihrer geistigen Struktur fast ausnahmslos ein schädlicher sein muß, ein verhängnisvoller werden kann.

13. Diese Registrierung ist Voraussetzung für eine wirksame Prophylaxe („psychische Hygiene"). Die psychische Hygiene wird mit Hilfe der offenen Fürsorge die Durchführung einer sachverständigen Beratung bei Eheschließung, Berufswahl, Erziehung usw. anstreben, überhaupt versuchen psychiatrischen Gesichtspunkten den notwendigen Einfluß auf die Lebensführung (Rauschgifte) zu sichern.

Die Vorteile, die sich für die Kranken, für die Pflegeanstalten, für die Trinkerfürsorge, für die Irrenfürsorge im allgemeinen, für die Allgemeinheit, für die Anstalten aus der Einrichtung der offenen Fürsorge ergeben, stellen ebensoviel Gründe für die Einrichtung der offenen Fürsorge dar (ich habe diese Vorteile zusammengestellt 1919 in Bd. 97, Heft 1—3, S. 156 der Zeitschr. f. d. ges. Neurol. u. Psychiatr.).

Neben diesen allgemeinen Gründen, die immer und überall in allen Kulturländern für die Entwicklung der offenen Fürsorge geltend gemacht werden können, liegen vielfach in bestimmten Gebieten oder zu bestimmten Zeiten noch *besondere Gründe* vor, welche die Entwicklung der offenen Fürsorge besonders notwendig oder besonders dringlich erscheinen lassen können.

1. Das Bedürfnis nach einer offenen Fürsorge ist besonders stark in Großstädten und dicht besiedelten Industriegebieten und

2. in Gebieten, in denen ein Mangel an Anstaltsplätzen besteht oder droht, während Mittel zum Baue neuer Anstalten nicht vorhanden sind; es muß das Bestreben der Irrenfürsorge dieser Gebiete sein, die Entlassungsziffern möglichst zu steigern — und das ist ohne unzulässige Gefährdung der Außenwelt und der Kranken nur möglich durch die Entwicklung der offenen Fürsorge.

3. In den meisten deutschen Anstalten sind die teilweise weit fortgeschrittenen Einrichtungen für Familienpflege in der Zeit nach dem Kriege zum Erliegen gekommen; es ist anzunehmen, daß im Gebiete

dieser Anstalten der Bedarf nach einer offenen Fürsorge besonders groß, die Voraussetzungen für ihre Entwicklung besonders günstig sein werden.

4. In vielen Gebieten Deutschlands gab es vor dem Kriege Irrenhilfsvereine, die sich in sehr wertvoller Weise mit Rat und Tat besonders der aus den Anstalten entlassenen Geisteskranken annahmen; in Gebieten, in denen solche Irrenhilfsvereine fehlen oder an Leistungsfähigkeit wesentlich verloren haben, ist das Bedürfnis nach einer offenen Fürsorge besonders groß.

5. Anstalten, die nach Bau, Ausstattung, Organisation, Betrieb, Personal erhebliche Rückständigkeiten zeigen, werden vielfach gezwungen sein, besonderes Gewicht auf eine rasche und starke Entwicklung der offenen Fürsorge zu legen, da erfahrungsgemäß gerade die leichteren Fälle von Geisteskrankheit durch solche Rückständigkeiten am meisten geschädigt werden. Es ist richtig, daß das erste Streben der Irrenfürsorge dahin gehen muß, solche Rückständigkeiten auszuschalten, aber bei dem großen und schwerfälligen Organismus, den eine große Irrenanstalt darstellt, ist diese Beseitigung in der Regel nur allmählich möglich, zumal da vielfach der Mangel an finanziellen Mitteln einer raschen Abhilfe entgegensteht. In der Zwischenzeit vermag die Entwicklung der offenen Fürsorge wenigstens den schwersten Mängeln abzuhelfen.

In Deutschland liegen zur Zeit die Verhältnisse so, daß unsere durch die Kriegsverluste und die Hungerblockade entvölkerten Anstalten sich wieder gefüllt haben; die zur Zeit in den Männerabteilungen allenfalls noch freien Plätze werden in Kürze wieder belegt werden, da nunmehr in rasch steigender Anzahl die durch den Krieg nicht dezimierten Altersklassen in das psychosengefährdete Alter hineinwachsen. Mittel zum Bau neuer Anstalten stehen fast nirgends zur Verfügung. Über die nächsten schwersten Lustren wird die deutsche Psychiatrie meines Erachtens nur dann ohne erhebliche Einbuße hinwegkommen, wenn sie die offene Fürsorge im organisatorischen Anschluß an die zu entlastenden Anstalten entwickelt und den Anstalten dadurch die Möglichkeit bietet, die Aufnahme- und Entlassungsziffern, d. h. die Durchgangsziffern, zu erhöhen ohne unzulässige Gefährdung der Umwelt und der Kranken.

3. Die Einwände und Bedenken gegen die Fürsorge.
Von Gustav Kolb, Erlangen.

Man hat die Befürchtung geäußert, die Vermehrung der Entlassungen aus den Irrenanstalten würde:

a) *eine Überflutung der Bevölkerung mit geistig anomalen Elementen schaffen und eine Gefährdung der öffentlichen Sicherheit und Sittlichkeit zur Folge haben.*

Wenn die offene Fürsorge zweckmäßig organisiert ist, wenn sie auf Grund der psychiatrischen Ausbildung und Erfahrung ihrer Organe in der Lage ist, drohende Gefahren durch entsprechende Beaufsichtigung aus dem Verlauf der Krankheit vorauszusehen und durch rascheste Zuführung zur Anstalt auszuschalten, wird die minimale Erhöhung der Gefahr, die sich aus der vorzeitigen Herausnahme von Kranken aus der Anstalt etwa ergeben könnte, um ein Vielfaches aufgewogen dadurch, daß eine sehr große Anzahl von Geisteskranken und geistig anomalen Menschen, die zur Zeit außerhalb der Anstalt ohne jede oder doch ohne spezialistisch vorgebildete Aufsicht und Fürsorge leben, einer wirksamen Fürsorge und Aufsicht durch die offene Fürsorge unterstellt werden.

Zuzugeben ist, daß die Gefahren sich nur dann auf ein zulässiges Maß reduzieren lassen, wenn die Fürsorge betätigt wird durch Persönlichkeiten, die über den Verlauf von Geisteskrankheiten und die aus den einzelnen Krankheitsformen drohenden Gefahren durch ihre Vorbildung genau unterrichtet und über den früheren Verlauf der Krankheit im Einzelfalle vollkommen orientiert sind.

Man hat weiterhin gesagt:

b) *Kranke und Angehörige werden sich eine offene Fürsorge nicht gefallen lassen, sie vielmehr als unerträglichen Zwang ablehnen.*

Eine auf viele Jahre sich erstreckende praktische Erfahrung hat uns gezeigt, daß die Fürsorge, sofern sie zweckmäßig organisiert und richtig durchgeführt wird, von der überwältigenden Mehrzahl der Kranken und Angehörigen nicht als Zwang, sondern als Wohltat empfunden wird; eine Ausnahme bilden natürlich nicht ganz selten kriminelle Elemente sowie ein Teil der Trinker.

c) *Vielfach besteht die Besorgnis, die offene Fürsorge könnte dazu benutzt werden, den Anstalten möglichst viele Kranke zuzuführen.*

Eine offene Fürsorge, die bei einer entsprechend entwickelten Anstaltsfürsorge ihre Aufgabe darin sehen würde, Kranke dauernd der Anstalt zuzuführen, würde eine Existenzberechtigung nicht besitzen. Aufgabe der Fürsorge ist, die Betreuten tunlichst dauernd außerhalb der Anstalt zu halten, wie es Aufgabe der Irrenanstalt ist, die ihr zugeführten Fälle möglichst rasch wieder in die offene Fürsorge zu geben.

Eine Zunahme der Irrenanstalten infolge der Entwicklung der offenen Fürsorge läßt sich dann mit Sicherheit ausschalten, wenn Anstalt und offene Fürsorge in engster Fühlung stehen, und wenn demjenigen Faktor, der die Verantwortung zu tragen hat für die Entlassung aus der Anstalt, gleichzeitig das Recht der offenen Fürsorge, demjenigen Faktor, welcher die Verantwortung für den in die offene Fürsorge entlassenen Kranken trägt, gleichzeitig ein gewisses Mitwirkungsrecht bei der Entlassung aus der Anstalt eingeräumt wird, wenn ferner eine der Anstalt wie der offenen Fürsorge gemeinsame psychiatrische Instanz darüber wacht, daß Anstalt und Fürsorge stets im Sinne einer möglichst dauernden Belassung der Kranken außerhalb der Anstalt, eines möglichst kurzen Aufenthaltes in der Anstalt arbeiten.

d) Man könnte einwenden, daß *die Zahl der Kranken, die außerhalb der Anstalt leben können, so klein sei, daß sie den großen Apparat einer offenen Fürsorge sicher nicht bezahlt mache.*

Auf Grund langjähriger Erfahrung, wie sie wohl keinem zweiten Betrieb zur Verfügung steht, müssen wir sagen, daß die Zahl der ausgesprochen Geisteskranken, die unbeaufsichtigt dauernd oder lange

Zeit hindurch außerhalb der Anstalt leben, eine weit über Erwarten große ist; wie groß die Zahl der übrigen geistig Minderwertigen außerhalb der Anstalt ist, lehrt uns die tägliche Erfahrung. Bei einer richtig arbeitenden Fürsorge wird sich die Zahl der außerhalb der Anstalt verpflegten Geisteskranken noch wesentlich vergrößern lassen, besonders wenn die Anstalt systematisch bemüht ist, diejenigen Kranken, aus denen sich die überwiegende Mehrzahl der Anstaltsbevölkerung zusammensetzt, die Praecocen, möglichst rasch wieder dem Leben zurückzugeben.

Zugegeben werden muß, daß die auf den Kopf der betreuten Kranken sich ergebenden Ausgaben um so größer sein werden, je weniger dicht ein in offener Fürsorge stehendes Gebiet besiedelt ist.

e) Wiederholt wurde das Bedenken geäußert, *es werde künstlich ein geistig minderwertiger Nachwuchs gezüchtet, wenn wir einen Teil derjenigen Kranken, die jetzt in den Irrenanstalten von der Fortpflanzung ausgeschlossen sind, wieder ins Leben zurückversetzen und ihnen damit wieder die Möglichkeit der Fortpflanzung geben.*

Dagegen kann man einwenden, daß die Anlage zu geistiger Erkrankung in der Regel ja durch die selbst gesund gebliebenen Nachkommen geisteskranker Vorfahren übertragen werden kann, d. h. durch Personen, deren Fortpflanzung zu beschränken wir nicht in der Lage sind: man könnte darauf hinweisen, daß die — außerhalb der Anstalten lebenden, nicht ausgesprochen Geisteskranken, sondern — geistig Minderwertigen, auf deren Fortpflanzung wir bisher einen Einfluß überhaupt nicht hatten, die geistige Struktur unserer nächsten Generation tatsächlich mehr gefährden als die ausgesprochen Geisteskranken. Immerhin verdient das Problem die ernsteste Beachtung, wenn wir nicht ein Überwuchern der geistig normalen Bevölkerung durch geistig anomale Elemente besorgen sollen, zumal da diesen geistig normalen Bevölkerungsteil nicht nur die Sorge für das eigene Fortkommen, sondern auch in mehr oder minder großem Umfange die Sorge für die Erhaltung der geistig Minderwertigen zufällt. Das Problem gewinnt doppelte Bedeutung durch die Frage:

f) *Züchten wir nicht künstlich lebensuntüchtige Bewohner, die für die Allgemeinheit, für die Familie, letzten Endes auch für sich nur eine Last sind?*

Die Berechtigung dieser Frage kann nicht vollständig in Abrede gestellt werden; wir können dieser Fragestellung gegenüber nur hinweisen auf die sittliche und religiöse Pflicht, die der starke und lebenstüchtige Mensch gegenüber dem schwachen und lebensuntüchtigen Bruder hat. Dieser Pflicht können wir jedoch nur so lange nachkommen, als Zahl und Ansprüche der Minderwertigen sich in gewissen Grenzen halten.

Es wird eine der wichtigsten Aufgaben der offenen Fürsorge sein, Wege zu suchen, auf denen wir die Fortpflanzung der Geisteskranken und in erheblichem Grade geistig Minderwertigen in gewissen Schranken halten, und es wird eine der wichtigsten Aufgaben der offenen Fürsorge sein, die Irrenfürsorge zu einem gewissen Maßhalten in den Aufwendungen für die Geisteskranken und besonders für die geistig Minderwertigen, die geistig Minderwertigen aber zu einem Maßhalten in ihren Ansprüchen und zu einer möglichst starken Beteiligung an nutzbringender Arbeit anzuhalten. Es kann nicht geleugnet werden, daß es eine Periode in der Psychiatrie gegeben hat, in der wir mit unseren Ansprüchen an die Ausgestaltung unserer Anstalten vielleicht etwas zu weit gegangen sind, und es kann nicht geleugnet werden, daß der Aufenthalt in der Irrenanstalt besonders der leichteren Fälle von Geisteskrankheiten und der Grenzfälle bei allzu langer Dauer geeignet ist, die in der Anstalt relativ verwöhnten und vor allen Schädlichkeiten behüteten Kranken lebensuntüchtig zu machen, zumal da gerade die nicht ausgesprochen Geisteskranken, die Grenzfälle, die Minderwertigen, die Trinker, die Psychopathen, in der Anstalt sich vielfach größere Rechte zu verschaffen wissen als ihnen eigentlich zustehen würden.

Auch unter diesem Gesichtspunkt ist die rasche Entlassung aus der Anstalt in vielen Fällen eine vom volkswirtschaftlichen Standpunkt gebotene Maßnahme, die aber vielfach nur dann durchführbar ist, wenn eine offene Fürsorge die weitere Betreuung der Entlassenen übernimmt.

Uns Psychiater aber lehrt die offene Fürsorge eindringlichst zwei Tatsachen: a) nicht wenige schwer Geisteskranke, viele leicht Geisteskranke und ein Heer von Minderwertigen leben, und zwar teilweise unter unglaublich einfachen, dürftigen, ja unter den kümmerlichsten Verhältnissen außerhalb der Anstalt; b) sie fühlen sich mit verschwindenden Ausnahmen trotzdem außerhalb der Anstalt wohler, weil sie die Möglichkeit des individuell eingestellten Lebens höher schätzen als den Luxus und die Sicherheit der Anstalt.

Nicht ganz mit Unrecht wird der Einwand erhoben,

g) *daß die Familien der Geisteskranken und geistig Minderwertigen in der Regel ungeeignet seien für die Aufnahme und Pflege, da sie in der Regel sich zusammensetzen aus erblich belasteten, geistig selbst nicht vollwertigen Menschen.*

Dagegen ist zu sagen, daß es sich vielfach um Ehefrauen und Ehemänner von Kranken handelt, d. h. um Personen, die nicht an der erblichen Belastung teilnehmen, und es ist zu sagen, daß sich auch unter den erblich Belasteten noch recht viele geistig annähernd normale Menschen befinden. Bei zahlreichen geistig nicht ganz vollwertigen Angehörigen lassen sich jene Nachteile ausschalten vor allen Dingen dadurch, daß die Familie beraten wird durch einen Facharzt, der die Vererbungslehre, die verschiedenen Äußerungsformen der erblichen Veranlagung und die Mittel und Wege zu ihrer Beeinflussung nach wissenschaftlichen Gesichtspunkten studiert hat. Immerhin werden wir aus jenen in manchen Fällen berechtigten Bedenken die Verpflichtung ableiten, daß sich die offene Fürsorge genau über die geistige Struktur der Familienglieder unterrichten muß, in deren Schutz sie eine geisteskranke Persönlichkeit übergibt oder beläßt, und daß sie berechtigten Bedenken Rechnung trägt entweder durch Entfernung eines besonders bedenklichen Familiengliedes oder durch Unterbringung des Kranken in einer fremden Familie. — Der mit den tatsächlichen Verhältnissen vertraute Fachmann wird das Bedenken nicht unterdrücken können, daß

h) *die Irrenanstalten vielfach Kranke hinausgeben werden, daß aber die offene Fürsorge unter Umständen diese Kranken teilweise als nicht geeignet für offene Fürsorge ablehnen wird,* d. h. daß die offene Fürsorge wenigstens für die Geisteskranken und gewisse Gruppen von Psychopathen und Trinkern darin bestehen wird, daß der Anstaltsarzt die Kranken hinausschickt, der Fürsorgearzt sie mehr oder minder umgehend wieder der Anstalt zurückgibt, mit anderen Worten: *es besteht die Gefahr, daß offene und geschlossene Fürsorge nicht nach einheitlichen Gesichtspunkten auf ein gemeinsames großes Ziel hinarbeiten, sondern daß die Anstalt die Anstaltsinteressen, die offene Fürsorge ihre Sonderinteressen einseitig betont.* Diese Gefahr läßt sich nur dann ausschalten, wenn die Aufsicht über offene und geschlossene psychiatrische Fürsorge in *einer* Hand vereint ist.

i) Auch von seiten der Anstalten können Bedenken geäußert werden vor allem in der Richtung, *daß die Anstalt ihre leichten Kranken, mit denen sie bisher ihre großen landwirtschaftlichen Betriebe versorgt, die Arbeiten der Werkstätten, der Koch- und Waschküche, der übrigen Anstaltsbetriebe in ganz besonders billiger Weise erledigt hat, durch Abgabe an die Fürsorge verlieren wird; die Bewirtschaftung der Anstalt werde sich dadurch teurer, ihr Betrieb werde sich schwieriger gestalten,* da die Anstalt nicht wie bisher schwere und leichte Fälle, chronisch und akut Kranke enthalten wird, sondern die schweren und akut erkrankten Fälle sich häufen werden; das sei um so bedenklicher, da der Fürsorgedienst wenn er von der Anstalt aus versorgt werde, in der Regel die tüchtigsten Ärzte und einige der tüchtigsten Pfleger(innen) vom Anstaltsdienste abziehe. Eine gewisse Berechtigung dieses Einwandes ist ohne weiteres zuzugeben, vor allem ist zuzugeben, daß der Anstaltsbetrieb etwas teurer und wesentlich schwieriger sich gestaltet; die Erfahrung hat uns aber gelehrt, daß die Zahl der arbeitenden Kranken um so höher ansteigt, je dringender der Bedarf an Arbeitskräften sich gestaltet. Zugegeben, daß wir eine ganze Anzahl von Anstalten besitzen, die schon jetzt in der psychiatrisch und volkswirtschaftlich gleich notwendigen Heranziehung der Kranken zum Arbeitsbetrieb Vorzügliches leisten; in manchen Anstalten wäre die Heranziehung der Kranken zur Arbeit noch in größerem Umfange möglich, wenn eben eine Veranlassung zu dieser Ausdehnung der Beschäftigung vorliegen würde; ich glaube daher, daß es in der Mehrzahl der Anstalten nicht nur möglich wäre, sondern auch von günstigem Einfluß sein würde, wenn die Zahl der bisher eingearbeiteten Arbeitskräfte, mit denen sich das natürliche Beharrungsvermögen eines großen Betriebes in der Regel zufrieden gibt, allmählich durch Abwanderung in die offene Fürsorge beschränkt und die Notwendigkeit der Heranbildung eines neuen Nachwuchses an Arbeitskräften gegeben wäre.

k) Nicht ganz selten wird das Bedenken geäußert, *daß die Einrichtung einer amtlichen offenen psychiatrischen Fürsorge den hart um ihre Existenz kämpfenden praktischen Ärzten die Möglichkeiten der Praxis weiterhin einenge und daher mit deren Gegnerschaft zu rechnen habe.* Dagegen ist zu sagen: Die offene, psychiatrische Fürsorge soll im wesentlichen nicht eine *ärztliche* Fürsorge, sondern sie soll und muß eine nach fachärztlichen Gesichtspunkten und mit fachärztlicher Kenntnis und Erfahrung arbeitende *soziale* Fürsorge sein; soweit ärztliche Behandlung notwendig ist, soll sie den Kranken nicht vom praktischen Arzt, vom Hausarzt weg, sondern zu ihm hinführen. Besonders die offene psychiatrische Fürsorge auf dem Land wird in der Regel von dem praktischen Arzt ausgehen oder zu ihm hinführen oder mit ihm vereint arbeiten. Dazu kommt: die Bevölkerungskreise, die für offene psychiatrische Fürsorge in Betracht kommen, kommen für die ärztliche Praxis schon aus finanziellen Gründen in der Regel nicht oder nur selten in Betracht.

Ich kann mit Dank und Freude konstatieren, daß in dieser Hinsicht nach unseren Erfahrungen kleine Unstimmigkeiten rasch aufgeklärt und beigelegt werden konnten.

l) Auch das Bedenken ist aufgetaucht, daß *die vom Spezialarzt ausgeübte offene Fürsorge einen Eingriff bedeute in den Tätigkeits- und Wirkungskreis der Amtsärzte*, zu deren Dienstesobliegenheiten die Aufsicht über das Irrenwesen gehört. Die Aufgabe des Amtsarztes scheint mir im wesentlichen darin zu liegen, daß er die zum Schutze der Allgemeinheit veranlaßten ärztlichen Anordnungen trifft oder herbeiführt — Aufgabe des Fürsorgers ist in erster Linie die soziale Förderung des Geisteskranken. Dabei ist der Amtsarzt als Mensch, Arzt und Beamter verpflichtet, auch das Wohl des Kranken möglichst im Auge zu behalten; er wird sich zu diesem Zwecke mit dem Fürsorgearzt in Verbindung setzen, der seinerseits wieder gehalten ist, dem Amtsarzt Mitteilung zu machen, wenn er glaubt, daß ein in Fürsorge stehender Patient eine Gefahr für die Umgebung bedeuten könnte. Hat der Amtsarzt einen Fall, der ihm der offenen Fürsorge bedürftig erscheint, so wird er ihn dem Fürsorgearzt zuweisen; hat der Fürsorgearzt einen gemeingefährlichen Kranken, so wird er den Amtsarzt bitten zu prüfen, ob nicht die Einweisung in die Anstalt zu veranlassen sei. Wie der Amtsarzt bei verdächtigen Krankheitsfällen Blut, Exkrete usw. an die nächste bakteriologische Anstalt zur Untersuchung einsendet, wie er bei drohender Epidemie die Entsendung eines bakteriologischen Sachverständigen erbittet, so wird er in Fragen des Irrenwesens den Fürsorgearzt als Spezialsachverständigen beiziehen oder ihm die Angelegenheit mit dem Ersuchen um Stellungnahme zuleiten.

Ich darf mit Dank und Freude konstatieren, daß sich in praxi niemals Störungen ergeben haben, und daß die hiesige Fürsorge den Amtsärzten der Städte Nürnberg, Fürth und Erlangen für ihre liebenswürdige Förderung und für die harmonische Zusammenarbeit zu herzlichem Danke verpflichtet ist.

m) Es wird ferner darauf hingewiesen, *daß es in Großstädten eine Kräfteverschwendung bedeute und zu Reibungen führen müsse, wenn in einer Familie vielleicht zu gleicher Zeit eine Tuberkulosepflegerin bei der Mutter, eine Säuglingspflegerin bei der niedergekommenen Tochter, eine Irrenpflegerin bei dem geisteskranken Sohn und vielleicht noch ein Vertreter der Trinkerfürsorge bei dem dem Trunke ergebenen Vater tätig sei. Daß* sich in der Großstadt vorübergehend mehrere Fürsorgegebiete in der gleichen Familie überkreuzen, kommt vor; Schwierigkeiten haben wir bisher daraus nicht gesehen; eine länger dauernde Kräfteverschwendung schaltet sich in der Regel fast automatisch dadurch aus, daß das Fürsorgepersonal durch Vereinbarung Besuche auf den jeweils dringlichsten Fall beschränkt, wobei die diesen Fall betreuende Fürsorgerin im Bedarfsfalle die Verständigung ihrer Kolleginnen übernimmt.

Bei zerstreut wohnender Bevölkerung, in rein ländlichen Gebieten, kann es notwendig sein, ein Zusammenarbeiten zwischen psychiatrischer Fürsorge und den übrigen Zweigen der offenen Fürsorge zu vereinbaren und die rein psychiatrischen „Fach"besuche auf bestimmte Zeiten, bestimmte Orte bzw. auf bestimmte von Vertrauenspersonen oder vom allgemeinen Fürsorgepersonal gemeldete Fälle zu beschränken, vor allen Dingen aber Gewicht zu legen auf ausgiebige Entwicklung der Gelegenheit zu Sprechstunden.

n) Endlich wird man sagen: *Die Fürsorge wird überhaupt keine Einsparung bringen. Die geringe Zahl von Anstaltsinsassen, die außerhalb der Anstalten gehalten werden können, kosten auch außerhalb der Anstalt etwas, und die ganzen Einsparungen werden durch den Aufwand für Gehälter, Reisen, Lokalmiete, Telephon usw. der Fürsorge mehr als aufgewogen.* Für Großstädte und Städte ist das ganz sicher vollkommen unzutreffend; hier überwiegen die nachweisbaren Einsparungen von Anfang an bedeutend die relativ kleinen Aufwendungen.

Dazu kommt, daß rechtzeitige Entlassung in nicht seltenen Fällen den Kranken ermöglicht, sich nicht nur selbst den Lebensunterhalt zu verdienen, sondern auch den Unterhalt für die Familie ganz oder teilweise wieder zu übernehmen.

Dazu kommt ferner: Wer so rechnet, der übersieht die gewaltigen Vorteile, die neben der Entlastung der Anstalt für die Allgemeinheit und für die Kranken dadurch erwachsen, daß mit Hilfe der offenen Fürsorge alle die außerhalb der Anstalt lebenden Geisteskranken — und ihre Zahl ist viel größer als man denkt — unter Schutz und Aufsicht stehen, sowie daß viele geistig Anomale diesen Schutz genießen, dieser Aufsicht unterstellt werden.

Zuzugeben ist, daß in rein ländlichen Gebieten das Bedürfnis nach der offenen Fürsorge durchschnittlich geringer, der Aufwand für eine wirksame offene Fürsorge durchschnittlich wesentlich größer ist als in der Stadt.

o) Man hat den Einwand gemacht, daß *die Verknüpfung der offenen Fürsorge mit der öffentlichen Irrenanstalt a) den Anstaltsvorstand von seiner eigentlichen Dienstaufgabe abziehe oder ihn über Gebühr belaste; b) die offene Fürsorge belaste mit dem Odium, das nun einmal untrennbar den Irrenanstalten anhafte, so daß die offene Fürsorge von vorneherein diskreditiert werde.*

Aufgabe des Anstaltsvorstandes ist es in der Regel, die offene Fürsorge *anzubahnen*, die *Entwicklung* wird er früher oder später einem geeigneten Arzte der Anstalt übergeben und sich darauf beschränken müssen, den Ablauf und die Entwicklung der offenen Fürsorge gemäß

den großen, von ihm festgestellten leitenden Gesichtspunkten zu überwachen. Den Wert der Anregungen, die der Anstaltsvorstand aus der
offenen Fürsorge erhalten wird, ist hoch einzuschätzen!

Es kann nicht zugegeben werden, daß einer modern eingerichteten
und nach modernen Grundsätzen geleiteten Irrenanstalt untrennbar
ein Odium anhafte; zuzugeben ist, daß der Ausschluß der Irrenanstalt
von der offenen Fürsorge, mag er nun von innen heraus durch mangeln-
des Verständnis der Anstaltsärzte oder von außen her durch Verfügung der
maßgebenden Stelle erfolgen, geeignet ist, die Irrenanstalt erneut mit
einem gewissen Odium zu belasten und ihr den wertvollen Einfluß zu
entziehen, den gerade die offene Fürsorge nach allgemeiner Erfahrung
(vgl. Vereinigte Staaten Nordamerikas) zur Beseitigung des Mißtrauens
und der Abneigung gegen die Irrenanstalt entfaltet. Die Irrenanstalt
von der offenen Fürsorge ausschließen heißt, der Anstalt das beste
Mittel zur Bekämpfung des Odiums nehmen und dadurch der Anstalt,
trotzdem diese immer ein wichtiges Glied der Irrenfürsorge bleiben wird,
dauernd der Stempel einer gewissen Minderwertigkeit aufdrücken und
dadurch dauernd ihre Leistungen herabdrücken.

p) Wesentlich ernster als alle bisherigen Bedenken ist der Einwand
zu nehmen, daß die *offene psychiatrische Fürsorge den ersten Schritt zu
einer uferlosen Entwicklung darstelle*: zwischen geisteskranken und geistig
normalen Menschen gibt es keine feste Scheidelinie, es gibt Millionen
fließender Übergänge. Gerade bei den leichtesten Formen ist subjektiv
das Bedürfnis nach Anlehnung, nach Unterstützung nicht selten recht
stark, häufig viel stärker als bei den ausgesprochen Geisteskranken
entwickelt. Der Versuch, dieses subjektive Bedürfnis zu befriedigen,
führt bei großen Gruppen geistig anomaler Menschen nicht zu einer
Besserung des Zustandes, sondern zu einer weiteren Schädigung der
Persönlichkeit, zu einer Verstärkung des Krankheitsgefühles, zu einer
weiteren Steigerung der Ansprüche, nicht selten zu einem gewissen
Krankheitswillen. Mit ernstester Sorge habe ich gelesen, daß hie und da
die offene psychiatrische Fürsorge anscheinend beginnt bei geistig normalen Menschen. Ohne den Wert prophylaktischer Maßnahmen zu unter-
schätzen, kann ich doch die Sorge nicht unterdrücken, daß diese Fürsorge in vielen, bisher völlig leistungsfähigen Menschen Krankheits-
gefühl und einen gewissen Krankheitswillen, vielleicht auch den Wunsch,
bei strafbaren Verfehlungen als unzurechnungsfähig begutachtet zu
werden, künstlich wecken wird, so daß die Fürsorge, statt Kranken zu
helfen, künstlich Kranke züchten würde. Die Psychiatrie muß sich der
Bedenken und der Gefahren, die einer allzu weiten Ausdehnung der
offenen Fürsorge entgegenstehen, klar bewußt sein. Dieses Bewußtsein
wird uns neben anderen Erwägungen dazu bestimmen, die offene Fürsorge zu entwickeln zunächst bei den schwersten, der offenen Fürsorge
objektiv am meisten bedürftigen Formen, und sie nur allmählich und
schrittweise, entsprechend der zunehmenden Entwicklung der Anstaltsfürsorge auszudehnen auf die leichteren Formen. Gradmesser für die
Fürsorgebedürftigkeit wird uns im allgemeinen sein müssen die Anstaltsbedürftigkeit: die offene psychiatrische Fürsorge wird auch leichte

und leichteste Fälle von psychopathischer Minderwertigkeit nicht ohne
zwingenden Grund aus der Sprechstunde wegweisen; sie wird sie aber
unumwunden aufklären über die Beurteilung, die ihr Zustand findet;
sie wird Unterstützungen und die Kosten verursachende nachgehende Fürsorge vielfach ablehnen, kurz, sie wird ihre aktive Tätigkeit im allgemeinen
beschränken müssen auf diejenigen Formen und Grade des anomalen
Geisteszustandes, die uns zu einer wenigstens vorübergehenden Aufnahme in eine Anstalt berechtigen würden, während sie sich bei den
übrigen Formen und Graden der geistigen Minderwertigkeit in der
Regel damit begnügen wird, gegebenenfalls festzustellen, daß ein Bedürfnis nach einer Fürsorgetätigkeit zur Zeit nicht besteht. Ich bin
mir voll bewußt, daß diese Umgrenzung wissenschaftlich keinesfalls
befriedigend ist und daß sie praktisch nicht überall die gleichen Grenzen
zieht: ein Gebiet mit gut entwickelter Anstaltsfürsorge wird nach diesen
Grundsätzen leichtere Formen psychopathischer Minderwertigkeit in
Fürsorge nehmen können als ein Gebiet mit quantitativ rückständiger
Anstaltsfürsorge. Diese Differenz scheint mir aber innerlich berechtigt
zu sein: Anstaltsfürsorge und offene Fürsorge müssen im großen und
ganzen in einem festen Häufigkeitsverhältnis zueinander stehen, das
sich nur allmählich in der Weise verschieben darf, daß, je höher die
vH-Ziffer der in Anstalten verpflegten Menschen, gemessen an der
Gesamtbevölkerung, ansteigt, desto kleiner der Prozentsatz werden
kann, den die in Anstaltspflege stehenden psychiatrischen Fälle unter
der Gesamtsumme aller — in Anstalts- *und* in offener Fürsorge befindlichen Geisteskranken bilden dürfen. Diese Feststellung schließt natürlich nicht aus, daß vorübergehend örtlich die Entwicklung der offenen Fürsorge mit besonderem Nachdruck betrieben wird, um vorübergehend die Notwendigkeit der Einrichtung neuer Anstaltsplätze entbehrlich zu machen.

Vor einer uferlosen Ausdehnung wird die offene Fürsorge am besten
geschützt durch die Entwicklung im organisatorischen Anschluß an die
geschlossene Anstalt, die einen ständigen Vergleich der in offene Fürsorge zu nehmenden Kranken mit den in Anstaltsfürsorge stehenden
Kranken gestattet.

4. Die Aufgaben der Fürsorge.
Von Gustav Kolb, Erlangen.

Aufgabe der offenen psychiatrischen Fürsorge ist die Förderung aller
Bestrebungen, die darauf abzielen, den geisteskranken oder geistig anomalen Menschen außerhalb der Anstalten, Krankenhäuser und anderer
geschlossener Betriebe denjenigen sozialen, wirtschaftlichen, familiären,
religiösen, sittlichen, ärztlichen Rückhalt zu bieten, der die Betreuten
instand setzt, ohne erhebliche Gefahren und Nachteile für sich selbst,
für ihre Umgebung und für die Allgemeinheit tunlichst dauernd außerhalb eines geschlossenen Betriebs in einer Weise zu leben, die den für
die einzelnen Betreuten normalen Lebensbedingungen nach Möglichkeit
angenähert ist. Demgemäß ist in erster Linie Unterbringung in der

eigenen, ausnahmsweise, beim Vorliegen besonderer Gründe, in einer fremden Familie anzustreben.

Die Aufgabe der Fürsorge ist ihrem Wesen nach eine soziale; sie erfordert nach ihrem Objekt ganz besondere Kenntnisse und Erfahrungen, die nur durch eine besondere Vorbildung und durch langjährigen Umgang mit Geisteskranken und geistig anomalen Menschen erworben werden können. Dadurch, daß die geistige Störung und geistige Anomalität der Betreuten eine besondere Vorbildung der Fürsorgeorgane bedingt, verliert die Fürsorge ihren im wesentlichen sozialen Charakter nicht. Aufgabe der Fürsorge ist im wesentlichen, die Anordnungen und Maßnahmen zu treffen, die im Interesse des zu Betreuenden gelegen sind: Aufgabe der Fürsorge ist es, das Wohl der betreuten Kranken nach Kräften zu fördern, Gefahren und Nachteile so weit von ihnen fernzuhalten, als nach Lage des jeweiligen geistigen Defektes notwendig und bei vernünftiger Abwägung der Lage möglich ist. Es kann nicht Sache der Fürsorge sein, *alle* Nachteile und Gefahren fernzuhalten; das würde zu einer allzu starken Einengung des Betreuten, zu einer künstlichen Hochzüchtung der Minderwertigkeit führen. Es ist Pflicht der Fürsorge, eine Melancholie durch Zuführung zur Anstalt vor Selbstmord zu schützen; es kann als Pflicht erachtet werden, affektive Psychopathen durch Aufnahme in die Anstalt für kurze Zeit vor Selbstmord so lange zu schützen, bis der Affekt abgeklungen ist; es kann nicht Aufgabe der Fürsorge sein, dauernd jeden Selbstmord impulsiver oder haltloser Psychopathen zu verhindern. Es wird der Fürsorge gelingen, manche Unglücksfälle, die sonst durch Geisteskranke und geistig anomale Menschen ausgelöst werden, zu verhindern; es kann nicht Aufgabe der Fürsorge sein, jedes Unglück, jede Möglichkeit eines durch Geisteskranke verursachten Unglücks aus der Welt zu schaffen. Es ist Pflicht der Fürsorge, einen an Dementia praecox Erkrankten vor den Folgen der Arbeitslosigkeit zu schützen, wenn dieser unter dem Einfluß von Wahnideen die Arbeit vorübergehend einstellt; es wäre Frevel an der Allgemeinheit, den arbeitsunlustigen Psychopathen zu unterstützen. Es ist Pflicht der Fürsorge, die Interessen des vor Gericht angeklagten schwer Geisteskranken zu wahren; die Fürsorge handelt aber in gleicher Weise im Interesse des der Hemmungen dringend bedürftigen haltlosen Psychopathen wie im Interesse der Allgemeinheit, wenn sie den Psychopathen dem Richter als zurechnungsfähig bezeichnet und in der Regel höchstens eine Berücksichtigung im Strafvollzug, nicht eine Berücksichtigung hinsichtlich der Strafdauer empfiehlt: Eine kritische Humanität ist die edelste Blüte der Religion und Kultur, unkritische Humanität ist die schwerste Ungerechtigkeit gegenüber der Allgemeinheit wie gegenüber dem Betreuten, ein Zeichen von Schwäche und Niedergang.

Die Aufgaben, welche der offenen Fürsorge neben den sozialen Aufgaben zufallen, sind — so wichtig sie an sich auch sind, so doch — nebensächlicher Natur: sie bezwecken den Schutz der Umgebung und der Allgemeinheit, d. h. eine Aufgabe, die ihrem Wesen nach zum Wirkungsgebiet des Amtsarztes gehört. Sache der Fürsorge kann daher auch nur sein, den Amtsarzt von allen Beobachtungen zu verständigen, welche eine Gefahr für Umgebung und Allgemeinheit näherrücken und dadurch dem Amtsarzt die Möglichkeit zu bieten, die zum Schutze der Umgebung oder der Allgemeinheit veranlaßten Maßnahmen, besonders die Einweisung in die Anstalt, herbeizuführen; im übrigen wird sich die Fürsorge darauf beschränken, die zur nächsten Abwehr einer dringlichen Gefahr gebotenen Maßnahmen zu treffen.

Zahl und Umfang der durch die offene Fürsorge zu lösenden Aufgaben, in Deutschland besonders die Rücksicht auf die schwere finanzielle Lage unseres Volkes, bedingen die Forderung, daß mit einem Minimum von Aufwand an Zeit, Kraft und Geld ein Maximum an Leistungen erzielt werden soll.

a) *Aufgabe der Fürsorge gegenüber den Anstaltskranken.*

α) **Bei der Aufnahme.** Bei alleinstehenden Kranken oder bei Kranken, deren Familienverhältnisse undurchsichtig oder unglücklich sind: Versorgung unselbständiger Kinder, hilfloser Angehöriger; Sicherung der Möbel, des Besitzes, des Vermögens, eventuell durch Anregung der Aufstellung eines Pflegers.

Ergänzung der Anamnese durch Erhebungen in der Familie; bei unklaren Familienverhältnissen Versuch der Feststellung, ob und inwieweit ungünstige Verhältnisse den Ausbruch der Psychose, die Aufnahme in die Anstalt veranlaßt haben.

β) **Während des Anstaltsaufenthalts.** Verständigung der Familie bei plötzlichen schweren Erkrankungen; Abholung und Beaufsichtigung der Kranken während kurzer Besuchsurlaube, z. B. an den hohen Festen.

Tunlichste Sicherung der Wohnung gegen Zugriffe des Wohnungsamtes usw.

. Wahrung der Rechte der internierten Kranken; Erhebungen; Anregung von Besuchen.

γ) Eine wichtige Aufgabe erwächst **vor der probeweisen Entlassung:** Die Fürsorge hat an Hand des schriftlich gestellten Entlassungsantrages der Angehörigen festzustellen, ob die Angaben über die häuslichen Verhältnisse hinsichtlich Wohnung, Unterhalt, Anwesenheit von Familienangehörigen zur Beaufsichtigung und Pflege, Arbeitsmöglichkeit zutreffend sind; ob nach dem Zustand der Wohnung, der dort herrschenden Ordnung und Sauberkeit, nach dem Verhalten und Auftreten der Angehörigen zu erwarten ist, daß die zu vereinbarenden Vorsichtsmaßregeln auch wirklich durchgeführt werden wollen und durchgeführt werden können; ob von seiten der Mitbewohner des gleichen Hauses kein Einwand zu besorgen steht.

Erweisen sich die Verhältnisse als unbefriedigend, besteht z. B. bei der Frau eines Trinkers der Verdacht der ehelichen Untreue oder der Hinneigung zum Trunke, so sind Erhebungen erforderlich, ob andere, besser geeignete Verwandte oder Bekannte vorhanden sind.

An Hand dieser Erhebungen entwerfen Fürsorgearzt und behandelnder Arzt die Bedingungen, unter denen die probeweise Entlassung erfolgt, d. h. sie stellen die vielfach abgestuften Vorsichtsmaßregeln fest, die von den Angehörigen verlangt werden.

δ) Die wichtigste Aufgabe beginnt mit **der Entlassung des Kranken.** Möglichst bald nach der Entlassung findet der erste Hausbesuch statt zur Feststellung, ob die vorgeschriebenen Vorsichtsmaßregeln eingehalten werden, und zur Feststellung, wie der Kranke auf die Entlassung reagiert. Dabei ergibt sich vielfach Gelegenheit, den Angehörigen zu zeigen, warum diese oder jene Vorsichtsmaßregel verlangt wurde, was der Zweck der einzelnen Vorsichtsmaßregeln ist, welche Folgen die Vernachlässigung der einzelnen Vorsichtsmaßregeln haben könnte.

Auf Wunsch der Angehörigen wird in der ersten Zeit vorübergehend eine Nachtwache gestellt, oder es wird eine eigene Pflegeperson auf Kosten der Familie, veranlaßtenfalls mit einem Zuschuß der Anstalt einberufen. Auf Wunsch werden ärztliche Geräte und Hilfsmittel für die Pflege abgegeben oder vermittelt (Betteinlage, Wasserkissen, Urinbecken, Fahrstuhl usw.). Bei Kranken, die in ärztlicher Behandlung stehen, wird Fühlung mit dem behandelnden Arzte genommen, Zusammenarbeit vereinbart, Abschrift des Krankenblattes übermittelt.

Es ist anzustreben, daß im Bedarfsfalle finanzielle Unterstützungen (Irrenhilfsvereine, bisher zahlungspflichtige Verbände und Kassen, Anstaltsetat) gegeben werden können.

Besondere Aufmerksamkeit ist darauf zu verwenden, daß jede Gefährdung der Kranken und ihrer Umgebung nach Möglichkeit ausgeschlossen und daß Alkoholgenuß tunlichst vermieden wird. Schon vor dem Austritt aus der Anstalt oder mit fortschreitender Besserung wird Arbeitsgelegenheit gesucht. Bei plötzlicher Verschlechterung wird versucht, durch vorübergehende Abstellung einer Nachtwache oder durch gelegentliche Entlastung der Familie bei der Pflege oder durch Wechsel der Familie oder durch Ausschaltung schädlicher Einflüsse trotzdem ein Verbleiben außerhalb der Anstalt zu ermöglichen. Erweist sich die Rückkehr in die Anstalt als unbedingt notwendig, so wird die Anstalt telephonisch verständigt und die Zurückführung zur Anstalt durch die Fürsorge geleitet.

Klagen der beurlaubten Kranken oder deren Angehörigen über ungeeignete Behandlung, Unterbringung und Verköstigung in der Anstalt werden durch die Fürsorge dem Anstaltsdirektor gemeldet, der dadurch in die Lage gesetzt ist, die Verhältnisse seiner Anstalt und das Verhalten des Personals genau zu überprüfen.

Zu bestimmten Stunden ist in der Fürsorge eine Pflegerin anwesend, um bei einlaufenden Meldungen sofort das Nötige veranlassen bzw. die Verständigung des Fürsorgearztes oder des Anstaltsdirektors herbeiführen zu können.

b) *Aufgaben gegenüber den übrigen in Fürsorge stehenden Kranken, die nicht aus der Anstalt beurlaubt sind.*

Die Aufgabe bemißt sich nach folgenden Richtlinien:

α) Die Fürsorge hat nicht den Zweck, geisteskranke oder geistig anomale Menschen in die Irrenanstalt zu bringen, die Fürsorge hat vielmehr die Aufgabe, alles zu tun, damit die Betreuten tunlichst dauernd außerhalb der Anstalt leben können, nötigenfalls nach einer *kurzen* Anstaltsbeobachtung.

β) Zu diesem Zwecke ist den Kranken jedmögliche nach ihrem Zustand notwendige Förderung zu gewähren.

γ) Dabei ist Rücksicht zu nehmen auf die verfügbaren Mittel; fremde Mittel sind nur dann zur Verfügung zu stellen, wenn und soweit jede Möglichkeit der Selbsthilfe des Kranken und seiner Familie ausgeschlossen ist; Schutz ist nur so weit zu gewähren, als der Zustand des Kranken unbedingt erfordert.

Besonders gegenüber den Grenzfällen ist eine der wichtigsten Aufgaben der offenen Fürsorge, die betreuten Personen zu Selbständigkeit, zu möglichster Erhaltung und Entwicklung der Arbeitsfähigkeit zu erziehen, unberechtigte Ansprüche an fremde Hilfe abzuweisen, den Gedanken gar nicht aufkommen zu lassen, als ob der Zustand den Betreuten berechtige, ungestraft sich Übergriffe zu erlauben und sich der Verantwortung für strafbare Handlungen durch Flucht in die Unverantwortlichkeit zu entziehen.

δ) Eine weitere grundlegende Aufgabe ergibt sich aus der Forderung, daß eine Gefährdung der in Fürsorge stehenden Kranken nach Möglichkeit ausgeschaltet werden soll, soweit dies mit der Forderung einer möglichsten Annäherung an normale Lebensverhältnisse vereinbar ist.

Diese Einschränkung ist notwendig: Die Fürsorge soll nicht jeden *möglichen* Unfall, nicht jede *mögliche* Bedrohung der Kranken ausschließen; sie soll nur darnach streben, die Wahrscheinlichkeit einer Bedrohung, eines Unfalles auf ein entsprechendes Maß herabzusetzen; auch hier wird der Grad der Fürsorge zahlreiche Abstufungen zeigen müssen, je nachdem es sich um Kranke mit günstiger Prognose oder um aussichtslose Fälle von Geisteskrankheit oder lediglich um Grenzfälle handelt.

ε) Die für die Allgemeinheit wichtigste Aufgabe der Fürsorge ist die Verhütung einer Gefährdung der Umgebung, vor allen die Verhütung von Handlungen, durch die ein größerer Kreis von Menschen in ihrem Eigentum oder in ihrem Leben und in ihrer Gesundheit geschädigt werden könnten (Brandstiftung, Gefährdung der Eisenbahn, Neigung zu Sittlichkeitsvergehen). Seine höchste Bedeutung wird dieser Teil der Fürsorge erhalten, wenn die offene psychiatrische Fürsorge nach dem Entwurf zu einem neuen Strafgesetzbuch die Schutzaufsicht über solche Kriminelle übernehmen oder sich an der Schutzaufsicht über solche Kriminelle beteiligen wird, die wegen Unzurechnungsfähigkeit oder geminderter Zurechnungsfähigkeit freigesprochen oder zu einer milderen Strafe verurteilt wurden.

Auch hier liegt Fürsorge und Schutzaufsicht insofern im Interesse der Betreuten, als eine Aufsicht, welche die Verhinderung weiterer strafbarer Handlungen anstrebt, auch im Interesse der Betreuten gelegen ist.

Eine der wichtigsten Aufgaben wird bei der Bedeutung, die der Alkohol für die Kriminalität der Grenzfälle hat, besonders der Fernhaltung von Alkohol zuzumessen sein, ferner der möglichsten Beschränkung der

Einflüsse einer ungünstig wirkenden Umgebung, der tunlichsten Zurückführung der Grenzfälle mit kriminellen Neigungen zur Religion, Sitte und Zucht.

c) *Aufgaben gegenüber den noch nicht in Fürsorge befindlichen geisteskranken und anomalen Menschen.*

Die Aufgabe der Fürsorge ist im wesentlichen eine registrierende und zuwartende: Es wird zweckmäßig sein, daß die Fürsorge sich zunächst einen möglichsten Überblick zu verschaffen sucht über alle geisteskranken und geistig anomalen Menschen ihres Gebietes, vor allen Dingen durch Fühlungnahme mit den Hilfsklassen und den Hilfsschulen, die der Fürsorge die schon mit Defekten in das selbständige Leben eintretenden Schulentlassenen nachweisen und durch Fühlungnahme mit den Wohlfahrtsämtern und anderen Behörden, denen geistig minderwertige Persönlichkeiten besonders häufig zur Last fallen. Im übrigen wird die offene Fürsorge zunächst in der Regel abwarten, bis Geisteskranke oder geistig Anomale durch Behörden oder Angehörige an die offene Fürsorge herangebracht werden oder selbst die offene Fürsorge suchen.

Die Kenntnis der aus den Anstalten entlassenen Geisteskranken ergibt sich bei zweckmäßiger Organisation der Fürsorge von selbst.

Je nach der Art, je nach dem Verlauf, je nach dem Stadium der einzelnen Geisteskranken sind die *Aufgaben, welche die Fürsorge gegenüber den einzelnen Formen der Geisteskranken zu erfüllen hat,* außerordentlich verschieden.

Die Aufzählung der Aufgaben, die der offenen Fürsorge gegenüber den Kranken zufallen, gibt nur ein unvollkommenes Bild von der Gesamtheit der Aufgaben der offenen Fürsorge. Klarer wird das Bild, wenn wir ausgehen von den Aufgaben gegenüber den Angehörigen, gegenüber den einzelnen Organisationen und Behörden, gegenüber der Irrenanstalt, gegenüber der Allgemeinheit.

I. Aufgabe der offenen Fürsorge *der Allgemeinheit gegenüber* ist

a) die Allgemeinheit aufzuklären über Wesen, Entstehung, Verhütung (psychische Hygiene), Behandlung der Geisteskrankheiten im weitesten Sinne des Wortes;

b) alle Geisteskranken und allmählich auch die geistig Anomalen zu erfassen, soweit möglich aufzuklären, im Bedarfsfalle einer Behandlung zuzuführen und sie, soweit nötig, zu betreuen;

c) die kostspielige und auch sonst psychiatrisch und volkswirtschaftlich nicht immer unbedenkliche Anstaltspflege im Einzelfalle nach Möglichkeit zu beschränken, die freien Verpflegsformen, besonders das erwerbstätige Leben in der eigenen oder bei einer fremden Familie nach Möglichkeit zu entwickeln;

d) die Kranken außerhalb der Anstalt, ihre Umgebung, die Allgemeinheit vor gefährlicher oder schädlicher Betätigung der Kranken nach Möglichkeit zu schützen;

e) alle im Dienste der Irrenfürsorge stehenden Bestrebungen, besonders die Irrenhilfsvereine, sachverständig zu beraten, in ihrer Leistungsfähigkeit zu stärken, einheitlich zusammenzufassen.

II. *Gegenüber der Anstalt* hat die offene Fürsorge die Aufgabe

a) die Beschränkung des Aufenthaltes in der geschlossenen Anstalt auf die unbedingt der Anstaltsbehandlung bedürftigen Fälle und auf die unbedingt notwendige Zeitdauer zu ermöglichen und dadurch zu erreichen:

b) eine möglichst vollkommene Ausnützung des kostspieligen Anstaltsapparates;

c) eine Minderung der Abneigung und des Mißtrauens gegen die Anstalt und die Knüpfung wertvollster persönlicher Beziehungen zwischen Psychiatern, Kranken, Angehörigen, Publikum;

d) eine Erhöhung der wissenschaftlichen Erfahrungen und praktischen Leistungen der Anstalt;

e) eine bessere Auslese und Ausbildung des Anstaltspersonals.

III. *Den nicht spezialärztlich geleiteten Sonderanstalten, besonders den Pflegeanstalten, Trinkerheilstätten, Zwangserziehungsanstalten, Psychopathenheimen* usw. hat die offene Fürsorge die Kenntnis der wichtigsten Grundsätze und Fortschritte der Psychiatrie und Ratschläge für die Anwendung der Grundsätze und Fortschritte auf den Gesamtbetrieb und auf die einzelnen Kranken zu vermitteln.

Im übrigen ist sinngemäß die Erledigung der Aufgaben anzustreben, die der Fürsorge gegenüber den Anstaltskranken (S. 169) zufallen.

IV. *In der Trinkerfürsorge* ist Aufgabe

a) Beteiligung an der Aufklärungsarbeit;

b) psychiatrische Beratung der vorhandenen Organisationen (Abstinenz- und Mäßigkeitsvereine, Trinkerheilstätten);

c) im Bedarfsfalle Einrichtung von offenen Trinkerabteilungen im räumlichen und organisatorischen Anschluß an die geschlossene Irrenanstalt zur Aufnahme derjenigen Trinker, die freiwillig zu Aufenthalt in einer gewöhnlichen Trinkerheilstätte sich nicht oder nicht für die erforderliche Zeitdauer verstehen;

d) die Übernahme der offenen Fürsorge oder die Beteiligung an der offenen Fürsorge mit oder ohne vorangehende Irrenanstalts- oder Heilstättenbehandlung für diejenigen Fälle, bei denen sich ausgesprochene Alkoholpsychosen entwickelt haben oder zu entwickeln drohen; bei denen die Trunksucht im wesentlichen Folge einer Geisteskrankheit oder erheblichen geistigen Minderwertigkeit ist; bei denen sich eine besonders starke Veränderung der Persönlichkeit ausgebildet hat; bei denen besondere Gründe vorliegen, vor allen eine besonders starke Gefährdung des Trinkers, seiner Familie, seines Vermögens, seiner Stellung, seiner Umgebung, der Allgemeinheit; bei denen Entmündigung durchgeführt ist.

Der offenen psychiatrischen Fürsorge kommt beim Alkoholisten eine besondere Bedeutung dadurch zu, daß die nachgehende Fürsorge in der Regel den sofortigen Nachweis von Trinkexzessen oder Verfehlungen gegen das Alkoholverbot und die sofortige Durchführung von Korrektivmaßnahmen auch in großstädtischen und städtischen Gebieten gestattet.

V. *Gegenüber dem Amtsarzt* hat die offene Fürsorge die Aufgabe, in stetem Zusammenarbeiten dem Amtsarzt auf Anfordern spezialärztlichen Rat und spezialistisch geschulte Hilfe zur Verfügung zu stellen; auf Verlangen die offene Fürsorge für Geisteskranke und geistig Anomale zu übernehmen; ihm im Bedarfsfalle die geisteskranken und geistig anomalen Menschen des Amtsbezirkes zur Prüfung der Frage der Gemeingefährlichkeit nachzuweisen; ihm Kenntnis zu geben von allen Wahrnehmungen, welche die Vermutung einer drohenden Gemeingefährlichkeit begründen. In sinngemäßer Weise bemißt sich die Aufgabe gegenüber den praktischen Ärzten.

VI. *Den Gerichten* hat die offene Fürsorge diejenigen Personen und Verhältnisse nachzuweisen, welche des Schutzes durch Bestellung eines Pflegers, seltener eines Vormundes bedürfen; sie hat, soweit gefordert, die psychiatrische Beratung und Begutachtung zu übernehmen; sie hat ferner die Schutzaufsicht zu übernehmen oder sich an der Schutzaufsicht zu beteiligen über diejenigen geisteskranken und geistig anomalen Menschen, bei denen die zuständige Stelle sichernde Maßnahmen neben oder statt der Strafe für geboten erachtet.

VII. Für die *Strafvollzugsanstalten* ist die Angliederung einer entsprechenden Anzahl von psychiatrischen Adnexen, die unter spezialärztlicher Leitung stehen, und Zusammenarbeit mit den Vorständen und Ärzten der Strafanstalten anzustreben, die offene Fürsorge für die aus Strafanstalten und besonders aus den Adnexen entlassenen, geistig nicht normalen Rechtsbrecher ist auf Aufforderung zu übernehmen.

VIII. In der *Psychopathenfürsorge* wird sich die offene Fürsorge in der Regel zweckmäßig beschränken

a) auf die spezialärztliche Beratung der mit Psychopathen im Einzelfalle befaßten Behörden und Personen;

b) auf die spezialärztliche Untersuchung und im Bedarfsfalle auf eine kurze Anstaltsbeobachtung zur Sicherung zweifelhafter Diagnosen;

c) auf Ausarbeitung genereller Vorschläge für eine Neuregelung der Verwahrung von gesellschaftsfeindlichen Psychopathen;

d) nur beim Vorliegen besonderer Gründe wird die Übernahme einer aktiven offenen Fürsorge für solche Psychopathen ratsam sein, die besonders starke pathologische Züge zeigen.

Im übrigen wird die Fürsorge die Ansprüche der Psychopathen auf Unzurechnungsfähigkeit, Unterstützung, Hilfe, in der Regel abzulehnen und die Psychopathen zur Anspannung der eigenen Kräfte aufzufordern haben.

IX. Mit den *Versorgungsämtern* ist enges Zusammenarbeiten anzustreben. Die Gefahren, die allen psychogen bedingten oder psychogen überlagerten Störungen aus einer zu weit gehenden Rücksichtnahme drohen, sind mit Nachdruck zu betonen.

Für Hirnverletzte ist auf Aufforderung im Bedarfsfalle offene Fürsorge zu gewähren; bezüglich der Kriegsneurotiker gilt im wesentlichen das unter Z. VIII über die Psychopathen Gesagte.

X. Der *Schule* gegenüber hat die offene Fürsorge die Aufgabe enger Zusammenarbeit, fachärztlicher Beratung bei der Auswahl der Schüler für die Hilfsklassen und Hilfsschulen, der Untersuchung und Begutachtung im Bedarfsfalle auf Grund kurz dauernder Anstaltsbeobachtung, der psychiatrischen Beratung der Schule in allgemeinen und persönlichen Erziehungsfragen.

Umgekehrt wird diese Zusammenarbeit mit der Schule der offenen Fürsorge gestatten, allmählich ein Verzeichnis der anomalen, in das Berufsleben übertretender Persönlichkeiten zu sammeln.

Aufgabe der offenen Fürsorge ist weiterhin die psychiatrische Beratung der Berufsberatungsstelle.

XI. Gegenüber den *Wohlfahrtsämtern, Arbeitsämtern, sonstigen Behörden, charitativen Vereinigungen* ist die Aufgabe der offenen Fürsorge im wesentlichen eine beratende, begutachtende, zusammenfassende.

Besonders enge Fühlungnahme ist zu suchen mit anderen Einrichtungen und Zweigen der offenen Fürsorge zwecks Verabredung gegenseitiger Zusammenarbeit, Unterstützung, Förderung.

XII. Gegenüber den *Angehörigen der Kranken* hat die offene Fürsorge die Aufgabe, alle Bestrebungen zugunsten des Kranken und besonders seiner Wiedereingliederung in seine frühere Lebensstellung durch Rat und Tat zu fördern, aber vielfach auch die Aufgabe, schädliche Einflüsse von dem Kranken fernzuhalten.

Besonders gegenüber Angehörigen, deren Verwandte lange Zeit in Anstalten verpflegt waren und gegenüber unklaren Eheverhältnissen ist nicht selten weitgehende Vorsicht geboten.

VI. Die speziellen Gesichtspunkte für die Organisation der offenen Geisteskrankenfürsorge.

1. Die Anbahnung der Fürsorge.

Von Gustav Kolb, Erlangen.

Bei der Besprechung der Anbahnung der Fürsorge drängt sich zunächst die Frage auf: *Wer* hat die offene Fürsorge einzurichten? Die Antwort kann nur lauten: *In erster Linie ist zur Einrichtung der offenen Fürsorge berufen derjenige Faktor, dem als gesetzliche Aufgabe zugewiesen ist die Irrenfürsorge, besonders Bau und Betrieb der öffentlichen Irrenanstalten*; das sind in Preußen und Bayern die Provinzen und Kreise, in den übrigen deutschen Staaten der Staat. Die Begründung dieser Forderung ergibt sich aus folgenden Erwägungen:

a) Anstaltsfürsorge und offene psychiatrische Fürsorge bilden eine vielfach ineinander übergreifende und sich gegenseitig ergänzende Einheit; gerade angesichts der Zersplitterung der Anstaltsfürsorge (Provinzialanstalten; städtische Anstalten und Durchgangsstationen; Kliniken, die den Kultusministerien unterstellt sind; psychiatrische Adnexe an Strafanstalten, die den Justizministerien unterstehen; charitative und sonstige Privatanstalten, die der Aufsicht der Verwaltungsbehörden unterstellt sind) erscheint eine einheitliche Regelung der offenen psychiatrischen Fürsorge dringend geboten.

b) Die offene Fürsorge strebt eine wesentliche Entlastung der Irrenanstalten an. Es erscheint gerecht, daß der Faktor, der die Lasten der

Anstaltsfürsorge zu tragen hat, berufen wird, auch die der Entlastung der Anstalten dienende offene Fürsorge zu übernehmen, deren Ausbau ihm die Erfüllung seiner gesetzlichen Pflichten gegenüber den Anstalten erleichtern wird.

Es erscheint zweckmäßig, die offene Fürsorge demjenigen Faktor zuzuweisen, der das größte Interesse hat an einer raschen und kräftigen Entwicklung der offenen Fürsorge, und der vor allem das größte Interesse daran hat, daß die offene Fürsorge nicht falsche Bahnen einschlägt, den Kreis der zu Betreuenden nicht von Anfang an zu weit greift, sondern ihn organisch entwickelt, und daß die offene Fürsorge tunlichst nicht zu einer Vermehrung der Anstaltsplätze, sondern zu einer Vermehrung der die Anstalten passierenden Geisteskranken führt.

c) Die Not Deutschlands bedingt den Verzicht auf kostspielige Organisationen, auf neue Ämter und tunlichste Beschränkung in der Forderung neuer Stellen. Provinzen und Kreise sowie die mit der Irrenfürsorge betrauten Staaten verfügen in ihren öffentlichen Irrenanstalten über Behörden, die ohne weiteres die offene Fürsorge übernehmen und in der Regel ohne *wesentliche* Vermehrung der Dienststellen mit spezialistisch vorgebildetem Personal durchführen können.

Diese wichtigen Gründe werden unterstützt durch folgende Erwägungen:

d) Die Fürsorge wird sich nur dann richtig entwickeln, vor allem nur dann die Anstalten wirksam entlasten, wenn eine gemeinsame, für Anstalt *und* offene Fürsorge zuständige Instanz dafür sorgt, daß Anstalt und offene Fürsorge nicht neben oder in einseitiger Verfolgung einseitiger Interessen gegeneinander, sondern nach höheren Gesichtspunkten miteinander und füreinander arbeiten (vgl. V 3 h, S. 163).

e) Die Organisation der offenen Fürsorge durch die öffentlichen Irrenanstalten sichert den Anstalten eine Reihe von Vorteilen: eine Minderung des Mißtrauens und der Abneigung gegen die Irrenanstalt (vgl. S. 156); die Anbahnung wertvollster persönlicher Beziehungen zwischen der Anstalt und deren Personal zu den Kranken, deren Angehörigen, dem Publikum (vgl. S. 106); die Möglichkeit der Frühentlassung der Schizophrenen (vgl. S. 155); eine Vertiefung der wissenschaftlichen Erkenntnis und Auffassung (vgl. S. 156); eine bessere Auslese und Ausbildung des Personals; eine wesentliche Vermehrung der Unterbringungsformen und -möglichkeiten (vgl. S. 155); wertvollste Anregungen für Anstaltsvorstand und Ärzte (vgl. S. 156); die Möglichkeit, einer Überflutung der Anstalt mit kriminellen Elementen durch Entwicklung der Schutzaufsicht vorzubeugen (vgl. S. 157); die Anknüpfung wertvollster Beziehungen zu Behörden und Organisationen (vgl. S. 157, 173); die Möglichkeit, Schäden und Nachteile, die aus Rückständigkeiten in Bau, Organisation, Betrieb drohen, auszuschalten durch Entwicklung der offenen Fürsorge (vgl. S. 159); die Möglichkeit, einem drohenden Mangel an Anstaltsplätzen mindestens vorübergehend vorzubeugen durch kräftige Entwicklung der offenen Fürsorge (vgl. S. 156). Die offene Fürsorge bildet endlich ein wirksames natürliches Gegengewicht gegen die in der Regel psychiatrisch zu verwerfende Tendenz zur weiteren Entwicklung der Größe der Anstalten (vgl. S. 22).

f) Die Organisation der offenen Fürsorge durch die öffentlichen Irrenanstalten sichert in ähnlicher Weise auch der offenen Fürsorge wesentliche Vorteile:

Sie stellt die großen und vielfältigen Machtmittel eines großen Betriebes, eben der Anstalt, mit zahlreichen Angestellten, mit beträchtlichen Hilfsmitteln, mit weitreichenden Verbindungen in den Dienst der Fürsorge, der sie ein spezialistisch vorgebildetes Personal sichert, das über den bisherigen Verlauf der geistigen Erkrankung gut unterrichtet ist bzw. sich leicht unterrichten kann; sie sichert der Fürsorge nach Bedarf Hilfskräfte aus den Kreisen der Anstaltskranken. Sie verhütet vor allem durch die ständige Möglichkeit des Vergleiches zwischen den Anstaltskranken und den in Fürsorge stehenden Kranken eine „uferlose" Entwicklung der offenen Fürsorge (vgl. S. 166) und ebensowohl eine Bevorzugung der Anstaltskranken wie der in offener Fürsorge stehenden Patienten.

g) Die Summe der Aufnahmebezirke aller öffentlichen Irrenanstalten entspricht dem Gesamtgebiete Deutschlands; nur wenn jede Anstalt in ihrem Aufnahmebezirk die offene Fürsorge entwickelt, dürfen wir hoffen, eine lückenlose Durchführung zu erreichen, in ganz Deutschland alle Geisteskranken und geistig Anomalen allmählich zu erfassen.

Es erscheint mir richtig und notwendig, gesetzlich festzulegen, daß die mit der Anstaltsfürsorge betrauten Faktoren einen Anspruch darauf haben, die offene Fürsorge zu entwickeln.

Es erscheint mir fraglich, ob es richtig und zweckmäßig ist, ihnen die Verpflichtung zu dieser Entwicklung aufzuerlegen, bevor diese Entwicklung auf breitester Basis und über längere Zeiträume praktisch erprobt ist.

Man wird einwenden: „Zugegeben, daß die Entwicklung der offenen Fürsorge zweckmäßig den Provinzen und Kreisen bzw. Staaten überlassen wird — warum *aber sollen die Kliniken, die psychiatrischen Abteilungen und Durchgangsstationen der Großstädte, die Amtsärzte von der offenen Fürsorge ausgeschlossen werden?* Gerade die Kliniken haben durch ihre poliklinischen Einrichtungen schon manche Aufgabe der offenen Fürsorge übernommen. Kolb betont doch stets, daß die Entwicklung der Fürsorge abhängig sei in erster Linie davon, daß Ärzte vorhanden sind, die von der Bedeutung der offenen Fürsorge und von der Notwendigkeit ihrer Entwicklung durchdrungen sind. Wenn sich nun solche Ärzte an einer Klinik, in einem Krankenhause, als Amts- oder Kommunalärzte finden, warum sollte man sie von der offenen Fürsorge ausschließen?"

Ich meine, die von der offenen Fürsorge zu lösenden Aufgaben sind so umfangreich und mannigfaltig, daß die öffentliche Irrenanstalt im Einzelfalle jede Mitarbeit, die sich ihr anbietet, freudig und dankbar annehmen sollte; diese Mitarbeit muß nur einem großen Plane sich verständnisvoll einfügen, sie muß durch Vereinbarungen fest umgrenzt werden, die ein enges Zusammenarbeiten unter einer jeweils zu vereinbarenden Teilung der Arbeit vorsehen; dabei kann die Teilung der Arbeit entweder in der Weise erfolgen, daß der Klinik oder psychiatrischen

Station die rein wissenschaftliche oder die rein ärztliche Arbeit, der Anstalt die reine Fürsorgetätigkeit zufällt, oder Klinik und städtische Abteilung beschränken sich auf die Fürsorge für ihre in die betreffende Stadt entlassenen Kranken usw.

Dagegen möchte es mir völlig verfehlt erscheinen, die offene Fürsorge etwa grundsätzlich aufbauen zu wollen auf den Kliniken und psychiatrischen Abteilungen der Großstädte: Einem immerhin auch in Zukunft wichtigsten Gliede der Irrenfürsorge, eben der Irrenanstalt, würde durch den Entzug einer ihr naturgemäß zufallenden Aufgabe dauernd der Stempel einer gewissen Minderwertigkeit aufgedrückt; der Anstalt, der offenen Fürsorge und der gesamten Irrenfürsorge würden die aus der Vereinigung zu erwartenden Vorteile entzogen oder gemindert werden; Klinik und Großstadt würden die offene Fürsorge im Bereiche ihrer Stadt entwickeln, die übrigen Gebiete aber würden entweder ohne offene Fürsorge bleiben oder sie müßten sie, unter Verzicht auf eine einheitliche Entwicklung, meist in besonders schwieriger und kostspieliger Weise doch im Anschluß an die zuständige öffentliche Irrenanstalt durchführen.

Zusammenfassend ist zu sagen, daß *die Organisation der offenen Fürsorge im Anschlusse an die örtlich zuständige öffentliche Irrenanstalt mit erheblichem Abstand die billigste, zweckmäßigste, für die Irrenfürsorge wertvollste Lösung darstellt, welche die Mitarbeit von Kliniken, städtischen Anstalten und Abteilungen, Amtsärzten in keiner Weise ausschließen würde, vorausgesetzt, daß durch Vereinbarungen eine entsprechende Arbeitsteilung und ein möglichst vollkommenes Zusammenarbeiten erreicht wird.*

Mit dieser Erklärung ist bei der Bedeutung der offenen Fürsorge für die Anstalt und für das gesamte Irrenwesen auch ausgesprochen, daß *es in der Regel Aufgabe des Anstaltsvorstandes ist, die offene Fürsorge anzubahnen,* es sei denn, daß anderweitige Überlastung oder sonstige besondere Gründe der Übernahme dieser Aufgabe entgegenstehen.

Der Anstaltsvorstand wird sich zunächst in der Literatur, weiterhin durch Besichtigung anderer, schon bestehender Fürsorgeeinrichtungen informieren. Er wird — zunächst für sich — ein Programm ausarbeiten, insbesondere prüfen, ob und welche Änderungen im Betrieb, eventuell auch hinsichtlich Bau, Einrichtung, Organisation seiner Anstalt nötig sind; er wird versuchen, das System der probeweisen Entlassungen, der Beurlaubungen unter Fürsorge zu entwickeln; er wird Fürsorgebesuche bei solchen beurlaubten Kranken abstatten und durch Ärzte und Personal abstatten lassen; er wird vorsichtig prüfen, wer von den Ärzten und vom Personal bei diesen Besuchen besonderes Verständnis und besondere Eignung zeigt; er wird prüfen, ob und inwieweit die anderwärts bereits bewährten Richtlinien und Grundsätze für offene Fürsorgestellen und Dienstanweisungen für das Fürsorgepersonal sich eignen für die besonderen Verhältnisse seiner Anstalt; er wird Erhebungen anstellen über die im Bereich seines Aufnahmegebietes im Laufe der letzten 10—20 Jahre aus der eigenen Irrenanstalt entlassenen Kranken; er wird die Verkehrsverhältnisse prüfen, Erhebungen anstellen wegen

Unterbringung einer Fürsorgestelle mit Wohnung der Fürsorgepflegerin und mit Telephonanschluß; er wird Beziehungen zu knüpfen versuchen mit den Amtsärzten, den praktischen Ärzten, den Wohlfahrtsämtern, den Schulen, den Polizeibehörden, den Abstinenzvereinigungen, den Irrenhilfsvereinen usw.; er wird bei ländlichem Aufnahmebezirk prüfen, wie er draußen Gelegenheit zu Sprechstunden schaffen und Vertrauenspersonen (Mitglieder des Irrenhilfsvereines, frühere Pfleger[innen], Ärzte, Lehrer, Geistliche) gewinnen, die erforderlichen Verkehrsmittel bereitstellen kann.

Bei der Prüfung *der im Anstaltsbetrieb erforderlichen Veränderungen* ist darauf Bedacht zu nehmen, daß tunlichst alles verschwinde, was geeignet ist, das Mißtrauen und die Abneigung gegen die Irrenanstalten wachzuhalten (Zwangsmittel, Überfüllung der „schlechten" Abteilungen; Abschließung der Anstalt und ihrer Kranken nach außen; Erschwerung der Aufnahmen und Entlassungen; düstere Gestaltung des Hauses und seiner Räume usw.), und daß umgekehrt alles geschieht, was geeignet ist, dieses Mißtrauen zu bekämpfen (Aufklärung durch Vorträge und Führung durch die Anstalt; Erlaubnis des Zutrittes zu den Abteilungen an besuchende Angehörige; Veranstaltung von Ausflügen, Festlichkeiten, zu denen auch Angehörige Zutritt erhalten; Erlaubnis gemeinsamer Ausgänge, kurze Beurlaubungen der Kranken; freundliche Gestaltung der Abteilungen, möglichste Entwicklung des Arbeitsbetriebes, vor allem: Erleichterung der Entlassungen.

Die Anbahnung der offenen Fürsorge geht zweckmäßig von der in die Anstaltssatzungen aufgenommenen — oder aufzunehmenden! — Bestimmung aus, daß der Anstaltsvorstand berechtigt ist, Kranke aus der Anstalt probeweise zu entlassen, zu beurlauben. Aus dem Rechte der probeweisen Entlassung läßt sich ohne weiteres das Recht und die Pflicht der Anstaltsdirektion ableiten, nun auch die Einrichtungen zu treffen, die ihr ermöglichen, festzustellen, ob und wie der Beurlaubte die Probe besteht.

Es ist von höchster Bedeutung, daß auf Grund dieser Bestimmung der Anstaltsvorstand tunlichst allen Beurlaubungsanträgen in stets widerruflicher Weise entspricht, vorausgesetzt, daß sich verlässige Persönlichkeiten, besonders Angehörige, zur Durchführung vorgeschriebener, nach Bedarf abzustufender Vorsichtsmaßregeln unterschriftlich verpflichten und regelmäßige Fürsorgebesuche durch Anstaltspersonal gestatten; nur eine erhebliche, auch durch Pflege, Aufsicht und Fürsorge nicht abzuwendende unmittelbare Gefahr für den Kranken oder dessen Umgebung sollte die Ablehnung eines solchen Urlaubsantrages bedingen.

Die damit verbundene Verantwortung wird dem Anstaltsvorstand wesentlich erleichtert, wenn in die Satzungen oder in die Dienstanweisung des Vorstandes eine Bestimmung aufgenommen wird, die ihn verpflichtet, Anträgen auf Beurlaubung, die mit den erforderlichen Sicherheiten umgeben sind, nach Möglichkeit zu entsprechen und verpflichtet, auf möglichst baldige probeweise Entlassung der Kranken aus der Anstalt bedacht zu sein, sobald eine solche ohne unzulässige Gefährdung des Kranken und seiner Umgebung sowie ohne Beeinträchtigung des Heilverfahrens möglich erscheint.

Auf Grund dieser beiden Bestimmungen ist die Anbahnung der offenen Fürsorge, beginnend bei den der Fürsorge am meisten bedürftigen Fällen, bei den frisch aus der Anstalt entlassenen Kranken, überall ohne weiteres möglich. Die Steigerung der Entlassungen, die eine Folge sein wird der ernsten Durchführung beider Bestimmungen, wird bald eine Zunahme der Zugänge besonders auch an leichteren Fällen, diese wieder eine weitere Zunahme der Entlassungen usw. zur Folge haben, so daß allein durch die Fürsorge für die aus der Anstalt Entlassenen die offene Fürsorge sich von schwereren, auf leichtere, auf Grenzfälle ausdehnen und in rasch zunehmendem Maße auch von anderen Behörden und durch freiwillige Anmeldungen beansprucht werden wird.

Die Stellungnahme des Parlaments und der Aufsichtsbehörde zu dem Antrag auf Aufnahme beider Bestimmungen wird ein guter Prüfstein dafür sein, ob beide Faktoren sich klar darüber sind, daß die Entlastung der Irrenanstalten, die Beschränkung der weiteren Entwicklung der Irrenanstalten eine Zunahme der Verantwortung bedingt, an der neben den in erster Linie Beteiligten: dem Anstaltsvorstand und dem Fürsorgepersonal — immerhin auch Parlament und Aufsichtsbehörde teilnehmen müssen. Diese Verantwortung ist besonders groß dann, wenn sie rasch zu einer bald fühlbaren Entlastung der Anstaltsfürsorge, zu einer raschen Abminderung des bestehenden oder drohenden Bedarfes an neuen Anstaltsplätzen führen soll.

Diese Verantwortung kann und muß übernommen werden:

Unser durch den Krieg in seiner finanziellen und durch den Wegfall der wertvollsten Männer der schaffenskräftigsten Altersklassen in seiner volkswirtschaftlichen Leistungsfähigkeit erheblich geschwächtes Volk ist nicht in der Lage, den Ansprüchen der im Gegensatz zu der vollwertigen männlichen Bevölkerung durch den Krieg kaum erheblich verminderten geistig Minderwertigen' durch weitere Entwicklung der Irrenfürsorge zu entsprechen, wenn nicht allgemein eine gewisse Verantwortungsfreudigkeit eine ausgiebige Entlastung der Anstaltsfürsorge und eine ausgiebige Entwicklung der offenen Fürsorge ermöglicht.

Die Einrichtung der offenen Fürsorge wird wesentlich erleichtert, wenn es dem Anstaltsvorstand gelingt, die vorbereitenden Maßnahmen ohne Inanspruchnahme besonderer Bewilligungen zu treffen durch private Spenden, durch Fühlungnahme mit einem Irrenhilfsverein, durch Berichterstattung bei den Fürsorgeverbänden, welche die Verpflegskosten für unbemittelte Kranke in den Irrenanstalten zu tragen haben; es wird dem Anstaltsvorstand leicht werden, den Fürsorgeverbänden klarzumachen, daß die Entwicklung der offenen Fürsorge im finanziellen Interesse der Verbände gelegen ist, und daß es keine bessere Kapitalanlage gibt als den einzelnen, bisher in der Anstalt verpflegten Kranken durch die Anstalt, d. h. durch Vermittlung der Fürsorge in der ersten Zeit Zuschüsse zu geben, die sie befähigen, die ersten schwersten Monate außerhalb der Anstalt zu überwinden, ja vielleicht zu einer ihren und ihrer Familie Unterhalt sicherstellenden erwerbstätigen Beschäftigung zurückzukehren, während sie ohne diese Erleichterung des Überganges längere Zeit, unter Umständen dauernd, in der Anstalt bleiben müßten.

Vielleicht gelingt es sogar schon in dieser Periode, den Fürsorgeverbänden klarzumachen, daß die Fälle gar nicht selten sind, in denen ein relativ kleiner dauernder, jeweils auf ein Jahr zu bewilligender Zuschuß an die Familie die dauernde Herausnahme des Kranken aus der Anstalt gestatten würde; die Anstalt hätte dabei durch geeignete Kontrollmaßnahmen dafür zu sorgen, daß der Beitrag nur so lange und nur in der Höhe gewährt wird, als notwendig ist, um eine drohende Zurückversetzung in die Anstalt zu verhüten.

In manchen Gebieten sind (distrikts)polizeiliche Einweisungen wegen Gemeingefährlichkeit sehr häufig. Wo dies der Fall ist, wird — neben einer Beschränkung dieser Einweisungen! — anzustreben sein, daß eine probeweise Entlassung auch dieser eingewiesenen Kranken unter bestimmten, die Sicherheit der Allgemeinheit gewährleistenden Bedingungen ermöglicht wird. (Übernahme der Verantwortung durch eine im Einzelfalle, besser: generell abzugebende Erklärung des Anstaltsvorstandes, der sich seinerseits wieder durch bestimmte, den Angehörigen aufzuerlegende Bedingungen, durch die Kontrolle des Beurlaubten mittels der Fürsorgeorgane und durch den Vorbehalt des Widerrufes der Beurlaubung sichert.)

Am leichtesten und ohne besondere Verantwortung für Anstaltsvorstand und Fürsorgearzt vollzieht sich Anbahnung und Entwicklung der offenen Fürsorge, wenn abgewartet wird oder abgewartet werden kann, bis Parlament und Aufsichtsbehörde, sei es aus eigener Initiative, sei es unter dem Drucke einer Notwendigkeit (drohender Mangel an Anstaltsplätzen; Mängel, Gefahren, Rückständigkeiten, die sich aus dem Fehlen der offenen Fürsorge ergeben) an die Anstaltsdirektoren herantreten mit der Aufforderung zur Entwicklung der offenen Fürsorge: der Anstaltsvorstand ist dann in der Lage, sich gutachtlich zu äußern, an Hand der zweckmäßig schon vorher getroffenen „vorbereitenden Maßnahmen" ein festes Programm auszuarbeiten und gewisse Forderungen aufzustellen.

Wenn ich die verschiedenen Etappen auf dem Wege zur offenen Fürsorge kurz kennzeichnen soll, so möchte ich die vorstehend aufgeführten Maßnahmen zusammenfassen als *erste Periode der vorbereitenden Maßnahmen;* sie endet mit der offiziellen Einführung der offenen Fürsorge, mit der Aufstellung mindestens einer hauptamtlich tätigen Fürsorgepflegerin. Je moderner Bau, Organisation, Betrieb und Leitung einer Anstalt sind, je freundlicher Anstaltsvorstand und Ärzte, Parlament und Aufsichtsbehörde der offenen Fürsorge gegenüberstehen, desto kürzer kann diese Periode bemessen werden; sie umfaßt in Erlangen die Jahre 1912 und 1913.

Die zweite Periode ist die der unmittelbaren Leitung der Fürsorge durch den Anstaltsvorstand; sie dient dazu, dem Anstaltsvorstand diejenigen persönlichen Erfahrungen und Kenntnisse im Fürsorgedienst zu vermitteln, deren er bedarf, um später die Oberleitung führen und ein wirksames Zusammenarbeiten zwischen Anstalt und Fürsorge sichern zu können. Wenn Zweifel über die Wahl des künftigen Fürsorgearztes bestehen, so dient diese Periode, in deren Beginn der Direktor abwechselnd die in Frage kommenden Ärzte zum Dienst heranzieht, der Erprobung der am besten geeigneten Kraft. Der Direktor führt die Listen, die Korrespondenz; er bestimmt die Reihenfolge der Hausbesuche; er trifft die veranlaßten Anordnungen, er beteiligt sich selbst an den Besuchen, er führt die Verhandlungen mit Behörden und Personen; er erhält in angemessenen Zwischenräumen die mündlichen, nach Bedarf die telephonischen Berichte der Fürsorgeorgane. Die Periode umfaßt in Erlangen 1914 bis Kriegsbeginn und nach Kriegsende 1919 bis Mitte 1920.

In der dritten Periode gibt der Anstaltsvorstand die unmittelbare Leitung der *Fürsorge in zunehmendem Maße an den* zunächst noch nebenamtlich tätigen *Fürsorgearzt* ab; die dritte Periode umfaßt in Erlangen die Zeit von Mitte 1920 bis Mitte 1922.

In der vierten Periode endlich übernimmt der nunmehr hauptamtlich tätige Fürsorgearzt die unmittelbare Leitung der Fürsorge in verantwortlicher Weise; derselbe hat der Fürsorge gegenüber die — allerdings im Fürsorgedienst wesentlich weitergehenden, wichtigeren und verantwortungsvolleren! — Rechte und Pflichten eines selbständigen Abteilungsarztes; er handelt in allen Einzelangelegenheiten selbständig in eigener Verantwortung, nur an die allgemeinen, vom Anstaltsvorstand gegebenen Richtlinien gebunden; in grundsätzlichen Fragen, bei organisatorischen Maßnahmen ist er gehalten, die Angelegenheit der Entscheidung des Anstaltsvorstandes zu unterbreiten und — vorbehaltlich des Rechtes die Entscheidung der Aufsichtsbehörde anzurufen — gemäß dieser Entscheidung zu handeln. Eine eigene Schreibkraft wird ihm beigegeben; nur die grundsätzliche Fragen betreffenden Schreiben werden durch die Anstaltsdirektion erledigt oder ihr zur Kenntnisnahme zugeleitet. Über Kranke und Fürsorge berichtet der Fürsorgearzt im ärztlichen Referate in regelmäßigen Zwischenräumen, in dringlichen und wichtigen Fragen nach Bedarf mündlich oder telephonisch dem Anstaltsvorstande. Der Fürsorgearzt ist unmittelbarer Vorgesetzter des Fürsorgepersonales, bei dessen Aufstellung er gehört und das nur nach Rücksprache mit ihm in den Anstaltsdienst zurückversetzt wird. Die Mittel für die Fürsorge werden in einem Sonderkapitel des Haushaltungsvoranschlages angefordert, bei dessen Aufstellung dem Fürsorgearzt Gelegenheit zur Stellungnahme und zu etwa veranlaßten Anträgen gegeben wird. Den Jahresbericht über Entwicklung und Leistungen der offenen Fürsorge erstattet der Fürsorgearzt. Seine Fühlungnahme mit dem Anstaltsdienst wird dadurch gewahrt, daß er in regelmäßigen Zwischenräumen am ärztlichen Referate und am ärztlichen Jourdienst an Sonn- und Feiertagen sich beteiligt. Anträge des Fürsorgearztes gehen, soweit sie der Anstaltsvorstand nicht in eigener Zuständigkeit erfüllen kann, durch den Anstaltsvorstand an Aufsichtsbehörde und Parlament.

Der Anstaltsvorstand hat gegenüber der Fürsorge die Verpflichtung der möglichst weitgehenden Förderung; seine Aufgabe besteht im wesentlichen darin, darüber zu wachen, daß die offene Fürsorge sich entwickle in der für die Irrenfürsorge des Gebietes wertvollsten Weise, und daß Anstalt und offene Fürsorge mit vereinten Kräften in gleicher Zielrichtung arbeiten.

Es ist ohne weiteres klar, daß das Zusammenarbeiten von Anstaltsvorstand und Fürsorgearzt ein ungewöhnlich hohes Maß von Idealismus, Takt und Anpassung bedingt. Wenn, wie ich glaube sagen zu dürfen, die Erlanger Fürsorge Besonderes leistet, so hat das in erster Linie seinen Grund darin, daß es mir vergönnt war, in Dr. Faltlhauser einen Fürsorgearzt zu finden, der neben einer vorzüglichen Eignung für sein Amt vor allem jene Lauterkeit der Gesinnung, jene Gerechtigkeit des Urteiles und jenen Idealismus besitzt, der bereit ist, die persönlichen Opfer zu bringen, die der Fürsorgedienst dem Fürsorgearzt wie dem Anstaltsvorstand auferlegt: dem Anstaltsvorstand, indem dieser im Interesse und zum Wohle des Ganzen die ihm persönlich so wertvolle und wichtige Fürsorge dem Fürsorgearzt zur selbständigen Weiterentwicklung übergibt; dem Fürsorgearzt, indem dieser verständnisvoll im Interesse und zum Wohle des Ganzen auf jene Selbständigkeit der Stellung verzichtet, zu der ihn Umfang und Verantwortung seines Tätigkeitskreises an sich berechtigen würden.

In Anstalten, in denen die Verhältnisse nicht so günstig liegen, könnte an den Anstaltsvorstand die Versuchung herantreten, die Selbständigkeit des Fürsorgearztes einzuschränken; an den Fürsorgearzt die Versuchung, sich völlig zu lösen von der Anstalt. Beides scheint mir bedenklich: ein Fürsorgearzt, dessen Selbständigkeit in Einzelfragen eingeengt wird, wird nie jene Entschlußfähigkeit und Verantwortungsfreudigkeit haben, deren gerade sein Amt bedarf.

Ein „selbständiger“ Fürsorgearzt würde rasch finden, daß die Selbständigkeit und Unabhängigkeit eines Amtsvorstandes eine recht problematische ist: an Stelle *eines* wohlwollenden, entgegenkommenden und sachverständigen Vorgesetzten treten die Organe der Aufsichtsbehörde und des Parlamentes. Die Formalitäten, die früher der Direktion zufielen, ziehen vom Dienste ab. Die 1000 kleinen Lasten des Alltags, die früher die Direktion belasteten, belasten den Fürsorgearzt. Die Verantwortung, die bisher gleichmäßig auf Fürsorgearzt und Direktor lastete, ruht allein auf dem Fürsorgearzt. Hilfskräfte und Mittel, die bisher leicht erreichbar waren, müssen mühsam gewonnen werden. Wesentliche Vorteile gehen der Fürsorge wie auch der Anstalt verloren.

Dazu kommt: Die Tätigkeit des Fürsorgearztes ist die denkbar schönste für den im kräftigen Lebensalter stehenden Mann; sie verlangt aber eine körperliche Leistungsfähigkeit, eine geistige Beweglichkeit, eine Verantwortungsfreudigkeit, eine Anpassungsfähigkeit, die dem höheren Lebensalter in der Regel nicht mehr eignen: Der Fürsorgearzt wird in seinem Dienst versagen oder doch seinen Dienst als Last empfinden in einem Lebensalter, in welchem er noch mehrere Lustren die Stelle eines Anstaltsvorstandes oder eines Anstaltsoberarztes ohne Schwierigkeit bekleiden könnte.

Der Aufsichtsbehörde gegenüber muß der Anstaltsvorstand immer wieder betonen, daß ein Arzt, der die offene Fürsorge einer Anstalt erfolgreich geleitet hat, damit die Befähigung zur Vorrückung, und zwar zu einer vorzugsweisen Vorrückung am besten bewiesen hat, sich Kenntnisse und Erfahrungen erworben hat, die für eine spätere bevorzugte Tätigkeit wichtiger sind als irgendeine andere Art psychiatrischer Betätigung.

2. Die Entwicklung und Einrichtung einer Fürsorge.

Von VALENTIN FALTLHAUSER, Erlangen.

KOLB hat in seiner Anbahnung der offenen Fürsorge hauptsächlich jene Gesichtspunkte hervorgehoben und herausgestellt, welche die Anstalt und den Anstaltsvorstand betreffen, wenn im Anschluß an eine Anstalt die offene Fürsorge für geistig Abnorme errichtet werden soll. KOLB teilt diese Phase der Anbahnung in vier Perioden, deren erste mit der Aufstellung mindestens einer hauptamtlich tätigen Fürsorgepflegerin abschließt.

In diesem Zeitpunkt des Überganges der ersten in die zweite Periode, in der die Außenfürsorge einer Anstalt noch voll unter der unmittelbaren Leitung des Anstaltsvorstandes steht, beginnt aber auch schon die Entwicklung und Errichtung der offenen Fürsorge.

Die Abordnung mindestens einer Fürsorgepflegerin bedeutet einen Schritt über die bisher meist eng umgrenzten, ja vielfach geschlossenen Mauern und Bezirke der Anstalt heraus. Haben sich bisher alle Maßnahmen fast ausschließlich auf die Vorbereitung des Bodens innerhalb der Anstalt bezogen, so gilt es jetzt, die Verhältnisse außerhalb ihrer Mauern zu studieren; gilt es, Wege zu finden, um die offene Fürsorge für geistig Abnorme zur Durchführung bringen zu können, die wir in dem betreffenden Abschnitt dieses Buches kennenlernen (s. S. 167).

Von der grundlegendsten Bedeutung für die Art des Vorgehens in der Entwicklung einer Fürsorge ist die Frage, wie ist das von der offenen Fürsorge zu bearbeitende Gebiet beschaffen? Ist das Gebiet ausschließlich städtisches Gebiet, ist es rein ländliches Gebiet, ist es ein städtisch und ländlich gemischtes Gebiet? Um Zweifel zu vermeiden, wird als rein städtisches Gebiet nur das Gebiet einer Stadt von größerer Bedeutung verstanden, also eine Stadt, welche eine beträchtliche Zahl von Einwohnern (mindestens 30—50000), eine eigene Verwaltung, Krankenhäuser, Kliniken, größere Industrie u. dgl. hat. Kleine und mittlere Landstädtchen ändern am Charakter eines rein ländlichen Gebietes gar nichts. Als gemischtes Gebiet möchte ich ein Gebiet bezeichnen, in dem sich neben einer oder mehreren großen Städten auch ländliches Gebiet findet. Als Beispiel hierfür soll das Erlanger Fürsorgegebiet erwähnt werden. Es besteht außer den größeren Städten Nürnberg, Fürth, Erlangen auch aus 8 Bezirksämtern rein ländlichen Charakters.

Mit eine Rolle in den örtlichen Verhältnissen spielt für die Form der Entwicklung endlich auch die Lage der Fürsorgezentrale, in unserem in Betracht gezogenen Falle die Anstalt, von der die Fürsorge ausgeht.

a) Die städtische Fürsorge.

Es gilt, zunächst die Entwicklung einer rein städtischen Fürsorge zu besprechen.

Es liegen hier die Verhältnisse nach allgemeiner Erfahrung in den meisten Fällen, Mehrmillionenstädte, wie Berlin, vielleicht ausgenommen, relativ am einfachsten. In den großen Städten mit ihren bereits vorhandenen großen, weitgreifenden Wohlfahrtseinrichtungen, ihren Wohlfahrtsämtern und Gesundheitsämtern, ihren meist vorhandenen Bezirksfürsorgen, ausgestattet mit entsprechendem Personal, ist der allgemeine Fürsorgegedanke bereits so eingebürgert, daß die Fürsorge für geistig Abnorme ohne jede Schwierigkeit Aufnahme findet.

Es liegt nahe, hier etwa den Gedanken zu propagieren, die offene Fürsorge für Geisteskranke gleich in der allgemeinen anderen Fürsorge aufgehen zu lassen, sie den Bezirksfürsorgerinnen mit anzuvertrauen. In manchen großen Städten des rheinisch-westfälischen Industriegebietes hat sich diese Form auch durchgesetzt. Ich darf dazu wohl einfach auf *Wendenburg* verweisen. Wenn ich trotzdem hier die Sonderfürsorge, ausgehend von der regionären Heil- und Pflegeanstalt, propagiere, so sind die Gründe hierfür bereits von Kolb und Roemer an anderer Stelle des Buches im allgemeinen genügend herausgestellt. Der Hauptgrund scheint mir letzten Endes der zu sein, daß der Anstalt, welche die Befürsorgten übernehmen müßte, wenn es in der Außenwelt Schwierigkeiten mit ihnen gab, ein Einfluß auf diese Einschaffung und Wiedereinschaffung gesichert werden muß. Und ich darf es wohl, ohne mißverstanden zu werden, aussprechen, daß eine Fürsorge, die nicht Spezialkenntnisse ihrer Organe zur Grundlage hat und durch ihre unmittelbare Verbindung mit der Anstalt auch gehalten ist, neben den Interessen des Befürsorgten und der Allgemeinheit auch die Interessen der Anstalt und des Trägers der Anstaltslasten zu berücksichtigen, leichter geneigt sein wird, ihre Mittel und Bemühungen, den Befürsorgten außerhalb der Anstalt zu halten, erschöpft zu sehen. Ein Hauptargument, daß Spezialfürsorge, abgetrennt von der allgemeinen Fürsorge, das bessere ist, scheint mir auch darin zu liegen, daß die allgemeine Fürsorge mit Aufgaben bereits überlastet ist und sich um die überaus vielfältigen Aufgaben der psychiatrischen Fürsorge gar nicht genügend kümmern kann, noch dazu, wo es sich nach meinen Erfahrungen dabei nicht um ganz kleine Zahlen Fürsorgebedürftiger handelt. Die Stadt Nürnberg hat dies auch richtig erkannt und hat, obwohl sie im übrigen Familienfürsorge durchgeführt hat, die Fürsorge für Nerven- und Gemütskranke, weiterhin die Fürsorge für Alkoholkranke und die Gefährdetenfürsorge ausdrücklich Spezialfürsorgen überlassen. In den Dienstanweisungen für die städtischen Bezirksfürsorgerinnen sind diese Aufgaben ausdrücklich ausgenommen.

Die für die städtische offene Fürsorge gegebene Fürsorgeform ist die Fürsorgestelle, analog den Fürsorgestellen anderer Fürsorgebestrebungen, wie z. B. Fürsorgestelle für Lungenkranke, Fürsorgestelle für Alkoholkranke, Fürsorgestelle für Geschlechtskranke. Die Fürsorgestelle für Nerven- und Gemütskranke unterscheidet sich in den weitaus meisten Fällen nur in einem wesentlichen Punkte von den vorher genannten Fürsorgestellen: diese letzteren Fürsorgestellen sind meist stationär; sie werden vom Publikum aufgesucht, während die Fürsorgestelle für Nerven- und Gemütskranke nicht nur wartet, bis die Leute zu ihr kommen, um sich beraten zu lassen, sondern sie ist auch noch

Zentrum, von dem aus das Fürsorgepersonal (Fürsorgeärzte, Fürsorgepfleger, Hilfskräfte usw.) ihren Schutzbefohlenen nachgehen, sie aufsuchen und überwachen.

Diese zentrale Geltung in städtischen Fürsorgestellen ist es auch, welche sie, wie wir sehen werden, von den Fürsorgeeinrichtungen auf dem Lande unterscheidet. In der städtischen Fürsorgestelle spielt sich alles ab: Hier finden die Beratungsstunden, und zwar nicht nur die ärztlichen, sondern auch die Sprechstunden der Fürsorgepflegerinnen und -pfleger statt; hier werden auch eine oder mehrere Fürsorgepflegerinnen wohnen und immer erreichbar sein, was durch einen dort befindlichen Fernsprecher erleichtert wird. In der Fürsorgestelle befinden sich die Karteien und übrigen Einrichtungen, die an anderer Stelle aufgeführt sind. Die großstädtische Fürsorgestelle kann es, wenn die Zahl der Befürsorgten entsprechend angewachsen ist, auch notwendig machen, daß ein oder bei Bedarf mehrere Hilfsärzte an ihr, also exponiert von der Anstalt, wenn diese nicht selbst sich im Stadtgebiet befindet, dauernd stationiert werden.

Man hat solche Fürsorgestellen in Deutschland jetzt wohl allgemein als Fürsorgestellen, Beratungsstellen für Nerven- und Gemütskranke bezeichnet mit einer gewissen Konzession an die Empfindlichkeit des Publikums und namentlich der Fürsorgebedürftigen selbst, wobei man sich klar ist, daß der Begriff „Nerven- und Gemütskranke" nicht alles umfaßt, was erfaßt werden soll, namentlich nicht die Hauptsache, die eigentlich Geisteskranken. Diese etwas euphemistische Bezeichnung ist jedoch notwendig, um die Arbeit der Fürsorgestelle nicht unnötig zu erschweren und um den Bedürftigen das Aufsuchen der Fürsorgestelle zu erleichtern. Nerven- und gemütskrank zu sein, will man sich allenfalls noch gefallen lassen, sich aber offiziell als „Narren abstempeln lassen", das geht nicht an.

Von erheblicher Wichtigkeit für die Fürsorgestelle ist die Frage, wo soll sie untergebracht werden. Einmütig ist man darin, daß sie zur Erleichterung des Verkehrs in einer möglichst zentralen Lage untergebracht werden soll. Weniger einmütig ist man in der Frage, ob sie in Verbindung mit städtischen Anstalten gebracht werden soll oder nicht. Wir in Erlangen sind immer der Auffassung gewesen, daß die Fürsorgestelle am besten einen möglichst privaten Charakter wahrt, und daß im Verfolge dieses Gedankens am besten vom Träger der Fürsorge eigene Räume gemietet werden, die möglichst jeden amtlichen Charakter vermeiden. Wir sind zu dieser Ansicht aus der Erwägung gekommen, daß die Fürsorgebedürftigen allzu leicht den Beigeschmack des Polizeilichen, Amtlichen herausfinden, wo es sich doch in erster Linie um Fürsorgemaßnahmen aus medizinischen und sozialen Gründen handelt. Dieser Beigeschmack wird erhöht, wenn man bedenkt, daß mit zu den Aufgaben der Fürsorge die Schutzaufsicht gehört. Bei einem allzu nahen Beieinanderwohnen von Fürsorge und den die Schutzaufsicht verhängenden Behörden könnten die Betroffenen und schließlich auch andere auf den Gedanken kommen, die Fürsorgestelle wäre nichts weiter wie eine verkappte „Fangstelle". Schließlich könnte auch das Interesse der

Fürsorgestelle selbst mitsprechen. Wenn sie amtliche Räume der Stadt benutzt, sie eventuell sogar unentgeltlich zur Verfügung hat, könnte immerhin die Gefahr bestehen, daß die Stadt auch Einfluß auf die Fürsorge gewinnen will, so daß sie in ihrer Unabhängigkeit beeinträchtigt wird. Und niemand kann zwei Herren dienen. In anderen Fürsorgen hat man weniger Bedenken gegen eine solche Symbiose mit den Stadtbehörden gehabt, wie z. B. in der Wieslocher Fürsorge in Mannheim, in der Eglfinger Fürsorge in München u. dgl. Diese Fürsorgen sind meist in Räumen der städtischen Wohlfahrtsämter untergebracht, wobei obige Bedenken zum Teil wohl wegfallen mögen. Entscheidend werden letzten Endes die örtlichen Verhältnisse sein.

Welche Wege eine solche von einer Anstalt ausgehende Entwicklung einer städtischen Fürsorge zweckmäßig geht, dafür darf wohl als Beispiel die von Erlangen ausgehende Fürsorge in Nürnberg gelten.

Bald nachdem Kolb an die Erlanger Anstalt versetzt worden war (Dez. 1911), ging er an die Anbahnung und Entwicklung der bereits in Kutzenberg angefangenen Einrichtung einer offenen Fürsorge heran. Nach entsprechender Anbahnung (siehe vorhergehenden Abschnitt) wurde als günstigstes Arbeitsgebiet die benachbarte Großstadt Nürnberg gewählt, aus welcher der größte Teil der in der Erlanger Anstalt untergebrachten Kranken stammte.

Im Frühjahr 1914 wurde in Nürnberg, und zwar nahe deren Westgrenze, um auch das unmittelbar anstoßende Fürth mitversorgen zu können, eine kleine Wohnung als Fürsorgestelle gemietet. Diese Fürsorgestelle wurde nach dem Kriege in das Zentrum der Stadt verlegt. In diese Fürsorgestelle kam eine Fürsorgepflegerin, die bereits von Kutzenberg her mit dem Fürsorgedienst vertraut war. Sie hatte die Aufgabe, alle frisch nach Nürnberg aus der Erlanger Anstalt entlassenen Kranken nach den Anordnungen des damals die Fürsorge noch völlig selbst leitenden Direktors Kolb zu überwachen und zu besuchen. Täglich zu bestimmter Stunde bekam sie fernmündlich ihre Aufträge, wobei sie zugleich über wichtige Vorgänge Bericht zu erstatten hatte. Einmal wöchentlich, an einem bestimmten Tag, hatte sie sich in der Anstalt zu eingehendem Bericht einzufinden und bei dieser Gelegenheit zugleich die vor der Entlassung stehenden Kranken anzusehen. Dieser Modus blieb bis zum Kriege. Ärzte der Anstalt wurden zur Kontrolle abgeordnet, wenn sich dies als notwendig erwies.

Zu gleicher Zeit wurden Beziehungen zu den Behörden der Stadt angeknüpft, die sich zunächst einmal im wesentlichen auf die Mitteilung von der neuen Einrichtung und die Bitte beschränkten, dieselbe nach Möglichkeit zu unterstützen. In der breiteren Öffentlichkeit trat zunächst die Fürsorge relativ wenig hervor. Nicht unerwähnt darf bleiben, daß schon damals mit dem Landesfürsorgeverband eine Vereinbarung getroffen wurde, der zufolge auf Vorschlag der Anstaltsdirektion mit Genehmigung des Landesfürsorgeverbands Entlassenen für eine bestimmte Zeit auch außerhalb der Anstalt ein für jeden einzelnen Fall besonders festzusetzender Teil des Verpflegsgeldes weiterbezahlt werden konnte, wenn ein Bedürfnis vorlag, um solchen Entlassenen das Eingewöhnen in der Freiheit zu erleichtern und um auch denjenigen, die nunmehr ihren Unterhalt übernehmen sollten, dies schmackhafter zu machen.

Nach dem Kriege (die Periode August 1914 bis Januar 1919 scheidet aus der normalen Entwicklung der Fürsorge· aus) blieben zunächst die Maßnahmen im wesentlichen die gleichen. Erst Anfang des Jahres 1920 machte das Anwachsen der Zahl der Befürsorgten in Nürnberg — sie hatte am 1. Januar 1920 eine Zahl von 406 erreicht — weitere organisatorische Maßnahmen nötig. Die Fürsorgepflegerin war schon im Herbst 1919 in ihrem Arbeitsgebiet auf Nürnberg beschränkt worden. Fürth hatte eine zweite Fürsorgepflegerin übernommen. Mit Beginn des Jahres 1920 wurde dann von KOLB ein Arzt der Erlanger Anstalt zunächst im Nebenamt neben seinem Abteilungsdienste als Fürsorgearzt bestimmt. Die Leitung der Fürsorge blieb nach wie vor in den Händen des Direktors. Der Fürsorgearzt kam zunächst nach Bedarf nach Nürnberg. Erst allmählich im Laufe des Jahres geschah dies regelmäßig und an bestimmten Tagen.

Mit der Aufstellung des Fürsorgearztes wuchs auch das Aufgabengebiet. Während sich bisher die Fürsorge auf die aus der Anstalt entlassenen Kranken beschränkte, begannen jetzt der Stadtrat und der Bezirksarzt, nachdem ein Arzt in der Fürsorge tätig war, von sich aus in allmählich steigendem Maße Personen anomalen Geisteszustandes, die bisher nicht in Anstalten gewesen waren, zur Fürsorge bzw. Schutzaufsicht zuzuweisen. In die Mitte des Jahres 1920 fallen auch die ersten Anfänge einer fürsorgeärztlichen Beratungsstunde, die zunächst allerdings nur nach Bedarf abgehalten wurde, wenn sich Kranke oder Angehörige meldeten. Erst 1921 wurde die Beratungsstunde zu einer festen Einrichtung ausgebaut und zweimal in der Woche zu festgelegten Zeiten abgehalten. Diese Beratungsstunden und noch mehr der Umstand, daß der Stadtrat Nürnberg die Fürsorgestelle in das amtliche Verzeichnis der in Nürnberg tätigen Fürsorgestellen aufnahm, das in Plakatform an geeigneten Stellen angeschlagen ist, hatten zur Folge, daß allmählich mehr und mehr bisher nicht in Anstalten gewesene geistig Anomale *freiwillig* die Fürsorge in Anspruch nahmen und sich ihr unterstellten. Mit den wachsenden Aufgaben ließ KOLB, wie er selbst anführt, dem Fürsorgearzt ein neues, größeres Maß von Selbständigkeit. Um den sozialen und wirtschaftlichen Anforderungen gerecht zu werden, wurden die Beziehungen zu den Wohlfahrtsämtern, den Arbeitsämtern usw. ausgebaut. Mit der Stadt wurde ein Abkommen getroffen, daß deren Erwerbsbeschränktenbetriebe auch in Fürsorge befindlichen geistig Anomalen, soweit sie geeignet waren, zugänglich würden.

Das Jahr 1922 — die Zahl der Befürsorgten war inzwischen auf über 600 angestiegen — brachte dann die Verwendung des Fürsorgearztes im Hauptamte, im Anstaltsdienst war er nur mehr zur Information, gelegentlich der Vertretung von Kollegen, beim Sonntagsdienste und an bestimmten Tagen im ärztlichen Referat tätig. Da die Kraft der einen Fürsorgepflegerin in Nürnberg nicht mehr ausreichte, wurde im September 1922 eine zweite Fürsorgepflegerin aufgestellt. Jede der beiden Fürsorgerinnen erhielt ihren eigenen Bezirk. Es wurde ferner in einer Besprechung die Abgrenzung zwischen der Fürsorge für Nerven- und Gemütskranke und der Fürsorgestelle für Alkoholkranke durchgeführt, wobei vereinbart wurde, daß die schweren Fälle von Trinkern, bei denen sich bereits psychische Störungen geltend machten oder die bereits einmal in einer Irrenanstalt gewesen waren, die erstgenannte Fürsorgestelle übernehmen solle. Das Jahr 1923 brachte dann auf Anregung des Bezirksarztes und seines Assistenten die Angliederung der Psychopathenfürsorge, auf die an anderer Stelle des Buches bereits mehrfach hingewiesen ist. Damit in einem gewissen Zusammenhange stand die offizielle Übertragung der *Schutzaufsicht* bzw. Überwachung aller in Freiheit lebenden geistigen Abnormen, welche wegen Gemeingefährlichkeit auf Grund polizeilicher Verfügung in eine Anstalt eingewiesen gewesen waren oder bei denen der Vollzug einer solchen Einweisung gewissermaßen auf Wohlverhalten ausgesetzt war. Diese Kranken waren bisher von Polizeiorganen überwacht worden. Eine solche Überwachung durch Polizeiorgane sollte in Zukunft nicht mehr stattfinden, wenn nicht die Fürsorge selbst dies wünschte. Vorträge des Fürsorgearztes vor interessierten Kreisen förderten das Bekanntwerden der Fürsorge, ihrer Ziele und Einrichtungen in weitesten Kreisen. Mit der psychiatrischen Station des Nürnberger Krankenhauses, welche die meisten Fälle zunächst passieren, ehe sie überhaupt in Anstalten kommen, wurde auf Anregung des Gesundheitsamtes der Stadt die Vereinbarung getroffen, daß auch diese die geeigneten Fälle bei Entlassung aus der Station der Fürsorge zur Betreuung zuweist. Das Jahr 1924, in dem die Zahl der im Stadtgebiet Nürnberg allein zu Versorgenden auf 833 gestiegen war, brachte auch die Anstellung einer dritten Fürsorgepflegerin, welcher 1925 eine eigene Schreibkraft für die Fürsorgestelle Nürnberg folgte, da die schriftlichen Arbeiten einen Umfang angenommen hatten, daß sie von den Fürsorgepflegerinnen nicht mehr wie bisher im Nebenamt erledigt werden konnten. Wies doch das Journal der Fürsorgestelle in diesem Jahr 1150 Nummern auf. Mit dem Wachsen der Fürsorge überhaupt reichte auch die Kraft *eines* Fürsorgearztes für die gesamte Fürsorge, die sich ja nicht auf Nürnberg beschränkte, nicht mehr aus. Es wurde deshalb Ende 1925 für Nürnberg ein eigener Fürsorgearzt mit dem Wohnsitz in Nürnberg vom Kreisrat genehmigt. Auch dieser ist ein aus Kreismitteln besoldeter Arzt der Heil- und Pflegeanstalt Erlangen, in der Fürsorge tätig im Hauptamt. Es wurde zu diesem Zwecke eine eigene Hilfsarztstelle geschaffen. Seine dienstliche Stellung ist so eingeordnet, daß er seine Tätigkeit als Gehilfe des in Erlangen stationierten hauptamtlichen Leiters der Fürsorge ausübt.

In demselben Jahre 1925 wurde in Nürnberg auch eine andere Einrichtung geschaffen, ein bisher unbeschrittener Weg gegangen. Die trostlose Lage des allgemeinen Arbeitsmarktes hatte die vielfach infolge ihrer Krankheit in ihrer Erwerbsfähigkeit mehr oder minder beschränkten Schützlinge der Fürsorge bei dem Wettbewerb um die Arbeit völlig in das Hintertreffen gebracht. Da aber Arbeit gerade für diese Menschen eines der wichtigsten Heilmittel ist, ein Mittel, um sie vor völligem geistigen Verfall zu bewahren, um sie von den Gefahren der Straße, des Alkohols und des Müßiggangs überhaupt wegzubringen, mußte nach anderen Mitteln gesucht werden. Sie fanden sich in den landwirtschaftlichen Betrieben der Stadt, jedoch unter der strikten Voraussetzung einer sachverständigen Aufsicht, die mit den besonderen Forderungen eines solchen Arbeits- und Aufsichtsdienstes vertraut war. Dies konnte nur ein Irrenpfleger leisten. Nachdem durch entsprechende Verhandlungen das Einverständnis des Stadtrates, seinen landwirtschaftlichen Betrieb zu diesem Zwecke zur Verfügung zu stellen, gesichert war, wurde auf Bitten des leitenden Fürsorgearztes vom Kreisrat ein besonderer Fürsorgepfleger für diesen Zweck genehmigt. Die Einrichtung hat sich bisher gut bewährt. Es ist in Erwägung gezogen, sie zu einer *Arbeitskolonie für geistig Abnorme auszubauen.*

Im Jahre 1926 hatte die Nürnberger Fürsorgestelle rund 1300 Personen zu versorgen. Der Nürnberger Fürsorgearzt machte 3451 Hausbesuche, die Nürnberger Fürsorgepflegerinnen 10 265 Hausbesuche. Die fürsorgeärztliche Beratungsstunde wurde von 1143 Personen in 3273 Fällen in Anspruch genommen, die Sprechstunde der Fürsorgepflegerinnen in 1068 Fällen.

Dies in großen Zügen die Einrichtung und Entwicklung einer großstädtischen Fürsorge, wie sie aus der Praxis herausgewachsen ist. Wenn wir genauer zusehen, können wir ebenso wie in der Anbahnung, verschiedene Perioden unterscheiden.

Erste Periode der Vorbereitung. Die Fürsorge wird erstlich noch ausschließlich von der Anstalt, allgemeiner gesagt, vom Fürsorgeträger aus betrieben. Im Außendienst ist lediglich eine Spezialfürsorgerin verwendet. Eine Fürsorgestelle wird an günstig gelegener Stelle errichtet. In Fürsorge genommen werden lediglich anstaltsentlassene Kranke. Anknüpfung von Beziehungen zu den in Betracht kommenden Behörden und Stellen.

Zweite Periode. Aussendung eines Fürsorgearztes zunächst im Nebenamt. Allmähliche Ausdehnung der Fürsorge auf Freiwillige. Allmähliche Entwicklung einer Schutzaufsicht. Beginn einer Beratungsstunde. Anknüpfung von Beziehungen zu Wohlfahrtsämtern, Arbeitsämtern usw. Aufklärung der interessierten Kreise, des Publikums über die Einrichtung und Ziele der Fürsorge: Vorträge, Notizen und Artikel in den Tageszeitungen usw.

Dritte Periode. Der Fürsorgearzt übernimmt die Leitung der Fürsorge selbständig. Vermehrung des Personals nach Bedürfnis. Errichtung eines Bureaus. Ausbau der Schutzaufsicht. Ausbau der sozialen und wirtschaftlichen Einrichtungen. Abgrenzung der Arbeitsgebiete gegen andere Fürsorgen. Anknüpfung von Beziehungen mit anderen Fürsorgen, mit den Stadtasylen, Krankenhäusern usw., Fortführung der Fürsorge zu ihren letzten Zielen.

Wenn auch die vorstehenden Ausführungen im allgemeinen von dem Gedanken ausgehen, daß der Träger der Fürsorge die regionale Heil- und Pflegeanstalt ist, so wird doch schließlich die Form der Entwicklung in ihren hauptsächlichen Zügen zweckmäßigerweise die gleiche sein, wenn der Träger der Fürsorge auch schließlich eine andere Stelle, etwa die Stadtverwaltung selbst oder eine Universitätsklinik, ein Stadtasyl u. dgl. ist. Die Varianten ergeben sich lediglich aus der Stellung des Trägers zur betreffenden Stadtverwaltung.

Eines bedarf jedoch der Betonung. Jedes überstürzte Vorgehen ist zu vermeiden, ganz gleich, wer der Träger der Fürsorge ist. Vor jeder überstürzten Organisation ist zu warnen, schrittweises Vorgehen ist zu empfehlen, wenn sich auch vielleicht nicht überall alles streng in den geschilderten Perioden entwickeln wird. Dabei werden die örtlichen Verhältnisse und die vorhandenen Mittel ein gewichtiges Wort mitsprechen. Ein überstürztes Vorgehen wird zur Folge haben, daß nicht mehr die Fürsorge die Gesetze der Entwicklung diktiert, sie wird die Geschobene sein zum Schaden ihrer selbst und der Befürsorgten, da sie dann nicht mehr effektiv zu sein vermag. Sie wird der Schein einer Fürsorge sein, das Schlimmste, was einer Fürsorge nachgeredet werden kann.

b) Die ländliche Fürsorge.

In wesentlich anderen Bahnen wird sich die Einrichtung und Entwicklung einer rein ländlichen Fürsorge abspielen. Hier sprechen die weit ausgedehnten räumlichen Verhältnisse, die verstreute Besiedlung, die Verkehrsverhältnisse, die Eigenart der ländlichen Bewohner ein gewichtiges Wort mit.

Man darf nicht glauben, daß es auf dem Land keine fürsorgebedürftigen, geistig Anomalen gibt. Eine solche Annahme wäre nach meiner Erfahrung eine grundfalsche. Im Gegenteil, die besonderen Verhältnisse des Landes mit der vielfach recht großen Abgelegenheit der Siedlungen, der nicht selten zutage tretenden Gefühlshärte gegen diejenigen, die infolge körperlicher oder geistiger Gebrechen nicht als vollwertige Arbeitskräfte ausgenutzt werden können, die nur als lästige Esser empfunden werden, machen dort eine Fürsorge erst recht notwendig. Es ist auch nicht wahr, daß die Landbewohner eine Fürsorge nicht wollten, ja ablehnten. Unsere Erfahrungen sprechen eher für das Gegenteil. Ich suche oft Leute zum ersten Male auf, die sich bereits seit Jahren außerhalb der Anstalten befinden, ohne jemals auch nur auf Erstaunen gestoßen zu sein. Daß man sich um sie kümmert, wird dankbar empfunden. Fürsorgeärztliche Beratungsstunden auf dem Lande sind überfüllt. Endlich spricht auch ein Grund gewichtig für die Fürsorge auf dem Lande: Warum sollen allein die Städte mit ihren günstigeren Allgemeinbedingungen der Fürsorge aller Art teilhaftig werden und nicht auch das Land? Eine der hauptsächlichsten psychiatrischen Fürsorgeaufgaben auf dem Lande ist, wie wir sehen werden, die Schulberatung, die dort meist gänzlich im argen liegt.

Damit glaube ich die Notwendigkeit ländlicher Fürsorge in ihren wesentlichen Punkten genügend bewiesen zu haben. Wie soll nun aber die Entwicklung und die Einrichtung einer solchen ländlichen Fürsorge am besten vor sich gehen?

Als mir am nächsten liegend nehme ich wieder das Beispiel der Entwicklung einer ländlichen Fürsorge von der regionalen Heil- und Pflegeanstalt aus.

Kolb hat selbst im Jahre 1923 für eine Anstalt mit ländlichem Aufnahmebezirk, deren Vorstand aus besonderen persönlichen Gründen die Anbahnung und erste Entwicklung der offenen Fürsorge nicht selbst übernehmen konnte, sondern einem Arzte überlassen mußte, ein Programm einer solchen Entwicklung ausgearbeitet, das bisher nicht veröffentlicht worden ist. Da es diese Frage in erschöpfender, wohl kaum besser zu machender Weise darstellt, mag es mit seiner Genehmigung hier folgen:

„Wiederholt schon wurde an uns die Frage gerichtet, in welcher Weise bei Neueinrichtung eines externen Dienstes besonders bei ländlichem Aufnahmebezirk vorzugehen wäre.

1. Notwendig ist zunächst die *Auswahl eines Arztes*. Erste Bedingung ist, daß der Arzt von der Zweckmäßigkeit und — unter den jetzigen Zeitverhältnissen! — Notwendigkeit des Irrenfürsorgedienstes überzeugt ist; zu fordern ist außerdem eine ruhige überlegte Persönlichkeit, Arbeitsfreudigkeit, gute Allgemeinbildung, gütiges, aber bestimmtes Auftreten.

2. Aufgabe des gewählten Arztes ist es, sich einen *Überblick* zu verschaffen über die *Literatur* und Einblick zu verschaffen in bereits bestehende Einrichtungen ähnlicher Art durch eine auf etwa 14 Tage zu bemessende *Studienreise* (Erlangen, Mannheim, Konstanz, Frankfurt).

3. An Hand der so gewonnenen Eindrücke wird der Fürsorgearzt ein Programm ausarbeiten und der Direktion vorlegen, das den besonderen lokalen Verhältnissen Rechnung trägt; er wird den Entwurf zum Programm vielleicht zweckmäßig in privater Fühlungnahme mit einem Kollegen besprechen, der auf diesem Gebiet schon Erfahrung hat.

4. An Hand der auf der Studienreise gemachten Erfahrungen wird der Fürsorgearzt seiner Direktion ein bis zwei tunlichst weibliche *Pflegepersonen für die Fürsorge vorschlagen;* bei der Auswahl ist von Bedeutung, Persönlichkeiten zu wählen, die zu beobachten und zu berichten und im Notfall selbständig rasche Entscheidungen zu treffen fähig sind; es ist wichtig, daß sie bei den Kranken und Angehörigen beliebt, höflich und zuvorkommend im Umgang, dabei aber doch bestimmt in ihrem Auftreten sind; es ist dringend zu empfehlen, die beiden Fürsorgerinnen nacheinander zur Einführung und ersten oberflächlichen Erprobung für zwei bis vier Wochen einer Fürsorgestelle zuzuweisen (*informatorische Tätigkeit*).

5. *Das Programm des Fürsorgearztes* wird zweckmäßig folgende Punkte umfassen:

Den Vorschlag an die Direktion, *in Zukunft alle austretenden Kranken* nicht definitiv zu entlassen, sondern *in Fürsorge zu beurlauben,* soweit nicht eine Kontraindikation besteht; ferner die Anlage einer Kartothek[1]),

---

[1]) Die Kartothek ist einzurichten nach dem Muster der Karteien städtischer Fürsorgen. Siehe hierzu Technik der Fürsorge.

die umfaßt alle, zunächst in den letzten fünf, später in den letzten 10
15, 20 usw. Jahren aus der Anstalt in die einzelnen Ortschaften entlassenen Kranken. *Ergänzung dieser Kartothek* durch die Entlassungen aus
Nachbaranstalten in das Aufnahmegebiet der Anstalt; Vermehrung,
Ergänzung und Richtigstellung der Kartothek an Hand der Geistes-
krankenverzeichnisse der einzelnen Bezirksärzte und Distriktspolizeibehörden; Erstellung einer *Übersichtskarte* über das Aufnahmegebiet mit
Eintragung der in den einzelnen Orten wohnenden Geisteskranken.

6. Weiterhin wird der Fürsorgearzt der Direktion vorzulegen haben
einen *Entwurf zu Richtlinien für den Fürsorgedienst*, den Entwurf zu
Dienstanweisungen für *Fürsorgearzt und Fürsorgepflegerinnen*, den Entwurf zu einem Merkblatt, das die Ziele, die Mittel und Einrichtungen
der Fürsorge schildert; alles wohl zweckmäßig in Anlehnung an bewährte Maßnahmen mit den durch die Verhältnisse bedingten Abänderungen.

Eventuell Grundlagen für *Werbevorträge* vor geschlossenen Kreisen
(ärztlichen Bezirksvereinen, Irrenhilfsvereinen, Geistlichkeit, Lehrerschaft, Beamtenschaft), jedoch zunächst nicht vor breiter Öffentlichkeit.

7. Bevor das Programm definitiv vorgelegt wird, wird sich empfehlen, daß der Fürsorgearzt bei Gelegenheit einzelner Besuche bei beurlaubten Kranken *in Fühlung tritt mit den Amtsärzten*:

a) zur Aussprache über die Ziele, Mittel und Einrichtungen der
Fürsorge und über die Abgrenzung der gegenseitigen Tätigkeit;

b) Anregung, daß die Bezirkspflegerinnen (Kreisfürsorgerinnen) bei
Gelegenheit ihrer Besuche in den einzelnen Ortschaften nach geistig
anomalen Persönlichkeiten Umfrage halten, diese Persönlichkeiten durch
Vermittlung des Bezirksarztes dem Fürsorgearzt melden, Meldung machen von Fällen, die einer aktiven Fürsorge bedürfen mit der Zusage
des Fürsorgearztes, seinerseits alle Neuzugänge und zu seiner Kenntnis
gelangenden Fälle dem Amtsarzte mitzuteilen;

c) im Benehmen mit dem Amtsarzt Feststellung derjenigen Fälle,
bei denen eine aktive Fürsorge angezeigt erscheint;

d) *Aussprache über Einzelheiten*, insbesondere über Beurlaubungen
unter Aufrechterhaltung des Einweisungsbeschlusses, vorläufige Unterbringung akuter Fälle oder akuter Verschlechterungen im Krankenhaus;

e) Vereinbarung einer zunächst etwa *vierteljährlich* am Sitze des
Bezirksarztes *abzuhaltenden Beratungsstunde* für Nervenkranke tunlichst
an Markttagen (tunlichst im Sprechzimmer des Bezirksarztes); Besprechung, ob auch außerdem an anderen größeren Orten des Bezirkes eine
Sprechstunde angezeigt ist;

f) mindestens in größeren Bezirken Besprechung wegen Aufstellung
von Vertrauensärzten und Vertrauensmännern; Vorschläge des Bezirksarztes wegen der zu wählenden Ärzte und wegen der Art der Heranziehung der Vertrauensärzte;

g) Rücksprache mit dem Bezirksarzt wegen Zuziehung des Fürsorgearztes zu den Besichtigungen der *Pflegeanstalten* und wegen Vereinbarung mit den Pflegeanstalten mit dem Ziele, daß

I. zweifelhafte Fälle auf kurze Zeit zur Beobachtung in die Anstalt geschickt werden,

II. daß von Entlassungen ungeheilter oder fürsorgebedürftiger Kranker in die Familie die Anstaltsdirektion verständigt wird;

h) Vorstellung der Fürsorgepflegerin an den Amtsarzt, der vielleicht seinerseits dem Fürsorgearzt Gelegenheit geben wird, die Amtspflegerin (Kreisfürsorgerin) kennenzulernen, ferner in Fühlung tritt mit Irrenhilfsvereinen und ähnlichen Organisationen.

8. Es wäre außerordentlich dankenswert, wenn bei gelegentlichen *Zusammenkünften der Amtsärzte* am Sitz der Aufsichtsbehörde der Medizinalreferent die Güte haben würde, den *Direktor* und den *Fürsorgearzt zuzuziehen* und den Amtsärzten, sowie den beiden Psychiatern, Direktor und Fürsorgearzt, Gelegenheit zu einem Meinungsaustausch in Gegenwart und unter Leitung des Herrn Medizinalreferenten zu geben, und wenn ferner der Herr Medizinalreferent dem Fürsorgearzt Gelegenheit geben würde, sich auch mit der Fürsorgerin des ganzen Gebietes ins Benehmen zu setzen.

9. Bei *Gelegenheit von Fürsorgebesuchen Aussprache mit den vom Bezirksarzt vorgeschlagenen Vertrauensärzten* und Vertauensmännern.

a) Vereinbarung eines Honorars für jeden Besuch und Bericht bei bzw. über einen (beurlaubten) Kranken;

b) Zusicherung kostenloser Auskünfte bei den Vertrauensärzten;

c) Zusicherung der Abstellung von geschultem Pflegepersonal für Geisteskranke aus der Praxis des Arztes;

d) Zusicherung der Abholung durch Anstaltspersonal;

e) Beteiligung des Vertrauensarztes an der Erstellung eines lückenlosen Verzeichnisses über geistig anomale Menschen im Bezirke.

f) Anregung der Abhaltung eines Kurses für diese Vertrauensärzte in der Anstalt.

10. Fühlungnahme des Fürsorgepersonals der Anstalt mit den Bezirkspflegerinnen (Kreisfürsorgerinnen) zunächst in Gegenwart des Amtsarztes und des Fürsorgearztes.

11. Im Benehmen mit dem zuständigen Amtsarzte Fühlungnahme mit den Organisationen zur Bekämpfung des Alkoholismus und in größeren Städten mit den Leitern der Hilfsklassen.

12. Allmähliche Fühlungnahme des Fürsorgearztes mit den Bürgermeistern, Wohlfahrtsämtern, Polizeibehörden der einzelnen Städte und größeren Orte.

13. *Die definitive Festlegung des Programms, der Satzungen*, Bestimmungen, Richtlinien, Dienstanweisungen usw. wird zweckmäßig erst nach einer längeren Erprobung der provisorisch genehmigten und in Wirksamkeit gesetzten Satzungen, Bestimmungen, Richtlinien und Dienstanweisungen erfolgen.

Als wichtigste allgemeine Richtlinie für die Einrichtung einer Fürsorge muß stets gelten, daß die Entwicklung sich langsam, organisch und unter peinlichster Schonung der Rechte der Angehörigen, der Kranken, der Behörden und insbesondere der Amtsärzte und Ärzte vollziehen muß.

Einrichtungen, die erhebliche Aufwendungen erfordern, dürfen erst dann angeregt werden, wenn die Fürsorge nach einigen Jahren eine gewisse Höhe erreicht hat; im übrigen muß und kann in den ersten Jahren versucht werden, mit den etatsmäßigen Mitteln (Fortbildung der Ärzte, Tagegelder, ärztliches Kapitel) auszureichen.

Ein übereilter Schritt kann die Fürsorge unheilbar oder wenigstens für lange Zeit schwer schädigen.

Die Anrufung der Hilfe von Behörden ist nach Möglichkeit einzuschränken. Der Fürsorgearzt hat sich stets darüber klar zu sein, daß er nicht Exekutivbeamter, sondern freiwilliger Berater und Helfer der Kranken und der Allgemeinheit ist. Die Fürsorge kann nur gedeihen, wenn sie in ständiger lebendiger Fühlungnahme bleibt mit der Anstalt, von der sie ausgegangen ist.

Die Fühlungnahme wird durch Teilnahme an den Referaten und durch vertretungsweise Übernahme des Dienstes der sämtlichen Anstaltskollegen aufrechterhalten; letztere Maßnahme sichert dem Fürsorgearzt in genügender Weise den Überblick über das Krankenmaterial der Anstalt und gestattet ihm, seine Erfahrung für die Anstalt praktisch wertvoll zu machen durch Beratung der einzelnen Stationsärzte in Entlassungs- und Fürsorgefragen.''

In Ergänzung dieses allgemeinen Programms Kolbs habe ich damals für eine bayerische Anstalt mit ländlichem Aufnahmebezirk praktische „Gesichtspunkte für die Einrichtung einer Fürsorge" ausgearbeitet, die hier in ihren allgemein gültigen Punkten einschlägig sind. Sie lauten:

„1. Wohin sind seit etwa 5 (10) Jahren die Kranken der Anstalt entlassen worden? Eintragung der betreffenden Kranken unter Anwendung von Fähnchen in eine Karte. Lassen sich aus dieser Karte besondere Dichtigkeitszentren erkennen, d. h. lassen sich größere Orte erkennen, in denen und um die herum solch entlassene Kranke in größerer Dichtigkeit wohnen?

2. Bestimmung eines Fürsorgearztes zunächst im Nebenamt.

3. Auswahl einer oder zweier Fürsorgepflegerinnen. Abordnung derselben für zwei bis vier Wochen zu informatorischer Betätigung nach einer bereits bestehenden Fürsorge.

Vielleicht auch Abordnung des bestimmten Fürsorgearztes für etwa 8—10 Tage zur Information.

4. Der Fürsorgearzt nimmt mit einer Fürsorgepflegerin zunächst die Fürsorge am Ort der Anstalt usw. und deren näherer und weiterer Umgebung auf.

5. Kranke, die in diesem Bezirk entlassen werden sollen, werden von da ab nur mehr in der Form der Beurlaubung entlassen gegen Revers mit der ausdrücklichen Einwilligung der nächsten Angehörigen oder der gesetzlichen Vertreter, Fürsorge zuzulassen.

6. Hat sich die Fürsorge am Ort und in der nächsten Umgebung etwas eingeführt und gefestigt, Errichtung einer Fürsorgestelle an dem Orte, welcher mit seiner leicht erreichbaren, näheren und etwas weiteren Umgebung die größte Krankendichtigkeit nach der unter 1 angelegten Karte aufweist und günstige Verkehrsverhältnisse hat.

Zu diesem Behufe Anknüpfung von Beziehungen mit dem dortigen Stadtrat bzw. Bezirksamt, Kreisamt, mit dem Amtsarzt, der Kreisfürsorgerin bzw. Bezirksfürsorgerin usw. durch den Fürsorgearzt. Miete geeigneter Räume mit Hilfe des Stadtrates bzw. des dortigen Wohnungsamtes. Im allgemeinen wird ein größeres (eventuell dazu ein kleineres) Zimmer genügen, das einmal die Fürsorgepflegerin bewohnt und später auch als Sprechzimmer für den Fürsorgearzt dient. Private Räume sind öffentlichen vorzuziehen.

Einführung der Fürsorgepflegerin, die dort stationiert wird durch den Fürsorgearzt bei den Amtsärzten und Behörden, die in Frage kommen. Es kann sein, daß der Bezirk der Fürsorgestelle in die Gebiete mehrerer Bezirksämter, Kreise, eingreift. Aufnahme der Beziehungen zu den Amtsärzten und allenfalls bereits vorhandenen Fürsorgerinnen. Die Fürsorgestelle muß die Möglichkeit telephonischer Verbindung mit Anstaltsdirektion und Fürsorgearzt haben (entweder eigenes Telephon oder Beteiligung an einem bestehenden). Weiterhin verfahren wie unter 5.

7. Allmähliche Aufnahme von Beziehungen zu den einzelnen praktischen Ärzten der Gegend, wenn es notwendig ist. Ist wohl erst notwendig, wenn die Krankenzahl größer wird, wenn allzu weit vom Sitz der Fürsorgestelle bzw. Ort der Anstalt selbst entfernte Kranke zu betreuen sind, die aus irgendeinem Grunde unsicher sind und der Überwachung bedürfen.

8. Anbahnung von Beziehungen zu anderen Fürsorgeorganisationen.

9. Regelmäßiges Erscheinen des Fürsorgearztes in diesem Teilzentrum, etwa alle ein bis zwei Monate, in außergewöhnlichen Fällen natürlich öfter. Einrichtung von fürsorgeärztlichen Beratungsstunden. Aufklärungsvorträge im Gebiete der Fürsorgestelle über Wesen, Ziele und Aufgaben der Fürsorge, eventuell auch über andere Fragen sozialpsychiatrischer Natur.

10. Allmähliche Einbeziehung von geistig Abnormen des Fürsorgegebietes in die Fürsorge, die bisher nicht in Anstalten gewesen sind. Anregung einer Schutzaufsicht usw. bei den einschlägigen Behörden für solche abnorme Elemente, die einer solchen bedürfen, bei denen durch Fürsorge eventuelle Anstaltsaufnahme vermieden werden kann; Beratung Zugewiesener in allen sozialpsychiatrischen Fragen. Annahme von freiwilligen Meldungen zur Fürsorge, eventuell unter Zuziehung der behandelnden Ärzte. Grundsätzlich keine Behandlung annehmen außer in Fällen bitterster Armut. In allen Fällen, in denen praktische Ärzte als behandelnde Ärzte in Frage kommen, sich auf Schutzaufsicht beschränken. Zusammenarbeiten mit den Ärzten.

11. Was die Verkehrsmittel für Fürsorgearzt und Fürsorgepflegerinnen anlangt, sich zunächst beschränken auf Eisenbahn, Fahrrad und die eigenen Beine. Erst wenn gewisse Erfolge aufzuweisen sind, wenn die Zahl der Befürsorgten größer, das Fürsorgegebiet ausgedehnter wird, ist Kraftwagen unbedingt notwendig.

12. Schaffung eines zweiten Teilzentrums nach dem Muster des ersten, eventuell Schaffung noch eines dritten Teilzentrums. Beides

nacheinander und erst, wenn erstes Teilzentrum genügend ausgebaut ist.

13. Allmählicher Ausbau der Fürsorge über das ganze Fürsorgegebiet, eventuell unter Schaffung weiterer Teilzentren, wenn notwendig, nach den Gesichtspunkten, wie sie für eine mehr ländliche Fürsorge von Kolb (s. oben) entwickelt wurden.‘‘

Das Wichtigste scheint mir zu sein, daß zunächst in der Umgebung der Anstalt (Zentralstation) begonnen wird. Dann kann, nachdem erst in der näheren und weiteren Umgebung der Ausbau vollzogen ist, Bezirk nach Bezirk (Kreis nach Kreis) dazugenommen werden, bis endlich das ganze Gebiet mit Fürsorgestellen und Beratungsstunden überzogen ist. Diese Beratungsstunden werden zunächst am besten an den Amtssitzen der Amtsärzte, und zwar womöglich mit diesen gemeinsam abgehalten. Ist ein Bedürfnis vorhanden, so können allmählich solche regelmäßige Beratungsstunden auch auf andere, größere, günstig gelegene Orte ausgedehnt werden. Bei diesen Beratungsstunden soll man die praktischen Ärzte nicht ausschalten, sie im Gegenteil zuziehen, wenn sie selbst Interesse daran haben. Man kann daran denken, solange die Zahl der Betreuten eines Bezirkes noch klein ist, sich der Mithilfe der Bezirksfürsorgerinnen (Kreisfürsorgerinnen) namentlich bei den Hausbesuchen zu bedienen. Mit wachsender Zahl der Betreuten und der Spezialaufgaben ist jedoch die Spezialfürsorgerin, der Spezialfürsorger allein am Platze. Es ist dann das weiter oben besprochene Teilzentrum (Fürsorgestelle), besetzt mit Spezialpersonal, zu errichten. Dabei können unter Umständen mehrere politische Bezirke (Bezirksämter, Kreise usw.) zusammengefaßt werden.

Entferntere Aufgaben soll man nur anpacken, wenn eine zwingende Notwendigkeit dazu vorhanden ist, oder wenn etwa in einem entfernteren Bezirk die allgemeinen Bedingungen für eine Fürsorge besonders günstig liegen. Wie schon aus dem Programm Kolbs und aus den Gesichtspunkten hervorgeht, beginnt man am besten mit den Anstaltsentlassenen. Die übrigen Aufgaben psychiatrischer Fürsorge werden auf dem Lande nach meiner Erfahrung am besten damit begonnen, daß die psychiatrische Schulberatung durchgeführt wird. Dies hat für die Fürsorge den Vorteil, daß in der Schule geistig Abnorme frühzeitig erfaßt werden, so daß daraus allmählich die für die gesamte psychiatrische Fürsorge wichtige Topographie der geistigen Abnormitäten entsteht. Von der Schule aus findet die Fürsorge auch leicht ihren Weg in die Familien. Die Erfassung der übrigen geistig Abnormen entwickelt sich leicht wie in der großstädtischen Fürsorge aus den fürsorgeärztlichen Beratungsstunden und aus dem Verkehr mit den Behörden, insbesondere den Amtsärzten.

Für die Entwicklung einer ländlichen Fürsorge wesentlich ist die Gewinnung von Vertrauensleuten, Verbindungsleuten, welche die Verbindung mit der Fürsorge und ihrem Ort dauernd aufrechterhalten. Als besonders wertvoll in dieser Hinsicht hat Thumm in seiner Konstanzer Fürsorge die Ortsgeistlichen erkannt, eine Erfahrung, die ich nur bestätigen kann. Außerdem kommen in Frage Ärzte, Lehrer, Bürgermeister (diese mit der von THUMM angegebenen Einschränkung), frühere Irrenpfleger und Pflegerinnen, Angehörige charitativer Verbände usw. Ihre Aufgaben wurden in dem Abschnitt „Hilfskräfte" bereits erörtert.

Zur Erleichterung der Einführung auf dem Lande ist es praktisch, daß der Fürsorgearzt in den Bezirkstagen (Kreistagen) kurz das Wesentliche einer Fürsorge vorträgt. Ich verdanke diese sehr beachtenswerte Anregung unserem Referenten im mittelfränkischen Kreisrat, Herrn Prof. Dr. BRAUN. Ähnlich wertvoll erscheinen mir auch kurze Vorträge in den Kapitelskonferenzen der Geistlichen.

c) Die gemischte Fürsorge.

Unter gemischter Fürsorge versteht man, wie schon an anderer Stelle ausgeführt, die Fürsorge in einem Gebiete, in dem sich neben einer oder mehreren großen Städten auch ausgesprochen ländliche Bezirke finden. Als Beispiel hierfür habe ich die Erlanger Fürsorge angeführt.

Die Einrichtung und Entwicklung einer Fürsorge in einem so gestalteten Gebiet braucht in ausführlicherer Form nicht besprochen zu werden. Sie erfordert für ihre Entwicklung und in ihren Einrichtungen ihrem ganzen Wesen nach eine Kombination zwischen städtischer und ländlicher Fürsorge nach den im vorhergehenden aufgestellten Grundsätzen.

Nach den Erlanger Erfahrungen, welche durch die Erfahrungen der Wieslocher Fürsorge und neuerdings auch der Eglfinger und Illenauer Fürsorge gestützt werden, erscheint es mir praktisch, in einem solchen Gebiete zunächst mit der raschere Entwicklungsmöglichkeiten bietenden städtischen Fürsorge zu beginnen, namentlich wenn die betreffende Stadt nicht allzu weit von der Anstalt entfernt ist und etwa den Großteil der in der Anstalt hospitalisierten Kranken liefert. Ob daneben der ländliche Bezirk zunächst ganz vernachlässigt werden soll oder ob wenigstens die der Anstalt oder allgemein dem Fürsorgeträger zunächstgelegenen Bezirke gleichzeitig oder doch wenigstens bald in Angriff genommen werden sollen, ist eine Frage der örtlichen Verhältnisse. Wie die Erlanger Erfahrungen lehren, scheinen keine prinzipiellen Bedenken dagegen zu bestehen, daß in einem bestimmten, nicht allzu entfernten Umkreis wenigstens die Anstaltsentlassenen gleichzeitig mit der Entwicklung der städtischen Fürsorge in Fürsorge genommen werden. Ihre Zahl und die damit verbundenen Fürsorgeaufgaben werden zunächst nur gering sein.

Jedenfalls scheint mir aber das eine von Wichtigkeit, daß es nicht opportun und dem Erfolg der Fürsorge abträglich sein würde, wenn man etwa versuchen wollte, Stadt und Land gleichzeitig in allen Aufgaben in Angriff zu nehmen nach dem fundamentalen, schon öfter wiederholten Grundsatze einer Fürsorge, daß deren Entwicklung langsam, organisch erfolgen muß, wenn anders die Fürsorge nicht „unheilbar oder wenigstens für lange Zeit schwer geschädigt" werden soll.

Zum Schlusse dieses Abschnittes erscheint es mir noch einmal angezeigt, zu wiederholen, was schon bei Einrichtung und Entwicklung der städtischen Fürsorge abschließend ausgeführt wurde. Wohl gehen die von mir vorgetragenen Gedanken im wesentlichen von dem Gesichtspunkte aus, daß eine Heil- und Pflegeanstalt der Träger der einzurichtenden Fürsorge ist. Was jedoch in den Leitgedanken auf diese zutrifft, trifft mutatis mutandis auch auf jeden anderen Träger einer psychiatrischen Fürsorge zu, so daß die prinzipiellen Forderungen auch von jedem anderen Träger der Fürsorge analog übernommen werden können, natürlich mit jenen besonderen Abweichungen, die durch die besondere Stellung dieses Trägers geboten sind. Es erübrigt sich daher, die Entwicklung und Einrichtung einer Fürsorge für jede der in Betracht kommenden Fürsorgeformen besonders zu besprechen.

Literatur.

Die an anderen Stellen bereits wiederholt aufgeführten Arbeiten von Kolb und Verfasser.

Weiterhin

Thumm: Die offene Fürsorge im ländlichen Bezirk (Anstalt bei Konstanz). Siehe Abschnitt: Die praktisch durchgeführten Formen der offenen Fürsorge. — Wendenburg: Kommunale Fürsorgestelle für Geisteskranke usw. Ebenda.

3. Die Fürsorgeorgane.

Von Valentin Faltlhauser, Erlangen.

a) Fürsorgearzt.

An die Spitze dieses Kapitels sind drei fundamentale Sätze zu stellen:

1. Jede offene Fürsorge in der Psychiatrie und ihren Grenzgebieten hat zur unerläßlichen Voraussetzung, daß ein Arzt die Aufgaben der Fürsorge leitet, überwacht und im wesentlichen Umfange auch selbst ausübt.

2. Der Fürsorgearzt muß Psychiater sein.

3. Mit der Persönlichkeit des Fürsorgearztes steht und fällt die Fürsorge.

Die Erfahrung lehrt, daß der erste Satz von der ärztlichen Führung nicht so ganz selbstverständlich ist, wie es eigentlich scheinen möchte. Wir kennen Fürsorgeformen, in denen die Fürsorgemaßnahmen zum mindesten im weitaus größten Teil nichtärztlichen Personen überlassen sind. Besonders in nordamerikanischen Fürsorgen sind sie im wesentlichen den sogenannten social workers überlassen. Das sind Damen, die in speziellen Kursen für ihre Aufgabe ausgebildet sind. Ihre Tätigkeit erinnert in manchem an diejenige unserer charitativen Kräfte in der Vorkriegszeit; sie berührt sich in vielem mit der Funktion der heutigen Fürsorgerinnen, besonders der Spezialfürsorgerinnen. Wir kennen Fürsorgeformen, in denen eine Teilung der Fürsorgeaufgaben in ärztliche und soziale stattgefunden hat, wobei letztere im wesentlichen psychiatrischen Laien überlassen bleiben. Es kann jedoch keinem Zweifel unterliegen, daß die beste Art der psychiatrischen Fürsorge diejenige ist, in welcher alle Aufgaben in der Hand des Arztes vereinigt sind. Der Arzt ist allein auf Grund seiner Untersuchungen, seiner Spezialkenntnisse usw. imstande, das für den einzelnen Fall Geeignete, Notwendige nicht nur in ärztlicher, sondern auch in sozialer Hinsicht zu beurteilen und herauszufinden. Er allein kann ermessen, was im einzelnen Falle nach dem augenblicklichen Stand des psychischen Befindens des Versorgten, das ja erfahrungsgemäß dauernden Schwankungen und Änderungen unterworfen ist, nützlich oder schädlich ist. Der Arzt kann dann auf Grund seiner Einsicht diejenigen Aufgaben mit den nötigen Direktiven an seine Hilfen weitergeben, welche ihm geeignet erscheinen.

Ein psychiatrischer Laie, auch wenn er als Sozialfürsorger, Pädagoge, Geistlicher noch so sehr sachverständig sein mag, wird immer zu schematisieren versuchen, statt auf der Grundlage psychopathologischer Erfahrung zu individualisieren. Und nach individualpsychiatrischer Erfassung des einzelnen muß die psychiatrische Fürsorgetätigkeit dauernd orientiert werden. Es mag hier dahingestellt bleiben, ob in den übrigen Zweigen einer Gesundheitsfürsorge die Trennung der ärztlichen und der sozialen Fürsorge empfehlenswert ist. Die Betreuung der Geisteskranken und Psychopathen, die im Unterschiede z. B. von der Säuglings- oder Tuberkulosenfürsorge auf unmittelbare Heilmethoden im wesentlichen verzichten muß, wird sich der Regelung der Beziehungen des Kranken zur Umwelt, die so häufig als pathogene, immer aber als pathoplastische Faktoren an dem Eintritt der Hilfsbedürftigkeit beteiligt sind, annehmen müssen; kommt doch der sozialen Wiedereingliederung über den wirtschaftlichen Effekt hinaus ein ausgesprochen ärztlicher Heilwert zu. Die soziale Beratung muß deshalb als ein wichtiges Stück individualisierender Psychagogik mit der ärztlichen Beratung ein unmittelbares Ganzes bilden.

Die zweite Forderung lautet: *Der Fürsorgearzt muß Psychiater sein.* Die Begründung dieser Forderung ergibt sich zum größten Teil eigentlich schon aus den Ausführungen zum ersten Grundsatz. Der Fürsorgearzt für geistig Abnorme muß ausgebreitete Spezialkenntnisse haben, wenn er seiner außerordentlich vielseitigen Aufgabe in allen Fällen gerecht werden soll. Die Kenntnisse der allgemeinen Praktiker über abnorme Seelenzustände reichen dafür nicht aus. Es mag hier nur auf die für die praktische Fürsorge so wichtige Lehre von der Schizophrenie hingewiesen werden, die ohne Kenntnis ihrer Entstehung nicht richtig zu verstehen ist, um daran zu erinnern, daß der praktische Arzt infolge der Entwicklung der wissenschaftlichen Psychiatrie der letzten Jahrzehnte für die hier zu lösenden Aufgaben nicht zuständig sein kann und sich wohl auch meist nicht für zuständig halten wird. Für den praktischen Arzt sind auch die Aufgaben, die er zu lösen hat, viel zu vielseitig, so daß ohnehin für die meist recht zeitraubenden Aufgaben der Fürsorgeärzte in unserem Sinne gar nicht die unerläßlich notwendige Zeit übrigbleiben würde. Aber auch einem lediglich in anderen medizinischen Fachgebieten ausgebildeten Fürsorgearzt kann die Geisteskrankenfürsorge aus diesem Grunde nicht übertragen werden. Denn auch die Beherrschung der Fürsorgetechnik vermag die psychiatrische Fachausbildung nicht zu ersetzen. Hier sind klinische und wenn irgend möglich auch poliklinische Erfahrungen unerläßlich, wie sie nur durch mehrjährige Tätigkeit an einer Klinik oder Irrenanstalt erworben werden. Da ähnliche, wenn auch vielleicht nicht durchweg so weit gehende Forderungen für die übrigen Zweige der Gesundheitsfürsorge erhoben werden müssen, werden die Fürsorgeärzte, die sich auf mehreren Sondergebieten zugleich betätigen, immer seltene Ausnahmen bleiben. Der praktisch tätige Nervenarzt ist unseres Wissens bisher noch nicht zur Durchführung einer psychiatrischen Fürsorge größeren Stils herangezogen worden, wenn man von der Betrauung mit Abhaltung von Beratungsstunden für jugendliche Psychopathen absieht. Sobald sich die psychiatrische Fürsorge einer größeren Stadt stärker entwickelt, was erfahrungsgemäß in kurzer Zeit der Fall zu sein pflegt, kann naturgemäß der auf seine Praxis in erster Linie angewiesene Facharzt der nachgehenden Fürsorge, auf die es am meisten ankommt, nicht das genügende Maß von Aufmerksamkeit widmen; außerdem steht er seinen Fachkollegen nicht mit der wünschenswerten neutralen Objektivität gegenüber wie ein beamteter Facharzt der Anstalt oder Klinik, ein Gesichtspunkt, dessen Bedeutung im Hinblick auf allerlei trübe Erfahrungen auf anderen Sondergebieten der Gesundheitsfürsorge kaum überschätzt werden kann. Nun gehört ja die Überwachung der Geisteskranken ihres Bezirkes zu den Pflichtaufgaben der *Amtsärzte*. Diese Pflicht kann jedoch niemals in einem Sinne ausgeführt werden, wie das die offene Fürsorge erfordert. Wie könnte sich der Amtsarzt neben dem Vielerlei seiner Amtspflichten mit Aufgaben beschäftigen, die ein so zeitraubendes und intensives Eingehen erfordern? Mit eine der wichtigsten Aufgaben unserer Fürsorge ist die nachgehende Fürsorge. Wie soll dazu ein beschäftigter Amtsarzt die Zeit aufbringen, insbesondere in einem großen Bezirk, etwa einer größeren Stadt? Ich habe aus meiner Tätigkeit einen bescheidenen Einblick in die Anforderungen, welche Tag für Tag an die Amtsärzte etwa von Erlangen, Fürth oder gar von Nürnberg gestellt werden. Ich kann mir nicht vorstellen, wie einer dieser Herren neben seinen Amtspflichten Fürsorge in unserem Sinne machen sollte.

In mehr ländlichen Bezirken mögen die Verhältnisse gelegentlich so liegen, daß ein psychiatrisch ausgebildeter Amtsarzt eine nicht allzu ausgedehnte Geisteskrankenfürsorge selbst leiten und ausüben kann, wie dies z. B. Dorner weiter vorne geschildert hat. In der Regel wird aber amtsärztlicher und fürsorgeärztlicher Dienst aus praktischen Gründen nicht in einer Hand vereinigt werden können.

Kolb faßt in einer bisher unveröffentlichten Denkschrift über die Neueinrichtungen einer offenen psychiatrischen Fürsorge hauptsächlich auf dem Lande die *Tätigkeit der Amtsärzte* als *registrierende* und *kontrollierende* auf, während *die Tätigkeit des Fürsorgearztes* eine *aktive* sein soll. Kein Amtsarzt könne das moderne Wissensgebiet und die Technik der verschiedenen medizinischen Wissenszweige beherrschen. Wie die regionäre bakteriologische Untersuchungsanstalt den Amtsarzt in Seuchenangelegenheiten berate, so soll der externe *Oberarzt der regionären öffentlichen Irrenanstalt* der sachverständige Berater des Amtsarztes in allen Irrenangelegenheiten sein. Er übernehme mit seinem geschulten Irrenpflegepersonal die Fürsorge für gewisse aus der Anstalt beurlaubte oder unter Fürsorge entlassene, oder vom Amtsarzt oder von zuständigen Behörden, oder von Vormündern oder von den Angehörigen ihm zugewiesene oder selbst seine Fürsorge suchende Geisteskranke oder geistig abnorme Menschen, bis entweder die vollständige Entlassung aus dem Anstaltsverbande ausgesprochen sei oder bis Amtsarzt, zuständige Behörde, Vormund, Angehörige oder die Patienten selbst ihr Mandat zurückgezogen hätten. KOLB teilt demnach die Fürsorge bezüglich der geistig abnormen Menschen in einem Bezirke (Kreise) in zwei Arten:

„a) in eine *latente*, im wesentlichen registrierende und kontrollierende, nicht spezialistische amtsärztliche Fürsorge mit einem im praktischen Irrendienste in der Regel nicht oder nur ad hoc ausgebildeten Personal: Diese Art von Fürsorge hat zum wesentlichen Ziele den Schutz der Allgemeinheit;

b) in eine rein *aktive*, ausübende irrenärztliche Fürsorge durch den externen Arzt (Oberarzt) der zuständigen (regionären) öffentlichen Irrenanstalt mit geschultem Irrenpflegepersonal. Diese Art der Fürsorge ist im wesentlichen eine spezielle Fürsorge zum Schutze und Wohle der Kranken."

Der dritte Satz schließt alle die *Eigenschaften* in sich, die ein *Fürsorgearzt* haben soll und muß, wenn er seiner Aufgabe gewachsen sein soll.

GRIESINGER verlangt vom Psychiater „wohlwollenden Sinn, große Geduld, Selbstbeherrschung, eine besondere Freiheit von allem Vorurteil, ein aus einer reichen Weltkenntnis geschöpftes Verständnis der Menschen, Gewandtheit der Konversation und eine besondere Neigung zu seinem Beruf, die ihn allein über die vielfache Mühe und Anstrengungen hinwegsetzt". SPECHT ergänzt diese Eigenschaften noch, indem er von dem Psychiater Natürlichkeit im Umgang mit den Kranken, ein ruhiges sicheres Wesen, reiche Übung, Erfahrung und Wahrhaftigkeit fordert.

Was für den Anstaltspsychiater gilt, ist für den psychiatrischen Fürsorgearzt doppelt und dreifach vonnöten.

Dieser Beruf verlangt vor allem eine besondere persönliche Eignung, ein angeborenes Talent, verbunden mit reichster Lebenserfahrung und Menschenkenntnis, der nichts Menschliches fremd ist. Der Fürsorgearzt braucht ruhiges Wesen, dieses aber gepaart mit Energie, Umsicht und geistiger Beweglichkeit, mit der Fähigkeit, rasche folgerichtige Entschlüsse zu fassen. Diese Eigenschaften dürfen ihn jedoch nicht zu einem allzu aktiven Vorgehen veranlassen, zu einem allzu starken Drängen ohne Rücksicht auf die förderliche Entwicklung und die tatsächlichen, durch die Verhältnisse, die Menschen, die Umwelt bedingten Erfordernisse, ohne Rücksicht auf die Rechte Dritter. Dazu müssen ihm eigen sein konziliante Umgangsformen, Verantwortungsfreudigkeit und praktischer Sinn. Er darf vor allem nicht entbehren der speziellen Fähigkeit, sich in die Menschen, mit denen er zu tun hat, und in ihre Verhältnisse einzufühlen.

Der psychiatrische Fürsorgearzt muß ausgestattet sein mit dem ganzen Rüstzeug seiner Spezialwissenschaft. Er braucht für die Beurteilung der Grenzfälle und Nervenkranken, die erfahrungsgemäß seine

Hilfe beanspruchen, sichere Kenntnisse in Neurologie, Psychologie und Psychiatrie. Die forense Seite seiner Tätigkeit, die ja in erster Linie eine beratende sein wird, erfordert von ihm inniges Vertrautsein mit gerichtlicher Psychiatrie, während sein soziales Wirken einschließlich der vertrauensärztlichen Gutachtertätigkeit aufgebaut sein muß auf genaue Kenntnis der sozialen Gesetzgebung der Wirtschaftsfürsorge, der Jugendwohlfahrt, der Fürsorgeerziehung u. dgl.

Vom Fürsorgearzt muß endlich wissenschaftliches Streben verlangt werden, das ihn einerseits in dauernder Fühlung mit allen Fortschritten der Wissensgebiete hält, die seine Aufgaben befruchten, das ihn andererseits selbst antreibt, zu seinem Teil an der Lösung der vielfältigen Probleme mitzuarbeiten, die gerade die Psychiatrie beschäftigen, und hierfür sind in der offenen Fürsorge zweifellos sehr viele Möglichkeiten geboten, wie in einem anderen Kapitel dieses Buches aufgezeigt ist.

Körperliche Gesundheit und Leistungsfähigkeit sind Vorbedingung für den Dienst des Fürsorgearztes. Seine Aufgabe der nachgehenden Fürsorge, welcher die größte Bedeutung im ganzen Fürsorgedienst beizumessen ist, zwingt ihn wenigstens zeitweilig zu beträchtlichen körperlichen Leistungen, wie vielem Treppensteigen, Radfahren u. dgl. Der Fürsorgearzt darf nicht zu jung sein; er muß bereits zu bestimmten festen Anschauungen, zu einer festgefügten Welterfahrenheit, zu einer ausgiebigen Erfahrenheit in seinem Berufe gelangt sein, wenn er nicht den tausendfältigen Fragen, die an ihn herantreten, hilflos oder in falscher Einstellung gegenüberstehen soll. Er darf aber auch nicht zu alt und verknöchert sein. Weiterhin muß er mit der Bevölkerung des Fürsorgegebietes und ihrem Charakter und ihrer Lebensweise vertraut sein; bodenständige Zugehörigkeit ist ohne Zweifel ein besonderer Vorzug.

„Nicht zuletzt benötigt der Fürsorgearzt das, was für den Irrenarzt überhaupt ein selbstverständliches Erfordernis in besonderem Maße ist: das soziale Gefühl, das soziale Verantwortlichkeitsbewußtsein, vermöge dessen er sich verpflichtet fühlt, dem kranken Menschen in seinen persönlichen Nöten gesundheitlicher, seelischer, familiärer, beruflicher und wirtschaftlicher Art mit sachverständiger Beratung und unermüdlicher Vermittlung von Hilfe beizustehen. Wie alle Fürsorge, so ist ganz besonders die psychiatrische Fürsorge persönliche Vertrauenssache von Mensch zu Mensch, zwischen Fürsorgearzt und Hilfsbedürftigem. Damit ist zugleich gegeben, daß nur Ärzte, die von der Zweckmäßigkeit und Notwendigkeit der offenen Fürsorge durchdrungen sind, die Eignung zu diesem Dienst besitzen, und daß von der schematischen Kommandierung anders eingestellter Kräfte etwas Ersprießliches nicht erwartet werden kann. Gewiß gibt es manche sachliche Gesichtspunkte, die gegen eine Überspannung des Gedankens der offenen Fürsorge geltend gemacht werden können; auch gibt es gewisse Gefahren, die erkannt und vermieden sein wollen, über diese Dinge soll in anderem Zusammenhang gesprochen werden. Außerdem begegnet aber die neue Fürsorgeform an manchen Orten mehr affektiv bedingten Widerständen innerhalb der Anstaltspsychiatrie, die zwar ihrer Entstehung nach psychologisch durchaus zu begreifen, aber in ihrer Auswirkung dem irrenärztlichen

Stand nicht förderlich sind. Jede neue Richtung, zumal wenn sie sich mit greifbaren praktischen Erfolgen einführt, pflegt den Vertretern des bisherigen Systems wenig willkommen zu sein, wird sie doch in der Regel von den Bejahrteren allzu leicht als unerwünschte Korrektur empfunden werden. Im vorliegenden Falle dürfte die mangelnde Sympathie oder Apathie, ja Antipathie, die man hier und dort beobachten muß, wesentlich mit durch die Verkennuug der Vorteile, die von der offenen Fürsorge für die Zukunft des irrenärztlichen Standes zu erwarten sind, bedingt sein. Nur die Abgelegenheit der meisten Anstalten und der hierdurch verursachte geringe Kontakt der Anstaltsärzte mit dem praktischen Leben erklärt es, daß sie die Gelegenheit, ihre Berufstätigkeit aus dieser nachteiligen Einschränkung und Absonderung zu befreien, nicht überall mit beiden Händen ergreifen. Zum Zweck der vorliegenden Feststellung gehört es, den Anstaltskollegen die Vorzüge der offenen Fürsorge für das Irrenwesen und für die Betätigung und das Ansehen des Irrenarztes darzutun und sie für diese dankbare Erweiterung ihres Wirkungskreises zu gewinnen. Denn wie die Erfahrung lehrt, fühlen sich alle psychiatrischen Fürsorgeärzte durch den äußeren Erfolg und die innere Befriedigung für alle aufgewandte Mühe reichlich belohnt und in ihrem beruflichen Wirken bereichert. So steht nicht zuletzt auch im Interesse des Standes zu hoffen, daß, je mehr sich diese Erkenntnis durchsetzt, desto größer die Zahl der Anstaltsärzte wird, die einsehen, daß ihre Aufgabe nicht erst an den Toren der Anstalt beginnt und nicht schon an ihnen endet, und die für den Fürsorgedienst neben den erwähnten zahlreichen Eigenschaften die sozialärztliche Einstellung und persönliche Hilfsbereitschaft mitbringen. Denn, zum Schluß sei es nochmals betont, Fürsorge muß, wenn anders sie gedeihen soll, mit Liebe und Verständnis, mit Klugheit und mit Begeisterung gemacht werden" (ROEMER).

Die *Stellung des Fürsorgearztes* richtet sich im wesentlichen nach dem Fürsorgesystem. Gemeinsam allen Systemen einer offenen Fürsorge in der Psychiatrie und ihren Grenzgebieten söllte sein, daß der Arzt die Leitung aller Aufgaben der Fürsorge in der Hand behält aus Gründen, die schon weiter oben besprochen sind. Wenigstens erscheint dies nach unseren Erfahrungen die Lösung, die allen Forderungen am meisten gerecht wird, ohne damit sagen zu wollen, daß nicht andere Lösungen auch möglich sind, wie ja schließlich beispielsweise die amerikanische Fürsorge, in Deutschland die Fürsorge in Frankfurt a. M., beweist. In Frankfurt gabelt sich nach dem Berichte RAECKES (s. d.) die Fürsorgestelle unter einheitlicher psychiatrischer Leitung in eine ärztliche und soziale Abteilung. Der ärztliche Dienst wickelt sich vorwiegend in den poliklinischen Sprechstunden ab, die Klienten finden sich, von den Fürsorgern dazu bewogen, in der Sprechstunde ein. Die praktischen Hilfsmaßnahmen, also die soziale Seite der Fürsorge, werden zwar mit dem Leiter der sozialen Abteilung in gemeinsamer Beratung auf Grund der ärztlichen Untersuchungen und Beobachtungen besprochen, die Ausführung bleibt jedoch dieser sozialen Abteilung überlassen.

Die Stellung des Fürsorgearztes in Frankfurt a. M. wird bestimmt von der Tatsache, daß die Fürsorge eine rein städtische Angelegenheit ist, unterstellt dem Stadtgesundheitsamt. Der Fürsorgearzt ist damit Organ der Stadtverwaltung, losgelöst von der Frankfurter Irrenanstalt, von der ursprünglich die Einrichtung der Fürsorge ausgegangen ist. Raecke begründet dies damit, daß die Zahl der Patienten, die aus der Frankfurter Anstalt in Fürsorge kommen, relativ immer geringer wurde, während die Zahl der aus auswärtigen Anstalten entlassenen und zugewanderten Geisteskranken immer mehr wuchs, und daß außerdem die Notwendigkeit sich ergab, sich der im freien Leben befindlichen Geistesgestörten und Psychopathen anzunehmen. Daß im übrigen die Ausdehnung einer Fürsorge auf alle geistig Anomalen, die in einem bestimmten Gebiete wohnen, gleichgültig, woher sie stammen, möglich ist, auch ohne daß deswegen die Fürsorge zu einer Einrichtung eines städtischen Gesundheitsamtes werden muß, zeigt klar die Erlanger Fürsorge in Nürnberg und Fürth.

Wie sieht es in dieser Beziehung sonst in der Praxis der bisher bestehenden offenen Fürsorgen mit den Fürsorgeärzten aus?

Soweit zu sehen ist, stellen in der überwiegenden Zahl die Fürsorgeärzte die Heil- und Pflegeanstalten, eine Tatsache, die darin ihre Erklärung findet, daß die offene Fürsorge für geistig Abnorme in großen Gebieten Deutschlands eine Einrichtung der Heil- und Pflegeanstalten geworden ist.

In *Bayern* kennt man bisher wenigstens keine andere Fürsorgeform, soweit überhaupt eine Fürsorge für geistig Abnorme besteht. Die Fürsorge üben hier nur Fürsorgeärzte aus (teils im Hauptamt, teils im Nebenamt, je nach der Ausdehnung, welche die Fürsorge bereits erlangt hat), welche Ärzte der Heil- und Pflegeanstalten sind, von denen die Fürsorge ausgeht. An der Spitze marschiert die Erlanger Anstalt, welche zwei Fürsorgeärzte, einen Oberarzt und einen Hilfsarzt als Fürsorgeärzte im Hauptamt besitzt. Wie in Bayern ist es auch in *Baden;* auch hier wird die Fürsorge ausschließlich von den Anstalten ausgeübt. Sie soll über das ganze Land ausgebreitet werden. Fürsorgeärzte sind nur Anstaltsärzte; auch hier je nach Ausdehnung im Haupt- bzw. Nebenamt. Das gleiche ist in *Sachsen* der Fall. Nach etwa denselben Prinzipien wurden die Fürsorgen eingerichtet in *Schlesien,* in der *Provinz Hannover,* in der *Rheinprovinz* usw.

Eine andere Organisation und damit eine andere Stellung der Fürsorgeärzte zeigen in Deutschland die Fürsorgen im rheinisch-westfälischen Industriegebiet, in Plauen und Königsberg.

Im rheinisch-westfälischen Industriegebiet ist Fürsorgearzt für alle geistig Abnormen der Kreiskommunalarzt. Hier bildet die Fürsorge nur einen Zweig der gesamten gesundheitsfürsorgerischen Aufgabe des Kreiskommunalarztes. Seine Stellung wird also bedingt durch die Gesamtheit seiner fürsorgerischen Aufgaben und zugleich durch die Tatsache, daß er Amtsarzt ist. Wendenburg sieht allerdings das Ideal einer Fürsorge für geistig Abnorme darin, daß die Fürsorge zwar eingegliedert bleibt in die gesundheitsfürsorgerische Organisation der Kommunen, daß jedoch der Anstaltspsychiater nebenamtlich zur Fürsorge herangezogen wird. Er findet dies aber praktisch nur möglich, wenn jederzeit der betreffende Herr zur Stelle ist, d. h. wenn die geographische und Verkehrsverbindung mit der Anstalt eine ganz besonders gute ist. WENDENBURG glaubt, daß sich jedoch der ärztliche Leiter der Fürsorgestelle in seiner Arbeit in erster Linie als Kommunalbeauftragter fühlen müßte. Die besondere Entwicklung der Fürsorge im rheinisch-westfälischen Industriegebiet nach der Seite der Angliederung an die allgemeine kommunale Fürsorge scheint ihren Grund in den örtlichen Verhältnissen u. a. zu haben. Von Wichtigkeit ist es übrigens, daß sich auch bei diesem System durch die Praxis die Notwendigkeit einer genauen Zusammenarbeit mit der regionär zuständigen Anstalt rasch ergeben hat; an Stelle des ursprünglich vorgesehenen Schriftenverkehrs hat sich die persönliche Arbeitsgemeinschaft mit den Ärzten der Anstalten als unerläßlich für eine gedeihliche Entwicklung erwiesen.

Die Stellung des psychiatrischen Fürsorgearztes richtet sich demnach nach der Fürsorgeform. In einem Falle ist er Organ der Anstalt, von der die Fürsorge ausgeht, im anderen Organ der Stadtverwaltung bzw. Kommune als Träger der gesamten Gesundheitsfürsorge. Eine ganz exzeptionelle Stellung nimmt nur *Königsberg* ein, wo der Vertreter der gerichtlichen Medizin der Universität zugleich die Fürsorge für geistig Abnorme ausübt, eine Einrichtung, die sich wesentlich aus den Bedürfnissen des akademischen Unterrichtes ergeben hat.

Eines ist jedoch in der Praxis allen Fürsorgeärzten aller Fürsorgeformen für geistig Abnorme gemeinsam: alle sind Fachpsychiater, und in diesem Punkte stimmen alle Autoren überein, sie mögen in der Frage der besten Organisation einer Fürsorge in der Psychiatrie und ihrer Grenzgebiete noch so verschiedener Meinung sein: es ist notwendig, daß diese Fürsorge nur von einem psychiatrisch vorgebildeten Arzte ausgeübt wird.

Einige besondere Worte sind nötig über die Stellung, die der Fürsorgearzt als Organ einer Heil- und Pflegeanstalt einnimmt.

KOLB stellt in seiner letzten Veröffentlichung über die offene Fürsorge, in dem Aufsatz: „Irrengesetz und offene Fürsorge" seinen in früheren Arbeiten oft und eindringlich aufgezeigten Grundsatz, daß die Heil- und Pflegeanstalten Träger der offenen Fürsorge sein sollen, noch einmal besonders scharf umrissen heraus und formuliert ihn in Paragraphen, die in das preußische Irrengesetz hineingearbeitet werden sollen. Die von ihm vorgeschlagenen Paragraphen lauten: „Aufgabe des Landesfürsorgeverbandes ist die Förderung und Überwachung der offenen Fürsorge" und „Der Fürsorgeverband kann die Leitung oder sachverständige Beratung der offenen psychiatrischen Fürsorge den Direktionen der Heil- und Pflegeanstalten als neue Dienstaufgabe zuweisen und Teilgebiete der offenen Fürsorge als einen Teil der Anstaltsfürsorge erklären." Wenn damit die offene Fürsorge ein Aufgabengebiet der Heil- und Pflegeanstalten ist, kann es auch keinem Zweifel unterliegen, daß die Fürsorgeärzte nur als beauftragte Ärzte dieser Anstalt ihre Tätigkeit ausüben und damit dem Direktor der Anstalt unterstellt sein müssen, mögen sie im übrigen auch in der Ausübung ihres Dienstes größtmögliche Freiheit und Selbständigkeit genießen, was ja schließlich auch um deswillen nötig ist, weil der Direktor der Anstalt, von der die Fürsorge ausgeht, nimmermehr imstande sein kann, sich um alle Einzelheiten einer Fürsorge zu kümmern, wenn sie einmal eine einigermaßen größere Ausdehnung erlangt hat. Was jedoch dem Einflusse des Direktors nicht entzogen werden darf, sind die prinzipiellen organisatorischen Gesichtspunkte, die Richtlinien, nach denen eine Fürsorge aufgebaut ist, die Personalfragen u. dgl. Es ist wohl nicht erst notwendig, besonders zu erwähnen, daß praktische Erfahrungen des Fürsorgearztes und seine Einsicht auch in diesen Fragen mit ihre Geltung haben werden.

Inwieweit einem Fürsorgearzte Selbständigkeit einzuräumen ist, wird von verschiedenen Faktoren abhängig sein. Zu diesen Faktoren zählt vor allem einmal die persönliche Eignung des Fürsorgearztes. Kann ihm mit gutem Gewissen, ohne die Erfolge einer offenen Fürsorge zu gefährden, eine größere Selbständigkeit gewährt, ein größeres Maß eigener Verantwortung zugemutet werden? Eine größere Selbständigkeit wird auch dann erst notwendig werden, wenn die Fürsorge erst einmal eine größere Ausdehnung sowohl in den räumlichen Ausmaßen des Fürsorgegebietes als auch in der Zahl der Versorgten hat, so daß sie vom Zentrum, eben der Heil- und Pflegeanstalt aus nicht mehr übersehen werden kann. Dann müssen wohl dem Fürsorgearzt nicht nur der Entscheid über die momentan zu treffenden Maßnahmen überlassen werden, sondern auch diejenigen Schritte, welche für den zweckmäßigen Ausbau der Fürsorge im Rahmen der von der Anstaltsdirektion aufgestellten Leitsätze notwendig sind. Es ist selbstverständlich, daß die Direktion von allen solchen Schritten unterrichtet werden muß, so daß es ihr jederzeit möglich sein muß, von sich aus einzugreifen. Eine größere Ausdehnung einer Außenfürsorge im obigen Sinne wird es auch notwendig machen, daß dem Fürsorgearzte eine möglichst weitgehende Selbständigkeit in der Erledigung des die Fürsorge betreffenden Schriftenverkehrs gewährt wird, soweit nicht wieder organisatorische Fragen behandelt werden. In der offenen Fürsorge der Heil- und Pflegeanstalt Erlangen zeichnet der Fürsorgearzt selbständig. Er führt im Schriftverkehr einen Stempel: „Fürsorgestelle der Heil- und Pflegeanstalt Erlangen für Nerven- und Gemütskranke.“ Er führt Einlauf- und Auslaufjournal u. dgl. Müßte der Fürsorgearzt alle Schriftstücke erst durch die Anstaltsdirektion gehen lassen, würde eine der Sache abträgliche Verzögerung entstehen, insbesondere, wenn die einzelnen über das Fürsorgegebiet verstreuten Fürsorgestellen räumlich auch nur etwas von der Anstalt entfernt sind. Die Frage, ob bei der Organisation der Fürsorge, ich möchte sagen als Abteilung einer Anstalt, die Fürsorgeärzte im *Hauptamt* oder *Nebenamt* verwendet werden sollen, ist eine Frage der Ausdehnung der Fürsorge. Ist die Fürsorge erst noch im Entstehen, so wird es genügen, wenn der Fürsorgearzt erst im Nebenamte, neben dem Abteilungsdienste, in der Fürsorge tätig ist. Die praktische Erfahrung hat gezeigt, daß es bei Einrichtung einer offenen Fürsorge im Anschluß an die Anstalt sehr zweckmäßig ist, wenn im Anfang der Direktor selbst die Fürsorge in der eigenen Hand behält, ja vielleicht sogar selbst ausübt. Beispiele für diese Entwicklung bieten unsererseits Erlangen, wo KOLB selbst bis zum Jahre 1921 die Fürsorge leitete, und Konstanz, wo THUMM zunächst die Fürsorge selbst ausübt, bis sie erst in etwas festere Bahnen gelenkt ist.

Ist die Entwicklung der Fürsorge auf einem gewissen Punkte angelangt, d. h. ist die Zahl der Aufgaben in einem Maße gewachsen, daß der Fürsorgearzt nicht mehr imstande ist, sie neben den Aufgaben, etwa eines Abteilungsdienstes, zu erledigen, dann ist es Zeit, den Fürsorgearzt nur mehr mit Aufgaben der Fürsorge zu betrauen, ihn also mit Außenfürsorge im Hauptamt zu beschäftigen, wenn anders nicht die offene Fürsorge von vorneherein zu einem nebensächlichen Parasitendasein verurteilt werden soll, was niemals im Interesse der Sache gelegen sein kann. Man kann Fürsorge nur ganz oder gar nicht machen, sonst bleibt sie eine hübsche Spielerei, die nur Geld kostet und niemandem etwas nützt. Diesen vorgezeichneten Gang der Entwicklung: Fürsorgearzt erst im Nebenamt, dann im Hauptamt, zeigen, soweit zu sehen ist, alle offenen Fürsorgen, soweit sie von Heil- und Pflegeanstalten ausgehen, z. B. Mannheim, Leipzig, Konstanz, München-Eglfing, neuerdings die Fürsorgen der schlesischen Anstalten und vor allem die Erlanger Fürsorge, wie sich an anderer Stelle ersehen läßt. Eines scheint jedoch aus allen diesen Beispielen mit Sicherheit hervorzugehen, daß die Zeit, in der der Fürsorgearzt die Fürsorgeaufgaben im Nebenamte erledigen kann, nur eine relativ kurze ist. Übrigens empfiehlt es sich, das sei in diesem Zusammenhange erwähnt, bei der Einrichtung einer Fürsorge von Anfang an einen zweiten Arzt heranzuziehen, der sich stets auf dem Laufenden zu halten hat, um im Vertretungsfalle immer einspringen zu können. Es könnten leicht peinliche Schwierigkeiten entstehen, wollte man einen derartigen Dienstzweig mit seinen zahlreichen persönlichen Beziehungen ausschließlich auf zwei Augen stellen.

Eine Frage bedarf hier der Erörterung: *Wo soll der Fürsorgearzt wohnen?* Im wesentlichen trifft diese Frage nur auf jene Fürsorgen zu, welche von Heil- und Pflegeanstalten ausgehen. Bei den anderen Arten einer Fürsorge für geistig Abnorme, welche ja meist an bestimmte, eng begrenzte Gebiete (Städte) gebunden sind, erledigt sich diese Frage von selbst. Auch für die kommunalen Fürsorgen ist eine Erörterung nicht notwendig; hier entscheidet der Amtssitz des Kommunalarztes. Etwas anderes ist es bei den von Heil- und Pflegeanstalten ausgehenden Fürsorgen. Hier können tatsächlich unter Umständen verschiedene Wohnsitze für den Fürsorgearzt in Betracht gezogen werden, namentlich z. B. dann, wenn die Anstalt sehr exzentrisch im Fürsorgegebiet liegt, wenn etwa große Städte zum Fürsorgegebiet gehören u. dgl. Nach den Erlanger Erfahrungen ist im allgemeinen daran festzuhalten, was KOLB schon von jeher betont hat, daß der Fürsorgearzt, oder wenn mehrere Fürsorgeärzte vorhanden sind der leitende Fürsorgearzt, seinen Wohnsitz in der Anstalt hat. Ist der Fürsorgearzt nur im Nebenamte mit der Fürsorge beschäftigt, so ist von vornherein

die Sachlage klar. Aber auch dann, wenn der Fürsorgearzt Fürsorge
im Hauptamte betreibt, ist es notwendig, daß er in der Anstalt wohnt.
Die Fürsorge, welche von einer Heil- und Pflegeanstalt ausgeht, soll
einen organischen Bestandteil der Anstalt bilden. Wohnt der Fürsorgearzt nicht am Orte der Anstalt, besteht die Gefahr der Abspaltung, die
Gefahr, daß er unter fremde Einflüsse gerät. Es ist notwendig, daß er
in steter Fühlung mit allen einschlägigen Fragen des Anstaltsbetriebes
bleibt. Den Grundstock der Fürsorge wird immer die Entlassungs-
fürsorge bilden. Diese birgt so viel für Anstaltsdirektion, Anstaltsärzte
und Fürsorgearzt gemeinsame, auch wissenschaftliche Interessen in sich,
daß ihre einfachste und zeitsparendste Erledigung immer in gemeinsamer Beratung erfolgt, welche am besten gewährleistet ist, wenn der
Fürsorgearzt von seinem Außendienste immer wieder in die Anstalt
zurückkehrt. Der Fürsorgearzt kann die Fälle, welche entlassen werden
sollen, vor ihrer Entlassung aufsuchen, was die spätere Befürsorgung
wesentlich erleichtert. Dadurch, daß der Fürsorgearzt seinen Wohnsitz
in der Anstalt hat, wird die notwendige Zentralisation, z. B. der Krankengeschichten, der Kartotheken usw., erleichtert.

Ist ein Fürsorgearzt außerhalb der Anstalt stationiert, etwa am
Hauptorte seines Fürsorgegebietes, der ja von der Anstalt entfernt liegen
kann, dann ist es zum mindesten notwendig, daß er die Anstalt in regelmäßigen Zwischenräumen besucht und damit die oben geforderten Beziehungen mit der Anstalt herstellt.

Sind mehrere Fürsorgeärzte an einer Anstalt tätig, dann ist nichts
dagegen einzuwenden, es ist sogar dringend zu raten, daß einer etwa
an dem Hauptort der Fürsorgetätigkeit disloziert ist, wie das in der
Erlanger Fürsorge der Fall ist, wo der zweite Fürsorgearzt seinen Sitz
in Nürnberg hat.

Die *Gehaltsbezüge des Fürsorgearztes* richten sich nach seiner Dienststellung. Dazu ist zu bemerken, daß es im allgemeinen gerechtfertigt
erscheinen dürfte, daß sich der Fürsorgearzt, wenigstens wenn er Leiter
einer ausgedehnteren Fürsorge ist, in gehobener Dienststellung, in der
Stellung eines Oberarztes befindet. Kolb hat in verschiedenen Veröffentlichungen, die sich auf die offene Fürsorge beziehen, sich dafür
ausgesprochen. In seiner Schrift: Der ärztliche Dienst in den öffentlichen Irrenanstalten, Psych. neurol. Wochenschr. Bd. 22. Jg. 5/6, schlägt
er in § 4 vor, daß der Direktor befugt sein soll, einen wesentlichen Teil
seiner Befugnisse an Oberärzte zu übertragen, u. a. „bei entsprechend
ausgedehntem externen Dienst, einen Oberarzt mit dessen Wahrnehmung zu betrauen (externer Oberarzt)". Kolb will diese Stellen, also
auch die Stelle des externen Oberarztes, hinsichtlich der Bezüge als
gehobene im Sinne des § 3 seiner Ausführungen aufgefaßt wissen. Sie
sollen gegenüber den anderen Oberärzten gehoben werden durch Einreihung in eine höhere Klasse des Gehaltsregulativs, da, wo das nicht
erreichbar sein sollte, durch Einreihung in eine höhere Vorrückungs-
stufe oder durch eine Funktionszulage.

Von diesen von Kolb 1920 aufgestellten Vorschlägen ist bei der
Neuregelung der Bezüge der Anstaltsärzte und bei Aufstellung der

Personalausweise der einzelnen Anstalten wenig oder gar nichts verwirklicht worden. Man hat die allgemeine Not der Zeit gerade die Ärzte der öffentlichen Irrenanstalten besonders spüren lassen. Vielleicht bleibt es späteren günstigeren Zeiten, in denen ja auch die offene Fürsorge eine andere Rolle spielen wird, vorbehalten, die KOLBschen Vorschläge in die Wirklichkeit umzusetzen.

Auch die Richtlinien des Reichsverbandes der beamteten deutschen Irrenärzte über die zeitgemäße Gestaltung der dienstlichen und beruflichen Stellung der Irrenärzte an den öffentlichen Irrenanstalten vertreten die Notwendigkeit der Entlassenenfürsorge und im Zusammenhang damit der Einrichtung von Fürsorgestellen (Ziffer 14 und 15); sie sehen ferner die Bestellung eines besonderen Arztes (externer Oberarzt) vor und rechnen die Wahrnehmung der Entlassenenfürsorge zu den selbständigen Dienstaufgaben, mit denen der Stellvertreter des Direktors betraut werden kann (Ziffer 5), wobei ihm entsprechend seiner dienstlichen Stellung und größeren Verantwortung eine höhere Gehaltsklasse oder Dienstzulage zustehen soll.

Bringt es die Entwicklung der offenen Fürsorge mit sich, daß die Kraft *eines* Fürsorgearztes nicht mehr ausreicht, um alle Aufgaben zu erfüllen, und sind dann, wie dies in der Erlanger Fürsorge bereits der Fall ist, mehrere Fürsorgeärzte tätig, so wird es, wenn ein Oberarzt als Leiter der gesamten Außenfürsorge bereits vorhanden ist, möglich sein, die weiteren Fürsorgeärzte aus den Reihen der geeigneten Anstalts- bzw. Hilfsärzte zu entnehmen, deren Bezüge sich dann nach ihren Dienststellen richten werden. Es müßte jedoch die Möglichkeit gegeben sein, entsprechend dem Maße der durch die Art des Fürsorgedienstes bedingten größeren Verantwortlichkeit und rascheren persönlichen Abnutzung infolge lebhafterer körperlicher und geistiger Inanspruchnahme, auch diese Fürsorgeärzte, wenn sie besonders für ihre Dienstaufgabe geeignet sind, etwas hervorzuheben, am besten vielleicht durch raschere Vorrückungen oder durch Funktions- (Dienst-) Zulagen.

Eine Selbstverständlichkeit ist es ferner, daß der Fürsorgearzt bei auswärtigen Tagfahrten, d. h. bei Reisen usw., die ihn von seinem Wohnsitz wegführen, neben Ersatz der Dienstreisekosten die geordneten Tagegelder bzw. Aufwandsentschädigungen nach den bestehenden Bestimmungen erhält, wie das auch für andere Beamte vorgesehen ist. Der Fürsorgedienst darf für ihn nicht zur Strafe werden, darf ihn vor allem nicht schlechter stellen wie seine Kollegen in der Anstalt. Er darf im Gegenteil einiges vor ihnen voraus haben. Wenn auch sein Dienst in manchem interessanter, anregender und vielleicht auch befriedigender ist, darf doch nicht vergessen werden, daß er draußen in Wind und Wetter zu jeder Jahreszeit seinem Dienst nachgehen muß, während die anderen in geschützten Räumen arbeiten können. Es darf nicht vergessen werden, daß er, den sein Beruf oft in die unglaublichsten Quartiere führt, ganz anders den gesundheitlichen Gefahren ausgesetzt ist, wie der Anstaltsarzt in der doch immerhin mit allen hygienischen Einrichtungen ausgestatteten Anstalt. Es darf vielleicht auch daran erinnert werden, daß der persönliche Aufwand an Kleidern, Schuhen, auch der Nahrungsbedarf infolge der vermehrten Bewegung ein weit größerer ist, als wenn er lediglich als Anstaltsarzt eine Abteilung zu versorgen hätte. Den Verwaltungsbehörden gegenüber ist darauf hinzuweisen, daß der psychiatrische Fürsorgedienst den Arzt weit stärker als durchschnittlich den Beamten in Anspruch nimmt; infolge der Rücksicht auf die Verkehrsverhältnisse und der ganzen Art der Tätigkeit kann er sich nicht an das übliche (Mindest-) Maß von Dienststunden halten, und zu der körperlichen kommt noch die geistige Mehrleistung, insbesondere die Last der Verantwortlichkeit, die weit größer als im Abteilungsdienst zu sein pflegt.

b) Fürsorgepfleger.

Ebenso wie beim Fürsorgearzt spielt beim Fürsorgepfleger bzw. der Fürsorgepflegerin die *persönliche Eignung* die größte Rolle.

Um zunächst mit der körperlichen Eignung zu beginnen, so ist es selbstverständlich, daß nur ganz gesunde, körperlich kräftige und fehlerfreie Leute sich für einen solchen Dienst eignen. Schwächlicher Körperbau, Anlage zur Tuberkulose, körperliche Verunstaltungen usw. irgend welcher Art schließen aus leicht begreiflichen Gründen von diesem Berufe aus. Er erfordert infolge seiner Besonderheit viele körperliche Anstrengungen. Auffallende körperliche Gebrechen wären auch schon darum hinderlich im Dienste, weil dadurch der Pfleger vielleicht unangenehmen Bemerkungen seitens seiner Schützlinge ausgesetzt sein könnte, und weil dadurch der Autorität, die er in seinem Berufe braucht, Abbruch getan werden würde.

Die *seelische Eignung* des Fürsorgepflegers muß ebenfalls eine ganz besondere sein. Es genügen hier im allgemeinen nicht diejenigen Eigenschaften, die man von einem guten Krankenpfleger für gewöhnlich verlangt. Darüber hinaus muß er noch etwas Besonderes besitzen.

Schon allein die Tatsache, daß er in Ausübung seines Berufes vielfach auf sich allein angewiesen ist, daß er vielleicht in die Lage gesetzt sein wird, eigene Entschlüsse, und zwar in kurzer Zeit zu fassen, daß nicht immer und in jeder Lage sich Antrieb und Korrektur des Vorgesetzten, also meist des Fürsorgearztes, geltend machen können, verlangt vom Fürsorgepfleger besondere Eigenschaften, verlangt Gewandtheit, Sicherheit im Auftreten, Umgänglichkeit, Entschlußfähigkeit und Entschlußfreudigkeit, die jedoch wieder korrigiert und überwacht werden von Überlegung, Verständnis für die Besonderheit der Lage und der Fähigkeit, im kritischen Augenblicke das einzig Richtige zu treffen. Dazu gehört aber ein besonders ausgeprägtes Verantwortungsgefühl und Intelligenz, um alle Folgen des Tuns und Lassens richtig beurteilen zu können, um Eigenmächtigkeiten zu vermeiden und die gezogenen Grenzen nicht zu überschreiten.

Was der Fürsorgepfleger besonders braucht, ist ein ausgeprägtes soziales Fühlen und allgemeine Menschenkenntnis neben der Fähigkeit, Menschen aller Art zu nehmen und zu behandeln, ohne seine Person irgendwie in den Vordergrund zu schieben. Wie vielerlei Falsches, Irreführendes, Undurchsichtiges wird ihm begegnen. Hier muß er die Spreu von dem Weizen sondern können. Neben der Fähigkeit verständnisvoller Einfühlung ist eine gewisse psychische Robustheit erforderlich, die den Fürsorgepfleger und besonders die Fürsorgepflegerin befähigt, dem niederziehenden Gewicht tagtäglicher Eindrücke krassester Not und der ständigen Last einer weitgehenden Verantwortlichkeit standzuhalten. Diese keineswegs leichte Aufgabe läßt sich wesentlich erleichtern, wenn man in der städtischen Fürsorge *rechtzeitig* dafür sorgt, daß einer einzelnen Fürsorgeperson eine zweite beigegeben wird, daß überhaupt die Zahl des Personals Schritt hält mit der Zahl der Befürsorgten.

Daß mit all diesen geforderten Eigenschaften sich auch besonders ethisch-moralische Qualitäten, ein gefestigter Charakter, verbinden müssen, der schon durch sein Beispiel zu wirken imstande ist, braucht wohl nicht besonders betont zu werden. Es muß dem Fürsorger die Liebe zu seinem Berufe, die ihn auch nicht mit den Dienststunden kärglich geizen läßt, das Streben, seinen Schützlingen Helfer und Freund zu sein, ihre großen und kleinen Nöte zu bannen, sie zu stützen und zu beraten, in besonders hohem Maße eigen sein. Ihm darf der Beruf nicht bloßes Handwerk sein, sondern Herzenssache.

Zur persönlichen Eignung gehört auch das *Alter* des Fürsorgepflegers. Er darf nicht zu jung, aber auch nicht zu alt sein. Zu jung fehlt es ihm an der notwendigen Lebenserfahrung; er ist selbst noch nicht fertig, wo er doch andere stützen soll; es gärt noch so manches in ihm, manches schwankt noch. Näher an 30 ist jedenfalls besser wie zu nah an 20. Andererseits ist aber auch zu weit fortgeschrittenes Alter nicht günstig. Er ist dann körperlich nicht mehr genug leistungsfähig. Es besteht auch die Gefahr, daß er bereits anfängt zu verknöchern, so daß ihm die nötige Elastizität und Beweglichkeit mangelt.

Nachdem die allgemeinen Eigenschaften eines Fürsorgepflegers in großen Umrissen festgelegt sind, erscheint es zunächst notwendig, einige prinzipielle Fragen zu klären.

Da erhebt sich zunächst die Frage, ob in der psychiatrischen Fürsorge *besser Fürsorgepfleger oder Fürsorgepflegerinnen* verwendet werden. Diese Frage ist in dieser allgemeinen Form wohl überhaupt nicht zu entscheiden. Wenn wir die bisher bestehenden psychiatrischen Fürsorgen überblicken, so finden wir sowohl Fürsorgepfleger wie Fürsorgepflegerinnen, wenn auch in der überwiegenden Zahl Fürsorgepflegerinnen. Fürsorgepfleger finden sich, soweit ich sehen kann, in Erlangen, Frankfurt, Konstanz, Leipzig.

Da der Frankfurter Fürsorger seiner ganzen Dienstaufgabe und Stellung nach aus dem Rahmen eines Fürsorgepflegers, wie er im allgemeinen hier gedacht ist, herausfällt und einen besonderen Typ bildet, ist es notwendig, ehe die ursprünglich angeschnittene Frage weiterverfolgt wird, sich etwas näher vielleicht noch mit ihm zu beschäftigen. Er nimmt unter all den anderen, sonst in der psychiatrischen Fürsorge, wenigstens in Deutschland in Verwendung befindlichen Fürsorgepflegern eine Sonderstellung ein. Am ehesten gleicht seine Stellung derjenigen, welche etwa die social workers in amerikanischen psychiatrischen Fürsorgen innehaben. In den amerikanischen Fürsorgen sind Sozialbeamtinnen beschäftigt, die in besonderen Schulen eine bestimmte Ausbildung in sozialer Fürsorge für Geisteskranke empfangen haben.

Teilweise, aber anscheinend nur in sehr geringem Ausmaße, sind sie Organe einer als besonderes Ressort der Krankenanstalt organisierten Außenfürsorge. In der Mehrzahl sind sie wohl Organe von sozialen Organisationen, die mit der Anstalt nur in losester Verbindung stehen. Sie haben die Aufgabe, auf Wunsch der Ärzte, auf Grund eigener Anschauung Berichte über Person und häusliche Verhältnisse von Kranken zu erstatten, Pflege und Fürsorge für Entlassene zu übernehmen und sie zu überwachen. Anscheinend handeln sie völlig selbständig ohne ärztliche Überwachung.

In Frankfurt ist nach Raeckes Veröffentlichungen als Fürsorger ein in sozialer Arbeit erfahrener Angestellter der Wohlfahrtszentrale des Stadtrats bestellt worden, der für seine besondere Aufgabe durch einen praktischen Ausbildungskurs als Gehilfe des Oberpflegers in der Irrenanstalt geschult wurde, um den Umgang mit geistig abnormen Menschen zu erlernen. Nach Raeckes letzter Veröffentlichung über die Frankfurter Fürsorgestelle ist die Tätigkeit dieses Fürsorgers eine relativ sehr selbständige, wenn sie auch schließlich durch Besprechung mit dem Tür an Tür amtierenden Fürsorgearzt beeinflußt wird. Raecke sagt dazu selbst:

„Fürsorgearbeit im engeren Sinne ist Aufgabe der sozialen Abteilung, die im Einvernehmen mit dem Arzte von einem Fürsorgebeamten geleitet wird, dem wieder eine spezielle Fürsorgerin zur Unterstützung beigegeben ist. Die Anstellung eines weiteren männlichen Fürsorgers ist beantragt. Auch diese soziale Abteilung hat im gleichen Gebäude ihre regelmäßigen Sprechstunden, teils vormittags, teils nachmittags. Da beiden Abteilungen ein gemeinsames Wartezimmer zugewiesen ist, auch die Akten gemeinsam geführt werden, ist die Verbindung eine so innige, daß sich schon automatisch ein reibungsloses Zusammenarbeiten ergibt. Der Fürsorgebeamte befaßt sich hauptsächlich mit Besorgung von Arbeit, Kleidung, Wohnung usw., vermittelt bei Wohlfahrtsamt und Arbeitsamt, gewährt Hilfe in Gerichtssachen, Steuerfragen, Mietstreitigkeiten, Ehewirren usw. Ferner erledigt die soziale Abteilung durch Hausbesuche die nötigen Nachforschungen, übt Schutzaufsicht aus, beredet die vergeblich vom Arzte Vorgeladenen, in der Poliklinik zu erscheinen. Aber auch Vormundschaften und Pflegschaften werden hier übernommen. Es wird bei Transporten nach Anstalten mitgewirkt, die Verbindung mit den aufs Land verpflanzten Klienten aufrechterhalten. Dagegen werden ärztliche Hausbesuche nach Möglichkeit eingeschränkt, um die Empfindlichkeit der praktizierenden Kollegen zu schonen."

Um nun nach dieser an sich notwendigen Abschweifung zur eigentlichen Frage zurückzukehren, so sehen wir, wenn wir aus den bisher gegebenen praktischen Fällen Schlüsse für die Lösung unserer Frage ziehen wollen, daß die Art der Verwendung männlicher Fürsorgepfleger in den einzelnen Fürsorgen eine sehr verschiedene ist. Konstanz verwendet einen männlichen Pfleger bei den männlichen Entlassenen, auch in

Leipzig ist dies der Fall. In Erlangen werden die im Dienst befindlichen zwei männlichen Fürsorgepfleger in gänzlich verschiedener Weise verwendet. Der eine versorgte bisher außer Erlangen-Stadt hauptsächlich die ländlichen Gebiete in weitem Umkreise um Erlangen herum, und zwar gleichgültig, ob es sich um männliche oder weibliche Schützlinge handelt. Der Grund, warum man hier zu einem Mann griff, war vor allem der, daß eine weibliche Person den körperlichen Strapazen, die durch sehr häufige, über sehr weite Strecken führende Radfahrten und Fußmärsche, oft im rauhesten Wetter oder bei großer Hitze, bedingt waren, ehe die Fürsorge ein Automobil zur Verfügung hatte, nicht gewachsen gewesen wäre. Der zweite in Nürnberg stationierte Fürsorgepfleger hat die Sonderaufgabe, die auf einem städtischen Gut mit landwirtschaftlichen Arbeiten beschäftigten Schützlinge (hauptsächlich in ihrer Arbeitsfähigkeit Beschränkte, wie Epileptiker. nicht ganz sichere Schizophrene, auch nicht ganz arbeitsfähige Psychopathen usw.), die zu einer Gruppe vereinigt sind, zu beaufsichtigen und anzuleiten. Demnach wurden bisher männliche Fürsorgepfleger verwendet entweder zum ausschließlichen Dienst bei männlichen Befürsorgten, analog wie in den Anstalten, oder da, wo nur eine männliche Kraft für die zu bewältigenden körperlichen Strapazen ausreichte, und endlich für Spezialaufgaben. Diesen wenigen bisher in psychiatrischen Fürsorgen verwendeten Männern gegenüber steht die unverhältnismäßig größere Zahl von Fürsorgepflegerinnen. Und dies gibt zu denken. Sollte dies wirklich nur ein Zufall sein? Nein. Um es kurz zu sagen, die Frau eignet sich ceteris paribus besser zum Fürsorgedienst wie der Mann. Das hierfür Entscheidende liegt im Wesen der Frau überhaupt begründet. Sie vermag sich ihrer ganzen Naturanlage nach besser in fremde Gefühle einleben. Da bei ihr die allgemeinen Gefühlsmomente besser ausgeprägt sind als der kühl rechnende Verstand, eignet sie sich besser für soziale Betätigung, ganz abgesehen davon, daß eine gewisse natürliche Diplomatie ihr den Zugang auch zu Widerstrebenden erleichtert und Reibungen leichter ausgleichen läßt. Dazu kommt, daß nach meinen Erfahrungen in der offenen Fürsorge nicht nur die Frau der Frau gegenüber sich besser ausspricht, sondern auch der Mann. Gar manches Wichtige würde ich in meiner Fürsorge nicht erfahren haben, wenn ich ausschließlich Fürsorgepfleger gehabt hätte. Es ließe sich noch mancherlei anführen, was für die Fürsorgepflegerin spricht, insbesondere die Tatsache, daß auch in den anderen Fürsorgezweigen das weibliche Element überwiegend tätig ist. Es mag jedoch genug sein, um die Frage zu entscheiden, ob männliche oder weibliche Fürsorgepersonen. Die Antwort kann meines Erachtens nach den bisherigen Ausführungen, wie auch in manchen anderen Fragen, nicht mit einem Entweder-Oder, sondern mit einem Sowohl-Als-auch entschieden werden. Wenn auch unter gleichen Umständen der Verwendung einer Fürsorgepflegerin in der offenen psychiatrischen Fürsorge aus obigen Gründen das Wort zu reden ist, kann doch auch der Mann in der Fürsorge nicht entbehrt werden, namentlich, wenn es sich um Spezialaufgaben handelt, wenn große körperliche Anstrengungen gefordert werden müssen, oder wenn endlich gar die Fürsorge mit Aufgaben betraut wird, wie es in Frankfurt der Fall ist.

Als weitere Frage ist zu erörtern: Werden in einer offenen psychiatrischen Fürsorge am besten *Spezialfürsorger* verwendet oder können die Aufgaben der Fürsorgepfleger anderen Fürsorgepersonen, etwa den Bezirksfürsorgerinnen, Kreisfürsorgerinnen, der *Familienfürsorgerin* oder dergleichen überlassen werden?

Ehe wir an die theoretische Erörterung dieser Frage herantreten, erscheint es mir am besten, zunächst wieder einmal Umschau zu halten, wie es in der Praxis der bisher bestehenden offenen Fürsorgen aussieht.

Um mit dem Ausland zu beginnen, so ist weiter oben bereits festgestellt, daß in den amerikanischen psychiatrischen Fürsorgen Spezialfürsorgerinnen mit besonderer Ausbildung tätig sind. Auch in den französischen Fürsorgen scheint dies der Fall zu sein. Wenigstens glaube ich, einem Referat Roemers über eine Veröffentlichung E. Toulouses entnehmen zu dürfen, daß dem so ist. „Der soziale Fürsorgedienst, der unter ärztlicher Leitung von sozial geschulten Hilfskräften ausgeübt wird, überwacht die berufliche Wiedereingliederung der Entlassenen und sorgt für die Wahrnehmung der Psychopathen, die Erledigung der nötigen Hausbesuche und die Vornahme der erforderlichen Erhebungen usw."

In Deutschland ist die Handhabung, wie aus den Einzelberichten hervorgeht, auf die ich wohl der Kürze halber verweisen darf, eine außerordentlich verschiedene. Wir unterscheiden, wenn ich so sagen darf, drei Systeme. 1. Einzelne Fürsorgen verwenden nur Spezialfürsorger, d. h. psychiatrisch und sozial geschulte Fürsorger bzw. Fürsorgerinnen, welche sich ausschließlich mit der Berufsaufgabe der offenen psychiatrischen Fürsorge befassen und im Hauptamt oder Nebenamt als Beamte oder Angestellte derjenigen Behörde usw. zu betrachten sind, von der die offene Fürsorge organisiert ist. Hierher gehören Erlangen, Frankfurt (?), Leipzig u. a. 2. Andere Fürsorgen verwenden *neben* ihren Spezialfürsorgern Bezirksfürsorgerinnen usw., endlich noch Vertrauensleute, die sie aus bestimmten Berufskreisen entnehmen und über die später einiges zu sagen sein wird. Diesen Mischtyp vertreten namentlich die badischen Fürsorgen. Auch Sanitätsrat Dr. Wickel-Haina ist Anhänger dieser Form, wie sich aus seinem Aufsatz: „Die Aufgaben der Kreisfürsorgerin (Kreisfürsorgeschwester) bei Nervenkranken" ersehen läßt.

Die dritte Form endlich stellt die Verwendung ausschließlich von Fürsorgern dar, die in der allgemeinen Fürsorge tätig sind. Dies ist am ausgesprochensten in jenen Fürsorgen der Fall, die in gar keinem Zusammenhang mit irgendwelchen psychiatrischen Anstalten stehen oder wenigstens bisher nicht gestanden haben, also in den kommunalen Fürsorgen für Geisteskranke, namentlich im rheinisch-westfälischen Industriegebiet.

Wir sehen demnach auch hier wieder, wie in der Entwicklung mancher Formen der offenen psychiatrischen Fürsorge überhaupt, daß die örtlichen besonderen Verhältnisse, aus denen die Fürsorge erwachsen ist, den Anstoß und Ausschlag für manche Besonderheit des Fürsorgeaufbaues, in unserem Falle für die verschiedene Auswahl der Fürsorger als nichtärztliche Helfer in der offenen Fürsorge gegeben haben. Geht die Fürsorge von einer Heil- und Pflegeanstalt aus, was ist naheliegender, als daß in einer solchen Fürsorge diejenigen Kräfte verwendet werden, die hier bereits vorhanden sind? Ebenso ist es an sich nicht zu verwundern, daß Fürsorgen, die von kommunalen Vereinigungen ausgehen, welche das ganze Problem der Gesundheitsfürsorge der Bevölkerung in der Bezirksgesundheitsfamilienfürsorge (WENDENBURG) lösen wollen und im Verfolge dieses Strebens auch die psychiatrische Fürsorge eingegliedert haben, zur Erfüllung der gestellten Aufgaben ihre bereits vorhandenen Kräfte benutzen, also neben dem Kommunalarzt die Bezirksfürsorgerin. Da, wo Mischungen dieser beiden Systeme eingetreten sind, wie etwa in Mannheim, wo neben den Spezialfürsorgern ehrenamtliche Helfer verwendet werden, wie etwa in der Konstanzer Fürsorge, scheinen mir finanzielle Gesichtspunkte maßgebend gewesen zu sein.

Ein Werturteil über die einzelnen Systeme abzugeben, ist deshalb schwierig, weil eine rein theoretische Abwägung aller Für und Wider überhaupt nicht möglich und auch unzuverlässig sein dürfte. Entscheidend werden, wie ja die Praxis erkennen läßt, immer die örtlich gegebenen Verhältnisse, die verfügbaren Mittel und vielleicht auch Anschauungen sein. Das eine darf jedoch wohl gesagt werden, ohne daß deswegen der Vorwurf einseitiger Parteinahme erhoben werden muß: Das Ideal erscheint mir die Verwendung von Spezialfürsorgern. Die Gründe, welche mir *für Spezialfürsorger(innen)* zu sprechen scheinen, sind folgende:

1. Der Spezialfürsorger hat vor allen anderen Fürsorgern voraus, daß er für die besonderen Aufgaben einer Fürsorge für geistig Abnormale von vorneherein jene Einstellung und jene Kenntnisse für den besonderen Umgang mit seinen Schützlingen mitbringt, die unerläßlich sind, um diese Art der Fürsorge wirksam zu gestalten. Geistig Abnorme, ihr Fühlen, Wünschen, Wollen und Handeln, das, was ihnen wirklich nottut, kann nur der verstehen und begreifen, welcher durch langen Umgang mit solchen Menschen verschiedenster Ausprägung und durch eine intime theoretische Kenntnis des Wesens und der Erscheinungsformen geistiger Abnormitäten dazu geschult ist. Und das ist nur einer, welcher über längere Zeit als Irrenpfleger in einer Irrenanstalt mit allen Aufgaben des Pflegedienstes sich vertraut gemacht hat.

2. Nach meinem Dafürhalten ist es leichter und rascher möglich, sich mit den sozialen Aufgaben, die für den Fürsorgedienst nötig sind, vertraut zu machen, als daß sich umgekehrt ein Sozialpfleger das notwendige psychiatrische Rüstzeug anschafft. KLÄSI sagt, daß auch das Pflegepersonal im Umgang mit den Kranken nicht immer ganz sicher sei, und daß man nicht viele habe, welche sich immer sachlich und würdig genug benehmen können. Zum Umgang mit Geisteskranken gehört eben mehr, gehört vor allem ein Einfühlungsvermögen in die krankhaften Vorgänge bei unseren Kranken. Umgang mit geistig Abnormen und die Erkenntnis, was ihnen nottut (z. B. bei drohender Selbstmordgefahr!), lernt sich nicht aus Theorie, sondern aus langer Praxis.

3. Zum Spezialfürsorger kann, was seine Eignung für den offenen Fürsorgedienst anlangt, unter einer großen Zahl von Pflegern bzw. Pflegerinnen einer Irrenanstalt jeweils der geeignetste herausgesucht werden, wobei wenigstens meistens langjährige Beobachtung der betreffenden Person und ihre Leistungen und Eignung mitbestimmend sind. Wird die Aufgabe der psychiatrischen Fürsorge den Bezirksfürsorgerinnen überlassen, dann ist eine Auswahl nach besonderer Eignung für die besondere Aufgabe nicht möglich. Der jeweils vorhandenen Bezirksfürsorgerin eines Bezirkes muß auch die psychiatrische Fürsorge überlassen werden, ganz gleichgültig, ob sie ihr liegt oder nicht. Und ob die Aufgabe einer Fürsorgerin liegt oder nicht, ist gerade bei der psychiatrischen Fürsorge am wenigsten gleichgültig.

Noch eines zu diesem Punkt: Stellt sich in der Praxis heraus, daß man sich bei der theoretischen Auswahl einer aus der Anstalt kommenden Spezialfürsorgerin bezüglich ihrer Eignung getäuscht hat, kann man sie ohne weiteres in den Anstaltsdienst zurücknehmen. Eine Bezirksfürsorgerin kann man nicht einfach wegschicken, weil sie für einen, wenn auch wichtigen Teil ihrer Gesamtaufgabe nicht geeignet ist.

4. Die Bezirksfürsorgerin usw. ist meist mit Aufgaben überlastet. Mutterschutz, Säuglingspflege, Schulpflege, Tuberkulosenfürsorge u. dgl. m. nehmen ihre Kräfte bereits so in Anspruch, daß für die psychiatrische Fürsorge nicht mehr viel übrigbleibt, selbst wenn sie dafür Verständnis haben sollte. Und psychiatrische Fürsorge will, das kann nicht genug betont werden, Zeit haben, sehr viel Zeit, wenn anders sie überhaupt etwas taugen und leisten soll. Sie gerät sonst zu leicht in die Gefahr, nur auf dem Papier zu stehen.

5. Bei der verkürzten Ausbildung in psychiatrischen Dingen, die sich nach Lage der Sache ja meist nur auf theoretischen Unterricht mit einigen Anschauungsbeispielen gründen muß, besteht die Gefahr des Halbwissens und der daraus sich ergebenden schiefen Einstellungen.

6. Es scheint mir mit ein Beweis für die hier vertretenen Auffassungen, daß in sozialer Fürsorge so erfahrene Städte, wie Nürnberg und Mannheim, in denen im übrigen Familienfürsorge, ausgeübt durch Bezirksfürsorgerinnen, durchgeführt ist, neben dieser allgemeinen Fürsorge doch auch zu ganz bestimmten Aufgaben Spezialfürsorgerinnen verwenden, und das gerade auf einem Gebiete, das mit unserem Gebiete sich in mancher Beziehung, wie ich aus Erfahrung weiß, nahe berührt, nämlich auf dem Gebiete der Gefährdetenfürsorge.

Exempla docent. Die Erlanger Fürsorge hat, um der Stichhaltigkeit obiger Gründe nachzuspüren, die Probe auf das Exempel gemacht. Es wurde mit einer bisher im Schreibdienst der Anstalt verwendeten Kraft mit guter Intelligenz und gutem Willen und Fleiß der Versuch gemacht, sie als Fürsorgepflegerin zu verwenden. Trotz intensivster Anleitung konnte sie sich, trotzdem der Versuch anderthalb Jahr fortgesetzt wurde, nicht in dem Maße in ihre Aufgabe finden, wie es gefordert werden mußte. Sie fühlte jeden Tag die Unsicherheit selbst aufs neue. Stets ging sie, namentlich an gewisse ihrer Schützlinge, mit Zagen und mit Ängstlichkeit heran. Und alles war nur zurückzuführen auf die Unsicherheit des Grundes, auf dem sie stand, auf die ihr mangelnde Ausbildung in einer längeren Anstaltsschule.

Auch Wendenburg, der in kommunaler Fürsorge wohl die größte Erfahrung haben dürfte, muß zugeben, daß es zu Schwierigkeiten führt, wenn jedwede Bezirksfürsorgerin, die eben gerade da ist, auch mit den psychiatrischen Fürsorgeaufgaben betraut werden muß. Dies geht aus seinem Bericht (s. S. 76) deutlich hervor, wenn er sagt: „Je nach der Eignung hat sich auch hier wie bei anderen Fürsorgezweigen herausgestellt, daß eine oder mehrere Fürsorgerinnen eines großen Verwaltungsbezirkes sich mit den Fragen dieses Zweiges in besonderem Maße beschäftigen und dadurch sozusagen für die übrigen zur Vertrauensfürsorgerin geworden sind. Sie sind dann auch diejenigen, die die Krankenblätter der Fürsorgestellen führen, Statistiken machen und stets bei allen Fällen zugegen sind." Also, wenn wir das ins Deutsche übersetzen, doch Spezialfürsorgerinnen.

Als Gründe, welche gegen die Verwendung einer Spezialfürsorgerin zu sprechen scheinen, werden angeführt:

1. Der allgemeine Grund, der gegen jede Spezialfürsorge angewendet wird; es würden durch das Nebeneinander vieler Spezialfürsorgen die einzelnen Familien zu sehr überlaufen. Ich darf dazu vielleicht anführen, daß ich in Nürnberg, wo ja unsere Spezialfürsorge neben der Familienfürsorge arbeitet, nie Klagen in dieser Richtung gehört habe.

2. Die Verwendung der bereits vorhandenen Kräfte, wie Bezirksfürsorgerinnen, Kreisfürsorgerinnen, bedeutet finanziell eine Einsparung.

Bei kritischer Abwägung aller dieser Für und Wider erscheint mir doch das Ideal der (die) Spezialfürsorger(in). Damit soll nicht gesagt werden, daß nicht unter besonderen Umständen auch zur Verwendung von Bezirksfürsorgerinnen oder schließlich auch anderem Hilfspersonal gegriffen werden soll. Die besonderen Umstände werden immer in örtlichen oder namentlich auch finanziellen Verhältnissen gegeben sein.

Man soll als Fürsorger in der psychiatrischen Fürsorge keine sogenannten gescheiterten Existenzen verwenden. Die Erfahrung lehrt, daß vielfach Psychopathen und Wirrköpfe, die sonst im Leben nicht vorwärtskommen, welche, soweit sie den gebildeten Ständen entstammen, es in ihrer Ausbildung zu keinem Abschluß, zu keinem Examen gebracht haben, vielfach Fürsorgestellen benutzen wollen, um sich eine Existenz zu sichern. Auch Unstete, die an allen Berufen etwas nippen, suchen sich oft in solche Stellen zu drängen. Dazu ist bekannt, daß gerade Psychopathen oft von Krankenpflege, sozialen Bestrebungen u. dgl. angezogen werden, wie die Motten vom Licht. Vor all diesen erfahrungsgemäß höchst ungeeigneten, auch charakterologisch oft sehr zweifelhaften Elementen kann nicht eindringlich genug gewarnt werden.

Ein weiteres, hier einschlägiges, mir wesentlich dünkendes Moment scheint mir zu sein, daß die Fürsorger nicht bevölkerungsfremd sind. Allzu große Stammesverschiedenheit erschwert einerseits dem Fürsorger, sich in die besondere Eigenart, die durch besondere Stammeszugehörigkeit bedingt ist, einzufühlen, wie auch andererseits umgekehrt die Schützlinge dem allzu stammesfremden Fürsorger, wenn sie ihn vielleicht auch nicht ablehnen, aber doch ohne innere Beziehungen und Verständnis gegenüberstehen würden.

Eine sehr wichtige Rolle spielt die Ausbildung der Fürsorger.

Zunächst einmal die Ausbildung der Spezialfürsorger. In einem besonderen in der „Irrenpflege" veröffentlichten Aufsatz habe ich[1] mich bereits eingehender mit dieser Frage befaßt. Als Vorbedingung habe ich gefordert, daß der Fürsorger längere Zeit, am besten mehrere Jahre, als Pfleger in einer Irrenanstalt tätig war und alle Zweige des Dienstes kennengelernt und sich mit allen Erscheinungen geistig abnormer Zustände vertraut gemacht hat. Verkehr und wirkliches Verständnis mit geistig Abnormalen lernt sich nur in langem intimen Umgang mit ihnen. Daß er während seines Anstaltsdienstes die Krankenpflegeschule besucht hat, dort mit den Forderungen der körperlichen und seelischen Krankenpflege eingehendst vertraut gemacht wurde und die Schule mit einer Prüfung abgeschlossen hat, möchte ich als selbstverständlich ansehen. Soll der Fürsorger für alle Forderungen seines Berufes völlig gerüstet sein, dann gehört zu seiner Ausbildung auch die in sozialer Fürsorge. Die Wege hierzu sind verschiedene. Nach unseren Erfahrungen erscheint, um diese Ausbildung zu gewinnen, der Weg geeignet, daß er für längere Zeit in eine *Fürsorgestelle* abgeordnet wird, wo bereits die psychiatrische Fürsorge in Blüte steht. Die Erlanger Fürsorge hat solche Ausbildungen bereits verschiedentlich übernommen. Da ihn sein Beruf häufig mit anderen Zweigen der sozialen Wohlfahrtspflege zusammenführt, ist es auch erwünscht, daß er diese wenigstens in den Grundzügen kennenlernt, daß er namentlich auch über die einschlägigen Gesetze und Verordnungen Bescheid weiß. Manches davon wird er ja bei der praktischen Ausbildung in der Fürsorgestelle für Nerven- und Gemütskranke kennenlernen, besser wird er jedoch damit vertraut werden, wenn er auch einige Zeit beim *Wohlfahrtsamt* einer größeren Stadt praktiziert und dort durch die Bezirksfürsorgerinnen Einblick in diese Aufgaben erhält. Ich weiß nicht, ob alle Wohlfahrtsämter größerer Städte solche Einführungen gestatten, von Nürnberg weiß ich jedoch ganz bestimmt, daß dies der Fall ist. Für die weitere Fortbildung mögen dann später die *Fortbildungskurse* für *Bezirksfürsorgerinnen* usw., wie sie z. B. in Bayern von der bayerischen Arbeitsgemeinschaft zur Förderung der Volksgesundheit mit Unterstützung des Staatsministeriums des Innern veranstaltet werden, ins Auge gefaßt werden, an denen auch andere in der Gesundheitsfürsorge tätige Personen in beschränkter Zahl teilnehmen können. Was in Bayern der Fall ist, wird wohl auch in anderen deutschen Staaten nicht fehlen. Weiterhin vermögen Konferenzen, Besprechungen usw., die Fortbildung zu fördern. Endlich erscheint es notwendig, daß gute Fachliteratur zur Verfügung steht. Roemers Vorschläge zur beruflichen Ausbildung des Pflegepersonals bewegen sich bezüglich der Ausbildung zum Fürsorgepfleger in ähnlicher Richtung. Er fordert vor allem die Einrichtung eines gehobenen Kurses, in dem die nötigen psychiatrischen, medizinischen und sozialen Kenntnisse dem künftigen Fürsorgepfleger vermittelt werden sollen.

Werden in der offenen Fürsorge für geistig Abnorme keine Spezialpfleger, also etwa Bezirksfürsorgerinnen, Helferinnen der charitativen Verbände u. dgl. verwendet, so ist deren Ausbildung für die besonderen Aufgaben der psychiatrischen Fürsorge naturgemäß eine grundsätzlich andere wie die der Spezialfürsorger. Für diese Ausbildung haben uns die badischen Fürsorgen, die Frankfurter Fürsorge und auch die kommunalen Fürsorgen im Rheinland und Westfalen die Wege gewiesen. In Baden wurden an den Anstalten, von denen die Fürsorge ausgeht, z. B. in Konstanz, über *mehrere Tage sich erstreckende Kurse* abgehalten, um die Vertreter der allgemeinen Fürsorge in die besonderen Aufgaben psychiatrischer Fürsorgearbeit einzuführen. Außerdem wurden Kreispflegerinnen und städtische Fürsorgeschwestern wiederholt zu Besuchen im Distrikt mitgenommen. Thumm hebt jedoch hervor, daß er die Mitarbeit dieser Pflegerinnen nur als gelegentliche ansieht, während Leitung und Hauptleitung der Anstalt und ihren fachlich ausgerüsteten Organen überlassen werden müsse. In *Köln* wurde für die Bezirksfürsorgerinnen, sowie auch für andere interessierte, amtliche und private Hilfskräfte in der psychiatrischen Klinik als der Trägerin der offenen Fürsorge vom Fürsorgearzt ein zehnstündiger Kurs mit Krankenvorstellungen abgehalten. Der *Frankfurter* Fürsorger wurde, wie schon erwähnt, in einem praktischen Ausbildungskurs in der Irrenanstalt als Gehilfe des Oberpflegers für seine Aufgabe geschult. Die kommunalen Fürsorgen in Rheinland und Westfalen suchen die spezielle Ausbildung ihrer Bezirksfürsorgerinnen durch *örtliche Kurse* und durch häufige *Besuche der Anstalten* zu erreichen. Auch Wendenburg spricht dabei von Schwierigkeiten dieser Ausbildung. Nach meiner Meinung wäre eine einigermaßen genügende Ausbildung nur zu erreichen, wenn ähnlich, wie beim Frankfurter Fürsorger, die Auszubildenden einen praktischen Ausbildungskurs in einer Irrenanstalt durchmachten. Dies scheint mir namentlich dann erforderlich, wenn nicht neben den nichtspezialistischen Fürsorgern ein Spezialfürsorger für Anleitung vorhanden ist.

Eine für die offene Fürsorge und deren Bestand lebenswichtige Frage ist auch die Sorge, daß immer verwendbarer und guter *Ersatz* von *Fürsorgern* vorhanden ist, um namentlich bei weiblichem Personal immer wieder vorkommende Ausfälle rechtzeitig decken zu können. Zu dieser Sorge gehört auch die *gesundheitliche Überwachung* der vorhandenen Fürsorgekräfte. Es ist schon hervorgehoben worden, daß der Fürsorgedienst ein körperlich und geistig anstrengender ist, eine Erfahrung, die auch bei den sonstigen Fürsorgern, wie z. B. Kreisfürsorgerinnen, gemacht wird. Es ist dafür Sorge zu tragen, daß mit dem Personal nicht Raubbau getrieben wird, daß rechtzeitig und genügend für freie Zeit und Erholung des Personals gesorgt wird. Eventuell kommt bei Spezialfürsorgern auch zeitweilige Zurücknahme in die Anstalt auf einen leichteren Posten in Frage; doch ist hierin eine gewisse Vorsicht anzuraten. Häufiger Wechsel von Fürsorgepersonal wird erfahrungsgemäß von den Betreuten schlecht vertragen. Sie lieben es nicht, ihre Geheimnisse und Sorgen immer wieder anderen Leuten anzuvertrauen. Es kommt damit Unruhe in die Fürsorge und schließlich auch die Gefahr einer Ablehnung.

Endlich verträgt auch nicht mehr jede Fürsorgerin, die sich im Außendienst eingelebt hat, den Anstaltsdienst. Es besteht die Gefahr, daß man tüchtige Kräfte verliert, wenn man allenfalls hier etwas erzwingen wollte.

Bezüglich der *Stellung des Fürsorgepersonals* ist nur für die Spezialfürsorger etwas zu sagen: Die Stellung und Gehaltsfragen nichtspezialfürsorgerischen Personals richtet sich nach den Grundsätzen, die für dieses Personal maßgebend sind.

Werden in einer psychiatrischen Fürsorge, die von einer Anstalt ausgeht (externer Dienst), Spezialfürsorger verwendet, so erscheint es notwendig und gerecht, sie in Stellung und Gehalt gegenüber dem gewöhnlichen Anstaltspfleger etwas herauszuheben. Der Fürsorgepfleger hat, entsprechend den besonderen Anforderungen seines Berufes, nicht nur eine im allgemeinen selbständigere Stellung, er hat auch eine größere Verantwortung. Außerdem treten an ihn größere dienstliche Verpflichtungen heran. Der Anstaltspfleger hat meist eine genau abgemessene Zahl von Dienststunden. Hat er sie abgeleistet, so ist er völlig frei und sein eigener Herr. Der Fürsorgepfleger kann nicht an einer bestimmten Wochenstundenzahl kleben, wenn er in seinem Dienst aufgeht. Er ist nie Herr seiner Zeit, auch nicht seiner freien, weil sich seine Klienten nicht darum kümmern werden und ihn auch aufsuchen werden, wenn er frei hat. Wird er in der Fürsorgestelle wohnen, was des Telephones wegen praktisch meist der Fall sein wird, dann ist er nie sicher, daß er von irgend jemandem herangeholt wird. Auch nachts ist seine Ruhe gefährdet. Dieses Mehr an Arbeit und Selbständigkeit und Verantwortung gegenüber dem Anstaltspfleger muß auch entsprechenden Ausdruck in Stellung und Gehalt finden. Dazu kommt, daß er auch einen höheren persönlichen Aufwand hat infolge von stärkerer Abnutzung von Schuhen und Kleidern. Während der Anstaltspfleger meist zum wenigsten Schutzkleider unentgeltlich gestellt erhält, muß der Fürsorgepfleger eigene und bessere Kleidung tragen.

Es wird, wenn der Fürsorgepfleger in eine Gruppe der staatlichen Gehaltsordnung eingereiht ist, was meist der Fall sein wird, wohl nicht möglich sein durch Zulagen u. dgl. das Mehr an Arbeit und Aufwand auszugleichen. Es kann jedoch wenigstens einigermaßen ausgeglichen werden durch eine raschere Beförderung in gehobenere Stellen: Oberpfleger, Pflegemeister, Pflegersekretär usw.

Bei Dienstgeschäften außerhalb seines Dienstortes ist Dienstaufwandsentschädigung usw. geboten. Inwieweit dem erhöhten Aufwand an Kleidern und Schuhen Rechnung getragen werden kann, wird nach den besonderen örtlichen Verhältnissen wohl verschieden sein. Gerecht wäre eine entsprechende Berücksichtigung.

Bei dieser Gelegenheit mag eine prinzipielle Erwägung Erörterung finden. Es ist für gewöhnlich Sitte, daß im allgemeinen Fürsorgedienst verwendete Personen, wie Bezirksfürsorgerinnen, Helferinnen charitativer Verbände u. dgl., in Ausübung ihres Dienstes die Schwesterntracht tragen. Im allgemeinen Fürsorgedienst mag dies angehen. Im speziell psychiatrischen Fürsorgedienst möchte ich auf Grund der Mannheimer und meiner Erfahrungen ernstlich von der Verwendung einer besonderen Dienstkleidung abraten. Der Fürsorgepfleger soll bei seinen Besuchen möglichst wenig auffallen. Kein Unbeteiligter soll merken, warum er kommt. Verschwiegenheit in jeder Form ist das oberste Gebot psychiatrischer Fürsorge. Deshalb darf der Fürsorgepfleger auch in seinem Äußeren nicht auffallen.

Angezeigt erscheint die Aufstellung einer Dienstanweisung für den Fürsorgepfleger, in der seine Stellung, seine Rechte und Pflichten in kurzen Zügen klar umrissen werden. Als Muster hierfür möge vielleicht die von Kolb abgefaßte, für die Erlanger Fürsorgepfleger in Gebrauch befindliche Dienstanweisung gelten. (Siehe Anhang.) Sie ist in der veröffentlichten Form in neuester Zeit allerdings den neueren Anforderungen und der jetzigen Organisation der Fürsorge entsprechend gegenüber dem ursprünglichen Entwurf Kolbs etwas geändert. Die ursprüngliche Fassung Kolbs ist veröffentlicht in seiner Arbeit: „Die Reform der Irrenfürsorge." Bd. 47 der Zeitschrift für die gesamte Neurologie und Psychiatrie.

c) Hilfskräfte.

Neben der Verwendung des im vorigen Abschnitt besprochenen fachlich ausgebildeten Personals mit spezifischer Berufsaufgabe kann unter Umständen auch die Verwendung von Hilfskräften in der offenen Fürsorge in Frage kommen. Streng genommen sind ja auch bereits die Bezirksfürsorgerinnen und ähnliches im psychiatrischen Fürsorgedienst verwendetes Personal unter letztere einzurechnen, zum mindesten stellen sie bereits einen Übergang vom Spezialfürsorger zur unspezifischen Hilfskraft dar. Wir wollen aber der leichteren Verständigung halber diese als auch sonst in einem amtlichen Fürsorgedienst verwendeten Fürsorger noch zu ordentlichen Fürsorgern zählen, zumal sie ja von manchen Fürsorgen ausschließlich verwendet wurden.

Die Gründe, welche die Verwendung von Hilfskräften im psychiatrischen Fürsorgedienst angezeigt oder vielleicht sogar notwendig erscheinen lassen, sind im wesentlichen zweierlei.

1. Am einschneidendsten kommen wohl, wie heutzutage überall, *finanzielle Gründe* in Frage. Es kann sein, daß namentlich zu Beginn einer Fürsorge, insbesondere solange sie einerseits zahlenmäßig noch klein ist, andererseits aber sich räumlich über ein ausgedehntes Gebiet erstreckt, die Verwendung von mehreren Spezialfürsorgern sich verbietet, da dies im Verhältnis zu den aufgewendeten Kosten zu teuer käme. Es kann ferner sein, daß besondere Mittel überhaupt nicht aufgewendet werden können.

2. Können *örtliche Verhältnisse* die Verwendung von Hilfskräften zum mindesten wünschenswert erscheinen lassen. Z. B. kann wohl da, wo Irrenhilfsvereine bereits seit längerer Zeit bestehen, deren Mitwirkung nicht ausgeschaltet oder umgangen werden. Auch andere örtliche Faktoren können es wünschenswert machen, daß Hilfskräfte zur Fürsorge herangezogen werden, wie wir dies z. B. in der Konstanzer Fürsorge mit den Geistlichen sehen.

Vom prinzipiellen Standpunkte aus ist gegen die Verwendung solcher Hilfskräfte nichts einzuwenden, wenn ihre Verwendung in richtiger Form geschieht, d. h. unter Anleitung eines psychiatrisch gut ausgebildeten Fürsorgearztes und neben einem sehr guten Spezialfürsorger. Außerdem muß der Aufgabenkreis solcher Hilfskräfte wohl abgemessen und auf ihre spezielle Eignung zugeschnitten sein. Der Nachdruck ist auf das Wort Hilfe zu legen. Die Hauptfürsorge muß den Spezialkräften überlassen bleiben, während die Hilfskräfte lediglich auf bestimmte Aufgaben beschränkt bleiben sollen.

Die Gefahren der Verwendung von Hilfskräften liegen namentlich in der allgemein menschlichen Neigung, zu selbständig zu werden und Aufgaben an sich zu reißen, denen sie nach Vorbildung und Fähigkeit nicht gewachsen sein können oder nur in ganz bestimmten seltenen Ausnahmefällen gewachsen sind. Da es, wie schon weiter oben erwähnt, für Laien, auch den gebildeten, meist sehr schwer ist, zu geistig abnormen Menschen die richtige Einstellung zu finden, so besteht selbst bei einer gewissen oberflächlichen Einführung in die besonderen Aufgaben unseres Dienstes und gerade deswegen die Gefahr, daß sich solche Hilfs- kräfte vielfach unsicher fühlen. Daraus ergibt sich nicht selten die Neigung, derartige ihnen innerlich unbequeme Aufgaben, wenn auch nicht gerade bei Seite zu schieben, so doch weniger intensiv zu behandeln. Noch eine Gefahr besteht. Je mehr Köpfe in einer Sache tätig sind, desto größer ist die Möglichkeit verschiedener Meinungen und schiefer Urteile, die das in jeder Fürsorge unbedingt nötige Zusammenarbeiten gefährden.

Es ist demnach eine intensive Kontrolle notwendig, wenn Hilfskräfte in einer Fürsorge tätig sind; es ist notwendig, daß die sachverständige Leitung alle Fäden in der Hand behält. Notwendig ist endlich auch, alle ungeeigneten und störenden Elemente fernzuhalten bzw. abzustoßen.

Als solche Hilfskräfte im obigen Sinne kommen in Betracht:

1. Helfer und Helferinnen irgendwelcher charitativer Verbände. Ich möchte hierzu der Einfachheit halber auch Helfer usw. zählen, die als Organe von Irrenhilfsvereinen tätig sind.

2. Vertrauensleute, die in ihrer Eigenschaft als Vereinsmitglieder solcher Irrenhilfsvereine oder auch charitativer Verbände gewonnen werden oder von dem Leiter der offenen Fürsorge selbst ausgewählt werden, weil sie kraft ihres Amtes, ihrer Stellung oder besonderen Eignung besonders für eine Mithilfe tauglich erscheinen. Es ist hier vor allem an Geistliche, Lehrer, Bürgermeister, Waisenräte, Gewerkschaftssekretäre, Betriebsräte, auch Ärzte u. dgl. zu denken.

Es liegen hierfür bereits bestimmte Erfahrungen vor. Vor allem berichtet Thumm, Konstanz, über solche. Er hat sich als Vertrauensleute insbesondere die *Ortspfarrer* ausersehen, da der Ortspfarrer nach seiner Vertrauensstellung, seinem autoritativen Einfluß, seiner genauen Kenntnis der persönlichen Verhältnisse in der Gemeinde und seiner Einstellung auf soziale und fürsorgerische Belange besonders geeignet sei und ferner die wichtige Verbindung mit dem Charitasverband trage, dessen Vertrauensperson er sei. Vom Pfarrhaus aus gelange man am leichtesten in die Familien. Es ist auch nach den Erfahrungen der Erlanger Fürsorge bedingungslos zuzugeben, daß namentlich für die ländliche Fürsorge der Pfarrer der geeignetste Vertrauensmann ist, soweit ihm nicht die persönliche Eignung fehlt. Beizupflichten ist auch der Ansicht Thumms, daß der Bürgermeister meist eine minder geeignete Persönlichkeit ist, da er vielfach zu sehr im Banne der Interessen der Gemeindefinanzen steht. Weit mehr geeignet erscheinen die Lehrer, vorausgesetzt, daß hier eine besonders sorgfältige persönliche Auswahl getroffen wird. Namentlich ältere Lehrer kennen die Leute ihrer Gemeinde bereits von Jugend auf und oft durch Generationen. Zu fordern sind aber bei ihnen neben persönlicher Eignung soziales Interesse und der Wille, eine solche Aufgabe zu übernehmen, und endlich auch Eingehen auf die besonderen Wünsche und Anregungen des Fürsorgearztes.

Besonderer Erwähnung bedarf die Mitwirkung der *Ärzte* in der offenen Fürsorge, falls an eine solche gedacht wird. Es wird ja das allgemeine Prinzip jeder Fürsorge sein, ihre Tätigkeit auf Beratung, Beaufsichtigung und soziale Fürsorge zu beschränken, jede ärztlichmedizinische Behandlung, von ganz bestimmten, praktisch kaum ins Gewicht fallenden Ausnahmen abgesehen, aber abzulehnen und diese den praktizierenden Ärzten zu überlassen. Auch dies kann natürlich als Mitwirkung bei der Fürsorge aufgefaßt werden und ist es auch bis zu einem gewissen Grade, da ja dazu immerhin ein Zusammenarbeiten, eine gegenseitige Verständigung zwischen Arzt und Fürsorge notwendig wird. In diesem Sinne fasse ich auch die Forderung Raeckes von dem verständnisvollen Mitarbeiten der praktischen Ärzte in der Fürsorge auf.

Was jedoch hier gemeint wird, ist ein Mitarbeiten der Ärzte an der Fürsorge über Behandlung und bloße Verständigung hinaus. Ein solches Mitarbeiten, namentlich auch soweit eine soziale Fürsorge in Frage kommt, wird sich meist nur da ermöglichen lassen, wo der betreffende Arzt selbst Zeit, Lust und Willen dazu hat, denn eine Entschädigung für die aufgewendete Mühe und Zeit wird wohl zumeist nicht in Frage kommen. Wertvoll an sich ist diese Mitwirkung namentlich auch gerade wieder in ländlichen Fürsorgen, wo noch mehr wie in der Stadt der Arzt nach Art des alten Hausarztes leider verschwundener Tage auch heute noch die Familien und ihre Verhältnisse kennt. Solche Mitarbeit in bestimmten Rahmen, namentlich in Form von Auskünften, Berichten, würde die psychiatrische Fürsorge nicht allein in ihrem sozialen Teil, sondern insbesondere auch in ihren wissenschaftlichen Aufgaben erheblich fördern können, gewiß auch nicht zum Schaden der praktischen Ärzte selbst. Um die Mitarbeit der Ärzte zu erleichtern, könnte man vielleicht daran denken, ihnen für bestimmte Berichte, Zeugnisse usw. Honorare aus Mitteln der Fürsorge zu gewähren. Es müßte in diesem Falle eine eigene Position für diese Zwecke in den Fürsorgeetat eingesetzt werden.

Es besteht vielleicht Veranlassung, auch hier einige Worte zu dem Verhältnis *praktizierender Ärzte und Fürsorge* überhaupt zu sagen. Ich weiß, es herrschen vielfach auf diesem Gebiete Mißverständnisse. Die praktizierenden Ärzte sind geneigt, in den Fürsorgen überhaupt einen Einbruch in ihre Rechte zu sehen. Ich kann, wenigstens für die psychiatrische Fürsorge, einen, solchen Einbruch nicht sehen, wenn sich diese auf ihre eigentlichen Aufgaben der Beratung, Schutzaufsicht und sozialen Hilfe im wesentlichen beschränkt. Gerade die soziale Seite der Fürsorgetätigkeit bringt so viele Aufgaben mit sich, die den praktizierenden Ärzten lästig sein müssen, die ihnen kostbare Zeit rauben, für deren Verlust ein entsprechendes Äquivalent nicht zur Verfügung steht, daß sie ernstlich im wohlerwogenen eigenen Interesse nicht daran denken können. Nach meiner Auffassung ist die psychiatrische Fürsorge für die praktizierenden Ärzte geradezu von Vorteil. Eine beträchtliche Zahl geistig Abnormer geht jedem Arzte weit aus dem Wege, weil sie sich nicht krank fühlen und eine Krankheit auch nicht anerkennen. Sie würden niemals aus eigenem Antrieb ärztliche Hilfe aufsuchen. Die Fürsorge, die aus ihren Zwecken heraus jedem geistig Abnormen nachgeht, kann jeden Behandlungsbedürftigen herausfinden und dafür Sorge tragen, daß er auch in ärztliche Behandlung genommen wird. Da sie selbst eine Behandlung im allgemeinen, von ganz besonders gelagerten Fällen vielleicht abgesehen, ablehnt, wird sie dafür Sorge tragen, daß solche Fälle der Behandlung den praktizierenden Ärzten zugewiesen werden. Und dies geschieht auch in reichlichem Maße, wenn ich die mir geläufigen Erlanger Verhältnisse zugrunde lege.

Die Aufgaben, welche den Hilfskräften im Fürsorgedienst übertragen werden, können, so wie die Dinge liegen, nur relativ beschränkte, genau abgewogene sein. Sie werden im wesentlichen etwa umfassen:

Prüfung der allgemeinen Verhältnisse, in welche ein zu entlassender Kranker kommen soll. Wie sieht es in der betreffenden Familie aus? Wie ist die soziale Lage? Ist Arbeitsmöglichkeit vorhanden? Wenn nicht, ist es möglich, solche zu beschaffen? Mitwirkung bei der Arbeitsbeschaffung. Wenn nötig, Erwirken von Unterstützungen, Verteilung von solchen. Überwachung eines Schützlings nach den vom Fürsorgearzt, eventuell vom Spezialfürsorger für den einzelnen Fall aufgestellten Grundsätzen. Allgemein gehaltene Berichte über sein Verhalten, Benachrichtigung der Fürsorge von bedenklicher Verschlimmerung im Befinden eines Falles u. dgl. m.

Im allgemeinen werden die Hilfskräfte ihre Aufgabe am besten lösen, wenn sie in jedem einzelnen Falle wieder von der besonderen Aufgabe vom Fürsorgearzt oder schließlich Spezialfürsorger schriftlich oder mündlich unterrichtet werden. Selbständiges Eingreifen der Hilfskräfte wird am besten ganz vermieden. Ist ein Eingreifen in irgendeiner Form nötig, so soll dies, wenn die Umstände es irgendwie zulassen, nur auf Anordnung des Fürsorgearztes geschehen, der fast immer in der Lage sein wird, auf Grund seiner eigenen Kenntnisse des jeweiligen Falles und nach Auswertung der einlaufenden Berichte die weiteren Entscheidungen zu treffen.

Ein ziemlich schwieriges Kapitel ist die Ausbildung der Hilfskräfte für ihre besonderen Aufgaben. Hier sind die Schwierigkeiten womöglich noch größer wie bei den Kräften, die wenigstens eine soziale Ausbildung, meist noch verbunden mit einer Ausbildung in verschiedenen Zweigen der Gesundheitspflege haben. Im allgemeinen wird hier wohl der Weg beschritten, daß der Fürsorgearzt bei seinen Besuchen die nötigen Aufschlüsse und Belehrungen über die notwendigen Aufgaben erteilt. Auch die vorhandenen Spezialfürsorger können dabei im Rahmen ihrer Fähigkeiten mitwirken. Weitere Wege haben FISCHER und THUMM gewiesen. THUMM versammelt seine Vertrauensleute zu gelegentlichen *Zusammenkünften und Besprechungen* in der Anstalt. Auch in Wiesloch wird Belehrung solcher Hilfskräfte durch Anstaltsführungen u. dgl. versucht. Es erscheint mir angezeigt, die Ausbildung dieser Hilfskräfte durch belehrende Vorträge, die in Kürze alles Wissenswerte enthalten, zu vertiefen. Diese Vorträge, mit Besprechung typischer Einzelfälle verbunden, können sowohl in den Anstalten als auch an günstig gelegenen zentralen Punkten abgehalten werden. In den Anstalten werden sie zweckmäßig mit geeigneten Demonstrationen verbunden. Wichtig erscheint mir bei diesen Vorträgen die Beschränkung auf das unumgänglich Notwendige und die für jeden Laien verständliche Form der Vorstellung.

Zu den Hilfskräften des Fürsorgedienstes sind auch die *Schreibhilfen* zu zählen. Eigene Schreibhilfen werden im allgemeinen nur in großen, ausgedehnten Fürsorgen vonnöten sein. In kleinen Fürsorgen kann das notwendige Schriftwerk leicht im Nebenamt von Fürsorgepflegern, von den Schreibkräften der Anstaltsdirektionen, vom Fürsorgearzt selbst erledigt werden. Nimmt die Zahl der Versorgten jedoch über ein größeres Maß zu, sind ausgedehnte Sprechstunden mit starken Zugangsziffern zu bewältigen, ergibt sich aus alledem ein großer Schriftenverkehr mit Behörden, mit den Versorgten und ihren Angehörigen, ein großer Anfall von Gutachten u. dgl., viele und oft umfangreiche Einträge in Krankengeschichten, die Führung von ausgedehnten Kartotheken, Listen u. dgl., wie dies hauptsächlich in großstädtischen Fürsorgen der Fall sein wird, dann kann die Erledigung des umfangreichen Schreibwerkes dem eigentlichen Fürsorgepersonal billigerweise nicht mehr zugemutet werden. Es würde diesem zu viel Zeit und Kraft rauben, die nützlicher im eigentlichen Fürsorgedienst verwendet werden kann. Es kann einem Fürsorgearzt, wenn seine Schützlinge einmal nach vielen Hunderten und Tausenden zählen, nicht mehr angesonnen werden, alle notwendigen Einträge in die Krankengeschichten mit eigener Hand zu schreiben. Er muß dann die Möglichkeit haben, sie einer Schreibhilfe zu diktieren, die sie dann mit Maschine in die Krankengeschichten überträgt. Als Beispiel hierfür möchte ich die Erlanger Fürsorge anführen. Diese umfaßte, wie weiter oben zu ersehen ist, im Jahre 1925 fast 2000 Personen, wovon fast 1200 in Nürnberg wohnten. Wenn auch für die ärztlichen Aufgaben zwei Fürsorgeärzte im Hauptamte vorhanden sind, so hätten diese doch nicht mehr das anfallende Schriftwerk erledigen können, zumal wenn man bedenkt, daß das Auslaufjournal 1925 in der Nürnberger Fürsorgestelle allein fast 1200 Nummern aufweist, im Jahre 1926 2557 Nummern. Schon seit längerer Zeit steht deshalb den Fürsorgeärzten in der Anstalt, als dem Zentrum der Fürsorge, eine Schreibhilfe in der Person eines Oberpflegers zur Verfügung, der außerdem noch Laboratoriumsarbeiten u. dgl. verrichtet. Für die Nürnberger Fürsorgestelle wurde jedoch vom Kreisrat eine eigene Schreibhilfe genehmigt, welche, wenn es notwendig ist, außerdem zu Fürsorgeaufgaben, namentlich in der Urlaubszeit oder bei Erkrankungen der Fürsorgepflegerinnen herangezogen werden kann. Diese Schreibhilfe erweist sich als vollauf beschäftigt.

Noch eine andere Einrichtung der Erlanger Fürsorge vermag vielleicht in dieser Beziehung eine Anregung zu geben. Es fanden sich in der Fürsorge im Laufe der Jahre immer wieder frühere Kontoristinnen u. dgl., welche einen schizophrenen Schub durchgemacht hatten und die, obwohl schon längere Zeit entlassen, Schwierigkeiten hatten, wieder den Anschluß ans Leben zu finden. Ein gewisser Mangel an Initiative als zurückgebliebener Defekt, verbunden mit einer gewissen Selbstunsicherheit verhinderte, daß sie wieder Stellen aufnehmen konnten. Um ihnen dies zu erleichtern, um ihr Selbstvertrauen und ihre Widerstandsfähigkeit zu stärken, wurden sie in der Fürsorgestelle mit schriftlichen Arbeiten gegen geringes Entgelt beschäftigt. Es ist selbstverständlich, daß dies nur mit sehr sorgfältiger Personenauswahl geschehen kann, um die in einer Fürsorge unbedingt nötige Verschwiegenheit nicht zu gefährden.

Zum Schlusse dieses Abschnittes scheint es mir endlich noch erwünscht, darauf hinzuweisen, daß als Hilfskräfte in einer psychiatrischen Fürsorge unter entsprechenden Umständen auch die *Schülerinnen sozialer Frauenschulen* in Frage kommen können, in diesem Falle allerdings nur als Elevinnen oder Praktikantinnen. Damit wäre zugleich erreicht, daß auf diese Weise ausgebildetes Material später ganz anders einschlägigen Aufgaben gegenüberstünde. Dazu wäre allerdings zu fordern, daß die sozialen Frauenschulen Psychopathologie in ihren Lehrplan aufnehmen. Selbstverständlich könnte es sich dabei nur um Darbietung dieses Stoffes ähnlich der Form handeln, wie wir ihn in unseren Pflegeschulen behandeln.

Literatur.

Faltlhauser: Erfahrungen des Erlanger Fürsorgearztes. Allg. Zeitschr. f. Psychiatr., Bd. 80, H. 2.
— Der externe Dienst. Psychiatr.-neurol. Wochenschr., Jg. 27, H. 18.
— Der Dienst des Fürsorgepflegers in „Geisteskrankenpflege". Halle: Marhold 1925.
— Bericht über die offene Fürsorge der Heil- und Pflegeanstalt Erlangen für das Jahr 1925. Psychiatr.-neurol. Wochenschr. 1926, Jg. 28.
— Wie bilde ich mich zum Fürsorger für Geistes- und Nervenkranke usw. aus. Irrenpflege 1925, Jg. 29.
Fischer, M., Wiesloch: Die Fürsorgestelle für Nerven- und Gemütskranke in Mannheim in den beiden ersten Berichtsjahren. Psychiatr.-neurol. Wochenschr., Jg. 27, Nr. 6.
— Die Fürsorgestelle für Geisteskranke im Amtsbezirk Wiesloch. Psychiatr.-neurol. Wochenschr., Jg. 28, H. 1.
— Die soziale Psychiatrie im Rahmen der sozialen Hygiene und allgemeinen Wohlfahrtspflege. Allg. Zeitschr. f. Psychiatr., Bd. 75, S. 529.
Griesinger: Lehrbuch der Psychiatrie.
Kolb: Der ärztliche Dienst in den öffentlichen Irrenanstalten. Psychiatr.-neurol. Wochenschr., Jg. 22, H. 5/6.
— Reform der Irrenfürsorge. Zeitschr. f. d. ges. Neurol. u. Psychiatr., Bd. 47.

KOLB: Neueinrichtung einer offenen psychiatrischen Fürsorge auf dem Lande (bisher unveröffentlicht).
— Irrengesetz und offene Fürsorge. Psychiatr.-neurol. Wochenschr., Jg. 28, H. 10.
RAECKE: Die Frankfurter Fürsorgestelle für Gemüts- und Nervenkranke. Arch. f. Psychiatr., Bd. 66, S. 593.
— Die Frankfurter Fürsorgestelle für Gemüts- und Nervenkranke. Psychiatr.-neurol. Wochenschr. 1925, Nr. 47.
— Die städtische Fürsorgestelle für Gemüts- und Nervenkranke in Frankfurt a. M. (a. a. St. dieses Buches).
ROEMER, H.: Einrichtung der offenen Fürsorge in ländlichen Bezirken. Psychiatr.-neurol. Wochenschr., Jg. 28, H. 1.
— Zur beruflichen Ausbildung des Pflegepersonals. Allg. Zeitschr. f. Psychiatr., Bd. 85, H. 1.
— Die sozialen Aufgaben des Irrenarztes in der Gegenwart. Psychiatr.-neurol. Wochenschr., Jg. 22, Nr. 45/46.
SCHNEIDER, KURT: Die Fürsorgestelle für Nervöse der Stadt Köln (a. a. St. dieses Buches).
SPECHT, G.: Allgemeine Behandlung der Geisteskrankheiten. In PENZOLDT-STINTZING: Hdb. d. ges. Therapie, Bd. 4.
THUMM: Bericht über die Konstanzer Fürsorge. Psychiatr.-neurol. Wochenschr., Jg. 28, H. 2.
TOULOUSE, E.: L'évolution de l'assistance psychiatrique vers les services ouverts sans internement III. Le service de departement de la Seine. Hyg. ment. 1925, Nr. 6. Ref. von RÖMER im Ztrbl. f. d. ges. Neurol. u. Psych., Bd. 42, H. 3/4.
WENDENBURG: Die Organisation der offenen Fürsorge für Geisteskranke. Volkswohlfahrt 1921, H. 21.
— Offene Fürsorge für Geisteskranke. Zeitschr. f. soz. Hyg., Juni 1921.
WICKEL: Die Aufgaben der Kreisfürsorgerin (Kreisfürsorgeschwester) bei Nervenkranken usw. Zeitschr. f. d. Schwestern vom Deutschen Roten Kreuz 1923, Nr. 6.

4. Die Technik der Fürsorge.

Von VALENTIN FALTLHAUSER, Erlangen.

a) *Wie wird Fürsorge gemacht?*

Zur Ausübung der offenen psychiatrischen Fürsorge ist eine gewisse Technik notwendig oder doch nützlich. Diese Technik hat sich als Frucht einer immerhin bereits längeren Erfahrung der bisher arbeitenden Fürsorgen aus vielen tastenden, oft auch im einzelnen mißlungenen Versuchen heraus entwickelt. Was hier im folgenden dargestellt wird, soll nicht etwa als das allein Mögliche angepriesen werden. Örtliche besondere Verhältnisse u. dgl. werden vielleicht manche Abänderung, manche Besonderheit verlangen. Es mag jedoch gewissermaßen als Anleitung und Anregung für diejenigen dienen, welche eigene Erfahrung auf diesem Gebiet noch nicht besitzen. Es mag ihnen vielleicht manchen Fehlgriff, manche nutzlose Versuche ersparen, die bisher gemacht werden mußten, um das Notwendige und Nützliche in dieser Beziehung herauszufinden und herauszuarbeiten.

Auch die Technik einer offenen psychiatrischen Fürsorge wird, wie ihre Anbahnung und Entwicklung, verschieden sein nach dem Träger, von dem die Fürsorge ausgeht.

Geht die Fürsorge von einer Heil- und Pflegeanstalt oder einem einer solchen gleichgearteten Institut aus, so werden zunächst die anstaltsentlassenen Kranken das Hauptkontingent der Betreuten stellen oder doch wenigstens einen wesentlichen Faktor der Fürsorge bilden.

Die Fürsorge für Anstaltsentlassene muß noch vor der Entlassung beginnen.

Direktor, Abteilungsarzt und Fürsorgearzt werden zunächst das Für und Wider einer Entlassung abwägen. Ist die Entlassung eines Kranken als notwendig, nützlich, nicht abweisbar festgestellt, so gilt es in erster Linie, den Boden für die Entlassung vorzubereiten. Die Fürsorge hat die Aufgabe, die Verhältnisse zu prüfen, in die der zu Entlassene hineinkommen soll. Sind geeignete Verhältnisse nicht vorhanden, so muß die Fürsorge solche schaffen. In Betracht kommen in erster Linie die eigenen Familien, Verwandte. Erweisen sich diese als aus irgendeinem Grunde ungeeignet, so folgen in zweiter Linie die fremde Familie, Heime u. dgl.

In Erlangen ist es Brauch, daß diejenigen, welche Antrag auf Entlassung eines Kranken stellen, in einem Protokoll alle Verhältnisse angeben, die irgendwie für die Unterbringung, Sicherung, die wirtschaftliche Lage des Kranken in Frage kommen. Dieses Protokoll geht an den Fürsorgearzt, der in schwerwiegenden und undurchsichtigen Fällen selbst die Nachprüfung der Angaben an Ort und Stelle vornimmt oder in einfacheren Fällen sein Fürsorgepersonal damit beauftragt. Diese Überprüfung der Verhältnisse, ob sie für die Entlassung des Kranken eine Gewähr bieten, kann nur auf Grund eigener Wahrnehmung geschehen. Verläßt man sich auf die Angaben der Angehörigen usw., so läuft man Gefahr, hinter das Licht geführt zu werden.

Für diese Überprüfung der Verhältnisse sind folgende Gesichtspunkte maßgebend:

Aus wieviel Mitgliedern besteht die Familie? Wie viele Erwachsene, Kinder? Welchen Alters, Geschlechts? Ist eine zuverlässige, erwachsene Person imstande, dauernd um den Kranken zu sein, wenn es nötig ist? Besteht die Möglichkeit, eventuell ungeeignete Personen, z. B. Kinder, zeitweilig aus der Familie zu nehmen? Was macht die Familie für einen Eindruck? Wie ist das Verhältnis der einzelnen Familienmitglieder zueinander? Bestehen Feindschaften, Zerwürfnisse in der Familie? Sind in der Familie nervöse, reizbare, geistig angekränkelte, irgendwie defekte Menschen? Zur Entscheidung solcher Fragen müssen in diskreter Weise allenfalls vertrauenswürdige Personen zur Auskunft herangezogen werden. (Am gleichen Orte wohnende Verwandte, Geistliche, Lehrer, Bürgermeister, Bezirksfürsorgerinnen u. dgl.) In Notfällen sind auch vorsichtige Nachforschungen bei Hausbewohnern nicht zu umgehen. Ist von der Umgebung, in die der Kranke kommen soll, Verständnis und entsprechende Behandlung zu erwarten? Wohnungsverhältnisse? (Geräumig, eng, belegt, überfüllt? Fremde Untermieter? Hygienische Verhältnisse der Wohnung? Sauberkeit?) Wo soll der Kranke untergebracht werden? Bett? Wer schläft bei ihm? Stockwerk? Eventuell Möglichkeit der Sicherung von Fenster und Türen? Gasleitungen? Ist Wirtschaft, Flaschenbierhandlung, Schnapsverkauf im Hause oder in nächster Nähe? (Wichtig bei Alkoholikern.) Aufregende Umgebung? Lage der Wohnung? Gewässer, Eisenbahn usw. in der Nähe?

Wie sind die wirtschaftlichen Verhältnisse der Familie? Wovon lebt die Familie? Arbeitsverdienst? Arbeitslosigkeit? Erwerbslosenunterstützung? Wohlfahrtsbeihilfe? Wie sieht es mit Arbeit für den Kranken aus? Kann solche beschafft werden? Wo? Sind die Arbeits- bzw. Dienststellen eventuell über den Zustand des Kranken unterrichtet? Wird in der Arbeitsstelle auf besondere Eigenheiten des Kranken, auf Reizbarkeit, Anfälle, Rücksicht genommen? Beschäftigung in der Familie? u. dgl. m.

Sind die Erhebungen abgeschlossen, wird es unter Umständen, je nach dem Ausfall derselben, notwendig sein, daß Anstaltsdirektion und Fürsorgearzt sich schlüssig werden, ob unter den gegebenen Verhältnissen eine Entlassung möglich sein wird. Geben die Verhältnisse, in welche der Kranke gebracht werden soll, aus irgendwelchen Gründen zu Bedenken Anlaß, wird zu prüfen sein, ob die vorliegenden Hindernisse beseitigt werden können oder ob eine anderweitige Unterbringung des Kranken angestrebt werden muß.

Wenn nun alle Einzelheiten klargelegt sind, wird ein *Verpflichtungsschein* vorbereitet, worin sich diejenigen, welche den Kranken zu sich nehmen, zur Einhaltung bestimmter, dem einzelnen Falle angepaßter Regeln verpflichten. In jedem Falle ist in dem Verpflichtungsschein die Zusage enthalten, Fürsorge zuzulassen, d. h. jederzeit dem Fürsorgearzt der Anstalt oder einem legitimierten Angestellten der Anstalt Zutritt zu dem Kranken zu gestatten. (Muster des in Erlangen gebräuchlichen Verpflichtungsscheines [Reverses] im Anhang.) In geeigneten Fällen, d. h. in solchen, in denen Kranke nach Lage ihres psychischen Zustandes imstande sind, selbst Verpflichtungen auf sich zu nehmen (namentlich Alkoholisten und Psychopathen), verpflichtet sich auch der Kranke zur Einhaltung bestimmter Regeln in einem Verpflichtungsschein (Protokoll), z. B. daß er Wohnung und Arbeitsplatz nicht ohne Genehmigung der Fürsorgestelle verläßt oder wechselt, daß er nicht ohne Genehmigung verreist, daß er Alkoholgenuß gänzlich meidet, die Sonn- und Feiertage in bestimmter Umgebung verbringt, daß er eine unauffällige Kontrolle durch Organe der Anstalt gestattet u. ä. (Muster eines solchen in Erlangen gebräuchlichen Protokolls im Anhang.)

Sind die Verpflichtungsscheine unterschrieben, ist alles für die Entlassung des Kranken geregelt, so erfolgt diese zunächst in der Form einer Beurlaubung auf drei Monate. Damit wird erreicht, daß der Kranke zunächst noch als zum Anstaltsverband gehörig betrachtet werden kann, bis festgestellt ist, ob er überhaupt sich in Freiheit zu halten vermag. Die Form der Beurlaubung erleichtert auch eine allenfalls notwendig werdende Zurücknahme in die Anstalt, ohne daß erst wieder der ganze, in manchen Anstalten recht komplizierte Apparat einer Neuaufnahme mit all den verschiedenen Aufnahmebelegen in Bewegung gesetzt werden muß. Ist es nötig, so kann die Beurlaubung um weitere drei Monate verlängert werden. Man könnte ja vielleicht einwenden, daß die bisher das Irrenwesen regelnden Bestimmungen die Form der Beurlaubung nicht kennen. *Baden* hat zwar in seinem Irrengesetz die Beurlaubung, aber nur eine solche zu „besonderen Zwecken". Der Gesetzgeber dachte an Familienfeste und andere Gelegenheiten, welche eine kürzere Abwesenheit des Kranken aus der Anstalt erfordern. Zur Zeit der Entstehung des badischen Irrengesetzes gab es eben eine Außenfürsorge noch nicht. Als diese sich entwickelte, scheute man sich nicht, den Zweck der Bewährung zu unterstellen und das Gesetz nach den neuen Bedürfnissen auszulegen. In *Bayern* gibt es bisher kein eigenes Irrengesetz. Der Art. 80 Abs. 2 des Polizeistrafgesetzbuches beschäftigt sich lediglich mit den gemeingefährlichen Geisteskranken. Trotzdem hat man wenigstens in Mittelfranken und wohl auch in anderen Kreisen (Regierungsbezirken), wie Oberbayern, Oberfranken usw., auf dem Verfügungswege die Beurlaubung eingeführt. Wie später beim Kapitel „Schutzaufsicht" zu sehen sein wird, wurde selbst eine Form der Anpassung an die modernen Bedürfnisse einer Beurlaubung bei den gemeingefährlichen Geisteskranken gefunden. Auch *Preußen* hat bisher ein Irrengesetz nicht gehabt. Das ganze Irrenwesen beruht dort auf Verordnungsrecht. Es ist kein Grund einzusehen, warum nicht auch die Beurlaubung verordnet werden sollte, nachdem ein unabweisbares Bedürfnis hierfür vorhanden ist. Im übrigen werden ja in Preußen wohl in absehbarer Zeit alle das Irrenwesen betreffenden Fragen durch Gesetz geregelt. Hierbei kann, wie die offene Fürsorge überhaupt, auch die Beurlaubung ihre Eingliederung finden.

Vielfach kennt man übrigens auch heute schon die „probeweise Entlassung". Von der probeweisen Entlassung zur Beurlaubung ist kaum ein Schritt.

Nach Ablauf der Beurlaubung ist es eine Aufgabe der Fürsorge, die Fürsorge, wenn irgend möglich, fortzusetzen. Sie muß die Gelegenheit der Beurlaubung benutzen, sich bei den einzelnen Betreuten so fest in den Sattel zu setzen, daß gegen weitere Ausdehnung der Betreuung nichts eingewendet wird. Dies kann die Fürsorge durch zielbewußtes, vorsichtiges Wirken. Sie muß in dem Kranken und den Angehörigen, bzw. in der sonstigen Umgebung die Vorstellung von den Vorteilen einer Fürsorge so festigen, daß sie als unentbehrlich und wohltätig betrachtet wird. Die meisten geistig Abnormen brauchen auch, wie die Erfahrung lehrt, immer wieder in ihrem Leben zu bestimmten Zeiten oder bei bestimmten Anlässen eine Fürsorge in irgendeiner Form. Die Erlanger Fürsorge hat im übrigen den Beweis erbracht, daß die einmal übernommene Fürsorge nur in den allerseltensten Fällen nach Ablauf der Beurlaubung abgelehnt wird.

Übernahme einer Fürsorge, Unterschriften unter die obenerwähnten Verpflichtungsscheine u. dgl. sollen im übrigen, um einem etwaigen Mißverständnis vorzubeugen, nicht erzwungen werden. Wird sie abgelehnt, so muß natürlich die Entlassung, wenn nicht anderweitige Bedenken bestehen, auch ohne Fürsorge erfolgen.

Die Zulassung einer Fürsorge muß möglichst freiwillig sein. Kolb hat immer wieder in allen seinen Schriften, die sich auf den „externen Dienst" beziehen, diese Freiwilligkeit betont. Ausdrücklich hebt er hervor: „Die Fürsorge ist eine freiwillige Leistung, die nie ohne oder gar gegen den Willen der Beteiligten durchgeführt werden darf." Dieses

Prinzip der Freiwilligkeit liegt ja schließlich in der ganzen Idee einer Fürsorge. Der § 8 der von KOLB verfaßten „Bestimmungen für eine Fürsorgestelle" sieht ausdrücklich vor, daß die Fürsorgetätigkeit für eine bestimmte Person endet:

a) *mit der vollkommen rückfallsicheren Heilung,*

b) *mit dem Wegfalle oder der Zurücknahme der Befugnis zur Fürsorgetätigkeit,*

c) *in den übrigen Fällen mit der Erklärung eines geschäftsfähigen Pfleglings, daß er das Ausscheiden aus dem Fürsorgeverhältnis wünscht.*

Die Erlanger Erfahrung und wohl auch die Erfahrung anderer Fürsorgen, die bis jetzt eine größere Bedeutung gewonnen haben, lehren, daß es nur ganz vereinzelte Fälle sind, welche eine Fürsorge von vorneherein ablehnen. So berichtet SCHNEIDER, Dösen a. a. O., daß die Aufnahme der Fürsorgebestrebungen beim Publikum sehr ermutigend sei, daß nur ganz vereinzelt Mißtrauen, Vorurteile und ablehnendes Verhalten zutage treten. Auch FISCHER, Wiesloch, hebt hervor, daß sich in der Mannheimer Fürsorge bisher noch niemals der Fall ereignet habe, daß ein Kranker oder dessen Familie nach Ablauf der Beurlaubung die weitere Fürsorge abgelehnt hätte. Ebenso betont THUMM die durchgängig guten Erfahrungen, welche er in seinem ländlichen Bezirke gemacht habe, die Leute zeigten sich für die Besuche dankbar.

Die Freiwilligkeit der Zulassung einer Fürsorge läßt sich mit nicht ins Gewicht fallenden Ausnahmen immer erreichen. Notwendig ist dazu nur die Propaganda der Tat, d. h. die Fürsorge muß durch ihr Wirken klar herausstellen, daß sie den Befürsorgten besondere Vorteile gesundheitlicher, wirtschaftlicher und sozialer Art zu bieten vermag.

Eine Ausnahme gibt es von dieser Freiwilligkeit. Diese Ausnahme ist in jenen Fällen zu machen, wo die Sicherheit und der Schutz der Allgemeinheit in Frage kommen, in denen eine Schutzaufsicht für notwendig erachtet und auf Anordnung einer dazu berechtigten Behörde auch durchgeführt wird. Davon wird noch an anderer Stelle eingehender zu reden sein.

Ist der Kranke nunmehr aus der Anstalt entlassen bzw. beurlaubt, so beginnt die eigentliche Tätigkeit der Fürsorge. Diese Fürsorge gliedert sich in eine *nachgehende* Fürsorge und in eine *beratende* Fürsorge.

Die „nachgehende Fürsorge" hat ihren Namen davon, daß die Fürsorgeorgane, um ihre Aufgabe erfüllen zu können, ihrem Klienten nachgehen. Sie ist der wichtigere Teil einer psychiatrischen Fürsorge. Nicht alle Fürsorgebedürftigen suchen die Beratungsstellen auf. Gerade diejenigen, welche eine Fürsorge oft am nötigsten haben, kommen nicht selbst. Wenn eine Fürsorge sich vom Befinden ihres Betreuten überzeugen will, wenn sie feststellen will, ob eine Beurlaubung oder Entlassung ohne Bedenken fortgesetzt werden kann, ob eventuell eingehende Klagen berechtigt sind, wenn sie feststellen will, wie die allgemeinen Verhältnisse eines Betreuten sind, so muß sie selbst nachgehen, muß sich an Ort und Stelle überzeugen. Wenn eine Fürsorge für ihre Betreuten etwas erreichen will, sei es in wirtschaftlicher Hinsicht, sei es in rechtlichen Fragen, so muß sie selbst gehen, muß die einschlägigen

Behörden, Stellen und Personen selbst aufsuchen, mit ihnen den Fall besprechen. Schreiben, auch noch so eingehende, ausführliche und eindringliche, sind unsicher in ihrer Wirkung. Sie lassen Mißverständnisse zu, werden nicht immer gelesen, werden zu den Akten genommen. In Rede und Gegenrede erfolgt eine Klärung am raschesten, sichersten. Hemmnisse können in mündlicher Besprechung am leichtesten aus dem Wege geschafft werden. Manches wird in mündlicher Verhandlung erreicht und zugesagt, um den hartnäckigen Dränger wieder loszuwerden. Und dies liegt hier im Interesse der Sache, im Interesse des Betreuten.

Die nachgehende Fürsorge wird getätigt durch *Hausbesuche* bei den Betreuten, bei ihren Angehörigen, durch mündliche Verhandlungen mit all den Ämtern, Stellen und Personen, welche irgendwelche Beziehungen mit den Betreuten und ihren Interessen haben, also z. B. Verwaltungsbehörden, Wohlfahrtsämter, Jugendämter, Polizeibehörden, Gerichte, Schulbehörden, Wohnungsämter, private und charitative Wohlfahrtseinrichtungen und Vereine, Vormünder, Arbeitgeber, Ärzte, Anwälte u. dgl. m.

Es bedarf an sich keiner besonderen Betonung, daß diese nachgehende Fürsorge mit der größtmöglichen Schonung der Interessen der Betreuten unter Wahrung der strengsten Diskretion durchgeführt werden muß, um jede Bloßstellung, jede auch fahrlässige Schädigung des Betreuten zu vermeiden, namentlich da, wo nicht an eine Schweigepflicht gebundene Dritte die Tatsache einer Fürsorge unverständig gegen den Befürsorgten ausbeuten könnten. Und Unverständige und Böswillige gegen geistig irgendwie Abnorme gibt es leider sehr viele.

Es ist deshalb Pflicht der Fürsorgeorgane, möglichst unerkannt zu ihren Schützlingen zu kommen. Es ist zu vermeiden, sie an ihren Arbeitsplätzen, in der Öffentlichkeit aufzusuchen, oder Fremde, etwa im gleichen Hause wohnende andere Personen über ihr Verhalten auszuholen, wenn nicht anders höhere Interessen, wie z. B. die Sicherheit der Allgemeinheit u. dgl. dazu zwingen. Man soll nicht mit dem Automobil, mit dem Motorrad unmittelbar am Hause vorfahren. Thumm lehrt uns, wie er in seiner ländlichen Fürsorge am besten und unauffälligsten den Weg zu denen findet, die er besuchen will. Auf dem Lande führt der Weg in die Familie auch noch über die Schule. In den meisten ländlichen Bezirken liegt die fachärztliche Beratung in den Schulen im Gegensatz zu den Städten noch sehr im argen. An anderer Stelle habe ich es als notwendig bezeichnet, daß sich die offene psychiatrische Fürsorge dieser Aufgabe annimmt. Die Erlanger Fürsorge hat bereits damit begonnen. Hat sich die Fürsorge in einem ländlichen Bezirk erst einmal der bedürftigen Kinder angenommen, wird es auch ein Leichtes sein, in die Familien zu gelangen. Daß das Fürsorgepersonal natürlich an die Schweigepflicht des § 300 StGB. gebunden ist, braucht wohl nicht eigens gesagt zu werden. Zur Aufrechterhaltung der Diskretion gehört auch, daß die Fürsorgeorgane auch in ihrer Kleidung nicht irgendwie auffallen. Schwesterntracht, irgendwelche Abzeichen u. dgl. sind zu vermeiden. Die Fürsorgeorgane müssen stets einen mit Lichtbild versehenen Ausweis ihrer vorgesetzten Behörde bei sich führen und diesen beim ersten Besuch, soweit sie nicht schon bekannt sind, unaufgefordert vorzeigen.

Strengstens zu vermeiden ist jeder amtliche oder gar polizeiliche Anstrich des Auftretens. Psychiatrische Fürsorge muß Wohltat sein, nicht Plage.

Bezüglich der Häufigkeit der Hausbesuche läßt sich eine strenge Regel nicht aufstellen. Die Lage der einzelnen Fälle entscheidet. Die einzige gültige Regel ist hier, die Häufigkeit der Besuche richtet sich nach ihrer Notwendigkeit. Die Notwendigkeit wird bestimmt vom psychischen Status und von den Umgebungsverhältnissen des Betreuten. Frischere Fälle müssen entsprechend häufig, ältere seltener besucht werden. Die Angehörigen müssen so erzogen werden, daß sie aus eigenem Antrieb die Fürsorge verständigen, wenn eine Änderung im psychischen Befinden in den zwischen den einzelnen Fürsorgebesuchen gelegenen Zeiten eintritt. Erweisen sich die Angehörigen in dieser Beziehung als unverständig, nachlässig, müssen Vertrauensleute die Verbindung zwischen Kranken und Fürsorge übernehmen. (Siehe Kapitel Hilfskräfte.)

Was insbesondere die Häufigkeit der Besuchsreisen in ländlichen Fürsorgebezirken anlangt, so meint THUMM auf Grund seiner Erfahrungen, daß sie sich leider nicht ausschließlich nach dem Bedürfnis richten können. Regelmäßige häufige Besuche ließen sich nur im näheren Umkreis der Anstalt durchführen. In die entlegenen Außenbezirke könne man nur vielleicht zwei- bis viermal im Jahre gelangen. Entscheidend ist nach meiner Erfahrung das Verkehrsmittel und das Personal. Hat die Fürsorge ein Auto und die nötige Zahl von Fürsorgepersonen zur Verfügung, hat es nach meiner Erfahrung keine Schwierigkeiten, wesentlich öfter auch die entfernteren Außenbezirke zu besuchen. In der Erlanger Fürsorge, mit einem Aktionsradius von etwa 70—100 km, ist es mir bisher immer noch möglich gewesen, alle Monate einmal das ganze Fürsorgegebiet zu sehen, freilich nicht jeden einzelnen Kranken zu besuchen, was ja auch gar nicht nötig ist. Das Wesentliche ist ja, diejenigen Kranken möglichst oft zu sehen, welche es notwendig haben, und die anderen nur in längeren Zwischenräumen.

Es erscheint mir nicht unwichtig, darauf hinzuweisen, daß es im allgemeinen, von bestimmten Ausnahmefällen abgesehen, notwendig ist, daß der Fürsorgepfleger, bzw. die Fürsorgepflegerin des betreffenden Bezirkes den Fürsorgearzt bei den fürsorgeärztlichen Besuchen begleitet. Dies ist notwendig, weil der Fürsorgearzt meist nicht in der Lage ist, soviel Zeit für den einzelnen Fall aufzuwenden, wie unter Umständen die Fürsorgepfleger(innen) es tun müssen. Er muß sich deshalb rasch orientieren können, muß über alles unterrichtet werden, was die Fürsorgepfleger usw. bereits festgestellt haben, um seine Entscheidung treffen zu können. Vielfach ist es notwendig, an Ort und Stelle Anordnungen für den Fürsorgepfleger zu treffen. Es wird durch das gleichzeitige Erscheinen von Fürsorgearzt und Fürsorgepfleger auch der nicht allzu seltenen Gefahr begegnet, daß einer gegen den anderen ausgespielt wird, was namentlich in der Psychopathenfürsorge und bei unvernünftigen Angehörigen von Wert ist.

Natürlich gibt es, wie oben schon bemerkt, Ausnahmen von dieser Regel. Hier entscheidet der individuelle Fall. Ich kenne aus meiner Erfahrung Fälle, wo der Fürsorgearzt sehr willkommen ist, nicht dagegen die Fürsorgepflegerin. In anderen Fällen ist es gerade umgekehrt. Frauen sprechen sich der Fürsorgepflegerin, namentlich einer älteren gegenüber, vielfach leichter aus als dem Arzte gegenüber. Wieder umgekehrt werden manche Geheimnisse dem Arzte leichter anvertraut als einer Pflegerin. Solchen Empfindungen ist Rechnung zu tragen, entsprechend dem Grundsatz jeder Fürsorge, nicht nach einer Schablone zu arbeiten.

Die *beratende* Fürsorge bildet die Ergänzung der *nachgehenden* Fürsorge. Sie findet ihren Ausdruck hauptsächlich in der fürsorgeärztlichen Beratungsstunde. Diese Beratungsstunden können in verschiedenen Formen abgehalten werden: Einmal als regelmäßige, an einem oder mehreren Tagen der Woche zu bestimmten Stunden abgehaltene fürsorgeärztliche Beratungsstunde in der Fürsorgestelle (großstädtischer Typ), dann als Beratungsstunde gemeinsam mit dem Amtsarzt am Sitze des Amtsarztes; weiterhin als Wanderberatungsstunde an bestimmten Tagen an mehreren geeignet gelegenen, für die Interessenten leicht erreichbaren Orten des Fürsorgegebietes. Die beiden letzten Formen kommen hauptsächlich für ländliches Fürsorgegebiet in Frage. Unter Umständen ist eine Kombination der letzten beiden Formen angezeigt.

Um diese Beratungsstunden beim Publikum einzuführen und einzubürgern, ist es notwendig, zunächst die einschlägigen Behörden usw. zu interessieren, also Verwaltungsbehörden, Schulbehörden u. dgl. Die Verständigung des Publikums kann geschehen durch entsprechende periodische Veröffentlichungen der Behörden in den Amtsblättern, durch Rundschreiben der Verwaltungsbehörden und Schulbehörden an die Gemeindebehörden, Bezirksfürsorgeverbände bzw. Lokalschulbehörden, endlich auch durch periodische Inserate des Fürsorgeträgers in den Tageszeitungen mit entsprechenden Hinweisen im redaktionellen Teil. In Betracht kommen auch entsprechende Aufsätze in den Tageszeitungen.

Um wieder an einem praktischen Beispiel diese, wenn ich so sagen darf, Propaganda zu erläutern, so möchte ich wieder die Nürnberger Verhältnisse heranziehen. An der Nürnberger Fürsorgestelle für Nerven-und Gemütskranke der Heil- und Pflegeanstalt Erlangen werden seit Jahren regelmäßige fürsorgeärztliche Beratungsstunden mit jährlich steigender Frequenz (1924: 1362 Fälle, 1925: 2384 Fälle, 1926: 3273 Fälle) abgehalten. Die fürsorgeärztliche Beratungsstunde findet zweimal in der Woche nachmittags von $^1/_2$3 Uhr ab statt. Entwickelt hat sich die Beratungsstunde eigentlich von selbst. Die Betreuten kamen anfangs, wenn sie wußten, daß der Fürsorgearzt in der Fürsorgestelle anwesend war, von selbst mit allen möglichen Anliegen. Die Zahl solcher Rat und Hilfe Suchenden wuchs mehr und mehr, so daß eine Dauereinrichtung geschaffen werden mußte. Diese wurde auch dem Stadtrat mitgeteilt. Der Stadtrat Nürnberg machte daraufhin in amtlichen Hinweisen verschiedener Form auf die Einrichtung aufmerksam. Es erschienen zunächst entsprechende Notizen in den von der Stadt herausgegebenen Wohlfahrtsblättern. Das Presseamt der Stadt ließ in den Nürnberger Tageszeitungen in periodischer Wiederkehr kurze Notizen über die Fürsorgestelle und die Beratungsstunde erscheinen. Die in Nürnberg bestehenden Fürsorgestellen, z. B. für Krüppelfürsorge, Augenkranke, Geschlechtskranke, Alkoholkranke, Lungenkranke waren von der Stadt schon seit längerer Zeit in Plakaten, die an geeigneten Stellen angeschlagen waren, der Bevölkerung vom Stadtrat bekanntgegeben. In dieses Plakat wurde auch die Fürsorgestelle für Nerven- und Gemütskranke aufgenommen. Der Text auf diesen Plakaten lautet: „Die Fürsorgestelle für Nerven- und Gemütskranke der Heil- und Pflegeanstalt Erlangen befindet sich zur Zeit Oberer Bergauer Platz 7, 1. Stock, Telephon Nr. 20614. Diese Fürsorgestelle für Geisteskranke und Geistesschwache ist besetzt mit Pflegerinnen, die nicht nur die aus der Anstalt Entlassenen und Beurlaubten durch Hausbesuche überwachen, sondern auch jederzeit auf Anruf von Privatpersonen, insbesondere von Unbemittelten sich einfinden. Ärztlicher Leiter dieser Fürsorgestelle ist ein Oberarzt der Heil- und Pflegeanstalt Erlangen, der Montag und Freitag nachmittag von $2^1/_2$—$3^1/_2$ Uhr in der Fürsorgestelle zu sprechen ist und auf Verlangen auch Hausbesuche macht."

Die Mannheimer Fürsorge hat solche Beratungsstunden in ihr Programm aufgenommen und durchgeführt. In manchen anderen Fürsorgen bilden diese Beratungsstunden überhaupt die einzige Form einer Fürsorgebetätigung, wenigstens einer ärztlichen.

Bezüglich der Lokale, wo solche Beratungsstunden abgehalten werden, gilt dasselbe, was bereits an anderer Stelle für die Fürsorgestellen gesagt worden ist. Man soll im allgemeinen möglichst Gebäude mit amtlichem Charakter meiden. Ist eine Fürsorgestelle errichtet, erledigt sich ja die Lokalfrage für die Beratungsstunde ohnedies. Bei Beratungsstunden gemeinsam mit dem Amtsarzt kann diesem die Wahl für das Lokal überlassen werden. Für Wandersprechstunden eignen sich die auch auf dem Lande anzutreffenden kleinen Krankenhäuser, weiterhin eventuell Schulräume, namentlich wenn die Beratungsstunde zu gleicher Zeit, wie oben näher ausgeführt, die Zwecke der Untersuchung und Beratung Jugendlicher verfolgt. Auch Lokale anderer Fürsorgestellen sind verwendbar.

In Mannheim wird im übrigen ohne jede Schwierigkeit das Fürsorgeamt, in das täglich die Menschen zu allen möglichen Stellen laufen, so daß sie nicht auffallen, für die Abhaltung der Beratungsstunden benutzt. M. Fischer rühmt, daß sich die nächste Nähe der anderen in Betracht kommenden Stellen unter demselben Dach ganz besonders bewährt habe. Es würde damit eine Unmenge Zeit und Kraft für beide Teile, sowie für die Hilfsbedürftigen selbst gespart. Ganz ähnlich liegen ja wohl die Verhältnisse in Frankfurt a. M.

Ich will nicht bestreiten, daß mancherorts und in mancher Hinsicht diese Nachbarschaft von Fürsorgeamt und fürsorgeärztlicher Beratungsstunde (Fürsorgestelle für Nerven- und Gemütskranke) seine Vorteile und Berechtigung hat. Ich weiß jedoch, daß anderenorts Schwierigkeiten daraus entstanden sind. Ich möchte auch nicht verfehlen, hier nochmals darauf hinzuweisen, daß eine solche Symbiose ihre Gefahren hat, namentlich solche für die Unabhängigkeit der Fürsorge, wenn sie von einer Anstalt ausgeht. Und dann verliert damit nach meiner Anschauung auch etwas allzusehr der ärztliche Charakter der Fürsorgeeinrichtung. Sie bekommt unter Umständen zu sehr den Beigeschmack des bureaukratischen und amtsmäßigen.

Die Aufgaben einer fürsorgeärztlichen Beratungsstunde lassen sich in drei große Gruppen einteilen: in medizinische, in soziale und in Aufgaben rechtlicher Natur. Es erübrigt sich hier, noch einmal näher auf sie einzugehen. Ich darf, um allzu häufige Wiederholungen zu vermeiden, auf das Kapitel „Aufgaben einer Fürsorge" verweisen. Wie diese Aufgaben getätigt werden, läßt sich schwer in eine allgemeine Anweisung pressen. Dies hängt viel zuviel von einer Reihe von Umständen ab, die jeweils außerordentlich verschieden sein können. Es hängt insbesondere ab:

von der besonderen Lage des einzelnen Falles,

von den vorhandenen Mitteln,

von der Eingliederung der Fürsorge in die *verschiedenen* allgemeinen Wohlfahrtseinrichtungen,

von der Stellung der Fürsorge, die dieser Behörden usw. gegenüber zukommt,

von der Erfahrung, die letzten Endes entscheidend ist.

Die beste Anweisung, die in dieser Beziehung gegeben werden kann, ist folgende: Wer eigene Erfahrung nicht hat und wer es im Interesse der Sache und im eigenen Interesse vermeiden möchte, viel Zeit mit Herumprobieren zu verlieren und sich durch all dieselben Fehler und nutzlosen Versuche, die andere durch Erfahrung überwunden haben, hindurchzulavieren, der sehe sich einmal für einige Zeit das Arbeiten einer Fürsorge an, die bereits zu einer gewissen Höhe fortgeschritten ist. Wenn auch dann eine schematische Übertragung des Gesehenen auf die vielleicht ganz verschieden gelagerten Verhältnisse nicht zulässig sein wird, so wird es doch möglich sein, die empfangenen Anregungen in entsprechender Umsetzung zu verwerten.

Die fürsorgeärztliche Beratungsstunde kann auch dazu dienen, die Verbindung mit den Betreuten aufrechtzuerhalten in jenen Fällen, wo es bei öfteren Hausbesuchen nicht gelingt, sie anzutreffen, oder in jenen Fällen, in denen eine besondere Einwirkung nötig ist (siehe z. B. Alkoholisten). Hier ist namentlich Vorladung des betreffenden Falles in die Beratungsstunde notwendig.

Es braucht als an sich selbstverständlich nicht besonders betont zu werden, daß eine Beratung auch außerhalb der Beratungsstunden, etwa bei Gelegenheit der Hausbesuche, stattfinden kann.

Neben der fürsorgeärztlichen Beratungsstunde muß auch die Möglichkeit geschaffen werden, daß die Fürsorgepfleger(innen) zu bestimmten Stunden erreichbar sind, um Anfragen, Mitteilungen, Hilferufe u. dgl. entgegenzunehmen bzw. zu erledigen. Am besten werden täglich solche Stunden festgesetzt.

Das Zusammenarbeiten mit den Verwaltungsbehörden und anderen Ämtern und Stellen, mit anderen Fürsorgeorganisationen u. dgl. schafft den Weg zur Schutzaufsicht, d. h. die Behörden werden die Gelegenheit benutzen, um der Fürsorge der Schutzaufsicht bedürftige Fälle zuzuweisen. Die fürsorgeärztliche Beratungsstunde, die jedermann zugänglich ist, wird zur Quelle für freiwillige Inanspruchnahme der Fürsorge.

Wenn das bisher Besprochene im wesentlichen anwendbar ist auf eine offene Fürsorge, ausgehend von einer Heil- und Pflegeanstalt (externer Dienst), so kann doch manches davon ohne weiteres übernommen werden auf Fürsorgen anderer Herkunft. Natürlich mit den entsprechenden Abänderungen. Soweit die Fürsorge für anstaltsentlassene Kranke in Frage kommt, bedingt sie naturgemäß, wenn wirklich Ersprießliches geleistet werden soll, und wenn vor allem diejenigen, welche außer dem Kranken selbst einen unmittelbaren Nutzen von einer Fürsorge für geistig Abnorme haben sollen und müssen, nämlich die Heil- und Pflegeanstalten, aus denen die Kranken kommen, ein enges Zusammenarbeiten der Fürsorge mit den Anstalten. Dies erkennt auch WENDENBURG als Verfechter des rein kommunalen Systems einer offenen Fürsorge an. Als notwendige Grundlage der Arbeit bezeichnet er den lebendigen und persönlichen Verkehr zwischen Anstalt und Fürsorgestelle. Und zu diesem lebendigen und persönlichen Verkehr gehört meines Erachtens auch, daß jede andere Art einer Fürsorge, sei sie nun kommunal oder von einem gerichtsärztlichen Institut od. dgl. ausgehend bei anstaltsentlassenen Kranken nach den Rezepten arbeitet, wie sie für die von der Anstalt ausgehenden Fürsorge geschildert wurden. Auch diese kommunalen oder anderen Fürsorgen werden ihren Zweck am vollkommensten erfüllen, wenn sie neben der *beratenden* Fürsorge die *nachgehende* nicht vernachlässigen. Die hierfür rationelle Arbeitsweise wird mit geringen Variationen, die durch die Art der Organisation bedingt sind, auch im wesentlichen dieselbe sein, wie sie oben geschildert wurde. Jedenfalls glaube ich, daß in der Technik einer Fürsorge die Unterschiede der einzelnen Fürsorgearten am geringsten sind.

Wie an anderer Stelle ausgeführt wurde, ist es mit eine der besonderen Aufgaben der offenen Fürsorge, alles aufzubieten, daß ihre Schützlinge nicht oder nicht wieder anstaltsbedürftig werden, soweit nicht der augenblickliche psychische Zustand nach anerkannten Grundsätzen der Psychiatrie, die aber in den letzten Jahren sich sehr für möglichst offene Behandlung der Psychosen verschoben haben, eine Anstaltsbehandlung erfordert, und soweit nicht Interessen der Allgemeinheit dadurch gefährdet werden.

Es läßt sich nicht leugnen, daß bei jedem geistig Abnormen wenigstens zeitweilig Umstände eintreten können, in denen die Mittel der offenen Fürsorge versagen oder nicht ausreichen, in denen zur wenigstens zeitweiligen Anstaltsbehandlung gegriffen werden muß. Tritt dieser Fall ein, so muß er dem Ermessen des Fürsorgearztes, der die Verhältnisse zumeist genau kennt, überlassen werden. Dazu ist aber notwendig, daß das Aufnahmeverfahren der Anstalten möglichst einfach, ohne alle die Beschwernisse eines großen amtlichen Apparates und zahlreicher schwer und erst in längerer Zeit zu beschaffender Aufnahmepapiere, ist. Es muß im allgemeinen das Zeugnis des Fürsorgearztes wie im übrigen jedes approbierten Arztes, worin Geisteskrankheit und Anstaltsbedürftigkeit festgestellt sind, genügen. Höchstens sollte noch Kostenhaftung verlangt werden, wenn deren Beschaffung nicht allzu große und langwierige Schwierigkeiten bereitet.

Den Fürsorgeärzten möchte ich im übrigen auf Grund meiner Erfahrungen raten, in allen Fällen, wo ein Widerstreben gegen die an sich notwendige Anstaltsaufnahme geltend gemacht wird, möglichst wenig bei der Einschaffung eines solchen Anstaltsbedürftigen mitzuwirken, auch von einer Zeugniserstellung abzusehen, selbst wenn sie an sich dazu berechtigt sind. Es entsteht sonst beim Publikum leicht die Meinung, die Fürsorgestellen seien Fangarme für die Irrenanstalten, während doch gerade das Umgekehrte, die erleichterte Entlassung aus der Anstalt, Hauptzweck einer offenen Fürsorge sein soll. Ich möchte in solchen Fällen, in denen sich auch nur das leiseste Widerstreben gegen eine Anstaltsaufnahme geltend macht, raten, die Feststellung der Anstaltsbedürftigkeit dem Amtsarzt zu überlassen. Man berichte an diesen die in der Fürsorge gemachten Beobachtungen, ohne daraus irgendwelche Schlüsse zu ziehen, wenn anders der Amtsarzt nicht ausdrücklich die Meinung des Fürsorgearztes verlangt. Der Amtsarzt kann dann einschreiten und, wenn nötig, Anstaltseinschaffung verfügen. Der Fürsorgearzt soll in solchen Fällen nur selbst eingreifen, wenn Gefahr in Verzug ist. Ich gehe in dieser Forderung der Reserve des Fürsorgearztes sogar so weit, daß ich raten möchte, obenerwähntes Verfahren selbst dann einzuschlagen, wenn eine Zurückverbringung eines Kranken in die Anstalt während der Zeit der Beurlaubung notwendig wird und der Kranke oder die Angehörigen sträuben sich dagegen. An sich bestünde ja in diesem Falle kein Zweifel, daß der Fürsorgearzt hier ohne weiteres handeln könnte, aber er verdirbt sich unter Umständen dadurch die Vertrauensstellung, die er als Fürsorgearzt zu seinen Schützlingen haben muß. Und auf dieser liegt der größte Teil seines erfolgreichen Wirkens; er soll sie nur gefährden, wenn höhere Interessen im Spiele sind.

Ein solcher Interessenkonflikt kann auch aus der *Schweigepflicht* entstehen. Es ist an sich keine Frage, daß das Fürsorgepersonal, Ärzte sowohl wie Pfleger, an die Schweigepflicht gebunden sind. Es kann sich aber um die Frage handeln, ob in einem Prozeß das Personal etwa von der vorgesetzten Behörde von der Schweigepflicht entbunden werden soll oder nicht. Z. B. weiß ich aus eigener Erfahrung, daß das Gericht bei Alkoholisten im Entmündigungsverfahren Fürsorgepfleger als Zeugen über ihre Wahrnehmungen vernehmen wollte. Hier wird im allgemeinen der Fürsorgepfleger nicht von der Schweigepflicht zu entbinden sein, von allen anderen Erwägungen abgesehen schon aus dem Grunde nicht, weil er, wenn er dann weiterhin seinen Schützling betreuen soll, diesem gegenüber durch seine Aussage, die ja bei Zustellung des Beschlusses dem Schützling meist bekannt wird, in eine schiefe Stellung gerät. Es kann übrigens auch hier wieder Fälle geben, in denen höhere

Interessen, vielleicht sogar das Interesse des Schützlings selbst, die Aufhebung der Schweigepflicht fordern. Letzten Endes entscheidet der Fall und seine besonderen Umstände.

b) Technische Hilfsmittel der Fürsorge.

Es hat sich durch die Erfahrungen bei den arbeitenden Fürsorgen herausgestellt, daß bei Ausübung der Fürsorge gewisse technische Hilfsmittel notwendig oder doch für Erreichung des Zweckes und die Erleichterung der Arbeit nützlich sind. Im wesentlichen handelt es sich, soweit ich sehen kann, um Dinge, die mit wenigen individuellen Änderungen für alle Fürsorgearten in Frage kommen. Es möge mir nicht verübelt werden, wenn dem Folgenden im wesentlichen wieder Erlanger Einrichtungen zugrunde liegen, die sich bewährt haben.

α) Karteien.

Es hat sich uns nach mancherlei Versuchen als praktisch erwiesen, verschiedene Karteien zu führen. Bedingt sind diese verschiedenen Karteien durch die Organisation der Erlanger Fürsorge: Zentrale der Fürsorge in der Erlanger Anstalt; Fürsorgestellen zunächst in Erlangen, Nürnberg und Fürth. Von diesen Fürsorgestellen aus wird das ganze über die unmittelbaren Städte Erlangen, Fürth, Nürnberg, sowie die Bezirksämter (entsprechend den norddeutschen Kreisen) Erlangen, Fürth, Hersbruck, Lauf, Neustadt a. Aisch, Nürnberg, Scheinfeld und Schwabach sich erstreckende Fürsorgegebiet der Erlanger Anstalt versorgt. Entsprechend dieser Organisation wird geführt:

a) *Eine Zentralkartei.* Diese Zentralkartei enthält die Namen aller Versorgten, die seit Bestehen der Fürsorge in Fürsorge standen und augenblicklich stehen. Auf der einen Seite sind folgende Angaben zu finden: Fürsorgestelle, die den Versorgten betreut oder betreut hat. Name des Versorgten (bei Frauen auch Mädchenname), Geburtstag desselben, Beruf, Wohnung, Diagnose. Wann zugegangen? Wie? (Aus Anstalt entlassen? Freiwillig? Zugewiesen? Durch wen?) Abgang.

Auf der Rückseite können Bemerkungen gemacht werden über eventuelle Anstaltsaufnahmen, anderweitiges vorübergehendes oder dauerndes Ausscheiden (z. B. durch Wegzug aus dem Fürsorgegebiet, Überweisung an andere Fürsorgestellen, zeitweiliges Ausscheiden infolge Strafvollzugs usw.) bei Todesfällen Todesursache, Ablehnung einer weiteren Fürsorge, Aufhebung einer Fürsorge durch behördlichen Beschluß u. dgl. m.

b) *Kartei der Fürsorgestelle.* Sie enthält die Namen aller derjenigen, welche von der betreffenden Fürsorgestelle betreut werden. Außer den gesamten Personalien und der Krankheitsbezeichnung werden auf die Kartons dieser Kartei in einer besonderen Rubrik die einzelnen Besuche bei dem betreffenden Betreuten eingetragen, und zwar der Fürsorgeärzte mit roter Tinte, Besuche der Fürsorgepfleger bzw. Fürsorgepflegerinnen mit schwarzer.

Während die Zentralkartei nur einfarbige Kartons enthält, weibliche Betreute werden einfach durch eine Durchlochung am rechten oberen Eck als solche gekennzeichnet, führt die Kartei der Fürsorgestellen verschiedenfarbige Kartons, und zwar gelbliche für die Anstaltsentlassenen, blaue für die von Behörden, Ärzten usw. Zugewiesenen, grüne für die Freiwilligen. Die verschiedenen Farben erleichtern die Ausscheidung und Zählung der einzelnen Kategorien für Statistiken, Berichte usw. Auch hier sind die Weiblichen in gleicher Weise wie in der Zentralkartei besonders gekennzeichnet. Die Ausscheidung nach jeweils in Fürsorge Befindlichen und Ausgeschiedenen geschieht dadurch, daß beide Kategorien in besonderen Kästen getrennt gehalten werden,

Siedelt ein Betreuter in das Gebiet einer anderen Fürsorgestelle über, wird das Kartothekblatt übergeben. Die Summe der Karteien der einzelnen Fürsorgestellen bzw. aller in den Karteien der einzelnen Fürsorgestellen enthaltenen Betreuten muß mit der Zentralkartei gleich sein. Dadurch wird auch einfache Kontrolle möglich, ob in einer Kartei etwas vergessen ist.

Hat eine Fürsorge keine Fürsorgestellen außerhalb der Anstalt bzw. außerhalb ihres Hauptsitzes, dann ist natürlich eine der beiden obenerwähnten Karteien überflüssig. Hier genügt eine Zentralkartei, in der eventuell bezüglich der Ausführung der einzelnen Karteiblätter eine Kombination oben beschriebener Karteiblätter eintreten kann. Besondere Karteien der einzelnen Fürsorgestellen halte ich deswegen für unbedingt notwendig, weil vielfach Feststellungen an Ort und Stelle nötig sind, die sich zu sehr verzögern würden, wenn man erst die notwendigen Angaben (Personalien usw.) aus der Zentralkartei des Fürsorgehauptsitzes erholen müßte.

Von der Führung von Listen oder ähnlichen in Buchform gebundenen Verzeichnissen möchte ich abraten. Sie sind zu unübersichtlich, müssen jedes Jahr erneuert werden und machen viel unnütze Arbeit, auch erhöhte Kosten.

c) *Hilfskartei.* Es hat sich uns im Laufe der Jahre als praktisch und namentlich für die Topographie der geistig Abnormen als nützlich erwiesen, neben den beiden bisher aufgeführten Karteien eine besondere zentralisierte Kartei zu führen, in der alle diejenigen geistig Abnormen des Fürsorgegebietes eingetragen werden, welche der Fürsorge auf irgendeinem Wege (durch Ärzte, Krankenhäuser, Behörden, namentlich Amtsärzte, Fürsorgeorganisationen, Private usw.) bekannt werden, ohne daß sie deshalb schon in Fürsorge genommen werden. Die Erfahrung lehrt, daß ein großer Teil von ihnen zu einem späteren Zeitpunkte dann doch in irgendeiner Weise fürsorgebedürftig wird. Dann sind für die Fürsorge bereits gewisse, bestimmte Anhaltspunkte vorhanden. Außerdem ist diese Kenntnis solcher Fälle für die Fürsorge und für die psychiatrische Wissenschaft notwendig, um bessere Einsicht in die Verbreitung geistiger Abnormitäten und ihrer Formen, sowie in die so wichtigen Erbfragen zu gewinnen. Um Material in dieser Hinsicht zu gewinnen, bedarf es natürlich eines engen Zusammenarbeitens mit den obenerwähnten Personen, Ämtern, Stellen und Organisationen.

β) Beratungsstundentagebuch.

Es erscheint nützlich und notwendig, die wichtigsten Feststellungen in jedem Falle, der die fürsorgeärztliche Beratungsstunde aufsucht, in einem Beratungsstundentagebuch festzuhalten. Es sind darin nicht nur Angaben über den körperlichen und psychischen Befund in kurzen Schlagwörtern nötig, sondern auch kurze Angaben über Wünsche und Anliegen, mit denen die einzelnen Beratungsstundenbesucher an den Arzt herangetreten sind. Ganz besonders wichtig aber ist eine kurze, genaue Skizzierung der Ratschläge, Versprechungen und Maßnahmen, die vom Arzt bei jeder einzelnen Konsultation gemacht bzw. getroffen wurden, wenn er sich nicht der Gefahr aussetzen will, daß irgend etwas vergessen wird, oder daß später durch Verdrehungen absichtlicher oder unabsichtlicher Natur oder sonstwie unangenehme Weiterungen entstehen. Einträge ins Krankenblatt genügen meist deshalb nicht, weil die Krankenblätter, wie wir später sehen werden, am besten zentralisiert und deshalb nicht immer für den Augenblick, wo sie gebraucht werden, zugänglich sind. Es ist deshalb notwendig, namentlich dann eigene Beratungsstundentagebücher zu führen, wenn an verschiedenen Orten des Fürsorgegebietes Fürsorgestellen bestehen. In diesem Falle muß für jede Fürsorgestelle, an welcher Beratungsstunden abgehalten werden, ein eigenes Beratungsstundentagebuch geführt werden, das in der betreffenden Fürsorgestelle verbleibt, damit es jederzeit möglich ist, auf Früheres zurückzugreifen. Dies ist insbesondere nötig, wenn einmal ein anderer Arzt als der ständige Fürsorgearzt Sprechstunden abhält (Urlaub, Krankheit) oder wenn mehrere Fürsorgeärzte vorhanden sind.

Die Form des Beratungsstundentagebuches kann an sich eine verschiedene sein.

Für einfache Verhältnisse, für eine Sprechstunde mit relativ geringer Frequenz mag ein festes Buch genügen, in dem die Beratungsstundenbesucher in der Reihenfolge der Besucher mit Datum und entsprechenden Bemerkungen eingetragen werden. Das Wiederauffinden der einzelnen Personen kann dadurch erleichtert werden, daß gleichzeitig ein Renner geführt wird, in welchem die Besucher mit Namen, entweder nach Nummer oder nach Seitenzahl des Tagebuches eingetragen werden.

Für umfangreicheren Beratungsstundenbetrieb genügt diese etwas primitive Art nicht. Sie ist zu wenig übersichtlich; man braucht viel Zeit, bis alles, was notwendig ist, zusammengetragen ist; sie erschwert die statistische Verwertung des Materials.

Uns hat sich nach mannigfachen Versuchen als am praktischsten ein Beratungsstundentagebuch in Form einer *Kartei* erwiesen.

Jeder Beratungsstundenbesucher erhält ein eigenes Karteiblatt, wobei man, wenn man will, männliche und weibliche durch verschiedene Farbe des Blattes unterscheiden kann. Wenn gesagt wird, jeder Beratungsstundenbesucher, so ist das eigentlich nicht ganz präzis ausgedrückt. Das Karteiblatt wird immer auf den Namen desjenigen geistig Abnormen ausgestellt, den die Angelegenheit betrifft, auch wenn andere Personen, wie Angehörige, Vormünder u. dgl. die Beratungsstunde im

Interesse des Betreffenden aufsuchen. Um die Beratungsstundenfrequenz für jedes Jahr ohne weiteres feststellen zu können, wird für jedes Jahr für jeden ein neues Blatt verwendet. Die den einzelnen betreffenden Blätter mehrerer Jahre werden schließlich zusammengefaßt und werden, wenn der betreffende Fall aus der Fürsorge ausscheidet, ins Krankenblatt eingelegt.

Die einzelnen Karteiblätter müssen entsprechend ihren Zwecken etwas größeres Format haben. Wir verwenden augenblicklich ein Format 33 × 22. Vordruck und Einteilung des Blattes richtet sich nach den Bedürfnissen der einzelnen Stellen.

Es ist hier vielleicht der Platz, den Karteien überhaupt einmal das Wort der Empfehlung zu sprechen. Bücher und Listen sind heute veralteter Zopf, unpraktisch, unhandlich, unübersichtlich, zeitvergeudend, weil oft lange das Gewünschte gesucht werden muß. Es wird z. B. heute einem einigermaßen beschäftigten praktischen Arzte kaum mehr einfallen, seine Aufzeichnungen, Sprechstundentagebücher u. dgl. in Form von Listen und Büchern zu führen.

γ) Krankenblätter.

Über jeden Fall, welcher die Fürsorge beschäftigt, muß ein Krankenblatt geführt werden. Geht die Fürsorge von einer Anstalt aus, so wird für die aus der betreffenden Anstalt entlassenen Kranken das Krankenblatt einfach fortgeführt, genau so, wie wenn der Kranke nur auf eine andere Abteilung verlegt worden wäre. Kommt der Kranke aus einer anderen Anstalt oder war er früher einmal in einer Anstalt oder einem ähnlichen Institut, so werden am besten Abschriften des dort geführten Krankenblattes angefertigt und dann fortgeführt, um einen möglichst vollständigen Überblick über den Krankheitsverlauf des einzelnen Falles zu haben. Für frische Fälle ist ein eigenes Krankenblatt anzulegen. Eintragungen sind außer Befund und Verlauf der Erkrankung auch alle für die Fürsorge wichtigen Momente, wie Umgebungsverhältnisse, hereditäre Beziehungen, soziale Maßnahmen usw. Nach jedem Besuch bei dem Schützling oder auch nach jedem Besuch des Schützlings in der Beratungsstunde ist ein Eintrag zu machen. Einzutragen sind alle Maßnahmen, Mitteilungen über den Kranken, soweit sie zuverlässig sind, sowie alle wichtigen Ereignisse im Leben desselben, wie Heirat, Fortpflanzung, Strafen usw.

Die Krankenblätter sind am besten zentralisiert am Hauptsitz der Fürsorge, also etwa in der Anstalt, von welcher die Fürsorge ausgeht.

Hat die Fürsorge einigermaßen an Ausdehnung gewonnen, dann kann der Fürsorgearzt nicht mehr selbst die Einträge in die Krankenblätter vornehmen.

Es würde ihm dadurch viel zuviel Zeit verlorengehen, die er nutzbringender im Fürsorgedienst verwenden kann. In der Erlanger Fürsorge hat sich uns dabei folgendes Verfahren bewährt. Mehrere unserer Fürsorgepflegerinnen sind stenographiekundig. Sie haben in Abendstunden Stenographiekurse besucht. Nach Beendigung der Fürsorgebesuche diktiert der Fürsorgearzt in der Fürsorgestelle oder an einem sonst geeigneten Ort (z. B. bei der Rückfahrt im Eisenbahnzuge) den Eintrag fürs Krankenblatt, der von der betreffenden Fürsorgepflegerin oder auch von der zur Verfügung stehenden Schreibkraft stenographisch aufgenommen wird. Diese Stenogramme wandern in die Anstalt, wo sie dann meist mit Maschine von einem zur Verfügung stehenden Beamten in die betreffenden Krankenblätter übertragen werden.

Ich halte es für nötig, daß auch die Fürsorgepfleger und Pflegerinnen einfache Berichtsbogen für jeden einzelnen Schützling führen, worin sie in der einfachsten Form ihre Beobachtungen eintragen. Diese Berichtsbogen werden später einfach den ärztlich geführten Krankenblättern beigenommen.

δ) Fernsprecher.

Zu den unbedingt nötigen Erfordernissen einer offenen Fürsorge gehört der Fernsprecher. Die Zentrale, von welcher die Fürsorge ausgeht, die Fürsorgeärzte und die einzelnen Fürsorgestellen müssen untereinander fernmündlich verbunden sein. Es muß dem Fürsorgepersonal möglich sein, von den Außenstellen jederzeit Zentrale und Fürsorgearzt zu erreichen. Nicht selten sind in kürzester Frist Fragen zu entscheiden, deren Tragweite vom Fürsorgepfleger bzw. der Fürsorgepflegerin nicht abgesehen werden, die auch über ihr Können und Wissen hinausgehen und für welche eine Verantwortung ihnen auch nicht zugemutet werden kann und darf. Es ist hierbei nur an eine notwendige Einschaffung oder Wiedereinschaffung eines Kranken zu erinnern, wobei oft sofortige Entschlüsse nötig sind, wenn nicht der Kranke selbst oder die Allgemeinheit unter Umständen geschädigt werden soll.

Es ist auch nötig, daß die Fürsorgepfleger usw. auf den Außenstationen für notwendige Aufträge durch den Fernsprecher täglich zu bestimmten Stunden erreichbar sind. Während dieser Stunden sind sie auch für das Publikum in der Fürsorgestelle anwesend, um fernmündlich oder persönlich notwendige Auskünfte usw. zu erteilen und Nachrichten entgegenzunehmen.

Die Kosten des Fernsprechers, die heutzutage ja ohnedies nicht mehr allzusehr ins Gewicht fallen, lassen sich unter Umständen dadurch verringern, daß der Fernsprecher mit anderen Stellen oder auch Privaten zusammen benutzt wird. Wird er mit Privaten zusammen benutzt, so ist allerdings an die für die Fürsorge notwendige Diskretion zu denken. Es müssen in dieser Hinsicht entsprechende Vorkehrungen getroffen werden.

ε) Verkehrsmittel.

Von einschneidender Bedeutung für die offene Fürsorge ist die Verkehrsfrage. Die Frage, wie können Fürsorgearzt und Fürsorgepfleger usw. am leichtesten ihre Schützlinge erreichen, ohne daß sie gezwungen sind, allzuviel kostbare Zeit, die besser für die eigentliche Fürsorgearbeit aufgewendet würde, auf den Wegen zu verbringen, ohne daß unverhältnismäßig hohe Kosten entstehen und endlich ohne daß mit den körperlichen Kräften des Fürsorgepersonals Raubbau getrieben wird.

Abhängig ist diese Frage hauptsächlich von vier Faktoren: 1. von der Zahl der zu Versorgenden, 2. von der Siedlungsdichte, 3. von den Entfernungen und 4. von den vorhandenen Verkehrswegen. In allen Fällen sind diese vier Faktoren wieder abhängig von drei Fürsorgetypen: a) ausschließlich großstädtische Fürsorge, b) ausschließlich ländliche Fürsorge, c) aus städtischen und ländlichen Bezirken gemischte Fürsorge.

In der ausschließlich großstädtischen Fürsorge genügen nach meinen Erfahrungen die in der Großstadt vorhandenen, allgemein zugänglichen Verkehrsmittel, wie *Straßenbahnen, Autobusse, Vorortszüge* u. dgl. Nur in ganz ausgedehnten Stadtbezirken, wie etwa Berlin, möchte, namentlich wenn nur wenig Fürsorgepersonal zur Verfügung steht und die Zahl der Befürsorgten sehr groß ist, an ein eigenes Automobil gedacht werden, welches entsprechende Zeitersparnis bedeutet.

Sind die Verkehrsmittel, wie ja in Deutschland meist, im Besitze der Städte selbst, so wäre an diese mit dem Ersuchen um Freifahrkarten für das Fürsorgepersonal, natürlich nur für Benützung im Dienste, heranzutreten. Die Städte haben ein nachgewiesenes Interesse an der offenen psychiatrischen Fürsorge, auch wenn diese nicht eine Einrichtung ihrer speziellen Wohlfahrtspflege ist, sondern etwa von der Provinzialanstalt ausgeht. Die Städte bieten mit den Dienstfreifahrkarten auf den in ihrer Regie geführten Verkehrsmitteln nur ein relativ geringes Entgelt für die auch in ihrem Interesse aufgewendete Arbeit. Das Erlanger Fürsorgepersonal genießt z. B. seit langem auf den Nürnberger Trambahnen Freifahrt. Dasselbe ist in der Mannheimer und Karlsruher Fürsorge der Fall.

In einer ausschließlich oder doch fast ausschließlich ländlichen Fürsorge läßt es sich, wenn erst die Fürsorge eine gewisse Ausdehnung erreicht hat, nicht vermeiden, daß der Fürsorge ein eigenes Verkehrsmittel zur Verfügung gestellt wird, das sie unabhängig macht von den meist recht spärlichen offiziellen Verkehrsmitteln, das sie vor allem zeitlich unabhängig macht, und das sie in die Lage versetzt, in einer verhältnismäßig kurzen Zeit möglichst große Räume zu erfassen und eine möglichst große Zahl von Schützlingen zu besuchen. Eine Fürsorge auf dem Lande kann nur wirksam sein, wenn sie jederzeit in der Lage ist, an jedem beliebigen Orte zu jeder Zeit zu erscheinen; sie ist nur rentabel, wenn sie in einer bestimmten Zeiteinheit eine möglichst große Zahl von Schützlingen erfassen kann. Sie ist nur ausführbar, wenn sie auch Rücksicht nimmt auf die Kräfte des Fürsorgepersonals, mit denen nicht Raubbau getrieben werden darf, die quantitativ, weil menschlich, begrenzt sind.

Das einzige unter den heutigen Verhältnissen wirklich in Betracht kommende Verkehrsmittel ist das *Automobil.* Es wird im allgemeinen nach unseren Erfahrungen das kleine — mittlere — Auto (Viersitzer) genügen. Schwere Wagen sind unpraktisch und unrentierlich. Sie verbrauchen zu viel Betriebsstoff und sind außerdem infolge ihrer Schwere auf den sehr oft schlechten Ortsverbindungswegen nicht verwendbar. Ein Mehrsitzer ist vonnöten, weil es manchmal erwünscht ist, daß ein

Kranker mitgenommen werden kann, weil neben dem Fürsorgearzt auch der Fürsorgepfleger des betreffenden Bezirkes mitgenommen werden soll, und weil es, wenigstens manchmal, erwünscht ist, daß der Amtsarzt des Bezirkes oder ein Vertrauensmann u. dgl. mitgenommen werden kann.

Die Kosten eines brauchbaren mittleren Automobils sind heute nicht mehr allzu erheblich. Die Betriebskosten sind nach unseren Erfahrungen als mäßige zu bezeichnen. Sie können erheblich verringert werden, wenn ein Fürsorgepfleger, wie in Erlangen, als Wagenführer ausgebildet wird. Das in jeder Anstalt vorhandene technische Personal kann zu eventuellen Reparaturen herangezogen werden.

Von der Verwendung eines Motorrades im Fürsorgedienst möchte ich im allgemeinen abraten. Der Fürsorgedienst selbst beansprucht die geistigen und körperlichen Kräfte der Fürsorgeorgane ohnedies genug, um sie nicht auch noch der auf die Dauer nervenzermürbenden Motorradfahrerei auszusetzen. Dazu entfallen beim Motorrad all die Vorteile, welche oben als für die Verwendung des Automobils bedeutsam angeführt sind. Namentlich entfällt die so notwendige Mitnahme der Fürsorgepflegerin durch den Fürsorgearzt.

Es gibt heute auch in Deutschland bereits mehrere von Anstalten ausgehende offene Fürsorgen, welche das Automobil verwenden, z. B. in Baden die von *Emmendingen, Illenau, Konstanz* und *Wiesloch* ausgehenden Fürsorgen, dann in Bayern *Kutzenberg* und *Erlangen*.

Solange eine ländliche Fürsorge noch nicht sehr ausgedehnt ist, sich etwa, wie das im Beginn der Entwicklung jeder ländlichen Fürsorge zweckmäßig ist, auf die nähere Umgebung der Anstalt oder eines Teilzentrums mit Fürsorgestelle erstreckt (siehe Entwicklung einer ländlichen Fürsorge), ist aus Sparsamkeitsgründen der Gebrauch von *Fahrrädern* zu empfehlen. Es ist dieses Verkehrsmittel auch durchaus ausreichend. Erlangen hat jahrelang seine im Laufe der Zeit doch recht beträchtliche Fürsorge mit Hilfe des Fahrrades versorgt. Es wurden damit Orte versorgt, welche immerhin 40—60 km von Erlangen entfernt liegen. Erst vor kurzem, mit Einsetzen der intensiveren Fürsorge auf dem Lande, wurde ein Automobil in Benutzung genommen. Die Notwendigkeit der Beschaffung eines solchen kann noch viel leichter nachgewiesen werden, wenn erst die Fürsorge gewisse Erfolge aufzuweisen hat. Solange nur Fahrräder vorhanden sind, empfiehlt sich eine gewisse Kombination von Fahrrad und Eisenbahn.

Ist eine Fürsorge aus größeren städtischen und ländlichen Bezirken gemischt, so ergibt sich bezüglich der Verkehrsmittel hierfür das Notwendige aus beiden vorhergehenden Abschnitten zusammen. Der städtische Bezirk wird im allgemeinen keine eigenen Verkehrsmittel der Fürsorge beanspruchen. Für das mitversorgte Land ist entscheidend die konzentrische oder exzentrische Lage der Stadt und der Anstalt, von der eventuell die Fürsorge ausgeht, und endlich der Umfang des ländlichen Fürsorgegebietes, sowie die Zahl der auf dem Lande zu Versorgenden.

ζ) Verschiedene Hilfsmittel.

1. Merkblatt über Umgang mit Geisteskranken und geistig Abnormen. Jeder Psychiater kennt die Schwierigkeiten, die den geistig Abnormen sowohl, als auch dem behandelnden Arzte aus der bewußt oder unbewußt falschen Einstellung der Umgebung der Kranken erwachsen. Namentlich die eigenen Angehörigen sind es vielfach, die ein sehr mangelhaftes Verständnis für das Wesen geistig abnormer Erscheinungen zeigen. Dieses Verständnis ist aber die Grundlage, die Voraussetzung, daß ein geistig Abnormer in einer bestimmten Umgebung außerhalb der Anstalt gehalten werden kann. Es ist mit eine der wichtigsten Aufgaben des Fürsorgepersonals, hier den Boden vorzubereiten und dauernd seinen Einfluß durch Belehrung und Aufklärung geltend zu machen. Diese Aufklärung und Belehrung wird wirksam unterstützt durch Merkblätter über den Umgang mit geistig Abnormen. Solche Merkblätter können von den Fürsorgeärzten selbst verfaßt werden. Die Erlanger Fürsorge benutzt zu diesem Zweck seit einigen Jahren ein solches vom Verfasser zusammengestelltes Merkblatt. Speziell für Angehörige von Paralytikern hat Obermedizinalrat Kolb ein Paralytikermerkblatt verfaßt. Auch der etwas umfangreichere „Ratgeber für Angehörige von Geisteskranken" von Enge, Marhold-Halle 1924, kann mit Nutzen zu dieser Aufklärung verwendet werden.

Solche Merkblätter können auch kurz prophylaktische Fragen jenen Kreisen, die es angeht, nahebringen, z. B. Erbfragen, die Frage des Heiratens geistig Abnormer, Einflüsse von Arbeit - und Umweltsschäden auf die Entstehung von seelischen Erkrankungen, die Alkoholfrage, Lues usw.

2. Hilfsmittel für die Untersuchungen in der Beratungsstunde. Neben dem notwendigen ärztlichen Apparat, wie er für eine körperliche Untersuchung und Nervenstatus, eventuell zu Blutentnahmen usw. notwendig ist, braucht man vor allem auch alle jene Hilfsmittel, welche zu einer Schwachsinnigenuntersuchung gehören. Unter ganz besonderen Umständen könnte es auch einmal notwendig werden, daß einfachste Hilfsmittel für eine psychotechnische Eignungsprüfung vorhanden sind.

3. Schreibmaschine. Wenn die Fürsorgetätigkeit eine größere Ausdehnung angenommen hat, so geht damit erfahrungsgemäß Hand in Hand ein ausgedehnterer Schriftenverkehr, der sich handschriftlich nur sehr schwer und unter großem Zeitverlust bewältigen läßt. Um diesen Anforderungen gerecht zu werden, ist eine Schreibmaschine notwendig. Ob die Fürsorge eine eigene Schreibmaschine nötig hat oder ob sie eventuell vorhandene Schreibmaschinen der Anstalt, amtlicher Stellen usw. mitbenutzen kann, wird von verschiedenen besonderen Umständen abhängen. Die Schreibmaschine ist bei größerem Umfange der Fürsorge auch, wie schon weiter oben erwähnt, notwendig, um die im Stenogramm festgehaltenen Einträge in die Krankenblätter zu machen.

4. Verschiedene Hilfsmittel. Nicht selten passiert es einem, daß man vor dem Hause eines Befürsorgten steht und man weiß nicht mehr, wann er zum letzten Male vom Fürsorgearzt oder Fürsorgepfleger besucht worden ist. Bei einem großen Material verwischen sich in der Erinnerung die Zeiten der Besuche. In der Fürsorgestelle ist in der Kartei der Besuch wohl aufgezeichnet, aber das Blatt ist nicht zur Hand. Ich habe mir damit geholfen, daß jede meiner Fürsorgepflegerinnen dauernd ein kleines Heft mit marginalem Alphabet in ihrer Tasche mitführt. In diesem stehen alphabetisch geordnet Namen und Adresse jedes Befürsorgten ihres Bezirkes und daneben mit Bleistift die Besuche, ärztliche einfach mit einem Ring umgeben, z. B. 15. 3., (19. 4.,) 27. 5. usw. Dieses Heftchen erleichtert, auch diejenigen aufzusuchen, welche etwa schon längere Zeit nicht mehr besucht worden sind.

Noch ein anderes Hilfsmittel hat sich uns namentlich in der ländlichen Fürsorge als praktisch erwiesen. Das ist ein Ringheft von SONNECKEN. Jedes einzelne herausnehmbare Blatt dieses Ringheftes trägt den Namen eines Ortes des Fürsorgebezirkes, in welchem sich zu besuchende Kranke befinden. Auf diesem Blatt sind alphabetisch die Namen der Kranken des betreffenden Ortes, außerdem genaue Adresse, Geburtsjahr, Diagnose, von wo und wann entlassen, eingetragen. Z. B. Richard Wölfel, Landwirt 1896 H.-Nr. 14, Schizophrenie E (= Erlangen) 25, oder Marie Kamm, Dienstmagd, 1903 H.-Nr. 25 (bei Hahn), Epilepsie A (= Ansbach) 23. Wenn man in einen Ort hineinkommt, braucht man nur das Blatt des betreffenden Ortes aus dem alphabetisch geordneten Ringheft herauszunehmen und man findet dort sämtliche im Orte sich aufhaltende Befürsorgte, eventuell auch sonstige im Orte wohnende geistig Abnorme, auch wenn sie nicht in Fürsorge stehen. Letztere können durch Einklammerung besonders gekennzeichnet werden. Auf diese Weise erhält man in einfachster Weise Aufschluß über die Topographie von geistig Abnormen eines bestimmten Ortes.

Das Ringheft ist nichts anderes als eine besonders handliche, daher leicht mitzuführende Kartei.

Nach ganz ähnlichen Rezepten scheint die Konstanzer Fürsorge zu arbeiten (siehe THUMM a. a. St.).

5. *Hilfskasse.* Nach meiner Meinung ist im allgemeinen daran festzuhalten, daß laufende Unterstützungen, welche für Befürsorgte notwendig sind, von denjenigen zu leisten sind, welche gesetzlich dazu verpflichtet sind (Erwerbslosenfürsorge, Fürsorgeverbände usw.). Die Fürsorge soll lediglich hier vermittelnd und unterstützend eingreifen, damit ihre Schützlinge die ihnen zustehenden notwendigen Unterstützungen auch erhalten.

Bei dieser Gelegenheit möchte ich nicht versäumen, auf eine Erlanger Einrichtung hinzuweisen, die vielleicht anderwärts als Anregung zu ähnlichen Einrichtungen zu dienen vermag. Ich bin mir dabei bewußt, daß außerhalb Bayerns die Verhältnisse vielfach anders gelegen sind. In Bayern ist die Lastenverteilung so, daß für einen anstaltsbedürftigen Kranken, welcher nicht selbst zahlen kann oder für den eine Kasse usw. nicht eintritt, $^4/_5$ der Anstaltskosten der Landfürsorgeverband, $^1/_5$ der Bezirksfürsorgeverband trägt. Um nun die Entlassung solcher auf Kosten des Landfürsorgeverbandes in der Anstalt untergebrachter Kranken zu erleichtern, wenn etwa draußen wirtschaftliche Schwierigkeiten bestehen, namentlich, wenn etwa der noch nicht wieder völlig arbeitsfähige Kranke in einer fremden Familie untergebracht werden soll, wurde von der Direktion der Erlanger Anstalt mit dem Landfürsorgeverband ein Abkommen getroffen. Danach erklärt sich der Landfürsorgeverband bereit, in den Fällen, die ihm von der Direktion vorgeschlagen werden, einen Teil des täglichen Verpflegssatzes, der an die Anstalt zu entrichten wäre, an den Kranken bzw. dessen Pflegefamilie hinauszuzahlen, wenn der Kranke entlassen wird. Diese Zahlung, etwa $^2/_5$— $/_5$ des täglichen Verpflegssatzes wird zunächst nur für bestimmte Zeit, bis zu einem Vierteljahr, gewährt. Die Fürsorge hat zu prüfen, ob diese Unterstützung noch für längere Zeit notwendig ist oder ob sich die Verhältnisse des Kranken inzwischen so gebessert haben, daß er auf eigenen Füßen zu stehen vermag, d. h. so viel verdienen kann, daß er seinen Lebensunterhalt selbst zu bestreiten in der Lage ist. Diese Art einer Unterstützung hat den Vorteil, daß ein Kranker auch unter schwierigen wirtschaftlichen Verhältnissen leichter versuchsweise entlassen werden kann. Der Landfürsorgeverband spart damit an Kosten, weil er die erheblich höheren (um $^2/_5$—$^3/_5$) Anstaltskosten nicht zu zahlen braucht; die Anstalt und damit der Kreis (Provinz) spart an Anstaltsplätzen, dem Kranken wird auch unter schwierigen äußeren Verhältnissen das Eingewöhnen, das Fußfassen in der Außenwelt erleichtert. Über diese gewissermaßen offiziellen, von den öffentlichen Fürsorgeverbänden zu tragenden Unterstützungsmöglichkeiten hinaus muß jedoch die Fürsorge *Mittel für eine schnelle Hilfe* zur Verfügung haben. Alle die von den Fürsorgeverbänden ausgehenden Unterstützungen sind an vorausgehende Erhebungen, an die Genehmigung in Sitzung und andere oft geraume Zeit in Anspruch nehmende Maßnahmen gebunden. Nun gibt es aber Fälle, in denen rascheste Hilfe geboten ist, z. B. bei plötzlichen Erkrankungen, bei plötzlichen Entlassungen, Umsiedelungen, für die Zeit, wo andere Unterstützung noch nicht wirksam ist u. dgl. m. Weiterhin besteht bei vielen Unterstützungsbedürftigen keine Unterstützungspflicht der öffentlichen Fürsorgeverbände, es können jedoch bei ihnen Fälle eintreten, welche vorübergehend eine Beihilfe nötig machen.

Für alle diese Fälle müssen der Fürsorge besondere Mittel zur Verfügung stehen, über die der Fürsorgearzt (eventuell mit Genehmigung des Direktors der Anstalt, von der die Fürsorge ausgeht, auf Vorschlag des Fürsorgearztes) verfügen kann. Die Höhe der Mittel richtet sich nach der Zahl der zu versorgenden Befürsorgten. Sie dürfen, wenn sie wirklich etwas bedeuten sollen, nicht zu knapp bemessen sein. Befinden sich im Gebiete der Fürsorge Hilfsvereine, so können vielleicht auch deren Mittel zur Unterstützung Bedürftiger herangezogen werden. Diese Vereine sollten, wenn in ihrem Wirkungsbereich eine Fürsorge für geistig Abnorme besteht, Unterstützungen nur gewähren, wenn zum mindesten der Fürsorgearzt gutachtlich gehört wurde.

Falls sich bei einer Fürsorgestelle derartige Hilfskassen befinden, ist es selbstverständlich, daß sie sachgemäß und sicher zu verwahren sind. Geht die Fürsorge von einer Anstalt aus, wird es überhaupt nicht nötig sein, daß die einzelnen Fürsorgestellen über größere Beträge verfügen. Diese Unterstützungsgelder werden dann am besten von der Anstaltskasse verwaltet. Auszahlung erfolgt auf entsprechende Anweisung.

Bei dieser Gelegenheit ist es vielleicht auch am Platze, auf die sichere Verwahrung diskret zu behandelnder Akten hinzuweisen, soweit solche sich bei einer Fürsorgestelle befinden.

Es kann das Kapitel „Technik einer Fürsorge" nicht abgeschlossen werden, ohne daß ein ganz besonderer Hinweis darauf erfolgt, daß eine Fürsorge für geistig Abnorme unvollständig wäre, ja daß die Erfüllung der letzten und wichtigsten Forderungen einer solchen Fürsorge unmöglich würde, wenn sie nicht verbunden wäre mit der *Aufklärung der Allgemeinheit* über Wesen und Auswirkungen der geistigen Störungen, über Erfahrungen in der Psychiatrie, über die Einflüsse der Umwelt, der Lebensbedingungen und ganz besonders der Prophylaxe der Geisteskrankheiten in ihren verschiedenen Formen, soweit es unsere Wissenschaft heute gestattet, unbestritten Feststehendes darüber zu sagen. Diese Aufklärung wird am besten und überzeugendsten in Vorträgen geübt, die an geeigneten Orten gehalten werden. Wo Irrenhilfsvereine bestehen, können diese Vereine wohl leicht als Veranstalter solcher Vorträge, die im übrigen als Aufgabe des Fürsorgearztes zu betrachten sind, gewonnen werden. Außerdem geben gemeinnützige Vereine, Volksbildungsvereine, Gewerkschaften u. dgl. einen geeigneten Boden dafür ab. Mit solchen Vorträgen kann gleichzeitig eine gewisse Propaganda für die offene Fürsorge in der Psychiatrie und ihren Grenzgebieten mit Klarlegung ihres Zwecks und Ziels verbunden werden.

Diese Aufklärung, die an anderer Stelle noch eingehender behandelt wird, ist notwendig, wenn ich mir auch darüber klar bin, daß heutzutage unsere prophylaktischen Bestrebungen in Deutschland, die ja an sich wichtiger wären wie jede Fürsorge für die schon in Krankheit Verfallenen, vielleicht sogar zum größten Teil Sisyphusarbeiten sind. Solange Wohnungsnot und Arbeitslosigkeit, solange Versailler Vertrag und die damit verbundene allgemeine deutsche Not mit Kriegs- und Revolutionsfolgen am Körper des deutschen Volkes zehren, ist jede wirkliche prophylaktische Bestrebung auf dem Gebiete der Psychiatrie und Neurologie wenig aussichtsreich. Sie muß aber gemacht und versucht werden im Interesse der Zukunft unseres Volkes und getreu dem ersten medizinischen Grundsatz von der Krankheitsverhütung.

Endlich möchte ich noch der einheitlichen Ausgestaltung *der Fürsorgeberichte (Statistiken)* das Wort reden. Wohl jede Fürsorge, die etwas auf sich hält, gibt auch einen Jahresbericht heraus. Es ist dies aus verschiedenen Gründen notwendig. Einmal soll man sich am Schlusse eines Jahres Rechenschaft über das Geleistete geben. Dabei ist es möglich, manche Fehler auszumerzen und manche Irrwege zu korrigieren. Bei der Durcharbeitung des ganzen Materials kann man auch am besten überblicken, wie weit die Fürsorge noch effektiv ist. Die Fürsorgejahresberichte geben auch eine geeignete Grundlage für spätere wissenschaftliche Verarbeitung des Materials ab. Wenn jedoch das Material zu einer wissenschaftlichen Verarbeitung brauchbar sein soll, ist es zweckmäßig, daß alle Fürsorgen, die Berichte erstellen, ein in den wesentlichen Punkten einheitliches Schema einhalten. Die Erlanger Fürsorge erstellt seit Jahren solche Jahresberichte. In den letzten Jahren habe ich mir aus obigen Gründen angewöhnt, ein besonderes Schema einzuhalten.

An die Spitze des Berichtes ist die Bewegung der Versorgten gestellt. Diese gliedert sich in folgende Abschnitte:

1. Gesamtzahl der Betreuten (Männer, Frauen).
2. Abgänge, und zwar:
    a) ausgeschieden durch Tod,
    b) in Anstalten verbracht oder wiederverbracht, ohne daß sie bis Jahresschluß in Fürsorge zurückgekehrt wären,
    c) nur vorübergehend aus Anstalten Beurlaubte (Besuchsurlaub),
    d) aus dem Fürsorgegebiet weggezogen,
    e) nur zu vorübergehender Beratung Fürsorge in Anspruch genommen,
    f) Fürsorge haben abgelehnt,
    g) Fürsorge wurde nicht für notwendig erachtet,
    h) am Jahresschluß befanden sich in Strafvollzug usw.
3. Bestand der Betreuten am 31. Dezember.
    Dann wird über Bestand der einzelnen Fürsorgestellen, ausgeschieden nach Anstaltsentlassenen, Zugewiesenen, Freiwilligen berichtet.
    Nun folgen eine Reihe von Tabellen:
Tabelle 1. Verteilung der sämtlichen Betreuten des Jahres auf die Psychosen (in Zahl und in vH). Erläuternde Bemerkungen dazu.
Tabelle 2. Anstaltsentlassungen in Fürsorge in den einzelnen Monaten.
Tabelle 3. Anstaltsentlassungen überhaupt: in Fürsorge? nicht geisteskrank? in andere Anstalten überführt? entwichen? in Strafvollzug? Tod? nicht in Fürsorge genommen, weil außerhalb des Fürsorgegebietes.
Tabelle 4. Die im Laufe des Jahres Anstaltsentlassenen nach Psychosen.
Tabelle 5. Die in die Anstalt Verbrachten bzw. Zurückgebrachten nach Psychosen.
Tabelle 5a. Wie lange hielten sich die wieder in die Anstalt Zurückverbrachten in Fürsorge?
Tabelle 6. Tabelle der vorübergehend während des Jahres in die Anstalt Verbrachten. Wie lange waren sie in der Anstalt?
Tabelle 7. Die vorübergehend in die Anstalt Verbrachten nach Psychosen.
Tabelle 8. Grund der Verbringung in die Anstalt (neues akutes Zustandsbild; abgelaufene Remission; ungünstige häusliche Verhältnisse; für Beurlaubung ungeeignet; zur Nachuntersuchung; Verschlechterung des psychischen Zustandes (rückfällige Trinker usw.); zur Behandlung.
Tabelle 9. Die Freiwilligen nach Psychosen.
Tabelle 10. Die Zugewiesenen nach Psychosen.
Tabelle 11. Tabelle der Erwerbsfähigkeit (arbeits- bzw. erwerbsfähig; teilweise bzw. zeitweise erwerbsfähig; nicht arbeitsfähig).
    Wie viele haben sich von den Betreuten verheiratet? Psychosen derselben?
    Ehescheidungen? Psychosen derselben?
    Geburten? (auch Frauen von betreuten Männern?)
    Kriminell wurden? (Psychosen dieser?)
    Selbstmorde? (Psychosen?) Kurze Erläuterungen dazu.
Bericht über die fürsorgeärztliche Beratungsstunde und die Sprechstunde der Fürsorgepflegerinnen.
Bericht über die nachgehende Fürsorge:
    Zahl der Besuche der Fürsorgeärzte,
    Zahl der Besuche der Fürsorgepfleger und -pflegerinnen.
    Krankentransporte.
Bericht über die augenblickliche Organisation der Fürsorge.
    Wichtige Änderungen. Neue Arbeitsgebiete.

Personalien ?
    a) Fürsorgeärzte,
    b) Fürsorgepfleger und -pflegerinnen,
    c) Hilfskräfte.
Die wichtigsten Erfahrungen des Jahres.

Ich möchte nun keineswegs mein Schema als das allein mögliche und beste empfehlen. Ich glaube aber doch der Anregung des Herrn Obermedizinalrates Dr. Roemer folgen zu sollen, dieses Schema zu veröffentlichen, gewissermaßen als Anregung. Vielleicht läßt sich an der Hand desselben die wünschenswerte Vereinheitlichung aller solcher Berichte erzielen.

Literatur.

Die Arbeiten Kolbs und des Verfassers über offene Fürsorge.
    Außerdem:
Enge: Ratgeber für Angehörige von Geisteskranken. Halle: Marhold 1924.
Fischer, M., Wiesloch: Die Fürsorgestelle für Nerven- und Gemütskranke in Mannheim. S. Seite 35.
Schneider, Dösen: Die offene Fürsorge für Geisteskranke in der Stadt Leipzig im Anschluß an die Heil- und Pflegeanstalt Leipzig-Dösen. S. Seite 31.
Thumm: Die offene Fürsorge im ländlichen Bezirk (Anstalt bei Konstanz). S. Seite 44.
Wendenburg: Kommunale Fürsorgestelle für Geisteskranke usw. S. Seite 72.

5. Die Pfleglinge und Krankheitsformen.

Von Valentin Faltlhauser, Erlangen.

Es muß aus den Gründen, die an anderer Stelle eingehend erörtert wurden, das Streben jeder offenen Fürsorge in der Psychiatrie und ihren Grenzgebieten sein, alle irgendwie geistig Abnormen des Bezirkes einer Fürsorge möglichst vollständig zu erfassen. Dabei darf es an sich keine Rolle spielen, ob diese im eigentlichen Sinne fürsorgebedürftig sind oder nicht. Für eine Fürsorge in der Psychiatrie und ihren Grenzgebieten kommen nicht nur soziale Momente in Frage. Die Erzielung einer allgemeinen Übersicht über alle geistig Abnormen, nicht nur der Hilfsbedürftigen, wird insbesondere auch erfordert durch die Sicherheit der Öffentlichkeit, ein Streben, das wir besonders in England durchgebildet finden. Aufgaben der Fürsorge sind weiterhin im wesentlichen Umfange medizinisch-wissenschaftliche, die ja letzten Endes die Grundlagen einer sozialen Fürsorge bilden. Diese medizinisch-wissenschaftlichen Grundlagen, namentlich, soweit sie wieder den wesentlichsten medizinisch-therapeutischen Grundsatz einer Prophylaxe ermöglichen, können nur dann geschaffen werden, wenn die Fürsorge möglichst alle geistig irgendwie abwegigen Personen des von ihr bearbeiteten Gebietes erfaßt. Daß dieses Streben in mancher Hinsicht nur ein ideales sein wird, ja sein muß, liegt wohl auf der Hand. Nichtsdestoweniger muß versucht werden, diesem Ideal möglichst nahe zu kommen. Es kann dagegen eingewendet werden, daß sich eine Fürsorge damit etwas anmaße, was nicht jedem passe, was gegen die persönliche Freiheit verstoße. Dazu ist zu sagen, daß es selbstverständlich ist, daß die Fürsorge keinen Zwang ausüben darf außer vielleicht in jenen besonderen Fällen, wo die Fürsorge in der Form der Schutzaufsicht von den zuständigen Be-

hörden angeordnet wird. Die Fürsorge muß vielmehr ihr Ziel dadurch zu
erreichen suchen, daß sie durch ihr Wirken, das die Vorteile klar herausstellt, durch Belehrung und Aufklärung etwaige Vorurteile überwindet
und alle, die es angeht, damit veranlaßt, freiwillig sich ihrer zu bedienen.

Die von einer Fürsorge betreuten Personen interessieren uns in zweifacher Hinsicht. Einmal spielen für die Erledigung der anfallenden Aufgaben eine wesentliche Rolle die *persönlichen Verhältnisse,* zum anderen
die *Krankheitsformen,* an denen sie leiden.

a) Die persönlichen Verhältnisse der Fürsorgepfleglinge.

Was zunächst die persönlichen Verhältnisse anlangt, so sind von
einschneidendster Bedeutung diejenigen persönlichen Verhältnisse der
Umgebung, die wir in dem Wort Unterbringung zusammenfassen können.
Es mag dies vielleicht in mancher Hinsicht eine Frage sein, welche ebensogut bei der Technik der Fürsorge behandelt werden könnte. Da sie
jedoch unmittelbare Beziehungen zur Person der Pfleglinge hat, erscheint
es angebracht, sie hier zu behandeln.

Es scheint mir zu den unentbehrlichsten Grundsätzen einer offenen
Fürsorge für geistig Abnorme, ganz gleich, welcher ihr Ausgangspunkt
ist, zu gehören, daß die Unterbringung der Betreuten nicht irgendwie
paragraphiert, generalisiert, systematisiert werden kann. Das einzige
System einer offenen Fürsorge in dieser Hinsicht ist die Systemlosigkeit. Die Form der Unterbringung der Pfleglinge in der offenen Fürsorge kann verschieden sein. Entscheidend für die Unterbringung sind
jeweils nur die äußeren Verhältnisse, die besonderen Erfordernisse des
Individuums und, das darf nicht übersehen werden, die vorhandenen
Möglichkeiten. Mit anderen Worten: Die offene Fürsorge für geistig
Abnorme darf in den früher von der Psychiatrie zu Systemen erhobenen
verschiedenen Pflegeformen: Pflege in der eigenen Familie, Familienpflege im Sinne Alts u. dgl. kein Entweder — oder erblicken, sondern
ein Sowohl — als auch, d. h. sie muß nach der Lage des einzelnen Falles
und nach der Art der Persönlichkeit die allein geeignete Unterkunft
wählen.

So wie die Dinge nun einmal liegen, wird dabei immer wieder die
Unterkunft in der eigenen Familie die häufigste Art darstellen. Die
Pflege in der eigenen Familie ist in den meisten Fällen die natürlichste
Verpflegsform. Wir dürfen auch nicht außer acht lassen, daß die eigene
Familie ein Recht auf ihre Familienmitglieder hat, daß alle anderen
Arten einer Unterbringung in den Augen der Beteiligten meist nur notwendige Übel sind, zum mindesten Surrogate, Notbehelfe darstellen.
Aber nicht nur die Familie hat das Recht auf ihre Familienmitglieder,
auch der Kranke umgekehrt hat ein Recht auf Freiheit, Familienleben
und Erwerbstätigkeit. Natürlich gibt es wie bei jeder Regel Ausnahmen.
Die Verhältnisse in der einzelnen Familie können ungünstige sein. Z. B.
die eigenen Angehörigen widerstreben einer Aufnahme oder Belassung
in der Familie. Dies erzwingen zu wollen, wäre verfehlt, weil in einem
solchen Falle der Nichterfolg mit absoluter Sicherheit vorausgesagt
werden müßte. Oder es finden sich in einer Familie reizbare, verständnis-

lose Menschen. Oder der Betreute ist vielleicht von den eigenen unverständigen, auch unbelehrbaren Angehörigen mißhandelt, gehänselt worden. Die Wohnungsverhältnisse sind unmögliche. Unüberwindbare wirtschaftliche Schwierigkeiten bilden eine Gegenanzeige. Der Pflegling widerstrebt selbst u. dgl. m. In solchen Fällen ist nach einer anderen Verpflegsform umzusehen. Hier kommen nach alten Erfahrungen in Betracht: Pflege in fremder Familie mit und ohne Entgelt. Ohne Entgelt dann, wenn der Pflegling in wesentlichem Umfange arbeitsfähig ist und in der Wirtschaft der Pflegefamilie mitarbeitet. Hier käme im Gegenteil eine entsprechende Entlohnung des Pfleglings in Frage. Auch die Frage eines Entgeltes muß eben von Fall zu Fall gelöst werden, wobei sich alle möglichen Abstufungen denken lassen. Bezüglich der Auswahl der Pflegefamilien braucht hier nichts gesagt zu werden. Diese Dinge sind seit ALTs Veröffentlichungen allgemein bekannt genug. Hinzuweisen wäre aber noch auf die Unterbringung geeigneter Fälle in Heimen, Asylen u. dgl. unter der Aufsicht der Fürsorge. Es erscheint uns am Platze, zur Anregung hier eine Einrichtung der Erlanger Außenfürsorge in Nürnberg zu erwähnen, die bereits an anderen Stellen des Buches Erwähnung fand. Die Stadt Nürnberg besitzt am Rande der Stadt einen ziemlich umfangreichen Gutsbetrieb. Schon seit längerer Zeit hat die Stadt diesen Betrieb zum Teil für die Zwecke der Wandererfürsorge ausgenutzt. Es gelang durch Verhandlungen mit dem Stadtrat diesen Betrieb auch für die Zwecke der Fürsorge für geistig Abnorme nutzbar zu machen. Namentlich war dabei an Epileptiker, an angeborenen Schwächezuständen und an schizophrenen Defektzuständen Leidende, überhaupt an solche gedacht, deren Arbeitsfähigkeit so beschränkt war, daß sie im freien Arbeitsmarkte nicht untergebracht werden konnten. Während bis vor kurzem solche Pfleglinge dort nur tagsüber unter der Aufsicht eines eigenen, vom Kreisrat dafür genehmigten Fürsorgepflegers arbeiteten, wurde neuerdings eine neuaufgestellte, sehr zweckmäßig eingerichtete Baracke auch für solche Pfleglinge verfügbar gemacht, die dauernd auf dem Gute untergebracht werden, soweit sie sich dazu eignen. Wir könnten diese Art Fürsorge als ein Mittelding zwischen offener und geschlossener Fürsorge, als halboffene Fürsorge bezeichnen.

Die Erörterung der Unterbringung der Pfleglinge gibt Veranlassung, mit besonderer Bestimmtheit zum Ausdruck zu bringen, daß es mit *die vornehmste Pflicht einer offenen Fürsorge ist, vorbeugend gegen die Einschaffung oder Wiedereinschaffung ihrer Pfleglinge in die Irrenanstalt zu wirken.* Nur ganz bestimmte Voraussetzungen, wie akute Krankheitsschübe, bestimmte unabwendbare Gefahren für die Umgebung u. dgl., sollen für die Verbringung in eine Anstalt maßgebend sein.

Bei Erledigung der Fürsorgeaufgaben spielt ferner eine beachtliche Rolle das *Alter der Pfleglinge.* Die verschiedenen Lebensalter der Pfleglinge stellen unter Umständen an die Fürsorge ganz verschiedene Forderungen.

Bei den *Jugendlichen* kommen alle jene Fragen in Betracht, die mit ihrer rechtlichen Stellung in der Allgemeinheit und mit der Erziehung im Zusammenhang stehen. Also all die Fragen, die wir heute im Vormundschaftswesen, in der Kostkinderfrage, in der Jugendgerichtshilfe, im Kinderschutz u. dgl., in den Fragen der Berufsberatung, des Hilfsschulwesens, der Fürsorgeerziehung, Bewahrung u. ä. kennen. Diese Fragen sind im Reichsjugendwohlfahrtsgesetz zusammengefaßt.

Alle diese Fragen bedeuten für die Fürsorgeorgane eine intime Kenntnis der einschlägigen gesetzlichen Bestimmungen und Verordnungen, bedeuten für den Fürsorgearzt Kenntnis der Forderungen der Hilfsschule, der Schwachsinnigenuntersuchung, der Berufsberatung. Sie bedeuten endlich ein enges Zusammenarbeiten mit den einschlägigen Ämtern, Stellen und Fürsorgen, also mit den Schulen, Hilfsschulen, Jugendämtern, Wohlfahrtsämtern, Berufsvormundschaften, Jugendgerichten, den Vormündern, Lehrherren.

Bei *Erwachsenen* erheben sich alle Fragen des Rechtsschutzes in irgendeiner Form, der vielfältigen sozialen Fürsorge und endlich des Schutzes der Allgemeinheit vor eventuellen unangenehmen Auswirkungen der Schützlinge. Unter den Erwachsenen bedürfen erfahrungsgemäß wiederum die *alten Leute* einer besonderen Berücksichtigung. Es sei nur beispielsweise daran erinnert daß alte Leute oft allein stehen, daß sie aber vielfach sich nicht selbst überlassen werden können. Hier muß eventuell, wenn Unterbringung in einer Familie nicht gelingt, Unterbringung in einem Heim versucht werden.

Auch das *Geschlecht der Pfleglinge* erfordert in der Fürsorge besonderes Augenmerk. Wir wissen, daß geistig nicht normale weibliche Wesen, namentlich intellektuell in den verschiedensten Abstufungen geschwächte, haltlose, hypomanische, auch Schizophrene sehr leicht sexueller Versuchung erliegen. Es besteht namentlich wieder bei jugendlich Weiblichen neben der Gefahr der Infektion die einer Schwängerung. Das ganze Problem der sexuellen Verwahrlosung spielt hier herein. Wenn auch die offene Fürsorge solche Gefahren nicht absolut zu verhindern vermag, so kann sie doch dieselben einschränken durch geeignete Unterbringung, Überwachung des Verkehrs mit dem anderen Geschlecht. Hier herein spielt auch die gerade in letzter Zeit wieder mit stärkerem Nachdruck erörterte *Frage der Kastration,* sowie temporärer oder dauernder Sterilisation aus psychiatrischer Indikation namentlich in den Fällen, in denen durch eine solche Maßnahme die Belassung in der Freiheit erreicht werden kann.

In eingehender Form haben sich mit diesen Problemen neuestens Maier, Burghölzli, Kankeleit, Hamburg, und vor allem Gaupp in seinem großen Referat in Kassel beschäftigt. Auch E. Meyer, S. Frank und H. F. Stelzner, letztere namentlich veranlaßt durch die Forderungen Böters, haben sich mit dieser Materie befaßt. Ich muß, um nicht allzu breit zu werden, auf die Originalarbeiten dieser Autoren verweisen. Ich glaube, daß die heute erbbiologisch und vor allem auch rechtlich noch keineswegs geklärte Materie mit außerordentlicher Vorsicht behandelt werden muß. Ich glaube mit Gaupp, daß manches in diesen Fragen vom Empfinden des Arztes aus erwünscht und anzustreben wäre, namentlich auch für eine allgemein gültige Auslegung des geltenden Rechtes. Namentlich wäre das für die freiwillige Sterilisation unzweifelhaft Geschäftsfähiger unter strikten psychiatrischen und eugenischen Voraussetzungen anzustreben, ebenso wie die Rechtsauslegung, daß bei Geschäftsunfähigen beim Vorliegen einer einwandfreien psychiatrischen und eugenischen Indikation, die von mehreren in diesen Fragen geschulten und anerkannt erfahrenen Ärzten gestellt werden müßte, Vormund, Vormundschaftsgericht und Versorgungsberechtigten gemeinsam die Entscheidung zusteht. Solange die Rechtsauffassung nicht übereinstimmend feststeht, wird man gut tun, jedenfalls in allen Fällen, in denen im wesentlichen eugenische Momente mitsprechen, sich reserviert zu verhalten. Noch eine andere Frage spielt hier herein, die nicht selten an den Fürsorgearzt herantretende *Frage der Schwangerschaftsuntebrechung* bei Geisteskranken und geistig Abnormen überhaupt. Hier hat er sich auf den strengen Standpunkt zu stellen, daß nur die bisher für eine Schwangerschaftsunterbrechung von den Ärtzeorganisationen anerkannten Gründe eine Indikationsstellung rechtfertigen. Allenthalben ist übrigens die Entscheidung über die Zulässigkeit der Schwangerschaftsunterbrechung sehr anerkennenswerterweise den einzelnen Ärzten entzogen und von den ärztlichen Standesorganisationen besonderen Kommissionen übertragen worden. Z. B. ist dies in Nürnberg der Fall, auch in Ostpreußen u. a. m.

Von wesentlicher Bedeutung für die Maßnahmen in der offenen Fürsorge vermag unter Umständen der *Familienstand* der Betreuten zu werden. Am bedeutungsvollsten in dieser Hinsicht ist die Eheberatung. Mehr und mehr macht sich nicht nur in den Kreisen der Ärzte, namentlich der Psychiater, sondern auch der Laien die Erkenntnis geltend, daß beim Zusammentreffen bestimmter Erbfaktoren die Nachkommenschaft gefährdet ist. Wenn auch heute unsere Kenntnisse der Vererbungsgesetze beim Menschen zum Teil noch recht unsichere sind, und wenn es auch weiterhin fraglich ist, ob wir überhaupt einmal zu einer bestimmten Prognosenstellung im Einzelfall kommen werden, so wird es für den psychiatrischen Fürsorgearzt eine unabwendbare Pflicht sein, sich mit diesen Fragen zu beschäftigen und nach dem heutigen Stand seiner Wissenschaft zu raten und zu helfen. Nach meiner Erfahrung wird er solchen Fragen überhaupt nicht ausweichen können, weil sie vielfach, auch wenn er sie nicht wollte, sowohl von seiner Klientel wie auch von Fürsorgebehörden u. dgl. an ihn herangebracht und gestellt würden. Wie häufig und einschneidend in Wirklichkeit solche Fragen sind, zeigt sich in der Tatsache, daß vielfach eigene Bureaus errichtet werden, die sich nur mit solchen Fragen beschäftigen, z. B. in Wien. Andererseits ist jedoch von einer Überschätzung der Möglichkeiten, in solchen Fragen helfend, verhindernd eingreifen zu können, zu warnen. Gerade diejenigen, welche es am meisten anginge, fragen in dieser Hinsicht am wenigsten um Rat. So wie die Dinge heute liegen, kann es sich auch in den allermeisten Fällen lediglich um einen Rat handeln. Aktiv eine ungeeignete Ehe zu verhindern, gelingt nur dann und ist auch nur dann am Platze, wenn einer der beiden Ehekandidaten sich in einem psychisch abnormen Zustand befindet, der seine Geschäftsunfähigkeit begründet, so daß die Entmündigung durchführbar ist. Bei dieser Gelegenheit mag vielleicht auch die Bemerkung eingeflochten sein, daß ich nicht glaube, daß Eheverbote, auch wenn sie in Form von Gesetzen erlassen würden, sehr wirksam sein würden. Es ist nicht wahrscheinlich, daß dadurch namentlich die Psychopathenehen unmöglich würden, welche erfahrungsgemäß einer psychiatrischen Fürsorge mancherlei recht harte Nüsse zu knacken geben. Psychopathen scheinen aufeinander die Anziehungskraft von Magnet und Stahl zu haben. In einer sehr beträchtlichen Zahl solcher Ehen kommt es sehr bald zu heftigen Konflikten. Daß es dazu kommen muß, ist für jeden verständlich, welcher Einblick in das Wesen der psychopathischen Persönlichkeiten und seiner Auswirkungen auf die Umgebung, namentlich die gewohnte, hat. Soweit solche Fälle die Fürsorge beschäftigen, ist die meist allein wirksame Maßnahme die Trennung solch ungeeigneter Ehen. Damit ist jedoch für die Fürsorge im Zeitalter der Wohnungsnot das Problem nicht immer gelöst. Der geschiedene Teil bleibt nicht selten in der Wohnung und es kostet noch manche Mühe und harten Kampf, manche Überlegung, die in den verschiedenen Gesetzen und Verordnungen gegebenen Möglichkeiten auszunützen, um eine wirkliche Trennung herbeizuführen.

Auch in anderer Form kann die Ehe zweier geistig abnormen Menschen die psychiatrische Fürsorge beschäftigen, wenn auch vielleicht nicht gerade häufig. Es ist mit der krankhaften Beeinflussung des seelisch schwächeren Eheteils durch den stärkeren zu rechnen (*induziertes Irresein*), die unter Umständen für die Erforschung der Tatsachen und die Auswahl der notwendigen Maßnahmen außerordentlich erschwerend ins Gewicht fällt.

Endlich spielen in dieses Kapitel außer den bereits erwähnten eherechtlichen Fragen noch verschiedene andere Paragraphen des Familien- und Erbrechtes herein. Ich meine damit nicht so sehr jene, die auch sonst in der gerichtlichen Psychiatrie von Bedeutung sind, wie etwa Testierfähigkeit, Pflegschaft u. ä. In der sozialpsychiatrischen Fürsorge ist der Kreis dieser Fragen ein wesentlich größerer. Es möge beispielsweise nur erwähnt sein, daß nicht selten Fälle zur Beratung stehen, die Entscheidung über die Ausübung der elterlichen Gewalt (§ 1666, 1687 BGB.) verlangen. Damit im Zusammenhang stehen Fragen der eventuell notwendigen Entfernung gefährdeter Kinder aus ungeeigneten Familien, ihre Unterbringung in Heimen, Erziehungsanstalten u. dgl. Dies macht ein enges Zusammenarbeiten mit den Vormundschaftsgerichten und Jugendämtern notwendig.

Bei Ledigen und Trinkern ist in geeigneten Fällen unter sorgfältiger Abwägung aller Einzelumstände der Anschluß an vertrauenswürdige Vereine konfessioneller und nicht konfessioneller Art anzustreben.

Wir wissen, welch einschneidende Bedeutung der *Beruf* für den normalen Menschen und ganz besonders für den geistig abnormen Menschen hat. Es ist Aufgabe einer psychiatrischen Fürsorge, gefährdete Menschen von Berufen fernzuhalten, für die sie nicht geeignet sind. (Berufsberatung, Eignungsprüfung). Diejenigen, denen ihr Beruf zum Verderben wurde (aus Alkoholgewerben stammende Alkoholisten u. dgl.), müssen zum Berufswechsel veranlaßt werden. Manche, welche eine geistige Erkrankung durchgemacht haben, namentlich eine solche, welche zu dauernden Defekten führte, sind vielfach ihrem früheren Beruf nicht mehr gewachsen oder sind wenigstens nicht mehr in der Lage, ihn selbständig auszuüben. Hier muß die Fürsorge nach geeigneten Auswegen suchen (Auswahl von Berufen, die den noch vorhandenen Kräften angepaßt sind; Ausübung des alten Berufes unter Aufsicht und Anleitung in Betrieben, die keine Selbständigkeit verlangen, usw.).

Die *Konfession* der Schützlinge ist auf die Fürsorge vielleicht insofern von Einfluß, als es in geeigneten Fällen angebracht erscheint, vorhandene caritative Vereine und Bestrebungen für die Zwecke der Fürsorge auszunutzen.

b) Die Krankheitsformen.

Praktisch können alle Krankheitsformen in offene Fürsorge entlassen oder von vorneherein in dieser gehalten und betreut werden. Es gibt keine Krankheitsform, welche ihrer Natur nach die Verpflegung des davon Befallenen in offener Fürsorge ausschließen würde. Bei jeder Krankheitsform entscheidet die besondere Art des Individuums, entscheidet der augenblickliche Stand der Krankheit, entscheiden die Umgebungsverhältnisse nach ihrer Eignung und Nichteignung. Die bisherigen Erfahrungen, die in bereits bestehenden offenen Fürsorgen gemacht wurden, lehren eindeutig, daß weit mehr Kranke aller Psychosen, auch in akuten Stadien, in häuslicher Pflege unter Aufsicht der Fürsorge gehalten werden können als mancher Anstaltspsychiater meint.

Den Anteil der einzelnen Krankheitsformen an einem größeren und einem kleineren Fürsorgematerial erläutern vielleicht am besten folgende drei Tabellen, deren erste aus der Erlanger Fürsorge stammt, deren zweite aus der Fürsorge in Hathorne-Massachusetts und deren dritte aus der Eglfinger Fürsorge in München.

a) *Erlangen.*

Von den 1052 (781) Männern und 827 (685) Frauen, die im Laufe des Jahres 1925 (1924) sich in der Erlanger Fürsorge befanden, gehörten an:

Krankheitsformen	Männer		Frauen		Zusammen	
	1924	1925	1924	1925	1924	1925
Manisch-melancholisches Irresein	84	93	192	188	276	281
Schizophrene Erkrankungen . .	132	167	182	256	314	423
Progressive Paralyse	19	33	7	21	26	54
Arteriosklerose des Gehirns . .	13	26	6	9	19	35
Senile Geistesstörungen	6	6	9	16	15	22
Epilepsie	38	56	17	27	55	83
Psychogene Erkrankungen . . .	6	4	28	35	34	39
Hysterie	26	39	60	54	80	93
Psychopathien	206	238	109	122	315	360
Imbezillität-Idiotie	39	47	40	52	79	99
Chronischer Alkoholismus . . .	166	286	5	3	171	289
Andere Krankheitsformen . . .	46	57	30	44	76	101

Krankheitsformen	Männer		Frauen		Zusammen	
	1924	1925	1924	1925	1924	1925
	vH	vH	vH	vH	vH	vH
Manisch-melancholisches Irresein	10,8	8,8	28,0	22,7	18,8	14,9
Schizophrene Erkrankungen . .	16,9	15,9	16,6	31,0	21,4	22,4
Progressive Paralyse	2,4	3,1	1,0	2,5	1,8	2,9
Arteriosklerose des Gehirns . .	1,7	2,5	0,9	1,1	1,3	1,9
Senile Geistesstörungen	0,8	0,6	1,3	1,9	1,0	1,2
Epilepsie	4,9	5,3	2,5	3,3	3,7	4,4
Psychogene Erkrankungen . . .	0,8	0,4	4,1	4,2	2,3	2,1
Hysterie	3,3	3,7	8,8	6,5	5,9	4,9
Psychopathien	26,4	22,6	15,9	14,8	21,5	19,2
Imbezillität-Idiotie	4,9	4,5	5,8	6,3	5,4	5,3
Chronischer Alkoholismus . . .	21,2	27,2	0,7	0,4	11,7	15,4
Andere Krankheitsformen . . .	5,8	5,4	4,4	5,3	5,2	5,4

b) von den 1917/18 in Fürsorge stehenden Kranken — 250 — in *Hathorne* gehörten den einzelnen Krankheitsformen an in vH:

Manisch-melancholisches Irresein . . . . 16,8 vH
Schizophrene . . . . 29,2 „
Progressive Paralyse . . . . 5,6 „
Arteriosklerose und Dementia senilis . . . . 1,2 „
Epilepsie . . . . 3,6 „
Angeborene Defekte . . . . 10,0 „
Alkoholpsychosen . . . . 15,2 „
Sonstige Krankheitsformen . . . . 18,4 „

c) von den 368 Personen (199 Männer und 169 Frauen), die sich im Jahre 1925/26 in *München* in Fürsorge befanden, gehören an:

Dem manisch-melancholischen Irresein . . . . 12,5 vH
Schizophrenen Erkrankungen . . . . 37,8 „
Der progressiven Paralyse. . . . . 5,9 „
Tabespsychosen . . . . 0,7 „
Arteriosklerosen des Gehirns . . . . 2,5 „
Senilen und präsenilen Erkrankungen . . . . 0,8 „
Epilepsie . . . . 6,9 „
Hysterie . . . . 1,9 „
Psychopathie . . . . 18,2 „
Imbezillität . . . . 3,5 „
Chronischem Alkoholismus . . . . 6,8 „
Psychosen bei gröberen Hirnerkrankungen . . . . . 0,7 „
Psychosen bei körperlichen Erkrankungen . . . . . 1,6 „
Traumatischen Neurosen . . . . 0,7 „
Unklaren Formen . . . . 0,52 „

Vergleichen wir diese Zahlen untereinander, so finden wir für die meisten Psychosen relativ geringe Unterschiede. Auffallend ist nur die hohe Ziffer der Schizophrenen in der Münchner Fürsorge, die um 15,4 vH die vH-Ziffer der Erlanger Schizophrenen und um 8,4 vH die Zahl der Schizophrenen der Hathorner Fürsorge übertrifft. Auffallend ist vielleicht auch der geringe Anteil der Alkoholisten gerade in der Münchner Fürsorge mit 6,8 vH gegenüber 15,4 vH in Erlangen und 15.2 vH in Hathorne. Da ich nicht glauben kann, daß in München

17*

weniger getrunken wird als in Nürnberg und Umgebung, muß ich annehmen, daß die Münchner Fürsorge die Alkoholisten damals noch wenig erfaßt hat.

Eine ganz andere Verteilung der Prozentziffern finden wir aber, wenn wir die Krankheitsformen eines Anstaltsmaterials denen einer Fürsorge gegenüberstellen. Stellen wir, um diagnostische Differenzen möglichst auszuschalten, das Material der Erlanger Anstalt und das der Erlanger Fürsorge des Jahres 1925 einander gegenüber, und zwar das Anstaltsmaterial nach zwei Gesichtspunkten ausgeschieden, einmal nach dem Schlußbestand 1924 und Aufnahmen 1925 und das andere Mal nur nach dem Schlußbestand 1925, so ergibt sich folgende Tabelle:

Krankheitsformen	Erlanger Anstalt		Erlanger Fürsorge
	Schlußbestand 1924 u. Aufnahmen 1925	Schlußbestand 1925	Gesamtbestand 1925
	vH	vH	vH
Man.-mel. Irresein	9,9	8,16	14,9
Schizophrenie	35,0	41,9	22,4
Paralyse	8,2	7,18	2,9
Arteriosklerose	1,9	1,7	1, 9
Senile Psychosen	4,9	5,6	1,2
Epilepsie	7,4	8,5	4,4
Psychog. Erkrankungen	0,44	0,7	2,1
Hysterie	2,2	2,07	4,9
Psychopathie	10,5	6,7	19,2
Imbec.-Idiotie	5,6	6,9	5,3
Chron. Alkohol	5,1	4,6	15,4
Andere Psychosen	6,9	5,8	5,4

Wir sehen, daß in den Anstaltsziffern in beiden Rubriken nur relativ geringe Unterschiede sich befinden; am meisten noch bei den Schizophrenen mit 6,9 vH, bei den Psychopathen mit 4 vH. Ein zum Teil sehr wesentlicher Unterschied besteht jedoch zwischen den Anstaltszahlen und den Fürsorgezahlen. Am größten ist der Unterschied bei dem Schizophrenen, wo der Schlußbestand 1925 der Anstalt den Bestand der Fürsorge um fast 20 vH übertrifft. Umgekehrt liegen die Verhältnisse bei den Psychopathen und Alkoholisten. Hier überragt die vH-Ziffer der Fürsorge in dem einen Falle um 12,5 vH die vH-Ziffer der Anstalt, in dem anderen Falle um 10 vH. Bei den übrigen Psychosen sind die Unterschiede zwischen Anstalt und Fürsorge wesentlich geringer, am größten noch beim manisch-melancholischen Irresein, wo der Fürsorgebestand um durchschnittlich fast 6 vH höher ist.

Entsprechend ihren verschiedenartigen, besonderen Erscheinungsformen und entsprechend den dadurch besonders gefärbten Auswirkungen der einzelnen Psychosen auf Kranke und auf ihre Umgebung stellen sie an die offene Fürsorge besondere Aufgaben, erfordern besondere Kenntnisse. Es sind in den folgenden Ausführungen nur die wichtigsten in Frage kommenden Psychosen in Betracht gezogen worden. Die Reihenfolge ihrer Besprechung wurde durch BUMKES Psychoseneinteilung bestimmt, jedoch mit der rein äußerlichen Veränderung, daß die exogenen Reaktionsformen und die organischen Psychosen den

psychopathischen Anlagen, Reaktionen und Entwicklungen vorangestellt wurden.

Psychosen bei Allgemeinleiden (Symptomatische Psychosen). Akute
Phasen kommen selten in die Hand des Psychiaters, noch seltener
in eine Irrenanstalt; sie kommen deshalb auch kaum für eine Fürsorge in Betracht. Meist klingen sie rasch ab, so daß sie gar nicht
erst zur Kenntnis einer Fürsorge kommen. In der Fürsorge haben sie
meist ihre Bedeutung nur als „hereditäre Momente", die bei Gelegenheit der Nachforschung aus Anlaß eines anderen Falles in der Familie
zum Vorschein kommen.

Eine Ausnahme bildet bei diesen Psychosen die *Encephalitis epi-
demica.* Dieses durch ein langes, die ganze Persönlichkeit veränderndes
Siechtum gekennzeichnete Leiden gehört leider heute zu den alltäg-
lichen Erscheinungen einer offenen Fürsorge. In den allermeisten Fällen
ist häusliche Pflege auch in fortgeschrittenen Fällen möglich, vorausgesetzt, daß die wirtschaftlichen Schwierigkeiten nicht allzu große sind,
und daß die Familien das nötige Verständnis und die erforderliche Auf-
opferung in der Pflege aufbringen. Nur ganz schwere Fälle, die eine
Pflege mit Spezialkenntnissen notwendig machen, erfordern absolute
Krankenhauspflege, obwohl ich aus dem Erlanger Material auch Fälle
dieser Art kenne, die von den Angehörigen in rührendster und durchaus
zweckmäßiger Weise gepflegt werden. Die Fürsorge wird sich bei der
Betreuung hauptsächlich darum kümmern müssen, daß die Pflegemaßnahmen entsprechend durchgeführt werden. Sind noch Reste von Arbeitsfähigkeit vorhanden, dann ist wichtig, wie diese ausgenützt werden
können.

Insbesondere sind die Angehörigen anzuleiten, die bei vielen solchen
Kindern bestehende Apathie zu überwinden. Dazu kommt dann noch
die notwendige wirtschaftliche Fürsorge. Ganz besondere Aufmerksamkeit von Seite der Fürsorge verdienen jene Fälle von postencephalitischen
Störungen, die sich in einer völligen Umstimmung der Persönlichkeit
kundgeben. Meist sind es bekanntlich Kinder, welche an dieser Form
erkranken. Ihre Bewegungsunruhe, ihr Jähzorn, ihr aufdringliches Wesen, ihr schikanöses Drangsalieren ihrer Umgebung mit gelegentlichen
recht unangenehmen Handlungen, ihre ethischen Defekte werden nicht
selten für Unarten und Bosheiten gehalten und rufen entsprechende
Reaktionen hervor. Hier muß die Fürsorge aufklärend und helfend eingreifen, solange solche arme Kinder überhaupt in Freiheit gehalten
werden können. Auch Aufklärung von Polizei und Gerichten ist unter
Umständen nötig, wenn sie in solchem Zustande allenfalls kriminell
geworden sind. Auch in Fürsorgeerziehungsanstalten findet man immer
wieder Fälle, bei denen die auf Encephalitis beruhenden Charakterver-
änderungen nicht erkannt worden waren, die man lediglich als einfache
moralische Defekte ansah und sie deshalb einer Fürsorgeerziehung zuführte.

Intoxikationspsychosen. a) *Alkohol.* Wo nicht bereits eine Spezialfürsorge für chronische Alkoholisten besteht, sollte die psychiatrische
Fürsorge sich ihrer annehmen. Sie ist nach ihrem ganzen Wesen, nach

Aufbau und Mitteln die hierzu berufenste. Ist eine Spezialfürsorge für Alkoholkranke bereits vorhanden, oder befassen sich alkoholgegnerische Vereine bereits mit einer solchen Fürsorge, dann muß die psychiatrische Fürsorge wenigstens die schweren Fälle übernehmen, bei denen der Alkoholmißbrauch bereits zu irgendwelchen geistigen Störungen geführt hat, oder mit denen die anderen Fürsorgen nicht fertig zu weiden vermögen. Bei den chronischen Alkoholisten wird erfahrungsgemäß in recht vielen Fällen mit einer Fürsorge zu lange gewartet. Die Möglichkeiten, chronische Alkoholisten in Fürsorge zu bringen, sind mehrfache. Der schonendste Weg ist die freiwillige Inanspruchnahme der Fürsorge entweder durch den Trinker selbst oder auch durch seine Angehörigen. Hierzu ist Aufklärung notwendig. Eine zweite Möglichkeit ist die Zuweisung von Trinkern zur Fürsorge durch Behörden (Schutzaufsicht). In Bayern bietet dazu eine Handhabe das Polizeistrafgesetzbuch und der Erlaß des Ministeriums des Innern vom 8. 1. 26 (siehe im übrigen das Kapitel Schutzaufsicht).

Eine andere Möglichkeit ist die Zuweisung durch Organisationen, die sich praktisch mit der Trinkerfürsorge befassen. Damit muß natürlich ein enges Zusammenarbeiten mit diesen Organisationen verbunden sein. Endlich sollen alle Trinker in Fürsorge genommen weiden, welche aus Anstalten in das Gebiet der Fürsorge entlassen werden.

Die Erfahrungen mit der Schutzaufsicht der Trinker, auch der schweren, sind günstig. Wenn wir zum Beweis hierfür die Erlanger Zahlen heranziehen, so finden wir, daß im Jahre 1924 von 171 betreuten Alkoholisten nur 15 im Laufe des Jahres für kürzere oder längere Zeit in die Anstalt bzw. die psychiatrische Station des Krankenhauses eingeschafft werden mußten, das sind 8,8 vH.

Im Jahre 1925 betrug der vH-Satz der Eingeschafften allerdings 18 vH. Immerhin konnten 80 vH der befürsorgten Alkoholisten allein durch nachgehende Fürsorge gehalten werden. Allerdings ist zuzugeben, daß auch unter diesen noch Rückfällige sich befanden, doch war die Rückfälligkeit nicht so schwerwiegend, daß zur Anstaltseinschaffung hätte gegriffen werden müssen. Zählt man diese Rückfälligen noch hinzu, so kommt man auf etwa 30 vH. 70 vH konnten demnach in Fürsorge rückfallsfrei gehalten werden, eine Zahl, die ihre Bestätigung auch durch die Zahlen Geheimrat Fischers aus der Mannheimer Fürsorge findet. Chotzen errechnet allerdings an seinem Breslauer Material etwas schlechtere Ergebnisse. Er läßt nur etwa 50 vH wirkliche Erfolge gelten. Die Rückfälligkeit der 30 vH erklärt sich hauptsächlich daraus, daß bei ihnen der chronische Alkoholismus mit einer stärker sich geltend machenden geistig abnormen Anlage verbunden ist: mit chronisch-manischen Zuständen, mit chronisch-konstitutioneller Verstimmung, mit Krankheitsschüben schizophrener Art, mit epileptoider Veranlagung u. dgl. In solchen Fällen ist neben offener Fürsorge in relativ freien Zeiten temporäre Anstaltsaufnahme eventuell mit Steigerung der Dauer der Anstaltsaufenthalte nicht zu umgehen. Selbstverständlich ist Verpflichtung zu absoluter Abstinenz, Forderung des Beitrittes zu Abstinenzvereinen.

An Mitteln, auf die von ihr betreuten Trinker einzuwirken, stehen für den Fall der Gefahr eines Rückfalles einer Fürsorge zur Verfügung:

1. Verwarnung und Belehrung durch den Fürsorgearzt bei Besuch.

2. Vorladung in die fürsorgeärztliche Beratungsstunde mit Verwarnung und Belehrung.

3. Verwarnung durch den Amtsarzt bzw. die Behörde auf Antrag des Fürsorgearztes eventuell mit Androhung der Einschaffung bzw. Wiedereinschaffung in die Anstalt.

4. Entfernung aus ungeeigneten Verhältnissen (nicht verständige Familie, ungeeignetem Arbeitsplatz mit Anregung zum Trinken u. dgl.) Unterbringung in fremder Familie, welche eine schärfere Aufsicht gewährleistet.

5. Einleitung der Entmündigung wegen Trunksucht. In geeigneten Fällen zunächst Aussetzung der Beschlußfassung gemäß § 681 ZPO. Schließlich Entmündigung.

6. Anstaltseinschaffung für kurze Zeit, für längere Zeit.

In der Fürsorge für Alkoholkranke ist große Bedeutung der Beschaffung geeigneter Arbeit (Berufswechsel bei Alkoholberufen) und Beschaffung geeigneter Unterkunft (Wohnungselend, Ausschaltung der Versuchung) u. dgl. beizumessen. Wichtig ist Belehrung der Umgebung. Wichtig ist Sicherstellung des Lohnes. Der Trinker darf den Lohn nicht selbst abheben. Dies ist am besten durch freie Übereinkunft mit dem Trinker selbst und dem Arbeitgeber zu erreichen. In schwereren Fällen mit großen Widerständen muß eventuell Entmündigung einsetzen, um das zu erreichen. Eventuell wirkt auch kurze Anstaltseinschaffung. Unter den bestehenden Rechtsverhältnissen könnte man vielleicht auch daran denken, ganz unverbesserliche, arbeitsscheue Trinker in ein Arbeitshaus einschaffen zu lassen. Die gesetzliche Handhabe dazu bieten die § 361 und 362 des Reichsstrafgesetzbuches, wonach derjenige, der sich dem Spiel, Trunk oder Müßiggang dergestalt hingibt, daß er in einen Zustand gerät, in welchem zu seinem Unterhalt oder zum Unterhalte derjenigen, zu deren Ernährung er verpflichtet ist, durch Vermittlung der Behörde fremde Hilfe in Anspruch genommen werden muß, mit Haft bestraft wird; außerdem kann er nach verbüßter Strafe der Landespolizeibehörde überwiesen werden, die ihn bis zu zwei Jahren in einem Arbeitshaus unterbringen oder zu gemeinnützigen Arbeiten verwenden kann. Nach meinen Erfahrungen sind jedoch die Juristen sehr schlecht zu solchen Verurteilungen zu bringen, so daß diese Paragraphen meist illusorischen Wert besitzen. Außerdem ist gegen das Arbeitshaus in seiner jetzigen Form auch vom ärztlichen Standpunkte vieles einzuwenden. Immerhin mag das Verfahren in ganz besonders schlimm gelagerten Fällen versucht werden.

Eine bessere Lösung der Frage scheint es mir, bis die Entwürfe neuer Gesetze einmal vielleicht in Kraft treten, anzustreben, daß den Heil- und Pflegeanstalten offene Abteilungen für Trinker angegliedert werden, die räumlich von der Anstalt getrennt sind. Sie werden vielleicht am besten in der Nähe der Anstalt auf einem Gelände, das landwirtschaftliche Betätigung zuläßt, errichtet. Sie sollen jedoch ärztlich und verwaltungstechnisch von der Anstalt aus versorgt werden. Damit wäre auch die Möglichkeit einer sachverständigen Trinkerbehandlung neben der Arbeitsmöglichkeit gegeben. Fälle, die in dieser halboffenen Behandlung zu schwierig werden, könnten dann, wenigstens zeitweilig, in die eigentliche Anstalt übernommen werden. Die Handhabe zu einer Verbringung in eine solche unter Fachaufsicht stehenden wirklichen Trinkerheilstätte könnte entweder darin gefunden werden, daß der Bedürftige entweder freiwillig sich zu einer solchen Behandlung herbeiläßt oder daß vorher seine Entmündigung durchgeführt wird, wobei dann Vormund und Vormundschaftsgericht ihm diesen Aufenthalt zuweisen könnten, oder daß endlich doch in besonderen Fällen Gericht und Landespolizeibehörde seine Einschaffung statt in ein Arbeitshaus in eine solche Heilstätte nach § 361 und 362 RStrGB. verfügten.

Das kommende Strafrecht sieht ja für Gewohnheitstrinker besondere Maßnahmen vor. Neben der zwangsweisen Behandlung in Heilstätten die Schutzaufsicht. In dem Kapitel über Schutzaufsicht wird namentlich über diese kommende Maßnahme bei Trinkern mehr zu reden sein. Es wird dort auch davon die Rede sein, wie die offene psychiatrische Fürsorge ihren Teil daran haben soll. Mit eine der wichtigsten Aufgaben der offenen Fürsorge in der Behandlung der Gewohnheitstrinker wird die frühzeitige Erfassung dieser Menschen sein. Je weiter abgerutscht sie einmal sind, um so schwieriger werden sich die Fürsorgemaßnahmen gestalten.

Nicht unerwähnt darf bleiben, daß sich die Fürsorge ganz besonders noch den Schutz der Trinkerkinder angelegen sein lassen muß. Wir wissen, daß der chronische Alkoholgenuß fast ausschließlich auf dem Boden einer psychopathischen Veranlagung oder auch als Erscheinung einer echten Geisteskrankheit sich entwickelt. Ganz besonders Rüdins, Stöckers und Perschs u. a. Untersuchungen lassen dies klar erkennen. Damit ist auch die besondere Gefährdung der Trinkerkinder zutage liegend. Hier rechtzeitig vorzubeugen ist Pflicht einer Fürsorge. Außerdem müssen gerade die Kinder besonders gegen die üblen Auswirkungen des chronischen Alkoholmißbrauches ihrer Eltern geschützt werden. Ich erinnere nur an die bei Trinkern vielfach vorhandene Neigung zu sexuellen Attentaten, an ihre vielfach das Schamgefühl und damit die Sittlichkeit der Kinder gefährdende Betätigung im Rauschzustand u. dgl. m. Hier kommen unter Umständen Maßnahmen in Frage, wie Entzug des Sorgerechtes für die Kinder, vielleicht auch Entfernung der gefährdeten Kinder aus der Familie u. ä., Aufgaben, die ein Zusammenarbeiten mit den Jugendämtern erfordern.

Neben dem Schutz für die Kinder läuft die Fürsorge für die Familie überhaupt mit allen ihren Beziehungen zum Eherecht, zum Recht der Unterhaltspflicht usw.

Befinden sich Trinkerheilstätten im Fürsorgegebiet, so ist engste Fühlung mit diesen nötig.

Das Wichtigste einer Alkoholfürsorge wäre an sich die Prophylaxe. Was wir bisher in Fürsorge leisten, ist eigentlich ein Nachhinken, eine an sich vom ärztlichen Standpunkte regelwidrige Maßnahme, wenn wir als obersten Grundsatz der Medizin die Verhütung anerkennen. Eine eigentliche Prophylaxe muß jedoch unter den heutigen Umständen scheitern, solange der Staat nicht selbst sich seiner Pflicht bewußt wird und aus dem Alkoholkonsum Vorteile zieht. An prophylaktischen Maßnahmen stehen unter diesen Umständen nur zur Verfügung: Immer wiederholte Aufklärung der Öffentlichkeit durch Vorträge, persönliche Belehrung, weiterhin Versuche, Gefährdete in Abstinenzvereine zu bringen u. dgl.

b) *Morphium und Cocain* usw. Hier kann Fürsorge im allgemeinen wenig nützen. Wenn überhaupt, kann nur Anstaltserziehung helfen. Die Fürsorge kann nach der Entziehung in der Anstalt den Kranken stützen, vor Rückfällen zu bewahren suchen. Sie kann rechtzeitig eingreifen, wenn sie Rückfälle merkt. Viele Morphinisten und Cocainisten sind arbeitsscheue Leute. Um ihnen gerecht zu werden, wäre eine Arbeitsanstalt am Platze, die es heute in diesem Sinne noch nicht gibt. Erst wenn diese einmal geschaffen sein wird, kann auch offene Fürsorge in Zusammenarbeit mit Heilanstalt und Arbeitsanstalt bei diesen Leuten Gutes wirken. Unter den jetzigen Umständen kommt in den geeigneten Fällen die Anregung der Entmündigung wegen Geistesschwäche in Betracht.

Psychosen bei Gehirnerkrankungen. In Betracht kommen neben vereinzelten Fällen von traumatischen Störungen und Huntingtonscher Chorea hauptsächlich multiple Sklerosen. Alle gemeinsam beschäftigen die offene Fürsorge in erster Linie mit den Forderungen der wirtschaftlichen Fürsorge. Manche Fälle werden die Unterbringung in Heimen, Pflegeanstalten u. dgl. erfordern. Eine sehr unangenehme Eigenschaft der Huntingtonfälle, auch der Hirnverletzten, ist ihre außerordentliche Reizbarkeit mit Neigung zu impulsiven Handlungen, welche erhöhte Aufmerksamkeit der Fürsorge und unter Umständen vorbeugende Maßnahmen erfordern.

Syphilitische Geistesstörungen, insbesondere progressive Paralyse. Paralysen hatten früher in der Fürsorge wenig Bedeutung. Nur relativ wenige Fälle konnten außerhalb der Anstalt gehalten oder wieder aus der Anstalt entlassen werden. Relativ am besten ging es noch mit den einfach dementen Formen, sicher nicht mit den expansiven. Offene Fürsorge brauchte für gewöhnlich nur in Tätigkeit zu treten im Anfangsstadium mancher Paralysen, hier meist nur in beratendem Sinne, oder in kurzen Remissionen, soweit sie so gut waren, daß eine Entlassung aus der geschlossenen Anstalt riskiert werden konnte. Heute, im Zeitalter der Malaria- und Rekurrensbehandlung mit ihren unzweifelhaften Erfolgen, hat die offene Fürsorge auch bei der Paralyse eine wesentlich andere Bedeutung erlangt. Wie sich die Verhältnisse in dieser Beziehung geändert haben, lassen die Zahlen der Erlanger Fürsorge erkennen. Im Jahre 1922 betreute diese nur 17 Paralytiker gegen 71 im Jahre 1926. Diese Steigerung aufs Vierfache in so kurzer Zeit läßt sich nur mit den vermehrten Remissionen infolge der Malaria- bzw. Rekurrensbehandlung erklären. Damit erwachsen der Fürsorge erhöhte Aufgaben, zunächst einmal wissenschaftlicher Art. Wir wissen heute noch zu wenig über den Verlauf und die Haltbarkeit dieser Remissionen. Da jedoch die meisten Patienten mit solchen Remissionen aus den Anstalten, Kliniken usw. entlassen werden, würden sie sich ohne Fürsorge vielfach aus den Augen der Psychiater verlieren. Hier kann die Fürsorge wesentlich bei der Erforschung der neuen Probleme mithelfen.

Bei den Fürsorgemaßnahmen für Paralytiker steht in erster Linie die Vermögenssicherung, womit unter Umständen Hand in Hand zu gehen hat der Schutz der Betreuten vor Ausbeutung. Dringend erforderlich ist namentlich in Fällen mit bereits weitergehenden Defekten eine eingehende Belehrung der Angehörigen bzw. der Umgebung über die besonderen Eigenschaften der Paralytiker und eventuell notwendige Pflegemaßnahmen (Paralytikermerkblatt). Es bedarf auch bei den Angehörigen des Hinweises, daß Frauen und Kinder des Erkrankten Blutuntersuchungen vornehmen lassen sollten.

Senile Psychosen. Arteriosklerose. Belassung in offener Fürsorge ist möglich, wenn motorische Unruhe und Verwirrtheit nicht zu groß bzw. zu häufig sind. Wichtigste Aufgabe der Fürsorge hierbei ist die wirtschaftliche Fürsorge. Außerdem ist nach unseren Erfahrungen meist vonnöten eine eingehende Belehrung der Familie, die solche Erkrankungen vielfach falsch beurteilt. Auf die Familienverhältnisse muß besonders Rücksicht genommen werden, eventuell ist Sicherung vorhandener kleiner Kinder in sexueller Hinsicht nötig. Altersheime und Spitäler kommen meist nur in Fällen in Betracht, die sich auch in einer verständigen Familie unter Aufsicht der Fürsorge halten lassen würden. Sie kommen hauptsächlich in Betracht, wo eine verständige eigene Familie nicht vorhanden ist und eine geeignete fremde Familie sich nicht findet. Endlich sind bei dieser Krankheitsgruppe alle jene besonderen Maßnahmen unter Umständen nötig, die bei der Paralyse besprochen wurden.

Epilepsie. Gegenindikationen gegen Belassung von Epileptikern in offener Fürsorge sind häufig auftretende Dämmerzustände, hochgradige Reizbarkeit und Neigung der Epileptiker zu Alkoholmißbrauch. Neben der notwendigen allgemeinen Überwachung ist besonderes Augenmerk jenen Fällen zuzuwenden, welche auf Luminal, diätetische Maßnahmen u. dgl. günstig reagieren. Für sie ist entsprechende ärztliche Behandlung anzustreben. Mit dem behandelnden Arzte ist — wie übrigens in jedem Falle, gleich welcher Krankheitsform, der eine ärztliche Behandlung benötigt — auch in enger Fühlung zu bleiben. Es ist darüber zu wachen, daß die ärztlichen Anordnungen strikte befolgt werden. Was die wirtschaftliche Fürsorge angeht, so braucht der Epileptiker besondere Arbeitsfürsorge. Infolge seiner Anfälle, manchmal auch infolge seines unguten, reizbaren Wesens, ist er in jeder Arbeitsstelle mit Ausstellung gefährdet. Hier ist es Sache der Fürsorge, die richtigen Arbeitsstellen ausfindig zu machen, wobei auch darauf Rücksicht zu nehmen ist, daß er bei der Arbeit nicht gefährdet ist, wenn plötzlich ein Anfall auftritt. Arbeitgeber und Mitarbeiter sind unter Umständen aufzuklären. In einer nicht unerheblichen Zahl von Fällen wird die Arbeitsvermittlung scheitern, wenn man von dem Leiden des Anwärters erfährt, was ja nicht verschwiegen werden kann und soll. Aus dieser Erfahrung heraus und in Berücksichtigung dieses Umstandes, daß damit manche immerhin noch brauchbare Arbeitskraft ausgenutzt werden kann, haben gerade die Epileptiker die Erlanger Fürsorge veranlaßt, sich in Nürnberg nach Arbeitsmöglichkeiten für solche Arbeitsbeschränkte umzusehen. Sie wurde auf einem der Stadt gehörigen Landgut am Rande der Stadt gefunden. Dort arbeiten nunmehr eine Reihe solcher Arbeitsbeschränkter, neben Epileptikern auch anderen Krankheitsformen Angehörige unter der Aufsicht eines besonderen Fürsorgepflegers, welcher dem Pflegepersonal der Erlanger Anstalt entnommen wurde (s. auch a. a. St.).

Zu dieser Arbeitsfürsorge tritt die allgemein wirtschaftliche Fürsorge in jenen Fällen, welche als völlig oder doch wenigstens großenteils erwerbsunfähig angesehen werden müssen. Zwingen besondere Umstände dazu (stärkere Pflegebedürftigkeit, ungeeignete Verhältnisse in der Familie u. dgl.), wird an Unterbringung in Epileptikeranstalten gedacht werden müssen.

Schizophrene Erkrankungen. Schizophrene Erkrankungen sind die eigentliche Domäne der offenen Fürsorge. Sie nehmen wohl in jeder offenen Fürsorge für geistig Abnorme unter den eigentlichen Psychosen den breitesten Raum ein. Wenn ich wieder die mir zunächstliegenden Verhältnisse zum Beweis heranziehen darf, so befanden sich in der Erlanger Fürsorge im Jahre 1924 21,4 vH, im Jahre 1925 22,4 vH Schizophrene. Dabei fallen in dieser Aufstellung für die Berechnung die zahlreichen betreuten Psychopathen und Alkoholisten stark ins Gewicht. Wenn ich nur die wirklichen Psychosen zur Berechnung heranziehe, so machen die schizophrenen Erkrankungen 1924 35,1 vH und 1925 37,2 vH aus.

Durch die Ausführungen Bleulers, die mehr und mehr Allgemeingut der Psychiater geworden sind, wissen wir, welche Rolle die frühe Entlassung für die Schizophrenen spielt. Schon 1905 hat er klipp und klar ausgesprochen, daß für die Schizophrenen die Anstaltsbehandlung ein Übel ist. Die Erfahrung hat seitdem seine Erkenntnis bestätigt. Es kann nicht dem geringsten Zweifel unterliegen, daß diese frühen Entlassungen Schizophrener leichter möglich sind, wenn mit der Anstalt eine offene Fürsorge verbunden ist. Unter deren Einfluß kann manches ausgeschaltet werden, was vielleicht für den einzelnen Fall als Bedenken gegen die an sich notwendige Entlassung entstehen könnte.

Bleuler selbst führt an solchen Hindernissen an: Komplexe der Kranken gegen Mitglieder der Familie oder gegen Umstände zu Hause. Die offene Fürsorge ist unter Umständen in vielen Fällen in der Lage, das ungünstige Verhältnis auszugleichen. Bei der Möglichkeit, die gegebenen Verhältnisse an Ort und Stelle zu studieren, kann sie nicht selten Mittel und Wege finden, das betreffende Familienmitglied vielleicht für einige Zeit oder auch dauernd zu entfernen; sie kann andere Verwandte, wenn solche vorhanden sind, veranlassen, einen Versuch unter Aufsicht der Fürsorge zu machen. Dies ist vielfach um so leichter möglich, als die Fürsorge sich in die Verantwortung für den Kranken teilt. Sind in der eigenen Familie die Hindernisse unüberwindliche, so ist es der Fürsorge mit ihren vielseitigen Beziehungen vielleicht möglich, anderweitige Unterkunft in fremder Familie zu finden, eventuell mit dem Anreiz eines bestimmten Entgeltes nach Art der ALTschen Familienpflege. Dieses Entgelt braucht etwa zunächst nur für bestimmte Zeit gewährt zu werden, wobei die Fürsorge auf Grund ihrer fortlaufenden Beobachtungen entscheiden kann, ob solche noch nötig ist oder nicht, ob etwa der betreffende Kranke soviel an Arbeit für seine Pflegefamilie leistet, daß es unter Umständen angezeigt erscheint, daß er Lohn für seine Arbeit erhält. Aufgabe der Fürsorge wird es in solchen Fällen noch sein, zu verhindern, daß eine Ausnützung des Kranken stattfindet. Wir wissen, daß gerade Schizophrene oft bis zum Versagen ihrer Kräfte arbeiten, wenn nicht rechtzeitig gebremst wird. Die Fürsorge kann auch dem Schizophrenen außerhalb der Anstalt den Kampf mit dem Leben erleichtern, vor dem er sich vielleicht fürchtet. Sie hat die Mittel an der Hand durch Unterstützungen, geeignete Arbeit die Wege zu ebnen. Sie muß unter Umständen dafür Sorge tragen, daß der Kranke wieder den Anschluß ans Leben gewinnt. Als Beispiel möchte ich aus meinen Erfahrungen den Fall einer früheren Bankangestellten anführen, welche schizophren erkrankte und nach der Entlassung aus der Anstalt den Anschluß an ihre frühere Tätigkeit nicht mehr gewinnen konnte. Sie saß zögernd und entschlußfähig zu Hause herum, bis ich sie eines Tages in die Fürsorgestelle mitnahm und dort neben dem Schreibfräulein mit schriftlichen Arbeiten beschäftigte. Seitdem hat sie sich wieder an regelmäßige Arbeit gewöhnt. Welcher Wert der Arbeit gerade bei den Schizophrenen beizumessen ist, braucht heute nicht mehr besonders erörtert zu werden. Gerade bei den Schizophrenen lenkt sie, wie KLÄSI sehr richtig betont, von der immer weiter wühlenden, isolierenden Beobachtung der eigenen Person ab; sie hebt das Gefühl des Eigenwertes, schafft neue Beziehungen zur Umwelt.

Dies trifft nicht nur auf den Schizophrenen in der Anstalt, sondern ganz besonders auch auf den frei lebenden Schizophrenen zu.

BLEULER fordert, daß man die zukünftigen Pfleger und deren Einstellung zum Patienten kennt, wobei es unter Umständen nicht so sehr das Wesentliche sei, daß der Pfleger seinen Patienten mit „Vernunft" behandle, sondern wie einen geistig Gesunden behandle. Dies kann nur bestätigt werden. Am meisten muß nach meiner Erfahrung die Neigung mancher Leute bekämpft werden, daß sie den Kranken ihre Ideen in oft stundenlangen, spitzfindigen Beweisführungen ausreden wollen, statt sie gehen zu lassen und auf ihr Geschwätz nicht zu hören. Die Aufklärung und Belehrung der Umgebung des Kranken, wie sie ihr Verhalten ihm gegenüber einrichten soll, bildet eine wesentliche Aufgabe der Fürsorge.

Vielfach wird die Entlassung Schizophrener dadurch verhindert, daß man in der Freiheit Gefahren für die Außenwelt oder die Gefahr eines Selbstmordes des betreffenden Kranken fürchtet. Es ist richtig, daß impulsive Handlungen Schizophrener vorkommen, die schließlich auch einmal gefährlichen Charakter für sie oder die Umgebung annehmen. Man liest auch wohl einmal davon in den Zeitungen. Aber relativ selten sind solche Nachrichten doch im Verhältnis zu der ungemein großen Zahl Schizophrener, die in Freiheit herumlaufen — und nach meiner Erfahrung ist sie wesentlich größer als man gemeinhin annimmt. Und zudem scheint mir die Beteiligung gerade der Schizophrenen an solchen in der Zeitung veröffentlichten Taten von Geisteskranken eine relativ geringe zu sein. Zu diesem Thema darf im übrigen vielleicht einmal folgendes gesagt werden: Wenn täglich die Automobilunfälle mit tödlichem Ausgang ganze Spalten der Zeitungen füllen, so regt sich kaum ein Mensch darüber auf, wenn aber einmal ganz selten ein Geisteskranker ein Unheil anstellt, warum dann das große Geschrei? Seit 1919 erlebte die Erlanger Fürsorge 22 Fälle von Selbstmorden, darunter befanden sich nur vier Fälle von Schizophrenie, dagegen elf Psychopathen. Eine wesentliche Aufgabe der Fürsorge wird es sein, solche Unglücksfälle nach Möglichkeit zu verhüten, insbesondere die Allgemeinheit zu schützen. Die Fürsorge erleichtert damit die Verantwortung des Anstaltsvorstandes, welcher Schizophrene frühzeitig entlassen muß, um so manche von ihnen vor dem definitiv Asozialbleiben zu bewahren.

Die offene Fürsorge hat uns weiterhin die Tatsache, die im übrigen schon länger als bestehend gefühlt, denn wirklich erkannt wurde, näher studieren lassen, daß eine nicht unbeträchtliche Zahl Schizophrener außerhalb der Anstalten leben, die bereits seit oft langen Jahren erkrankt sind ohne jemals anstaltsbedürftig geworden zu sein. Viele von ihnen wurden nur durch einen Zufall entdeckt. Eine recht beträchtliche Anzahl von ihnen braucht niemals in ihrem Leben Anstaltsbehandlung. Die meisten von ihnen, namentlich Frauen, füllen in geradezu vorbildlicher Weise den Platz aus, auf den sie gestellt sind, wenn sie auch in ihren Äußerungen oft noch so verworren und in manchen ihrer Handlungen verschroben sind. Zeitweilig brauchen jedoch manche von ihnen, um nicht anstaltsbedürftig zu werden, eine gewisse Stütze, welche ihnen nur eine sachkundige Fürsorge gewähren kann, namentlich wirtschaftliche Unterstützung, rechtlichen Schutz, Ausschaltung ungünstiger Umgebungseinflüsse, Aufklärung von Behörden, Gerichten usw., endlich Schutz vor nicht notwendiger Anstaltseinschaffung.

Dieselbe bedeutsame Rolle wie in der Anstaltsbehandlung spielt auch in der freien Behandlung der Orts- bzw. Milieuwechsel. Vielfach können Verschlimmerungen des Zustandes und die Gefahr der Anstaltseinschaffung bzw. Wiedereinschaffung vermieden werden, wenn es der Fürsorge gelingt, zur rechten Zeit den Kranken in eine andere Umgebung, an einen anderen Arbeitsplatz u. dgl. zu bringen. Wichtig ist, daß die Fürsorge zur rechten Zeit die drohende Gefahr erkennt und dann ungesäumt handelt. Das, was Bleuler uns für die Entlassung lehrt, trifft auch hier zu. Auch hier müssen wir durch fortwährende Beobachtung die bewußten und unbewußten Reaktionen des Kranken erkennen, wie es um den Kranken steht und in welche Richtung etwa seine Wünsche drängen, um rechtzeitig und vorbeugend handeln zu können. Um diese Forderungen erfüllen zu können, ist es notwendig, daß die Fürsorge immer entsprechende Möglichkeiten zur Hand hat. Sie darf schließlich auch nicht vor einer möglichst zeitweiligen Zurückversetzung in die Anstalt zurückschrecken, allerdings unter der strikten Voraussetzung, daß der Kranke zur rechten Zeit wieder daraus entfernt wird. In diesem Zusammenhang möchte ich auch noch auf die Vorschläge KLÄSIS der Zwischenstationen mit größerem landwirtschaftlichen Betrieb oder Garten hinweisen. Etwas Ähnliches hat sich die Erlanger Fürsorge in dem landwirtschaftlichen Betrieb der Stadt Nürnberg geschaffen, wovon an anderer Stelle wiederholt eingehender berichtet wurde.

Ihr besonderes Augenmerk hat die Fürsorge der Verwahrlosung Schizophrener zuzuwenden. Insbesondere sind es die apathischen und negativistischen Katatoniker, bei welchen die Gefahr besteht, daß sie von ihrer Umgebung verwahrlost werden, in Schmutz und Unrat dahinleben. Auch alte gleichgültige, verschrobene Schizophrene, die allein oder mit senil gewordenen Angehörigen zusammenleben, findet man nicht selten in einem Zustand völliger Verwahrlosung, wobei nach meiner Erfahrung ein Unterschied zwischen Stadt und Land nicht besteht. Immer wieder stoße ich auf solche Fälle, die jahrelang im Schmutze dahingelebt haben, ohne daß sich jemand um sie gekümmert hat. Hier kann dem Übel meist nur eine vorübergehende Anstaltseinschaffung mit nachfolgender Änderung der Umgebung und intensiver Aufsicht abhelfen.

Es soll nicht versäumt werden, darauf hinzuweisen, daß nicht selten alte schizophrene Defektzustände, namentlich alte Halluzinanten zu chronischem Alkoholmißbrauch neigen. Es ist manchmal im ersten Augenblicke schwer, sie von den Alkoholhalluzinanten zu unterscheiden. Erst, wenn man der Vorgeschichte näher auf den Grund geht und eine längere Beobachtung ihre Verschrobenheiten, Manieren, Wortneubildungen usw. zutage fördert, erkennt man, welch Geistes Kind sie sind. Hier muß zu all jenen Mitteln gegriffen werden, welche bei den chronischen Alkoholisten bereits besprochen sind. Namentlich kurze Anstaltseinschaffung und Milieuwechsel wirken hier vielfach günstig.

Es bliebe noch übrig, ein Wort zur Frage der Fortpflanzung Schizophrener zu sagen. Es gibt manche Psychiater, welche in der Frühentlassung der Schizophrenen und in der offenen Fürsorge, welche es möglich macht, daß mehr Geisteskranke und damit auch mehr Schizophrene in der Freiheit leben, eine Gefahr für die Qualität unseres Volkskörpers sehen. Diese Gefahren werden überschätzt. Ich darf hierzu wohl auf die ausgezeichneten Ausführungen GAUPPS gerade bezüglich der Vererbung der endogenen Erkrankungen in seinem Kasseler Referat über die Unfruchtbarmachung geistig und sittlich Minderwertiger hinweisen. Gefahr besteht nur, wenn zwei Schizophrene heiraten oder ein Schizophrener mit einem schizophren Belasteten, etwa Schizoiden, sich verbindet. Hier ist es Aufgabe der Fürsorge, warnend und eventuell verhindernd einzugreifen, wenn es nötig und zugleich angängig ist, mit dem Mittel der Entmündigung. Die Fortpflanzung solcher, welche einmal eine schizophrene Attacke überstanden haben, ist übrigens eine relativ wenig ins Gewicht fallende. Von den 256 weiblichen Schizophrenen, die sich 1925 in der Erlanger Fürsorge befunden haben, hat sich in diesem Jahre nur eine einzige fortgepflanzt. Die Frage einer Sterilisation Schizophrener ist jedenfalls heute eine, an die nur mit größter Vorsicht zu rühren ist. Ich sehe augenblicklich gesetzlich, wenigstens in Deutschland, keinen rechten Weg.

Wie sich die Fürsorge gegenüber ihren einzelnen Schizophrenen stellen soll, dafür können allgemein gültige Regeln nicht aufgestellt werden. Auch hier entscheidet schließlich das Individuum. Gerade bei den Schizophrenen ist zum Experiment besonders zu raten, natürlich dürfen dabei bekannte und erprobte Indikationen nicht außer acht gelassen werden.

Im übrigen will es mir scheinen, als ob man mit den paranoiden Formen, namentlich solchen, die einen leicht manischen Einschlag aufweisen, und mit den Formen, die in periodischen Schüben verlaufen, am leichtesten fertig werden würde. Am schwierigsten in der offenen Fürsorge, dünkt mir, sind die katatonen Formen mit chronischem Verlauf.

Angeborene Defektzustände. Die Gruppe stellt der offenen Fürsorge ihre Aufgabe bereits in den frühesten Lebensaltern. Namentlich in der Fürsorge ländlicher Gebiete, in denen man vielfach noch zur Vernachlässigung angeborner Defektzustände neigt, ist besonderes Augenmerk auf solche notwendig. Hierzu ist weitgehende Mithilfe von Hilfskräften (Geistlichen, Lehrern usw.) notwendig, um diese Fälle aufzuspüren. Beratung der Angehörigen, eventuell frühzeitige Unterbringung ist je nach Lage des einzelnen Falles unerläßlich. Eine weitere Aufgabe erwächst der Fürsorge dann, wenn solche Kinder ins schulpflichtige Alter kommen, soweit nicht bereits ein psychiatrisch vorgebildeter Schularzt sich mit diesen Aufgaben befaßt, was nur in sehr großen Städten der Fall sein wird. In engem Zusammenarbeiten mit den Schulbehörden und Lehrern ist die psychiatrische Durchuntersuchung der Schulen auszuführen, um jene Fälle, die es brauchen, geeigneter ärztlicher oder pädagogischer Behandlung zuzuführen. Unter letzteren sind hauptsächlich die Hilfsschulen zu verstehen. Auch Fürsorgeerziehung könnte in Frage kommen. Dieses Zusammenarbeiten mit der Schule, eventuell mit dem Schularzt, wenn ein solcher vorhanden ist, ist auch nicht ohne Bedeutung für die psychiatrische Familienforschung. Verwandt mit dieser Aufgabe in der Schule ist die Berufsberatung, welche bei leichteren und auch mittelschweren angeborenen Defektzuständen eine bedeutungsvolle Aufgabe sein wird. Für alle Lebensalter wird die Fürsorge sich des Rechtsschutzes und auch des persönlichen Schutzes annehmen müssen. Unter persönlichem Schutz möchten die Aufgaben des Schutzes vor Verunglimpfung, ungeeigneter Behandlung durch eine unverständige oder böswillige Umgebung, der geeigneten Unterbringung, der Beschaffung geeigneter Arbeit usw. verstanden sein, denen sich wiederum die wirtschaftliche Fürsorge in dem allgemeinsten Sinne angliedert. Bei den angeborenen Defektzuständen darf in vielen Fällen auch nicht der Schutz der Umgebung vor ihnen vergessen werden (Neigung zu sittlichen Verfehlungen, andere Triebhandlungen usw.).

Erstrebenswert erscheint mir auch, daß die offene Fürsorge, in diesem Falle natürlich in Gestalt des Fürsorgearztes, die fachkundige Beratung allenfalls in seinem Arbeitsgebiet liegender Pflegeanstalten caritativen und sonstigen privaten Charakters übernimmt, denen eine solche vielfach fehlt. Auch Fürsorgeerziehungsanstalten kommen dafür in Betracht, soweit sie nicht selbst sachverständige Hausärzte haben.

Manisch-melancholisches Irresein. Hier ist die offene Fürsorge besonders wertvoll in jenen Fällen, in denen sie es möglich macht, die Kranken in ihren oft kurzen Intervallen unter Aufsicht unbedenklich nach Hause zu entlassen. Dabei können die Anstaltsaufenthalte während der periodischen Attacken nach den Erlanger Erfahrungen auf das dringend Notwendigste abgekürzt werden. Auch melancholische Kranke können viel leichteren Herzens entlassen werden, wenn offene Fürsorge vorhanden ist. Eine gewisse, aber nicht absolute Gegenindikation bietet hier die Selbstmordgefahr. Auch die offene Fürsorge kann natürlich Selbstmorde nicht verhindern. Es kann dies auch niemals ihre Aufgabe sein, da sie nicht die Mittel dazu hat. Wenn der Selbstmord eines Geisteskranken verhindert werden soll, kann dies nur mit einiger Sicherheit in einer geschlossenen Anstalt geschehen. An sich ist jedoch Selbstmordgefahr noch keine absolute Indikation zur zwangsweisen Unterbringung in einer geschlossenen Anstalt, soweit nicht dadurch allenfalls noch dritte Personen gefährdet sind. Es wird dies anderenfalls immer eine Angelegenheit der Versorgungsberechtigten sein, inwieweit diese die Verantwortung für eine Selbstmordgefahr außerhalb der Anstalt zu übernehmen gewillt sind. Pflicht der Fürsorge ist es nur, darauf hinzuweisen.

Es erscheint hier angezeigt, der Frage des *Suicids*, soweit sie für die Fürsorge von Belang ist, noch näher nachzugehen. Ich bin der Meinung, daß eine gewisse Suicidgefahr in der Fürsorge ruhig in den Kauf genommen werden kann, wenn es sich namentlich um Menschen handelt, die durch ihre Krankheit defekt, also minderwertig geworden sind. Der Gewinn, daß ein solch Defekter außerhalb der Anstalt gehalten werden kann, in Freiheit nach Maßgabe seiner Kräfte noch Arbeit leisten und Werte schaffen, daß er im Kreise seiner Familie leben kann, sich der persönlichen Freiheit und Selbstbestimmung erfreuend, ist, wie ich glaube, ein so hohes Gut, daß die Maßnahmen der absoluten Sicherung vor jeglicher Möglichkeit eines Suicids erst in zweiter Linie in Rechnung zu ziehen sind. Bezüglich der Manisch-melancholischen, im konkreten Falle besser der Melancholischen mit Suicidneigung, wohl auch bezüglich anderer heilbarer Fälle, bei denen eine gewisse Selbstmordgefahr besteht, ist allerdings in erster Linie Anstaltsverwahrung anzustreben, die ja hier meist nur von relativ kurzer Dauer sein wird. Diese Maßnahme ist allerdings nur mit der Einschränkung gültig, die bereits oben angeführt wurde.

Viele leichtere manische und melancholische Anfälle können erfahrungsgemäß unter Aufsicht der Fürsorge in Freiheit überstanden werden, wie überhaupt erst die offene Fürsorge den Anstaltspsychiater die ungeahnt vielen leichten Fälle kennenlehrt. Wie häufig namentlich leichte Depressionszustände sind, läßt sich überzeugend aus dem zwanzigjährigen Bericht der Kuranstalt Neuwittelsbach-München (Geh. San.-Rat Dr. v. Hösslin), der eben erschienen ist, ersehen. Die Zahl der in diesem Zeitraum in der Kuranstalt behandelten Depressionszustände (einschließlich Neurasthenie und funktionelle Neurosen) betrug 1109 Fälle. Sehr beachtenswert ist auch, was v. Hösslin in diesem Bericht über Diagnose und Behandlung dieser Depressionszustände sagt. Er führt aus, daß er in seiner Statistik die Neurasthenie und die Depressionszustände in dieselbe Rubrik hereingenommen habe, weil in einzelnen Fällen die Unterscheidung nicht ganz leicht wäre. Je größer aber die Erfahrung des einzelnen über den Verlauf und die Variationen der manisch-depressiven Zustände sei, um so häufiger werde die Diagnose endogene Depression und um so seltener die Diagnose Neurasthenie und Hysterie. Die genaue Analyse der gesamten Krankheitsbilder und besonders der Verlauf, der Ausgang in restlose und lange Zeit — d. h. bis zum nächsten Anfall — andauernde Beschwerdefreiheit sicherten die Diagnose der Zugehörigkeit zu den manisch-depressiven Zuständen.

v. Hösslin verwirft jede aktive Therapie solcher Zustände. Hier kann wieder auch die offene Fürsorge von großem Nutzen für solche Kranke sein, indem sie nicht nur die Umgebung, sondern auch die Ärzte aufklärt, daß der depressive Zustand nicht „eine im Grunde vermeidbare Reaktion des Kranken" ist, die mit Widerspruch, Ablenkung und Anregung der fehlenden Willensbetätigung bekämpft werden muß, sondern mit jenen ärztlichen Mitteln, die uns in der medikamentösen Behandlung und Bettruhe zur Verfügung stehen.

Der Anstaltspsychiater lernt auch erst in der Fürsorge, daß sehr viele Manisch-Melancholische auch in den sogenannten freien Intervallen nicht wirklich frei sind, sondern daß sich bei genauerem Zusehen leichte Schwankungen fast dauernd bei ihnen nachweisen lassen. Sowohl in den manischen wie melancholischen Phasen bedarf der Kranke eines rechtzeitigen Rechtsschutzes (Gefahr der Verschleuderung des Vermögens, bedenkliche Geschäfte, Vernachlässigung der Geschäfte in melancholischer Hemmung u. dgl.). Hier hat die Fürsorge durch Beratung der Angehörigen einzugreifen. Es ist im gegebenen Falle für Errichtung einer Pflegschaft, eventuell für Entmündigung zu sorgen; auch Aufklärung der Gerichte und anderer Behörden, Umgebung der Kranken u. ä. kann sich als notwendig erweisen. Bei akuten manischen Zuständen, ebenso bei schweren melancholischen läßt sich Anstaltseinschaffung in den allermeisten Fällen nicht umgehen, wenigstens so lange nicht, bis die akuten Erscheinungen einigermaßen wieder abgeklungen sind. Ebenso wie bei den Schizophrenen wäre bei den Manisch-Melancholischen die Frage der Eheberatung und der Sterilisation eine sehr wichtige. Auch hier darf ich, um nicht allzu breit zu werden, auf Gaupp verweisen, der gerade diesen Fragen besonders nahegegangen ist.

Psychopathen. Über die Psychopathenfürsorge allein könnte man ein ganzes Buch schreiben. Es soll hier jedoch nur das Wichtigste Erwähnung finden. Die Psychopathenfürsorge stellt, sowie die Verhältnisse heute liegen, das schwierigste Problem einer Fürsorge dar. Die Meinungen gehen bekanntlich sowohl hinsichtlich der geschlossenen als auch der offenen Psychopathenfürsorge zum Teil sehr erheblich auseinander. Es gibt Freunde und Gegner der offenen Psychopathenfürsorge. Kurt Schneider, Köln, hält eine Fürsorge für erwachsene Psychopathen, von wenigen Fällen abgesehen, für eine recht zweifelhafte, vielfach geradezu demoralisierende Angelegenheit. Nach den Erlanger Erfahrungen scheint mir dies, zum mindesten in dieser Verallgemeinerung, nicht ganz richtig. Es kommt meines Erachtens darauf an, was man unter Psychopathenfürsorge versteht. Der Erlanger Fürsorge wurde die heute recht ausgedehnte Psychopathenfürsorge in Nürnberg auf Wunsch des Amtsarztes angegliedert, da die unsozialen Auswirkungen der zahlreichen Psychopathen in der großen Stadt allmählich sich ins Unerträgliche steigerten. Den Behörden, namentlich den Amtsärzten, denen sie immer wieder vorgeführt wurden, erwuchs durch sie eine sehr große Arbeitslast, die als Sysiphusarbeit angesehen werden mußte, da sie immer wieder kamen. Man erhoffte sich durch Zuweisung zur psychiatrischen Fürsorge (Schutzaufsicht) insofern einigen Nutzen, als die fortlaufende Überwachung immerhin in manchen Fällen größere Hemmungen setzte und ihnen einen gewissen Halt gewährte. Andererseits war man durch eine Dauerüberwachung jederzeit über ihren Zustand unterrichtet und konnte sie, wenn sie gegen die Gesetze verstießen, ohne erst wieder lange Untersuchungen und Erhebungen veranstalten zu müssen, der Bestrafung zuführen. Darin sehe ich eine wesentliche Aufgabe der psychiatrischen Fürsorge bei den Psychopathen, daß sie dadurch vor Exkulpierung bewahrt werden.

Um welche Zahlen es sich bei einer Psychopathenfürsorge handeln kann, mögen wieder die Erlanger Ziffern erläutern. Im Jahre 1923, dem Jahre der Angliederung der Psychopathenfürsorge, machten die Psychopathen 21,6 vH aller von der Fürsorge Betreuten aus, 1924: 21,5 vH, 1925: 19,2 vH und 1926 17,1 vH. So wie die Verhältnisse heute gelagert sind, und soweit die geltenden gesetzlichen Bestimmungen eine Handhabe gewähren, sollte die offene psychiatrische Fürsorge die Psychopathen, auch die erwachsenen, nicht ausschließen. In erster Linie ihr Augenmerk richten sollte sie auf die Jugendlichen. Hier bietet ja Handhabe genug das Jugendwohlfahrtsgesetz und das Jugendgerichtsgesetz. Dies erfordert naturgemäß ein Zusammenarbeiten mit den Jugendämtern und den Jugendgerichten. Ganz besonders wird die Mithilfe der offenen Fürsorge da angezeigt erscheinen, wo nicht bereits Fachärzte mit solchen Aufgaben betraut sind. In den Beratungsstellen, den fürsorgeärztlichen Beratungsstunden der offenen psychiatrischen Fürsorge kommt meines Erachtens diese Mitarbeit auch deshalb ganz besonders in Betracht, weil sie die gesamten Verhältnisse ihres Bezirkes am vollständigsten überschaut, vorausgesetzt natürlich, daß sie bereits einen entsprechenden Umfang hat und daß sie allen Aufgaben einer psychiatrischen Fürsorge, wie sie an anderer Stelle geschildert sind, sich unterzieht.

Von der Mitarbeit an der Fürsorge für jugendliche Psychopathen zur Fürsorge für erwachsene Psychopathen ist eigentlich nur ein Schritt. Freilich fehlen hier heute noch gesetzliche Handhaben. Daß aber die

Fürsorge auch nach geltendem Rechte möglich ist, beweist, wie oben schon erwähnt, die Erlanger Fürsorge, beweisen übrigens auch andere Fürsorgen, wie die Wieslocher in Mannheim und namentlich die Frankfurter Fürsorge u. a. Die Möglichkeiten, an die frei lebenden Psychopathen heranzukommen, sind dadurch gegeben, daß diese entweder freiwillig selbst die Fürsorge in Anspruch nehmen, oder daß die Behörden sie, wenn es sein muß, auf Grund einer polizeilichen Verfügung zuweisen. Auch die Gerichte vermögen hier einzugreifen, indem sie Bewährungsfrist, Strafaufschub und vorzeitige Strafentlassung von der Zulassung einer Schutzaufsicht durch die Fürsorge abhängig machen. Auch in der Psychopathenfürsorge kommen wieder alle die sichernden und helfenden Maßnahmen sozialer und rechtlicher Natur in Betracht, die wir schon wiederholt an anderer Stelle kennengelernt haben.

Es ist gar keine Frage, daß unsere heutige Psychopathenfürsorge unvollständig ist, daß sie in mancher Hinsicht Lücken aufweist. Das geltende Recht läßt sich zwar in mancher Hinsicht auf die uns bewegenden Fragen anwenden, versagt jedoch in vielem. Davon wird an anderer Stelle die Rede sein. Was heute aber besonders fehlt, ist die Arbeitsanstalt als unbedingt nötiges Mittelglied zwischen Irrenanstalt und offener Fürsorge, ist ferner ein gewisser Arbeitszwang. In Lege ferenda ist manches vorgesehen, was auf die Psychopathenbehandlung von einschneidendster Bedeutung ist. Es soll hier nur auf Bewahrungsgesetz und auf die Schutzaufsicht im neuen Strafgesetzentwurf hingewiesen werden. Hat eine offene psychiatrische Fürsorge bereits jetzt derartige Aufgaben ausgebildet, so wird sie bei der künftigen gesetzlichen Schutzaufsicht wohl nicht umgangen werden können.

Mit eine der schwierigsten Fragen, welche die offene Fürsorge in der Psychopathenbehandlung zu lösen hat, ist die Frage der Psychopathenehen. Es ist diese Frage schon an anderer Stelle gestreift und darauf hingewiesen worden, daß Psychopathen aufeinander die Anziehungskraft von Magnet und Stahl zu haben scheinen. Es ist kaum zu hoch gegriffen, wenn ich behaupte, daß 80 vH der Psychopathen wieder eine Psychopathin heiraten. Ganz abgesehen von den rassehygienischen Bedenken sind solche Ehen auch schon deshalb ungeeignet, weil es in einer recht großen Anzahl derselben alsbald zu sehr störenden Konflikten kommt, welche nicht nur die Betroffenen selbst, sondern auch die Allgemeinheit beteiligen.

Es wird Pflicht einer Fürsorge sein, solche beabsichtigte Ehen, wenn sie zu ihrer Kenntnis kommen, nach Möglichkeit zu verhindern. Nach den jetzigen gesetzlichen Möglichkeiten kommt allerdings meist nur Belehrung in Frage, die leider, wie die Erfahrung lehrt, in recht wenigen Fällen Erfolg hat. Der Affekt beherrscht hier eben den Verstand mehr wie bei anderen Dingen. Doch muß immerhin im Interesse der Sache wenigstens der Versuch gemacht werden. Wenn er auch nur in einzelnen Fällen gelingt, so ist es schon ein Erfolg. Unermüdliche Aufklärung und zähe Arbeit können vielleicht doch allmählich und langsam Wege der Erkenntnis ebnen. In besonders kraß gelagerten Fällen kann vielleicht auch die Anregung der Entmündigung von Erfolg sein.

18*

Ob in Lege ferenda in der Frage der Verhütung ungeeigneter Ehen ein bessernder Wandel geschaffen werden kann, möchte ich sehr dahingestellt sein lassen, so wünschenswert dies auch aus eugenischen und allgemein sozialen Gründen wäre. Hauptsächlich hinderlich stehen dafür im Wege die allgemeine politische Konstellation in Deutschland, nicht weniger aber auch die Tatsache, daß wir Psychiater selbst diesen Fragen bisher zu wenig Wert beigemessen haben, und daß andererseits die gesamte Psychopathenfrage klinisch noch zu wenig durchforscht und einheitlich geklärt ist, um eindeutige Ergebnisse herausstellen zu können, die als Grundlage für so einschneidende gesetzliche Bestimmungen benutzt werden können. Gerade in der Mitarbeit an der Klärung solcher Fragen kann sich die offene Fürsorge, welche ihrer ganzen Organisation nach die Mittel und Möglichkeiten hat, große Verdienste erwerben.

Die größeren Schwierigkeiten für die offene Fürsorge beginnen erst, wenn in einer Psychopathenehe die vorausgesehenen Reibungen wirksam zu werden beginnen. Die größte Schwierigkeit ist dabei die Abwägung der Ursachen und der gegenseitigen Schuld. Selbst bei intimer Kenntnis der betreffenden Verhältnisse fällt es meist noch schwer, ein zutreffendes Urteil zu gewinnen. Wer mit Psychopathen viel zu tun hat, weiß, wie schwierig es bei ihnen meist ist, hinter die Wirklichkeit und Wahrheit zu kommen. Nicht immer sind es offenkundige Lüge und Schauspielerei, die diese Erkenntnis verhindern, auch affektbetonte Vorstellungen und Wünsche, paranoide Einstellung u. dgl. m. verlegen den Weg. Klärung der Tatsächlichkeit ist aber unbedingt notwendig, wenn anders die geeigneten Mittel gefunden werden sollen, um Remedur zu schaffen. Manchmal hilft schon Veränderung der Umgebungsverhältnisse, in anderen Fällen die zeitweise Entfernung des am meisten belasteten Eheteils. In einer recht großen Zahl solcher ungeeigneter Ehen kann aber nur endgültig und wirklich die Ehetrennung, die Ehescheidung, helfen.

Eine besondere Aufgabe stellen der Fürsorge die Neurotiker, vor allem die Kriegsneurotiker, die noch immer sehr zahlreich sind. Das Verhältnis der offenen Fürsorge zu dieser Kategorie Kranker wird dadurch charakterisiert, daß sich die offene Fürsorge nicht an sie irgendwie heranzudrängen braucht, daß sie sich im Gegenteil ihrer wird erwehren müssen. Ihr Wille zur Gesundheit, ihr Gesundheitsgewissen (HIRT) sind meist sehr gering, ihr Ehrgeiz, etwas leisten zu können, liegt vielfach außerordentlich darnieder. Ängstlichkeit, Eitelkeit und vor allem Begehrungsvorstellungen, am meisten in der Richtung, ein bequemes Leben auf Kosten der Allgemeinheit führen zu können, treiben sie dazu, alle sich ihnen bietende Gelegenheiten, ihre Hilfsbedürftigkeit zu beweisen, auszunutzen. Auch die Beratungsstellen der offenen Fürsorge sind erfahrungsgemäß solche Gelegenheiten, von denen sie sich Erfolg für ihre Zwecke versprechen.

Solche Neurotiker sind deshalb mit der größten Vorsicht anzupacken. Hier gilt ausnahmsweise das Wort KURT SCHNEIDERS, daß eine Fürsorge für erwachsene Psychopathen, in diesem Falle Neurotiker, eine recht zweifelhafte, vielfach geradezu demoralisierende Angelegenheit erscheint.

Damit soll aber nicht gesagt sein, daß sich die offene Fürsorge überhaupt nicht um diese Art Kranker kümmern soll, daß sie es von vornherein ablehnen soll, sich mit ihnen zu befassen. Sie muß nur außerordentlich vorsichtig sein mit ihnen, namentlich mit Hausbesuchen. Sie muß alles vermeiden, was ihren Krankheitswillen irgendwie stärken könnte, was sie zu dem Gedanken führen könnte, daß sie doch sehr bedauernswerte Menschen wären, weil sich die Fürsorge so sehr um sie kümmerte. Was die Fürsorge soll, ist das, daß sie das Ziel verfolgt, die Neurotiker so rasch wie möglich vom Arzt unabhängig zu machen. Sie muß dafür sorgen, daß sie wieder den Anschluß an Leben und Arbeit finden, daß die Erfüllung ihrer unberechtigten Wünsche unterbunden wird. Hirt empfiehlt für solche Fälle den methodischen psychologischen Arbeitsversuch, in dem Willensstörungen als Ausweicherscheinungen und echte Erschöpfungswirkungen klar zutagetreten. Solche Arbeitsversuche können natürlich nur in Kliniken u. dgl. angestellt werden. Hirt weist sehr richtig darauf hin, daß es mit eine der Aufgaben der Beratungsstellen sei, diese Kranken zu beraten und zu belehren, über die Natur ihres Leidens allgemein aufzuklären, kurz, den Kranken vorzubereiten dafür, daß er für die ärztlichen Maßnahmen aufnahmefähig ist. Eine nicht unwesentliche Aufgabe der offenen Fürsorge für diese Fälle ist die Unterstützung der Kriegsbeschädigtenfürsorgestellen. Auch für Versorgungsämter und Versorgungsgerichte wird die Mitarbeit der offenen Fürsorge von Vorteil sein.

In diesem Zusammenhang darf ich auch auf die Veröffentlichung Weilers hinweisen, der ebenfalls die falsche psychische Einstellung der Kriegs- und Unfallsbeschädigten hervorhebt und davor warnt, die an sich berechtigten sozialen Bestrebungen in diesem Falle über das Ziel hinausschießen zu lassen.

Zum Schlusse sei noch die Bemerkung gestattet, daß sich der Verfasser bewußt ist, in vorstehenden Ausführungen an manche Probleme der offenen Fürsorge gerührt zu haben, die heute noch, zum Teil wenigstens, Gegenstand von Kontroversen bilden. Er ist sich auch bewußt, diese Probleme in einem Sinne aufgefaßt zu haben, welcher den Standpunkt des Universellen in der Fürsorge für geistig Abnorme vertritt, getreu dem Grundgedanken seines Lehrmeisters Kolb, daß die Fürsorge das Streben haben muß, alle geistig Abnormen des betreffenden Bezirkes zu erfassen, nicht nur alle Geisteskranken im engeren Sinne. Sie soll allen, die ihrer bedürfen, eine Helferin sein. Dieses Erfassen aller geistig Abnormen ist auch schon deswegen geboten, weil mit eine der Hauptaufgaben der Fürsorge bekanntlich die Prophylaxe sein soll und muß.

Literatur.

Alt, K.: Über familiäre Irrenpflege. Samml. zwangl. Abh. a. d. Gebiet d. Nerven- u. Geisteskranken, Bd. 2.
— Die familiäre Verpflegung der Kranksinnigen in Deutschland. Halle: Carl Marhold 1903.
Bleuler: Frühe Entlassungen. Psychiatr.-neurol. Wochenschr. 1905.

Boeters: Die Unfruchtbarmachung Geisteskranker, Schwachsinniger und Verbrecher aus Anlage. Zeitschr. f. Medizinalbeamte u. Krankenhausärzte, Jg. 38/47, Nr. 10.
Chotzen: Die Entwicklung der offenen Fürsorge in Breslau. Psychiatr.-neurol. Wochenschr., Jg. 28, H. 17.
Cimbal: Trinkerfürsorge als Teil der Verwahrlostenfürsorge. Allg. Zeitschr. f. Psychiatr., Bd. 84.
Delbrück: Zur Asylierung der Trinker. Allg. Zeitschr. f. Psychiatr., Bd. 84.
Faltlhauser: Der externe Dienst. Psychiatr.-neurol. Wochenschr., Jg. 27, 1925.
— Erfahrungen des Erlanger Fürsorgearztes. Allg. Zeitschr. f. Psychiatr., Bd. 80.
Fischer, Max: Betrachtungen über Unfruchtbarmachung bei Geisteskranken. Sozialhyg. Mitt., Jg. 9, H. 4.
Frank, L.: Praktische Erfahrungen mit Kastrationen und Sterilisationen psychisch Defekter in der Schweiz. Monatsschr. f. Psychiatr. u. Neurol., Bd. 57, H. 6.
Gaupp: Die Unfruchtbarmachung geistig und sittlich Kranker und Minderwertiger. Berlin: Julius Springer 1925.
Hirt: Behandlung und Versorgung der reichsgesetzlich versicherten Nervenkranken. Allg. Zeitschr. f. Psychiatr., Bd. 84.
von Hösslin: Bericht der Kuranstalt Neuwittelsbach - München 1927. Beilage d. Münch. med. Wochenschr.
Hübner: Psychiatrische Beratung bei Eheschließungen und Adoptionen. Dtsch. med. Wochenschr., Jg. 49, Nr. 15.
— Das Eherecht bei Geisteskranken und Nervenkranken. Bonn: A. Markus und Weber 1925.
Kankeleit: Künstliche Unfruchtbarmachung aus rassehygienischen und sozialen Gründen. Zeitschr. f. d. ges. Neurol. u. Psychiatr., Bd. 98.
Kläsi: Einiges über Schizophreniebehandlung. Zeitschr. f. d. ges. Neurol. u. Psychiatr., Bd. 78.
Kolb: Die Familienpflege usw. Zeitschr. f. d. ges. Neurol. u. Psychiatr., Bd. 6.
— Vorschläge. Halle 1908.
Maier, Hans W.: Zum gegenwärtigen Stand der Frage der Kastration und Sterilisation mit psychiatrischer Indikation. Zeitschr. f. d. ges. Neurol. u. Psychiatr., Bd. 98.
Meyer, E.: Die psychiatrisch-neurologischen Indikationen für die Sterilisation der Frau. Monatsschr. f. Geburtsh. u. Gynäkol., Bd. 70, H. 1/2.
Möckel: Sterilisation und Kastration. Sozialhyg. Mitt., Jg. 9, H. 4.
Stelzner, Helene Fried.: Ein Beitrag zur Materie von der Verhütung unwerten Lebens. Münch. med. Wochenschr., Jg. 72, Nr. 23.
Weiler: Bessere Versorgung der Kriegs- und Unfallbeschädigten und Bekämpfung der Rentensucht. Allg. Zeitschr. f. Psychiatr., Bd. 84.

6. Die Kosten und Einsparungen der Fürsorge.

Von Valentin Faltlhauser, Erlangen.

Die Darstellung dieses überaus wichtigen, wohl allgemein interessierenden Kapitels hatte im Verteilungsplan Herr Obermedizinalrat Dr. Kolb übernommen. Eine Erkrankung verhindert ihn an der Ausführung, zu der er bereits größere Vorarbeiten unternommen hatte. In letzter Stunde, um die Herausgabe des Buches nicht zu verzögern, ist Verfasser eingesprungen. Er glaubt jedoch annehmen zu dürfen, daß er in der grundsätzlichen Auffassung sich in voller Übereinstimmung mit Kolb befindet. Im folgenden soll nur das Notwendigste Platz finden.

Was zunächst einmal die *Kosten* einer Fürsorge anlangt, so ist ihre Darstellung relativ einfach. Ihre Darstellung hat jedenfalls den Vorzug, daß hier mit eindeutigen Zahlen operiert werden kann, die leicht und überzeugend vorgebracht werden können.

Die Höhe der Kosten einer offenen Fürsorge in der Psychiatrie und ihren Grenzgebieten werden im allgemeinen abhängig sein von verschiedenen Faktoren:

1. Von der Zahl der Betreuten.

2. Von der räumlichen Größe des Fürsorgegebietes. Dabei sind in Rechnung zu setzen die vorhandenen Verkehrsmöglichkeiten, die Dichte der Besiedelung des Gebietes.

Darnach wird sich richten, ob etwa von der Fürsorgezentrale aus allein die Fürsorgeaufgaben bewältigt werden können oder ob es notwendig ist, eine oder auch mehrere Außenfürsorgestellen (Teilzentren) zu errichten. Die letzteren werden natürlich höheren Kostenaufwand für Mieten, Bureaus, Anlagen usw. zur Folge haben.

3. Von der Zahl und Art des notwendigen Fürsorgepersonals (z. B. Fürsorgearzt im Hauptamt, im Nebenamt, Spezialpfleger im Hauptamt oder im Nebenamt. Fürsorge mit Hilfe von bereits vorhandenen, anderen, im Sozialdienst tätigen Personen (Kreisfürsorgerinnen, Bezirksfürsorgerinnen, Fürsorgern caritativer Vereine usw.), welche die psychiatrischen Fürsorgeaufgaben neben anderen Aufgaben übernehmen.

4. Von der Art des Trägers der Fürsorge (Heil- und Pflegeanstalt, Kommunalverwaltungen u. dgl.).

5. Von der Lastenverteilung einer Fürsorge (übernimmt die gesamten Kosten ein Träger, etwa Provinz, Kommunalverwaltung, Kreis? Lädt der Träger einen Teil der Kosten auf nachgeordnete oder übergeordnete Fürsorgeverbände usw. ab?).

Die Kosten einer offenen Fürsorge scheiden sich in Personal- und Sachausgaben.

Die Personalausgaben fallen an für Fürsorgeärzte, Fürsorgepfleger und -pflegerinnen, Schreibhilfen, Helfer u. dgl.

Sachausgaben erwachsen aus Mieten für die Räume der Fürsorgestellen, deren Einrichtung, aus deren Beheizung und Beleuchtung, aus Telephon, Porto, Bedarf an Dienstgegenständen, aus Tagegeldern, Reisekosten für das Fürsorgepersonal, aus Unterstützungen für bedürftige Fürsorgepfleglinge, endlich aus den notwendigen Verkehrsmitteln und der Unterhaltung derselben.

Am klarsten und einfachsten ist wohl ein einwandfreies Bild dieser Ausgaben zu gewinnen, wenn wir uns die Zahlen der Ausgaben bestehender Fürsorgen ansehen.

Wenn die *Erlanger Fürsorge* vorangestellt wird, so möge dies nicht als Unbescheidenheit aufgefaßt werden. Es geschieht dies lediglich deshalb, weil sie heute als wohl relativ ausgebauteste Fürsorge, die städtische und ländliche Fürsorge zugleich umfaßt, am meisten ein möglichst vollständiges Bild zu liefern vermag.

Die Erlanger Fürsorge hatte Ende 1924 (frühere Jahre werden wegen der durch die Inflation schwierigen Berechnung außer acht gelassen) einen Bestand von 1466 Betreuten. Die vom Kreis Mittelfranken im Etatsjahr 1924—1925 zur Verfügung gestellten Mittel betrugen an Personalausgaben für einen Fürsorgearzt im Hauptamt und drei Fürsorgepflegerinnen im Hauptamt 11908 Mark (zwei Fürsorgepfleger, die lediglich im Bedarfsfalle und im Nebenamt in der Fürsorge tätig waren, sind nicht in Rechnung gestellt). Für Sachausgaben ergab sich eine Summe von 3663 Mark, so daß also auf den Kopf eines Versorgten 10,62 Mark pro Jahr fielen.

Im Etatsjahr 1925—1926 mit einer Zahl von 1879 Versorgten Ende 1925 entstanden 22120 Mark an Personalausgaben und 5659 Mark an Sachausgaben, zusammen 27779 Mark. Damit trafen auf einen Versorgten 14,78 Mark Kosten pro Jahr.

Im Etatsjahr 1926—1927 sind in den Fürsorgeetat, wie an anderer Stelle ersichtlich ist, 45000 Mark eingesetzt. Das Jahr 1926 schloß mit einer Zahl der Versorgten von 2517 ab, so daß sich die Kosten pro Kopf und Jahr auf etwa 18,80 Mark belaufen. Wie sich die einzelnen Etatsposten verteilen und wieviel Personal zur Zeit in der Erlanger Fürsorge tätig ist, ist wohl nicht nötig hier noch einmal anzuführen. Es darf der Einfachheit halber auf den Abschnitt „Die offene Fürsorge der mittelfränkischen Heil- und Pflegeanstalt Erlangen (S. 26 u. 28) verwiesen werden.

Um einen Vergleich mit anderen deutschen Fürsorgen zu haben, habe ich Herrn Obermedizinalrat ROEMER und Herrn Prof. NITSCHE gebeten, mir die Zahlen der badischen, bzw. sächsischen Fürsorge zur Verfügung zu stellen. Ihrer Liebenswürdigkeit verdanke ich nachstehende Aufstellungen.

Die badische Heil- und Pflegeanstalt bei *Konstanz* (Direktor Dr. THUMM) hat für ihre fast ausschließlich ländliche Fürsorge im badischen Seekreis folgende Kostenberechnung aufgestellt:

	Dienstreisekosten	Auf die Fürsorgearbeit aufzurechnenderTeil des Diensteinkommens	zusammen	vH des Jahresdiensteinkommens
I. Persönlicher Aufwand:	M.	M.	M.	
Fürsorgearzt	193,20	621,50	814,70	10,92
Fürsorgepflegerin	77,25	140,80	218,05	10,32
Fürsorgepfleger	50,25	123,10	178,35	6,96
Kraftwagenführer (Oberwerkführer)	36,45	133,65	170,10	5,28
Schreibgehilfin	—	592,—	592,—	33,33
Zusammen:	357,15	1616,05	1973,20	

II. Sachlicher Aufwand:

Fahrtkosten   169,60

I. und II. insgesamt: 2142,80

In der offenen Fürsorge befanden sich im Kalenderjahr 1926 durchschnittlich 467 Geisteskranke, sonach Aufwand für *einen Kranken in offener Fürsorge* jährlich 4,85 *RM.*

Der ungedeckte Aufwand für *einen Kranken in Anstaltspflege* betrug im Kalenderjahr 1926 bei durchschnittlich 417 Kranken 397,85 *RM.*

Der *Konstanzer* Aufstellung möge diejenige der Heil- und Pflegeanstalt *Wiesloch* für ihre Mannheimer Fürsorge folgen. Ich verdanke sie der Liebenswürdigkeit des Herrn Geheimrat Fischer:

Zusammenstellung der Ausgaben für die Fürsorgestelle für Nerven- und Gemütskranke in Mannheim in der Zeit vom 1. Oktober 1925 bis 30. September 1926. (Viertes Betriebsjahr.)

	M.	M.
I. Persönlicher Aufwand:		
1. Gehalt des Fürsorgearztes für $^1/_2$ Jahr	2566,50	
2. Gehalt der 1. Fürsorgeschwester für 1 Jahr . . .	2426,54	
3. Gehalt der 2. Fürsorgeschwester (in Mannheim tätig seit 1. Juni 1926)	669,32	
4. Dienstreisekosten	2328,95	7961,31
II. Sachlicher Aufwand:		
1. Heizung	145,—	
2. Beleuchtung	134,68	
3. Telephon- und Anschlußgebühren	52,77	
4. Sonstiges	314,88	647,33
Gesamtaufwand:		8638,64

In der offenen Fürsorge in Mannheim befanden sich in der Berichtszeit (1. Oktober 1925 bis 1. Oktober 1926) insgesamt 740 Pfleglinge. Der Aufwand für einen Kranken betrug somit jährlich 11,67 *ℛℳ*.

Der ungedeckte Aufwand für einen Kranken in *Anstaltspflege* betrug im letzten Jahre 346 *ℛℳ* im Durchschnitt.

Bei der von der Landesheil- und Pflegeanstalt *Leipzig-Dösen* ausgehenden Fürsorge in Leipzig liegen die Verhältnisse folgendermaßen:

Tätig ist zur Zeit hauptamtlich nur ein Fürsorgearzt, dessen Dienstbezüge (Gruppe XI der Bes.O.) zur Hälfte der sächsische Staat, zur Hälfte die Stadt Leipzig tragen. Außer diesem Dienstbezug erhält der Fürsorgearzt pro Monat als besondere Aufwandsentschädigung 75 *ℛℳ*. Von diesem Betrag von jährlich 900 Mark hat die Stadt Leipzig wiederum die Hälfte übernommen, während bezüglich der anderen Hälfte eine endgültige Regelung noch nicht getroffen ist. Neben dem Fürsorgearzt sind ein Pflegevorsteher und eine Oberpflegerin nur nebenamtlich tätig, deren Kosten deshalb nicht genau auszuscheiden sind. Die Räume für die Beratungsstunden, sowie Trambahnfreifahrtkarten für das Fürsorgepersonal stellt die Stadt Leipzig unentgeltlich zur Verfügung. Der sächsische Staat gab in den letzten Jahren dem Pflegevorsteher und der Oberpflegerin nur eine einmalige jährliche Zuwendung von je 150 Mark als Vergütung für vermehrte Abnutzung der Kleidung usw.

Eine genaue Berechnung der Kosten der Leipziger Fürsorge läßt sich demnach nicht aufstellen.

Im vorstehenden sind nur die Angaben von Fürsorgen berücksichtigt, die von Heil- und Pflegeanstalten ausgehen. Von anderen zur Zeit in Deutschland tätigen Fürsorgesystemen stehen mir augenblicklich nur Angaben Dorners über seine kommunale Fürsorge in Recklinghausen zur Verfügung. Dorner meint (S. 83), Kosten entstünden durch seine Fürsorgeart außer den Aufwendungen für Schreibarbeit so gut wie keine, da Arzt, Fürsorgerinnen, Räume an und für sich vorhanden seien. Es ist schwierig, dies ohne weiteres nachzuprüfen. Ich kann mir jedoch nicht denken, daß, um nur eines zu nennen, bei einer einigermaßen ausgedehnten Fürsorge für geistig Abnorme mit ihren erheblichen Anforderungen diese Arbeit neben den anderen vielfältigen Aufgaben einer allgemeinen Fürsorgerin ohne jede Personalvermehrung geleistet werden kann. Bedingt aber die Fürsorge in unserem Sinne eine Vermehrung des Personals über den Stand hinaus, der ohnedies vorhanden wäre, dann kostet sie auch, wenn auch vielleicht nur mittelbar.

Wesentlich schwieriger zu erfassen ist der zweite Teil des Kapitels, die Einsparungen. Hier ist es schwer, ja unmöglich, mit absolut eindeutigen Zahlen zu operieren. Alles, was später an zahlenmäßigen Beweisen für die an sich unbestreitbare Tatsache der Einsparung durch die offene Fürsorge vorzubringen ist, kann deshalb nur mit einer gewissen Reserve vorgebracht werden, weil manche Imponderabilien und manche nicht erfaßbare Unbekannte mit in Rechnung gesetzt werden müssen.

Was zunächst den Begriff Einsparung angeht, so kann dieser nur so verstanden werden, daß die offene Fürsorge es möglich macht, bestimmte geistig anomale Menschen außerhalb einer geschlossenen Anstaltsfürsorge zu halten oder sie frühzeitig auch ohne Genesung oder wesentliche Besserung wieder zu entlassen, was anders nicht der Fall wäre, wenn eine offene Fürsorge nicht bestünde. Die offene Fürsorge wird dadurch sparend, daß sie die teuere, nationalökonomisch bedenkliche Anstaltsfürsorge in vielen Fällen zu ersetzen vermag. Auch KOLB kommt auf Grund seiner Erfahrungen zu dem Ergebnis, daß eine zahlenmäßige Erfassung der Einsparung nicht möglich ist. Er glaubt aber, daß bei richtiger Organisation mindestens ein Hinausschieben des Bedarfes an Anstaltsplätzen zu erreichen ist. Dieses Ziel läßt sich aber, wie KOLB im Anschluß an ein vom Verfasser gelegentlich der Tagung des Landesausschusses des Bayerischen Kreistagsverbandes gehaltenes Referat ausführt, nur erreichen, wenn die *gleiche Instanz*, hier die Anstaltsdirektion, über die Entlassung aus der Anstalt in die Fürsorge und über die Rückkehr aus der Fürsorge in die Anstalt zu entscheiden hat. Wenn die Entlassung aus der Anstalt und die Zurückverbringung in die Anstalt verschiedenen Stellen übertragen wird, so besteht die Gefahr, daß die Anstaltsdirektion die Entlassung anordnet, die selbständige Fürsorgestelle den Kranken aber rasch wieder zurückversetzt, die Anstalt einen neuen Entlassungsversuch macht usw., so daß sich ein höchst unerquicklicher und den Kranken höchst nachteiliger Kreislauf entwickelt, welcher die Erreichung des Zieles einer Entlastung der Anstalten wesentlich erschwert. KOLB führt zum Beweise, daß sich eine wesentliche Entlastung der Anstalt erzielen läßt, an, daß er sich im Sommer 1925 zur Aufgabe gesetzt habe, die Anstalt Erlangen zunächst einmal nicht anwachsen zu lassen. Der Krankenstand schwankte damals anfangs Juli 1925 zwischen 790 und 800. In den darauffolgenden fünf Viertel Jahren ist bis Anfang Oktober 1926 der Anstalt die große Zahl von über 1000 Kranken zugegangen. Trotzdem der Krankenstand wiederholt bis auf 827 anstieg, ist es gelungen, durch häufige Entlassungen in Fürsorge den Krankenstand wieder auf 7.96 abzusenken, obwohl Wohnungsnot in der Großstadt und Mangel an Arbeitsgelegenheit in vielen Fällen eine an sich mögliche Entlassung verhinderten. Überführungen in andere Anstalten oder in Pflegeanstalten· fanden in diesen 18 Monaten nicht statt. Die Aufnahme von 800 Kranken im Jahre würde bei den gegebenen Verhältnissen in jeder Anstalt ohne Fürsorge in diesem Jahre eine Zunahme der Belegziffer um mindestens 40—60—80 Kranke zur Folge gehabt haben. Daß diese Zunahme nicht erfolgt ist, verdanken wir der nach einheitlichem Plane erfolgenden Zusammenarbeit zwischen Anstalt und Fürsorge.

Mit Hilfe der Fürsorge gelingt es auch vielfach, Schizophrene noch nach langem Anstaltsaufenthalt außerhalb der Anstalt zu versorgen und noch mehr, Schizophrene durch rasche Versetzung aus der Anstalt vor dem Einhäuseln in der Anstalt zu bewahren und damit eine oft sehr lange Anstaltsbehandlung zu verhüten. Es gelingt auch bei periodischen Psychosen unter Fürsorge leichter, sie in den freien Intervallen zu entlassen, selbst wenn diese von relativ kurzer Dauer sind. Auch durch diese beiden Momente ist eine Entlastung der Anstalt zu erzielen.

Kolb faßt seine Erfahrungen in diesem Punkte dahin zusammen, daß unter unseren deutschen Verhältnissen die offene Fürsorge im Anschluß an die Anstalten bei einer zweckmäßigen Organisation, vor allen Dingen bei einer verständnisvollen, die Entlastung der Anstalt systematisch anstrebenden Zusammenarbeit zwischen Anstaltsvorstand und Fürsorgearzt unter allen Umständen gestattet, den Bau neuer Anstalten und Abteilungen im Bedarfsfalle hinauszuschieben. In manchen Gegenden, in denen die Anstaltsfürsorge schon zu einer quantitativ beträchtlichen Höhe entwickelt ist, wird es einer richtig organisierten Fürsorge voraussichtlich möglich sein, den Neubau neuer Anstalten oder Abteilungen längere Zeit, vielleicht dauernd hintanzuhalten, soweit sich nicht aus der Zunahme der Bevölkerung oder aus der zunehmenden Einwanderung in die Großstädte und Industriebezirke eine natürliche Zunahme des Bedarfs an Anstaltsplätzen ergibt. In vereinzelten, besonders günstig gelagerten Fällen mit relativ hoch entwickelter Anstaltsfürsorge und mit besonders günstigen Ableitungsverhältnissen wird es gelingen, durch eine zweckmäßige offene Fürsorge auch bei Zunahme der Bevölkerung und bei zunehmender Zuwanderung in die Großstädte und Industriegebiete dauernd ohne neue Abteilungen und Anstalten auszukommen.

Ich darf diesen Ausführungen Kolbs vielleicht ergänzend anfügen, was ich an anderer Stelle (S. 30) zum Teil schon gesagt habe. Für die Erlanger Fürsorge sind im Etat 1926—1927 45000 Mark vorgesehen, eine Summe, die bei einem täglichen Verpflegssatz von 3,50 Mark einem Jahresaufwand von etwa 35 Kranken entspricht, wenn sie in der Anstalt verpflegt werden müßten. Wenn es der Fürsorge nur gelingt, 35 Kranke außerhalb der Anstalt zu halten, die ohne Fürsorge anstaltsbedürftig wären, dann ist sie vom ökonomischen Standpunkt aus bereits rentabel, weil dadurch ja nicht nur Verpflegskosten, sondern auch Anstaltsplätze gespart werden. Ich glaube nun nicht zu viel zu behaupten, wenn ich sage, daß unter den 2517 von der Erlanger Fürsorge im Jahre 1926 Versorgten sich, vorsichtig ausgedrückt, *einige mehr* befinden als 35, die ohne Fürsorge in Anstalten leben müßten. Daß in der Erlanger Fürsorge sich wirklich eine große Zahl von solchen Betreuten befindet, die ohne das Bestehen einer Fürsorge und ohne die Überwachung durch dieselbe anstaltsbedürftig würden, davon haben sich alle Psychiater, die sich unsere Fürsorge zum Zwecke der Information und des Studiums angesehen haben, mit eigenen Augen überzeugt und haben dies auch ausgesprochen. Zu diesen ganz offenkundigen Fällen, deren psychischer Zustand augenscheinlich überzeugt, kommen überdies noch jene, die durch den Einfluß der Fürsorge außerhalb der Anstalt gestützt und bewahrt werden, so daß sich ihr Befinden nicht so weit verschlechtert, daß sie anstaltsbedürftig werden. Hierher zählen namentlich eine nicht unerhebliche Zahl von chronischen Alkoholisten, welche allein durch die Tatsache der Schutzaufsicht durch die Fürsorge teils in guter, teils in wenigstens leidlicher Verfassung erhalten werden, während sie ohne Fürsorge, ich darf nach meiner Erfahrung ohne Übertreibung sagen, sicher haltlos weitertrinken und anstaltsbedürftig werden oder wieder werden würden. Auch auf Psychopathen trifft dies zu.

Noch eines. KOLB hat, wie oben erwähnt, schon bewiesen, daß es mit Hilfe der offenen Fürsorge gelingt, das Anwachsen der Belegziffern einer Anstalt für einen bestimmten, nicht gerade kurzen Zeitraum zu verhindern. Diese Wirkung der Fürsorge geht auch, wenn wir wieder Erlangen als Beispiel gebrauchen wollen, *wenigstens bis zu einem gewissen Grade* aus dem Absinken der Verpflegstage für einen einzelnen Kranken hervor. Im Jahre 1900 trafen auf einen Kranken noch 300 Verpflegstage, die sich in den Jahren 1907—1917 durchschnittlich noch um 255 hielten, während sie im Jahre 1925 auf 187 abgesunken waren. Selbst wenn man in Rechnung setzt, daß man vor 1911 mit Entlassungen besonders vorsichtig und zurückhaltend war, daß in einzelnen Jahren zahlreiche Überführungen in die Schwesteranstalt Ansbach stattfanden, und zwar vielfach gerade solche Kranke, die sich schon lange in der Anstalt befanden, daß die in der Anstalt untergebrachte psychiatrische Klinik viele Beobachtungsfälle aufnahm, die rasch wieder zur Entlassung kamen, daß mißglückte Beurlaubungen als Neuaufnahmen gezählt sind, daß in den letzten Jahren viele leichte Fälle mit kurzer Verpflegsdauer der Anstalt zugeführt wurden — letzteres übrigens eine Auswirkung der Fürsorge —, so kann es doch nicht zweifelhaft sein, daß am Absinken der Verpflegstage auch die *ab 1920 in zunehmendem Maße ausgebaute* offene Fürsorge nicht unwesentlich beteiligt ist, wenn ihr Einfluß auch nicht in bestimmten vH-Ziffern zum Ausdruck gebracht werden kann. Ähnliche Berechnungen hat RÄHMI in ihrer Arbeit: „Die Dauer der Anstaltsbehandlung der Schizophrenen" angestellt. Aus ihren Berechnungen läßt sich u. a. entnehmen, daß durch die frühzeitige Entlassung der Schizophrenen, die durch entsprechende Behandlung möglich ist, eine wesentliche Abnahme der Behandlungsdauer zu erzielen ist. Sie sinkt in Burghölzli von 278 Tagen im Jahrfünft 1876—1880 auf 184 Tage im Jahrfünft 1911—1915. RÄHMI schließt ihre Arbeit mit der Feststellung, daß möglichst frühe Entlassung der Schizophrenen ein großer Gewinn ist.

Auf die Möglichkeit der früheren Entlassung ist aber von wesentlichem Einfluß die offene Fürsorge. Rähmi selbst protegierte schon damals — die Arbeit ist 1918—1919 erschienen, also zu einer Zeit, wo die offene Fürsorge in Deutschland noch in den Kinderschuhen steckte — lebhaft den Gedanken der Schaffung von Stellen, die sich mit Verständnis und Takt um die Schicksale der Entlassenen kümmern könnten. Die Frühentlassungen könnten damit eine weitere Steigerung erfahren. Diese Möglichkeit der Steigerung der Frühentlassungen ist aber von wesentlichem Einfluß auf die Entlastung der Anstalten, in denen die Schizophrenen das Hauptkontingent stellen. Um welche Zahlen es sich dabei handelt, weist der Schlußbestand der Erlanger Anstalt des Jahres 1925 aus, in dem die Schizophrenen allein 41,9 vH sämtlicher Psychosen ausmachte.

Die offene Fürsorge ist auch deshalb notwendig, um frühe Entlassungen in größerer Zahl zu erreichen, weil ängstliche Ärzte ohne eine Sicherung sich nicht getrauen, von der Frühentlassung Gebrauch zu machen. Diese Sicherung mit Entlastung von der Verantwortung gibt aber die offene Fürsorge, wenn auch vielleicht nicht absolut, aber doch so, wie es unter menschlichen Verhältnissen verlangt werden kann.

Wenn dem Vorstehenden im wesentlichen Erlanger Erfahrungen zugrunde gelegt sind, so könnte vielleicht der Einwand erhoben werden, daß hier ein unberechtigter Optimismus die Feder geführt habe. Diesem Einwand kann begegnet werden durch die Urteile anderer Autoren, die in der offenen Fürsorge Erfahrung besitzen. Geheimrat Fischer hat auf Grund seiner Erfahrungen in wiederholten Veröffentlichungen erklärt, daß die offene Fürsorge eine Entlastung der Anstalt und die Erhaltung ihrer Aufnahmefähigkeit bedeute. Ganz besonders eindringlich spricht er dies in folgendem aus: „Aber auch die finanziellen und wirtschaftlichen Vorteile für den einzelnen und seine Familie und die volkswirtschaftlichen Vorteile für die Allgemeinheit, insbesondere die Gemeinde, liegen klar zutage. Die einfache Überlegung, daß ein Verpflegstag in der Anstalt zur Zeit (Oktober 1924) den Zahlungspflichtigen (der Familie, der Krankenkasse, der Gemeinde, dem Lande) zwei Rentenmark kostet und daß diese Summe für jeden unserer Fürsorgepfleglinge für jeden Tag, den er früher aus der Anstalt entlassen wird, bzw. infolge unserer ärztlichen Tätigkeit später in die Anstalt verbracht werden muß, erspart wird, muß überzeugend wirken. Bei unseren 316 Außenpfleglingen macht das im Tag schon 632 Mark aus, in einem Monat 18960 Mark immerhin ein beachtenswerter Posten, selbst wenn wir nicht die ganze Summe unserer Fürsorgearbeit allein zuschreiben wollen. Dazu kommt aber die produktive Arbeit des im Erwerb stehenden, gewesenen Kranken, der nicht nur für sich, sondern auch für seine Familie den Lebensunterhalt erwirkt, so daß auch die öffentlichen Unterstützungen beschränkt werden oder ganz wegfallen können.‟

In einer weiteren, eingehenden Berechnung hat sich Geheimrat Fischer geäußert wie folgt:

Die Kosten unserer Fürsorgestelle (in Mannheim) halten sich in mäßigen Grenzen; sie setzen sich zusammen aus dem Gehalt des Fürsorgearztes, jedoch nur zur Hälfte, da der Arzt sich bisher auch noch im inneren Anstaltsdienste betätigte; dazu seine Dienstreisekosten nach und von Mannheim; ferner der Gehalt der Fürsorgeschwestern und schließlich kleinere Ausgaben für Gebäudeunterhaltung, Gas, Heizung, Telephon und Nebensächliches, insgesamt in den letzten drei Jahren 4262 Mark, bzw. 6642 Mark bzw. 8639 Mark.

Bei 901 bisher in Außenpflege genommenen Kranken und andererseits bei einem Mindestsatz von 2,50 Mark für den Verpflegungstag in der Anstalt würde jeder durch Frühentlassung und Außenfürsorge gewonnene Tag eine Ersparung von zusammen 2253 Mark bedeuten. Eine einfache Berechnung ergibt, daß unser Gesamtaufwand in den vier Betriebsjahren, wenn nur 30 dieser 901 Kranken, also der 30. Teil, ein ganzes Jahr hindurch in Mannheim verblieben oder aber, wenn andererseits sämtliche 901 Außenpfleglinge, sei es in Form der Frühentlassung, sei es infolge Entbehrlichmachung der Anstaltsverbringung durch unsere Fürsorgeorgane, auch nur zwölf Tage in der Freiheit gehalten werden konnten, in voller Höhe eingeholt wäre. Wenn wir nun einmal nur diejenigen Außenpfleglinge, die infolge Rückfalles wieder in die Anstalt aufgenommen werden müssen, in Betracht ziehen und die nicht wenigen, die dauernd außerhalb der Anstalt verbleiben, gänzlich vernachlässigen, so ergibt sich, daß diese Wiederaufgenommenen durchschnittlich 108 Tage draußen belassen werden konnten. Schon daran gemessen käme also in Wirklichkeit eine neunfache Überholung des bezeichneten Minimums (12 Tage) bzw. des durchschnittlichen Jahresaufwands unserer Fürsorgestelle an Einsparung von Verpflegskosten, d. h. an Gewinn infolge unserer Fürsorgearbeit zustande. Im Jahre 1925—1926 betrug der Jahresaufwand, auf *einen* Pflegling berechnet, in der offenen Fürsorge in Mannheim 11,67 Mark. Der ungedeckte Aufwand (Staatszuschuß) für einen Kranken in Anstaltspflege dagegen belief sich im letzten Jahre auf durchschnittlich 346 Mark.

Roemer steht ebenfalls auf dem Standpunkte, daß durch die offene Fürsorge die unproduktiven Lasten des Irrenwesens sich mindern. „Schon der jährliche Staatszuschuß für einige wenige, 3—4 Pfleglinge, der durch die Einrichtung der offenen Fürsorge erspart würde, könnte zur Bezahlung eines besonderen Arztes, dem Gehalt einer Fürsorgeschwester und der Miete der nötigen Räumlichkeiten ausreichen — ganz abgesehen von dem volks- und privatwirtschaftlichen Gewinn der Ersparung der Verpflegskosten und der Ermöglichung des Arbeitsverdienstes.‟ An anderer Stelle spricht er davon, daß sich mit Sicherheit durch die offene Fürsorge eine erhebliche Ersparnis an sachlichem Aufwande durch Verringerung des Bedarfes an Anstaltsplätzen erzielen lasse, wenn sie auch infolge der notwendigen Vermehrung des Personals eine allerdings geringfügige Vermehrung des persönlichen Aufwandes bringe.

Ostmann kommt zu dem Schlusse, daß die offene Fürsorge zu einer wesentlichen Entlastung der Anstalten beitragen würde, weil mit ihrer

Hilfe Rückfällen der Entlassenen vorgebeugt werden und weil sie Rat schaffen könnte für diejenigen Patienten mit Defektheilung, die mangels günstiger häuslicher Verhältnisse in den Anstalten verbleiben müßten.

In eingehender Weise beschäftigt sich auch Bratz in seiner Arbeit: „Offene Fürsorge für Nerven- und Geisteskranke als Planwirtschaft" mit dieser Frage der Einsparung durch die offene Fürsorge, die unbedingt zu bejahen sei.

Einen ähnlichen Standpunkt vertreten Ast, Kurt Schneider und Weber.

Am unverdächtigsten sind vielleicht für manche Leser die Zeugnisse Raeckes und Wendenburgs. Raecke sagt: „Heute dürfen wir auf Grund unserer gewonnenen Erfahrungen sagen, daß die offene Psychopathenfürsorge ganz erheblich zur Entlastung der Heil- und Pflegeanstalten beiträgt und in Zukunft um so mehr beitragen wird, als ihre Leistungen durch Bereitstellung größerer Mittel gefördert werden." Und Wendenburg spricht sich in seinen Ausführungen an anderer Stelle dieses Buches dahin aus, daß „wir gefühlsmäßig sagen können, daß in sehr vielen Fällen eine Anstaltsaufnahme geboten wäre, wenn nicht die regelmäßige Kontrolle und Aufklärung der Umgebung des Kranken am Arbeitsort und in der Familie die Grundlage gegeben hätte für sein Verbleiben außerhalb der Anstalt". Er schließt mit der Feststellung, daß im großen und ganzen seines Erachtens nach den Erfahrungen kein Zweifel an der Einsparung von Kosten durch die offene Fürsorge sein könne, wenn diese Einsparung auch nicht statistisch gewertet werden könne.

In Zukunft, wenn in Vorbereitung begriffene moderne Gesetze, wie das neue Strafgesetzbuch, einmal wirksam werden, wird die Entlastung der Anstalten durch die offene Fürsorge noch größere Bedeutung bekommen. Es wird sehr zweifelhaft sein, ob es gelingen wird, für die wegen Unzurechnungsfähigkeit Freigesprochenen oder wegen erheblich geminderter Zurechnungsfähigkeit zu einer milderen Strafe Verurteilten eine andere Unterbringungsmöglichkeit zu finden als die Heil- und Pflegeanstalten. Damit wird manchen Anstalten eine Überflutung drohen, die nur verhindert werden kann, wenn in der offenen Fürsorge die Möglichkeit der Schutzaufsicht besteht. Diese kann in vielen Fällen prophylaktisch wirken und wird auch die Gerichte veranlassen, nicht immer gleich zum letzten Mittel, zur Anstaltseinschaffung zu greifen. In diesem Sinne wird dann die offene Fürsorge wieder sparend wirken, weil sie auch in diesem Falle unter Umständen neue Anstaltsplätze sparen kann. Man vergleiche hierzu die Ausführungen von Bratz und Thode auf der Dezernentenkonferenz im September 1926.

Ich glaube, daß es nicht zu viel gesagt und versprochen ist, wenn behauptet wird, daß die offene Fürsorge einsparend wirkt, einsparend vor allem auf Lasten, welche die geschlossene Fürsorge, die Anstaltsfürsorge, mit sich bringt. Dabei wird ganz abgesehen von jenen Faktoren, die eigentlich noch mit in Rechnung gestellt werden müssen, daß nämlich normalerweise — ich sehe ausdrücklich von der jetzigen schwierigen Lage des Arbeitsmarktes ab, die ja nicht immer so bleiben kann und wird — durch die Fürsorge die Möglichkeit gegeben ist, eine nicht unbeträchtliche Zahl von geistig Abnormen nicht nur außerhalb der Anstalten zu halten, sondern sie auch wieder produktiver Beschäftigung zuzuführen, eine nationalökonomisch nicht ganz außer acht zu lassende Tatsache. Weiterhin kommen ja bei der Anstaltsverwahrung, die unter Umständen verhütet werden kann, nicht nur öffentliche Lasten, sondern auch private in Frage. Wer einmal in der Fürsorge tätig war, weiß, wie unendlich schwer es manchen, ja fast den meisten privaten Versorgungspflichtigen fällt, die Kosten für den Anstaltsaufenthalt eines Familienmitgliedes aufzubringen, weiß, wie tief einschneidende Wirkungen ein solcher auf die gesamte Wirtschaftslage einer solchen Familie hat.

Alles in allem: Es muß noch einmal betont werden, an der Tatsache der Einsparung durch die offene Fürsorge ist nicht der geringste Zweifel. Darin sind sich alle einig, die wirklichen Einblick und Erfahrung in offener Fürsorge haben. Bedenken haben nur jene Zweifler, die eine offene Fürsorge, wie überhaupt jede soziale Fürsorge mit scheelen Augen betrachten und ihr aus selbstsüchtigen Interessen feindlich gegenüberstehen, weil sie fürchten, die offene Fürsorge könnte ihnen einerseits materiell, andererseits an Prestige etwas wegnehmen. Wenn auch andere noch Bedenken haben, so sind das Bedenken, die durch nichts, jedenfalls aber nicht durch Erfahrung begründet sind.

Eines darf am Schlusse dieser Ausführungen nicht verschwiegen werden: Wenn Parlamente und Aufsichtsbehörden gelegentlich die Einsparungen durch die offene Fürsorge in den Vordergrund schieben, so entspricht das nicht dem Geiste, aus dem heraus in KOLB die Idee der offenen Fürsorge entstanden ist und in dem wir Ärzte die Fürsorge anstreben und betreiben. KOLBS Ziel war, zu erreichen, daß nicht nur alle in Anstalten verpflegten geistig anomalen Menschen unter eine spezielle psychiatrische Fürsorge kommen, sondern tunlichst alle geistig Anomalen überhaupt. Die Möglichkeit der Entlastung der Anstalten und ihrer Lastenträger ist nur ein, wenn auch namentlich unter den heutigen knappen Verhältnissen erwünschter und willkommener Nebenerfolg.

Ich möchte mit einem Worte KOLBS schließen, das er vor kurzem an Sanitätsrat ENCKE, Lauenburg, schrieb: „Eine richtig organisierte Fürsorge bringt stets eine erhebliche Vermehrung der Anstaltsaufnahmen. Wenn der Anstaltsvorstand die Aufgabe des Irrenarztes darin erblicken würde, möglichst viele Kranke in der Anstalt zu hospitalisieren, die Arbeitsbetriebe der Anstalt mit möglichst stabilen kranken Arbeitskräften auszustatten (namentlich eine Gefahr für Anstalten mit großen landwirtschaftlichen Betrieben. Der Verf.), dauernd außergewöhnlich hohe vH-Ziffern von arbeitenden Kranken zu erreichen, d. h. wenn der Anstaltsvorstand seine wichtigste Aufgabe *nicht* darin erblicken würde, möglichst viele Kranke dem Leben, der Familie und der Erwerbsfähigkeit wieder zurückzugeben, dann würde die Einrichtung der Fürsorge nicht nur zu keiner Entlastung der Anstalt, sondern zu einer erheblichen Zunahme des Bedarfes an Anstaltsplätzen führen.“

Literatur.

Ast: Der derzeitige Stand der Krankenpflege in den Bayerischen Irrenanstalten. Psychiatr.-neurol. Wochenschr., Jg. 23, Nr. 33/34.

Bratz, E.: Offene Fürsorge für Nerven- und Geisteskranke als Planwirtschaft in „Wege und Ziele der Gesundheitsfürsorge unter dem Gesichtspunkte der Planwirtschaft", hrsg. von Prof. Dr. Rott 1924.

Dorner: Die Fürsorge für Gemüts- und Nervenkranke des Kreises Recklinghausen. S. 81 d. B.

Faltlhauser: Die offene Fürsorge in der Psychiatrie und ihren Grenzgebieten. Referat gehalten auf der Tagung des Bayer. Kreistagsverbandes in Koburg 1926 (in Druck gelegt von der Geschäftsstelle des Bayer. Kreistagsverbandes, Oberbürgermeister Knorr).

Fischer, M.: Die Fürsorgestelle für Nerven- und Gemütskranke in Mannheim in den beiden ersten Betriebsjahren. Psychiatr.-neurol. Wochenschr., Jg. 27, Nr. 6.

— Die soziale Psychiatrie im Rahmen der sozialen Hygiene und allgemeinen Wohlfahrtspflege. Allg. Zeitschr. f. Psychiatr., Bd. 75, S. 529.

Kolb: Benützt sind sämtliche Arbeiten Kolbs, die bereits wiederholt an anderer Stelle aufgeführt sind. Außerdem:

— Brief an Sanitätsrat Dr. Enke-Lauenburg.

— Ausführungen zum Referat Dr. Faltlhausers in Coburg, s. d.

Ostmann: Zeitgemäße Betrachtungen zur Arbeitstherapie, zum Wirtschaftsdirektor und zur Entlassenenfürsorge. Psychiatr.-neurol. Wochenschr., Jg. 27, Nr. 22.

Rähmi, L.: Die Dauer der Anstaltsbehandlung der Schizophrenen. Psychiatr.-neurol. Wochenschr., Jg. 20, Nr. 45/46.

Roemer: Besprechung der Vertreter der Hilfsvereine usw. 1927 in Innsbruck. Psychiatr.-neurol.Wochenschr., Jg. 27, Nr. 6.

— Die Einrichtung der offenen Fürsorge in ländlichen Bezirken. Besprechung der Vertreter der Hilfsvereine in Kassel 1925. Psychiatr.-neurol. Wochenschr., Jg. 28, Nr. 1.

— Die sozialen Aufgaben des Irrenarztes in der Gegenwart. Psychiatr.-neurol. Wochenschr., Jg. 22, Nr. 45/46.

Schneider, Kurt: Die Kölner Fürsorgestelle für Nervöse im ersten Jahre ihres Bestehens. Psychiatr.-neurol. Wochenschr., Jg. 25.

Weber: Fürsorge für sozial Unzulängliche innerhalb und außerhalb der Anstalten. Psychiatr.-neurol. Wochenschr., Jg. 25, S. 112.

VII. Die Eingliederung der offenen Geisteskrankenfürsorge in die allgemeine Fürsorge und Wohlfahrtspflege.

Von Hans Roemer, Karlsruhe.

1. Die offene Geisteskrankenfürsorge und die Organisation der allgemeinen Fürsorge.

In der offenen psychiatrischen Fürsorge begegnet sich, wie oben dargelegt, die Entwicklung des Irrenwesens mit der des Fürsorgewesens. Hieraus ergibt sich, daß die offene Geisteskrankenfürsorge heute nur im engsten Zusammenhang mit der allgemeinen Fürsorge und der Wohlfahrtspflege eingerichtet und ausgebaut werden kann. Diese Eingliederung in den vorhandenen Fürsorgeapparat bringt ihr selbst eine nachhaltige Förderung und dem Fürsorgewesen die bisher fehlende Ergänzung auf einem sozial außerordentlich bedeutsamen Gebiete. Die Einfügung des neuen Fürsorgezweiges traf im Anfang auf mancherlei Schwierigkeiten, die besondere Beachtung erforderten. Die

Organe der allgemeinen Fürsorge in Stadt und Land standen wegen der Unbekanntheit des Irrenwesens dem Psychiater völlig fremd gegenüber, und der Fürsorgepsychiater, namentlich sofern er aus der Anstalt hervorging, war mit dem neuen Fürsorgerecht und insbesondere der jüngsten Entwicklung der Fürsorgeeinrichtungen von vornherein nicht vertraut. Nach Überwindung dieser anfänglichen Schwierigkeiten hat sich aber die Geisteskrankenfürsorge, und zwar auch da, wo sie von den Anstalten aus unternommen wurde, nach der übereinstimmenden Erfahrung der allgemeinen Fürsorge durchweg reibungslos eingefügt und trotz ihrer relativen Selbständigkeit, die durch ihre Eigenart bedingt wird, zu einem wesentlichen Glied des Fürsorgeorganismus entwickelt, das nach dem einhelligen Urteil aus der Fürsorgepraxis nicht mehr wegzudenken ist. Diese harmonische Entwicklung darf als Erfolg der auf beiden Seiten beteiligten Persönlichkeiten, die neben der nötigen Menschenkenntnis selbstverständlich die erforderliche soziale Einstellung mitbringen mußten, gebucht werden. Letzten Endes wurzelt sie in der prinzipiellen Übereinstimmung des Gedankens der offenen psychiatrischen Fürsorge mit den Grundsätzen des neuen Fürsorgerechtes.

In folgendem sollen nun die *Dienststellen und Fürsorgeeinrichtungen*, die für die Eingliederung der offenen psychiatrischen Fürsorge hauptsächlich in Betracht kommen, kurz aufgezählt und hierauf die Beziehungen zu den wichtigsten verwandten Fürsorgezweigen genauer verfolgt werden. Dabei gestalten sich die Verhältnisse in den großen Kommunen mit ihrer ausgebauten Fürsorgeorganisation naturgemäß wesentlich anders als in den ländlichen Bezirken, in denen auch bei entwickelter Fürsorge kein so weitgehendes Bedürfnis nach Spezialisierung wie in der Stadt zu befriedigen ist.

In erster Linie sind die für die Fürsorge zuständigen Behörden, in den Städten die *Gesundheits-* bzw. die *Fürsorge-* oder *Wohlfahrts-* und die *Jugendämter*, auf dem Lande die *Bezirksfürsorgeverbände* und die *Bezirksjugendämter* sowie deren Leiter und Fürsorgeorgane des Innen- und Außendienstes zu nennen. Die anfänglich hier bestehenden Zweifel an der Zweckmäßigkeit der offenen psychiatrischen Fürsorge wurden rasch durch die erzielten Ergebnisse, insbesondere solche finanzieller Art, beseitigt, bis sich angesichts der dauernden günstigen Erfolge die Überzeugung von der Richtigkeit, ja Notwendigkeit dieses Vorgehens durchgesetzt und zu verständnisvoller Mitarbeit sowie zum Verlangen nach weiterer Information über dieses Fachgebiet geführt hat. Mit Vorliebe nehmen diese Instanzen die sachverständige Beratung des Fürsorgepsychiaters in Anspruch, wenn sie sich der schwierigen Psychopathen, die sie so häufig belästigen, im guten nicht mehr zu erwehren vermögen. Mit den *ärztlichen Beratern dieser Stellen, den Amts-, Kommunal-* und *Fürsorgeärzten* mußte von Anfang an die Verbindung aufgenommen und durch fachärztliche Beratung aufrechterhalten werden, wie auch die praktischen Ärzte, insbesondere die Nervenfachärzte, frühzeitig über die Zwecke der neuen Einrichtung zur Vermeidung von Mißverständnissen orientiert und zur tunlichst bezahlten Mitarbeit herangezogen wurden.

Die psychiatrische Fürsorge trat naturgemäß mit der für die Anstaltsunterbringung zuständigen Behörde, der *Polizeiabteilung des Bezirksamts bzw. Landratsamts* in Fühlung, da die etwa nötig werdenden polizeilichen Maßnahmen von der Fürsorge zwar im Interesse der Allgemeinheit angeregt, zur Wahrung des Vertrauensverhältnisses mit dem Patienten jedoch den Polizeibehörden und den Amtsärzten grundsätzlich überlassen werden müssen. In der Praxis hat es sich für die Polizeibehörde bewährt, die Wiedereinweisung früher schon internierter Kranker nur nach Benehmen mit der Fürsorgestelle durchzuführen, da durch deren Vermittlung sich manche Wiederunterbringung als entbehrlich erwiesen hat. In dieser Richtung hat sich in *Mannheim* auch eine regelmäßige Verständigung zwischen dem Krankenhaus und der Fürsorgestelle als vorteilhaft erprobt; manche Überführung von der Durchgangsabteilung des Krankenhauses in die Heilanstalt konnte so durch die offene Fürsorge „abfiltriert", d. h. erübrigt werden.

Die Aufgabe der Fürsorge, für ihre geistig abnormen Schützlinge Hilfe jeglicher Art zu vermitteln, bringt sie in vielfache Berührung mit den *Wohnungsämtern* und insbesondere mit den *Arbeitsämtern*, die rasch gelernt haben, die besonderen Bedürfnisse der psychiatrischen Fürsorge durch Arbeitsvermittlung zu berücksichtigen, namentlich auch in der *Erwerbsbeschränktenfürsorge*, wie sie z. B. in Nürnberg, Frankfurt und Mannheim in Gestalt städtischer Betriebe eingerichtet ist und sich in der Form der halb offenen Fürsorge für Erwerbsbeschränkte auch in der Nürnberger Arbeitskolonie mit fachärztlicher Aufsicht bewährt hat. Die Wahrnehmung der Kriegsbeschädigten führt zum Zusammenarbeiten mit der *Kriegsbeschädigtenfürsorge*, dem *Versorgungsamt* und auch dem *Versorgungsgericht*.

Ferner nahm die Fürsorge Fühlung mit den *Vertretern und Organisationen der konfessionellen und sonstigen privaten Wohlfahrtspflege*, die ja ein Anrecht auf Beiziehung besitzen. Hierbei hat sich in den Städten die Vermittlung von Beschäftigung, z. B. von Handarbeit an Kleinrentnerinnen, und auf dem Lande vor allem die Tätigkeit der *Mitglieder der Hilfsvereine*, z. B. der *Geistlichen, Lehrer, Bürgermeister* und *Ratsschreiber*, vielfach als zweckmäßig erwiesen.

Weiterhin ergaben sich in der Fürsorgepraxis vielfach Beziehungen zu den *Fürsorgestellen der* übrigen Gesundheitsfürsorge, der *Säuglings-* und *Kleinkinder-*, der *Lungen-*, der *Krüppel-*, der *Geschlechtskranken-* und der *Trinkerfürsorge*, ferner zu den *Schulärzten*, den *Lehrern der Hilfsklassen* und den *heilpädagogischen Beratungsstunden für psychopathische Jugendliche*, sowie zu den *Pflegeämtern für sittlich gefährdete Mädchen* und zur *Jugendgerichtshilfe*. Die neuerdings aufkommenden *Sexual-* und *Eheberatungsstellen*, die wegen ihres bisher wenig einheitlichen Charakters von der Ärzteschaft vorerst verschieden beurteilt werden, nahmen gelegentlich die Fürsorgestelle zur fachärztlichen Beratung besonders hinsichtlich der Unterbrechung der Schwangerschaft, der Sterilisierung und ähnlicher Fragen in Anspruch, die sie als öffentliche Einrichtung natürlich nicht versagen kann, wenn auch in verwickelten Fällen sich eine klinische Beobachtung oft als nötig erweisen wird. Daß hier ein wichtiges Grenzgebiet vorhanden ist, lehrt ja die Erfahrung der psychiatrischen Fürsorge, die sich außerordentlich häufig mit Eheschwierigkeiten ihrer Kranken zu beschäftigen hat.

Auch mit den *Strafverfolgungs-* und *Strafvollzugsbehörden* pflegt die psychiatrische Fürsorge in Verbindung zu treten, namentlich da, wo die Schutzaufsicht über kriminelle Psychopathen versuchsweise eingeführt ist. Hierbei ist dafür zu sorgen, daß ihr fürsorgerischer Charakter und ihr Vertrauensverhältnis zu ihren übrigen Schützlingen nicht durch die Zusammenarbeit mit diesen Behörden beeinträchtigt wird.

Da die *Notwendigkeit eines genauen Ineinandergreifens der offenen und geschlossenen Fürsorge* aus Gründen der Individualisierung und Rationalisierung der Gesundheits- bzw. überhaupt der Fürsorgewirtschaft anerkannt wird, so hat die offene psychiatrische Fürsorge neben den offenen auch die geschlossenen Fürsorgeeinrichtungen ihres Gebietes in den Kreis ihrer Gemeinschaftsarbeit einzubeziehen. Aus diesem Grunde hat sie — einerlei, ob sie von einem der zuständigen psychiatrischen Institute aus betrieben wird oder nicht — mit sämtlichen regionär in Betracht kommenden spezialistischen Einrichtungen, also mit dem *Stadtasyl,* der *psychiatrischen Klinik* und den benachbarten *Heil- und Pflegeanstalten* zusammenzuarbeiten, um so neben den übrigen frei lebenden Geisteskranken und Psychopathen die aus diesen Anstalten Entlassenen regelmäßig in ihre Betreuung und, sofern sich eine solche erübrigt, wenigstens in ihre Registrierung zu übernehmen. Ist einmal die offene Geisteskrankenfürsorge allgemein durchgeführt, so wird eine solche Überweisung seitens der entlassenden *Stadtasyle, Kliniken und Heil- und Pflegeanstalten* — und zwar auch bei Entlassungen an weiter entfernte Plätze — zur selbstverständlichen Regel werden. Außerdem muß die Fürsorge ein solches enges Verhältnis zu den *Nervenabteilungen der allgemeinen Krankenhäuser,* den *Nervenheilstätten,* den *Anstalten für Epileptische und Schwachsinnige* mit öffentlichem oder privatem Charakter, den *Fürsorgeerziehungsanstalten,* den *Psychopathenheimen,* den *Trinkerheilstätten* usw. anstreben; denn es ist ja praktisch völlig ausgeschlossen, daß jede dieser Anstalten eine eigene Nachfürsorge für ihre beurlaubten und entlassenen Schützlinge einrichtet, auch wenn sie deren Notwendigkeit theoretisch anerkennt, während die psychiatrische Fürsorge auch für diese Personen die soziale Wiedereingliederung durch die Arbeitsvermittlung und sonstige persönliche Betreuung, durch die allein die rationelle Ausnützung dieser Anstalten ermöglicht wird, ohne erhebliche Schwierigkeiten nach einheitlichen Gesichtspunkten bewerkstelligen kann. Das hierzu nötige nähere Verhältnis wird erfahrungsgemäß durch den persönlichen Kontakt des Fürsorgepsychiaters mit diesen Anstalten erheblich gefördert; sofern sie über eine regelmäßige fachpsychiatrische Beratung nicht verfügen, haben die Fürsorgepsychiater auch diese Aufgabe mit gutem Erfolg für die Anstalt selbst wie die offene Fürsorge gelegentlich mitübernommen.

Die Geisteskrankenfürsorge ist, wie diese Übersicht lehrt, durch außerordentlich mannigfaltige Fäden mit dem gesamten System der Fürsorge und Wohlfahrtspflege verknüpft. Zur Förderung all der verschiedenen Belange ihrer Pfleglinge steht sie mit allen Einrichtungen derselben in Verbindung, wobei die persönliche Beteiligung ihrer Fürsorgeorgane wegen des psychotherapeutischen Charakters der sozialen Hilfeleistung wesentlich ist. Ferner wird sie von zahlreichen mehr oder weniger verwandten Fürsorgegebieten gelegentlich oder regelmäßig zur fachärztlichen Mitarbeit besonders in Form der ambulanten Beratung herangezogen. Und endlich muß sie zur möglichst vollständigen, wenn unter Umständen auch nur registrierenden Erfassung aller geistig Abnormen ihres Bereiches im Interesse der öffentlichen Ordnung und Sicherheit mit allen irgendwie einschlägigen offenen und geschlossenen Fürsorgeinstitutionen in Fühlung treten. Wegen der hohen Bedeutung der geistig Abnormen für das Gesellschaftsleben kommen hierbei namentlich die Nervenkrankenfürsorge, die Psychopathenfürsorge, die Gefährdetenfürsorge, die Trinkerfürsorge und die Gerichtshilfe bzw. Strafentlassenenfürsorge in Betracht.

Diese mannigfaltigen und umfangreichen Aufgaben der offenen Geisteskrankenfürsorge innerhalb der psychiatrischen Grenzgebiete legen die Frage nach der *Abgrenzung ihrer Tätigkeit* nahe. Sie wird sich in der kommunalen Fürsorge wesentlich anders als in der ländlichen gestalten. In den großen Stadtgemeinden haben sich die genannten Fürsorgezweige heute meist zu selbständigen Organisationen, und zwar häufig ohne psychiatrische Mitwirkung entwickelt. Diesen hat sie die maßgebende fachärztliche Mitwirkung, meist in Form der Beratung, zur Verfügung zu stellen, den Vollzug im einzelnen jedoch deren Organen zu überlassen. In den ländlichen Bezirken dagegen wird die Erfüllung dieser Fürsorgeaufgaben der Geisteskrankenfürsorge in erheblich größerem Umfange zufallen, ja sie wird sie häufig genug in ihren eigenen Aufgabenkreis einbeziehen müssen, da hier eigene Organisationen für diese Zwecke in der Regel nicht vorhanden sind.

Im allgemeinen muß das Verständnis für die Notwendigkeit der psychiatrischen Beteiligung in Stadt und Land erst noch geweckt werden, da infolge des Aufgehens der Gesundheitsfürsorge in der allgemeinen Fürsorge und der allgemeinen psychologisierenden Zeitströmung häufig genug psychiatrische Laien die Leitung dieser Organisationen in die Hand genommen haben. Selbstverständlich kann der Fürsorgepsychiater auch auf diesen Grenzgebieten nur durch den Einsatz seiner Persönlichkeit unter taktvoller Rücksichtnahme auf die besondere Mentalität dieser vorwiegend privaten Fürsorgeorganisationen seinem Ziel näher kommen. Neben der unerläßlichen Kleinarbeit haben sich dabei in Baden regelmäßige Besprechungen aller Beteiligter unter Leitung des zuständigen Verwaltungsbeamten oder des Medizinalreferenten bewährt. Sie fördern erfahrungsgemäß das persönliche Bekanntwerden der nach Motivierung und Arbeitsweise durchaus verschieden eingestellten Organe der einschlägigen Spezialfürsorgen. Sie stellen die vorhandenen organisatorischen Probleme heraus und fördern im Laufe der Zeit ihre Lösung. In den ländlichen Bezirken steht die eigentliche Geisteskrankenfürsorge zunächst ganz im Vordergrund. Auch hier lohnen sich regelmäßige Besprechungen mit den Vertrauensleuten in der Anstalt oder in den

Fürsorgeämtern, um sie mit der Art ihrer Mitwirkung vertraut zu machen. Die anderen Aufgaben, hauptsächlich die Fürsorge für jugendliche Psychopathen und die Trinkerfürsorge werden hier, wenigstens im Anfang, zweckmäßig der weiteren Entwicklung vorbehalten.

In folgendem sollen die zum Teil noch kontroversen Beziehungen der offenen Geisteskrankenfürsorge zu den hauptsächlichsten Fürsorgezweigen der psychiatrischen Grenzgebiete genauer erörtert werden, und zwar zunächst die Beziehungen zur Nervenkrankenfürsorge und weiterhin zu den Fürsorgemaßnahmen, die der Verhütung und Bekämpfung der jugendlichen, der sexuellen, der alkoholischen und der kriminellen Verwahrlosung dienen.

2. Die offene Geisteskrankenfürsorge und die Fürsorgebestrebungen auf den psychiatrischen Grenzgebieten.

a) Die offene Geisteskrankenfürsorge und die Nervenkrankenfürsorge.

Die Nervenkrankenfürsorge gehört nicht zu der ursprünglichen und eigentlichen Aufgabe der offenen Geisteskrankenfürsorge. Wenn sich für die psychiatrische Fürsorgestelle die Bezeichnung „Fürsorgestelle für Nerven- und Gemütskranke" eingebürgert hat, so handelt es sich um einen Euphemismus, der wegen der bekannten Vorurteile im Interesse der Kranken heute noch nicht zu entbehren ist. Allerdings sind der psychiatrischen Fürsorge organisch Nervenkranke und Neurotiker teils spontan, teils durch Überweisung gelegentlich vereinzelt oder auch regelmäßig zugegangen, die von der fürsorgerischen Betreuung nicht ausgeschlossen werden konnten, wie z. B. im Kreise *Recklinghausen*.

Bei der Klarstellung der Beziehungen zu diesem wichtigen psychiatrischen Grenzgebiet ist von den *Einrichtungen zur Behandlung der Nervenkranken* auszugehen. In den öffentlichen Krankenanstalten der größeren Stadtgemeinden wie in den inneren und psychiatrischen Kliniken sind meist besondere Nervenabteilungen eingerichtet. Außerdem finden die organisch Nervenkranken Unterkunft und Behandlung in Pflege- und Siechenhäusern, zum Teil auch in chirurgischen, Kinder-, Krüppel-, Sprachheil- und Erziehungsanstalten, während für die Neurotiker, wenigstens teilweise, Nervenheilstätten bereitgestellt sind. Die von Möbius ausgehende Bewegung zur Errichtung von Volksnervenheilstätten, namentlich zur planmäßigen Ausnutzung der Beschäftigung für die Psychotherapie, hat seinerzeit zur Errichtung des bekannten Hauses Schönow in Zehlendorf bei Berlin durch Max Laehr und im Anschluß daran zur Schaffung zahlreicher Nervenheilstätten geführt, die von Kommunen, Provinzialverwaltungen, Landesversicherungsanstalten, privaten Vereinigungen, religiösen Genossenschaften, Großindustriellen, mitunter auch als Knappschaftskrankenhäuser und Mittelstandssanatorien errichtet worden sind. Außerdem wurden bei einigen Heil- und Pflegeanstalten offene Sonderabteilungen für Nervenkranke oder räumlich getrennte Sondereinrichtungen geschaffen. Die Zahl der vorhandenen klinischen Nervenabteilungen und insbesondere der Heilstätten ist aber für die Versorgung der Bevölkerung wie die Verbreitung der

Psychotherapie keineswegs ausreichend und deshalb die von BEYER erhobene Forderung, sie zu vermehren, als durchaus berechtigt anzuerkennen. Wenn er dabei aber von dem Anschluß oder der Anlehnung an die Heil- und Pflegeanstalt ausdrücklich abrät, so kann ihm darin nicht generell beigepflichtet werden, da derartige Einrichtungen für gewisse Kategorien von Kranken sich durchaus bewährt und zugleich das Ansehen der betreffenden Anstalten in der Öffentlichkeit gefördert haben. Auf den Vorteil, der sich aus einer derartigen Verbindung für die Ausbildung der Ärzte in der Psychotherapie ergibt, hat HANS W. MAIER, Zürich besonders hingewiesen.

Zu der Krankenhaus- und Heilstättenbehandlung tritt die *poliklinische Versorgung,* teils in selbständigen Polikliniken, teils in Ambulatorien der inneren, psychiatrischen und Nervenkliniken mancher größeren Krankenhäuser und einiger Heil- und Pflegeanstalten. Die soziale Fürsorge wird neuerdings in manchen Städten von der Erholungsfürsorge und mitunter, wie erwähnt, von den neuen psychiatrischen Fürsorgestellen auf Ansuchen wahrgenommen. Schon MAX LAEHR hatte in Zehlendorf eine halb offene Übergangsstation zur Erleichterung der Rückkehr in das Erwerbsleben eingerichtet. In den Nervenlazaretten der Kriegszeit wurde die Überleitung der Lazarettinsassen in die Kriegsindustrie zur Befestigung der erzielten psychotherapeutischen Erfolge in großem Ausmaß erprobt. Das neue Reichsfürsorgerecht hat, gestützt auf die Erfahrungen der Kriegsbeschädigtenfürsorge, die Erwerbsbefähigung einschließlich Arbeitsvermittlung und nötigenfalls Berufsumschulung zum Prinzip erhoben und so die Grundlage für eine *psychotherapeutische Arbeitspädagogik* geschaffen, die in ihrer außerordentlichen Bedeutung für die Behandlung der hilfsbedürftigen Nervenkranken insbesondere der Neurotiker noch kaum allgemein gewürdigt wird. Die Verwirklichung dieser Grundsätze im Sinne des Gesetzgebers läßt sich nur durch die Einrichtung einer ausreichenden offenen Nervenkrankenfürsorge, die mit den Nervenabteilungen und den Heilstätten selbstverständlich aufs genaueste zusammenarbeiten muß, erzielen. Die geschlossenen und die offenen Fürsorgeeinrichtungen für die Nervenkranken eines Territoriums müssen ein planvolles System mit einheitlichem psychotherapeutischem, insbesondere arbeitspädagogischem Regime bilden, bei dem der Neurotiker im richtigen, insbesondere nicht zu späten Zeitpunkt aus der Anstaltsbehandlung in das freie Leben und die offene Betreuung übergeführt und bei dem der frei lebende Nervenkranke rechtzeitig erfaßt, vor der Verwahrlosung geschützt und, wenn nötig, in Anstaltsfürsorge untergebracht wird. Auf diese Weise wird dem wahren Wohl des Kranken am besten gedient und zugleich die rationelle Ausnützung der klinischen Nervenabteilungen und der Heilstätten sichergestellt.

Bei der *Kriegsbeschädigtenfürsorge* hat sich, wie angedeutet, die individualisierende Arbeitspädagogik gut bewährt. Die Nervenkrankenfürsorge wird außerdem dafür sorgen können, daß die *Gehirnbeschädigten* mit ihrem traumatisch bedingten Mangel an Initiative nicht etwa in der Stille verkommen. Dies gilt auch für manche Patienten mit Systemerkrankungen, namentlich aber für die *Encephalitiker*. Wie Schneider, Arnsdorf, ausführt, ist bei einer systematischen *Encephalitikerfürsorge* die Mitwirkung einer Fürsorgestelle keineswegs zu entbehren. Sie schützt die gefährdeten Fälle vor der körperlichen, intellektuellen und moralischen Verwahrlosung, hält die Erwerbsfähigen unter Umständen mit Hilfe von Arbeitsvermittlung möglichst lange außerhalb der Anstaltspflege, führt die jugendlichen Pseudopsychopathen rechtzeitig den vorhandenen oder noch zu schaffenden Zentralen für die Berufsschulung zu, die nach den Erfahrungen Heinickes keineswegs aussichtslos ist, und hält die Verbindung mit den Sonderabteilungen der Siechenhäuser und der Heil- und Pflegeanstalten aufrecht.

Die größte Bedeutung kommt der offenen Nervenkrankenfürsorge naturgemäß für die Wahrnehmung der zahlreichen *Neurotiker* zu. Der Gedanke der beruflichen Wiederertüchtigung, wie ihn Möbius für die Nervenheilstätten entwickelt hatte, läßt sich nach den heutigen Erfahrungen nur mit Hilfe der nachgehenden Fürsorge einschließlich der Arbeitsfürsorge verwirklichen. Nachdem die Auffassung Oppenheims von der rein somatischen Bedingtheit der Neurose durch die Massenerfahrungen des Kriegs widerlegt ist, und dank den Arbeiten von Bonhöffer, His, Stier, Panzer sich immer mehr die Überzeugung durchsetzt, daß bei den Unfall-, Renten- und sonstigen „Zweck"-Neurosen die mehr oder weniger bewußte Wunschrichtung im Sinne der Selbsterhaltung und Selbstsicherung das Wesentliche ist, kommt in praktischer Hinsicht neben der sachgemäßen Berücksichtigung von etwa mitwirkenden endogenen oder Erschöpfungskomponenten der psychotherapeutischen Arbeitspädagogik die Hauptrolle zu, und hierbei bedarf die klinische und Heilstättenbehandlung unbedingt der Ergänzung durch die aufklärende und erzieherische Beratung einer Nervenfürsorgestelle bzw. einer „neutralen Beratungsstelle", wie sie Hirt für die Behandlung und Versorgung der versicherten Nervenkranken auf Grund langjähriger Erfahrung gefordert hat. Zur vorbeugenden Bekämpfung der Rentensucht bedarf es, wie allgemein anerkannt wird, einer Änderung bzw. veränderter Anwendung der Reichsversicherungsgesetzgebung, die, was den therapeutisch, insbesondere den psychotherapeutisch verwertbaren Gehalt anlangt, erheblich hinter der modernen Reichsfürsorgegesetzgebung zurückbleibt. Aber die notwendige Änderung der Spruchpraxis, die durch die jüngste Entscheidung des Reichsversicherungsamtes eingeleitet wird, muß letzten Endes auf negative Maßregeln zur prophylaktischen Bekämpfung der Rentensucht in Form der Verweigerung schädlich wirkender Renten beschränkt bleiben und muß nach den Vorschlägen Weilers, die in den psychopathologischen Ausführungen von Eliasberg eine wichtige Begründung finden, durch positive arbeitspädagogische Hilfeleistung auf dem Wege der Arbeitsvermittlung und der Berufsumschulung ergänzt werden, um dem Erwerbsbeschränkten in produktiverer Weise, als dies durch die Rente geschah, die Sicherung seiner Zukunft tunlichst mit Ausblick auf sozialen Aufstieg erreichbar zu machen. Alle solche psychotherapeutischen Vorschläge, die wegen ihrer sozialhygienischen und volkswirtschaftlichen Tragweite die

Sachverständigen in der nächsten Zukunft beschäftigen dürften, setzen aber das Vorhandensein einer offenen Nervenkrankenfürsorge voraus.

Die Notwendigkeit einer solchen Fürsorge für die soziale Auswertung der neuen psychopathologischen Einsichten wird von den Neurologen, u. a. auch von BEYER, nachdrücklich vertreten, und zwar fordert BEYER aus prinzipiellen wie praktischen Gründen eine von der psychiatrischen Fürsorge gesonderte, selbständige offene Fürsorgeorganisation für die Nervenkranken. Was den grundsätzlichen Gesichtspunkt der gegenüber der inneren Medizin sowohl wie der Psychiatrie selbständigen Stellung der neurologischen Disziplin anlangt, so kann er als stichhaltiges Argument für eine solche Abtrennung nicht anerkannt werden. Der früher lebhaft geführte Kampf der Neurologie um ihre Anerkennung ist heute, nachdem ihr in den letzten Jahrzehnten mannigfaltige Fortschritte serologischer, chirurgischer, anatomischer, endokrinologischer und psychotherapeutischer Art zugewachsen sind, längst zu ihren Gunsten entschieden. Diese Entwicklung ändert aber nichts an der Tatsache, daß die selbständige Neurologie sowohl mit der inneren Medizin wie mit der Psychiatrie breite Grenzgebiete gemein hat, in deren Bereich mehr die Intensität als die Qualität der krankhaften Störungen entscheidet, ob die Zuständigkeit des Internisten, des Neurologen oder des Psychiaters gegeben ist; macht doch die enge natürliche Verwandtschaft dieser Gebiete jede scharfe Grenzbestimmung unmöglich. Gerade die moderne Erfassung der *Zweckneurosen* nach psychopathologischen Gesichtspunkten ist ein Schulbeispiel für die besonders von BUMKE hervorgehobene innere Zusammengehörigkeit der Neurologie und der Psychiatrie. Mit einer wesenhaften Verschiedenartigkeit beider Gebiete kann daher die Notwendigkeit einer von der Geisteskrankenfürsorge gesonderten Nervenkrankenfürsorge nicht begründet werden. Mehr Berechtigung kann dem praktischen Gesichtspunkt zuerkannt werden. Zwar ist die Befürchtung BEYERs, der Ruf der geschlossenen Institute könne der Nervenkrankenfürsorge hinderlich werden, wie die Erfahrung lehrt, auch nicht gerechtfertigt. Vielmehr pflegt das Odium, das den Heil- und Pflegeanstalten in den Augen der Bevölkerung noch immer anhaftet, sich keineswegs auf die Einrichtungen ihrer äußeren Fürsorge zu übertragen, sich vielmehr infolge deren Tätigkeit zu vermindern. Dagegen kann zugunsten einer selbständigen Nervenkrankenfürsorge mit einigem Recht geltend gemacht werden, die notwendige enge Fühlung mit den Nervenabteilungen und den Nervenheilstätten werde von einer eigenen Nervenfürsorgestelle von Anfang an leichter als von einer psychiatrischen Fürsorgestelle aus aufgenommen und aufrechterhalten.

Bei Abwägung aller Gesichtspunkte ergibt sich meines Erachtens folgendes:

Die selbständige Organisation der für alle größeren Städte dringend zu fordernden Nervenkrankenfürsorge ist auch vom psychiatrischen Standpunkte aus zu befürworten. Wird die offene psychiatrische Fürsorge von einer Anstalt betrieben, in der auch nichtpsychotische organische Nervenkranke oder Neurotiker Behandlung finden, so werden sie bei der Entlassung an die offene Fürsorge dieser Anstalt überwiesen.

Solange nicht in jeder größeren Stadt eine besondere Nervenkrankenfürsorge besteht, bleibt die psychiatrische Fürsorgestelle zunächst die
geeignetste Stelle zur vorläufigen Wahrnehmung der hilfsbedürftigen
Nervenkranken. In diesem Sinne hat die offene psychiatrische Fürsorge
die Encephalitiker nach SCHNEIDERS Vorschlag vorläufig zu übernehmen. In der ländlichen Fürsorge werden ihr diese Aufgaben sowieso
zufallen, da sich hier eine Sonderfürsorge für Nervenkranke nicht lohnen würde. Diese Arbeit kann die offene psychiatrische Fürsorge indessen nur unter der Bedingung leisten, daß sie ihre Fürsorgetätigkeit
auf die soziale Beratung und Betreuung beschränkt und jede spezialistische Behandlung den Nervenfachärzten zuweist, daß sie in enger
Fühlung mit den Nervenabteilungen und Nervenheilstätten steht, und
endlich, daß die sozialärztliche Fürsorge von psychotherapeutisch erfahrenen Fürsorgeärzten nach einem einheitlichen psychotherapeutischen, insbesondere arbeitspädagogischen Generalplan unter Vermeidung aller Verweichlichung und Stärkung des oft mangelhaften Strebens nach sozialer Gesundung durchgeführt wird.

b) Die offene Geisteskrankenfürsorge und die Psychopathenfürsorge.

Die Aufgaben der offenen psychiatrischen Fürsorge gegenüber den
erwachsenen Psychopathen werden an anderer Stelle besprochen. Hier
sollen ausschließlich ihre Beziehungen zur Fürsorge für die jugendlichen
Psychopathen erörtert werden.

Die öffentliche Fürsorge in dieser Richtung hatte sich vor dem Krieg
auf die sogenannte „Zwangs"- bzw. Fürsorgeerziehung beschränkt. Angesichts der starken Zunahme der jugendlichen Verwahrlosung und Kriminalität in und nach dem Weltkrieg hat sie eine wesentliche Ergänzung
u. a. auch durch den Ausbau der privaten, besonders der konfessionellen
Fürsorgetätigkeit erfahren, während man gleichzeitig anfing, die früheren psychiatrischen Feststellungen über die auffallend große Häufigkeit
psychischer Anomalien bei den Fürsorgezöglingen praktisch auszuwerten. Schließlich ist dieser Fürsorgezweig durch das Reichsjugendwohlfahrtsgesetz vom 9. Juli 1922 auf eine breitere Grundlage gestellt
und dabei die Mitwirkung des Fachpsychiaters gesetzlich festgelegt
worden.

In folgendem soll ein Überblick über die einschlägigen Fürsorgemaßnahmen gegeben und im Anschluß das Verhältnis zur offenen psychiatrischen Fürsorge besprochen werden.

Die Erfassung des psychopathischen Kindes bzw. Jugendlichen fällt
in erster Linie der *Schule* zu. Die Lehrerschaft verfügte bisher nicht über
die für diese Aufgabe notwendige fachliche Orientierung; bei der bevorstehenden Reform der Lehrerausbildung soll diese Lücke des Lehrplans
ausgefüllt werden, wie dies in Baden schon geschehen ist. Vorerst muß
der im Amt befindlichen Lehrerschaft das Nötige durch Kurse und Vortragsreihen vermittelt werden. Der Lehrer weist ein auffällig werdendes
Kind dem *Schularzt* zu und teilt ihm seine Beobachtungen mit. Auch
die Eltern werden sich nicht selten an diesen wenden, besonders wenn
er ihnen in Elternsprechstunden hierzu Gelegenheit gibt. Auf Grund

der ärztlichen und sozialen Vorgeschichte, die mit Hilfe der Fürsorgerin erhoben wird, und der genauen, unter Umständen wiederholten Untersuchung, gelangt er zu einer diagnostischen Beurteilung, gemäß der die weiteren Maßnahmen zu treffen sind. Sofern der Schularzt nicht über psychiatrische Fachausbildung verfügt, wird die Beratung durch den Fachpsychiater, der in den seelischen Regelwidrigkeiten des Jugendalters besonders erfahren sein muß, erforderlich. Hierfür werden in allen größeren Städten regelmäßig *heilpädagogische Sprechstunden* abgehalten, die sich, wie GREGORS Erfahrungen lehren, mit Erfolg zu Bindegliedern zwischen den an der Fürsorgeerziehung beteiligten Dienststellen und Fürsorgeorganen ausgestalten lassen. Für die Beurteilung komplizierter Fälle reicht eine solche ambulante Beratung nicht aus und wird die im RJWG. vorgesehene fachärztliche Beobachtung „in einer geeigneten Anstalt" notwendig, wobei sich besondere *psychiatrische Beobachtungsstationen* in psychiatrischen Stadtasylen, Fachkliniken, benachbarten Heil- und Pflegeanstalten oder nach GREGORS Erfahrungen in Flehingen am zweckmäßigsten in der Fürsorgeerziehungsanstalt selbst bewährt haben. In den häufigen leichten Fällen kommt der Lehrer mit der ambulanten Orientierung durch den Schul- bzw. Facharzt aus. Vor der Schulentlassung gibt die *Berufsberatung* und später die *Fortbildungsschule* dem Lehrer und Schularzt Gelegenheit, ihre Beobachtungen für eine geeignete Beeinflussung zu verwerten. Daneben wird die für alle diese Fälle besonders wichtige *vorbeugende Fürsorge* von den Helfern des Jugendamtes und den übrigen ehren- und hauptamtlichen Kräften der Jugendpflege, insbesondere den Geistlichen und Lehrern, durch Mithilfe bei den Ermittlungen, bei Leitung der Spielnachmittage, der Erholungsheime, der Horte, der Jugend- und Lehrlingsheime ausgeübt.

Droht die seelische Anomalie, meist unter Mitwirkung ungünstiger sozialer Verhältnisse, zur *Verwahrlosung* zu führen, so tritt nach § 56 RJWG. die *offene Fürsorge in Form der Schutzaufsicht* ein. Dabei ergibt die Kontrolle der häuslichen Verhältnisse häufig genug, daß die psychopathische Anlage durch seelische Anomalien, Trunksucht, Kriminalität der Angehörigen, sittlich bedenkliche Wohnungsverhältnisse, Arbeitslosigkeit und sonstige Mißstände ungünstig beeinflußt wird. Wenn nun, wie so oft, die Entfernung aus der häuslichen Umgebung unerläßlich wird, so muß nach § 63 RJWG. vom Vormundschaftsgericht die *Fürsorgeerziehung* angeordnet werden, die als Familienfürsorge oder als Anstaltsfürsorge zur Durchführung kommt. Im Betrieb der Erziehungsanstalt hat es sich bewährt, die obengenannten Beobachtungsstationen zugleich als *klinische Aufnahmestationen* zu verwerten, die jeden Zugang zur genaueren Feststellung seiner individuellen Artung und Leistungsfähigkeit für einige Zeit aufnimmt. Im Sinne des Gesetzes wird der Fachpsychiater, der über besondere Erfahrung in der Fürsorgeerziehung verfügen muß, immer mehr zur Mitwirkung bei der Anstaltserziehung und zum Teil zur Anstaltsleitung herangezogen. Auf Grund der praktischen Erfahrung setzt sich in den zuständigen Kreisen allmählich die Erkenntnis durch, daß eine individuelle Erziehung der vorwiegend psychopathischen Fürsorgezöglinge ohne die maßgebende Beteiligung des

Psychiaters nicht durchführbar ist. Seine Hauptaufgabe besteht darin, die Fälle von angeborenem Schwachsinn und von Schizophrenie, die sich als ungeeignet und für die Erziehung der übrigen Zöglinge hinderlich erweisen, rechtzeitig auszuschalten, die leicht Schizophrenen, die in der Anstalt belassen werden können, sachgemäß wahrzunehmen und insbesondere bei der heilpädagogischen Beeinflussung der Psychopathen mit dem Erzieher planmäßig zusammenzuarbeiten. Wie sich gezeigt hat, erweist sich eine gewisse Differenzierung der Erziehungsanstalten nach der Qualität der Zöglinge für die Erreichung des Erziehungszweckes als förderlich. Nach Abschluß der Anstaltserziehung werden die Zöglinge der offenen Fürsorge zugewiesen, die sie nun in der nachgehenden Form weiterbetreut und beaufsichtigt. In engem Zusammenhang mit diesen Fürsorgemaßnahmen wird, sofern der jugendliche Psychopath mit dem Strafgesetz in Konflikt kommt, nach den Bestimmungen des Jugendgerichtsgesetzes vom *Jugendrichter* das Gutachten des psychiatrischen Sachverständigen eingefordert und meistens die Bestrafung vermittels der *Jugendgerichtshilfe* durch erzieherische Maßnahmen ersetzt.

Die Fürsorgeerziehung hat durch das RJWG. die rechtliche Grundlage für einen zeitgemäßen Ausbau erhalten. Für die organisatorische Durchführung hat der im Jahr 1918 gegründete *Deutsche Verein zur Fürsorge für jugendliche Psychopathen* namentlich in Berlin vorbildliche Arbeit geleistet. Die Beiziehung des Fachpsychiaters zu der Erziehungsarbeit, die von dem Gesetz im Unterschied zu der Fürsorgepflichtverordnung ausdrücklich vorgeschrieben ist, wird in ihrer Notwendigkeit von den beteiligten Pädagogen und Theologen immer mehr anerkannt, bedarf aber noch der allgemeinen Verwirklichung in der Praxis.

Was nun die *Mitarbeit der offenen psychiatrischen Fürsorge* anlangt, so ergibt sich der typische organisatorische Unterschied zwischen den kommunalen und den ländlichen Verhältnissen, wie er auch bei verwandten Fürsorgezweigen, z. B. der Trinkerfürsorge, zu beobachten ist. In den größeren Stadtgemeinden hat sich unter Führung der Jugendämter eine gemeinsame Tätigkeit der Schulärzte, der Kräfte der Jugendpflege und den Organen der Fürsorgeerziehung ausgebildet, bei der in der Regel auch für fachpsychiatrische Beratung in den heilpädagogischen Sprechstunden gesorgt ist. Selbstverständlich steht grundsätzlich nichts im Wege, daß der Fürsorgepsychiater, wenn es die örtlichen Verhältnisse erlauben, mit dieser Aufgabe betraut wird. Im allgemeinen wird sie aber schon vor Einrichtung der offenen psychiatrischen Fürsorge an einen städtischen Fürsorgearzt oder einen privaten Nervenarzt vergeben sein, und in den größeren Stadtgemeinden wird sie vom Fürsorgepsychiater neben seinem umfassenden eigenen Dienst wohl kaum regelmäßig übernommen werden können. Die psychiatrische Fürsorgestelle wird mit der *heilpädagogischen Sprechstunde* gelegentlich in Berührung kommen und zu ihr möglichst nahe Beziehungen unterhalten. In *Mannheim* hat sich eine Arbeitsteilung in der Weise herausgebildet, daß die Wahrnehmung der Schulpflichtigen der heilpädagogischen Sprechstunde, die der Schulentlassenen der psychiatrischen Fürsorgestelle zufällt. Die hierbei erforderliche Begutachtung auf die Notwendigkeit der geschlossenen Fürsorgeerziehung sowie die Überwachung der nachgehenden Fürsorge belastet die Fürsorgestelle bisher nicht besonders stark. Verschiedentlich hat der Fürsorgearzt auch die fachpsychiatrische Beratung der charitativen und verwandten Psychopathenanstalten, Lehrlingsheime usw. übernommen und steht so in zweckmäßiger Fühlung mit diesen Einrichtungen. Im Gegensatz hierzu wird in den kleineren Städten und Landgemeinden die offene psychiatrische Fürsorge, wenn sie erst einmal ausgebaut ist, für die Aufgaben der Psychopathenfürsorge erheblich stärker als in den großen Städten in Anspruch genommen werden. Hier wird sie, da den Bezirksjugendämtern Nervenfachärzte bei weitem nicht so leicht wie den Stadtjugendämtern zur Verfügung stehen, die Beratung der Schulärzte und, wo solche nicht vorhanden sind, der Amtsärzte, häufig auch die Begutachtung auf die Notwendigkeit der Fürsorgeerziehung und schließlich die Leitung der Nachfürsorge in Fühlung mit den örtlichen Hilfskräften zu übernehmen haben.

Die Amtsärzte verfügen zwar meist über psychiatrische Vorbildung; sie werden aber in den seltensten Fällen auch die notwendige Erfahrung über die psychischen Anomalien des Jugendalters besitzen und deshalb auf die Beratung durch den Fürsorgepsychiater selbst großen Wert legen. Außerdem hat sich die Notwendigkeit ergeben, die beteiligten amtlichen und ehrenamtlichen Kräfte, in erster Linie die Lehrer und Geistlichen, mit den wichtigsten Gesichtspunkten für diese Arbeit bekanntzumachen, eine Aufgabe, die schon aus technischen Gründen auf dem Lande weit größeren Schwierigkeiten als in der Stadt begegnet, aber z. B. in der *Pfalz* und auch im *Bodenseekreis* von den Anstaltsärzten im Rahmen der offenen Fürsorge mit Erfolg aufgenommen worden ist. Die Mitglieder der Hilfsvereine für Geisteskranke werden gleichfalls für diese Mitarbeit interessiert werden können. Auch in der ländlichen Fürsorge wird sich der Fürsorgepsychiater durch persönliche Fühlung mit den Ärzten der zuständigen Fürsorgeerziehungsanstalten seine Arbeit sehr erleichtern können.

Zusammenfassend ist zu sagen:

In den großen Städten wird sich die Beteiligung der offenen psychiatrischen Fürsorge an der Psychopathenfürsorge im allgemeinen auf gelegentliche Mitarbeit beschränken, da sich die Fürsorge für jugendliche Psychopathen hier schon zu einem selbständigen Fürsorgezweig entwickelt hat. In den kleineren Städten und in den ländlichen Bezirken dagegen wird sie, sobald sie völlig ausgebaut ist, die durch das RJWG. festgelegte fachpsychiatrische Mitwirkung, meist in Form der Beratung der Schul- und Amtsärzte, zu übernehmen und durchzuführen haben. Auf diese Weise wird die offene Fürsorge eine wichtige Mission bei dem vorgeschriebenen Ausbau der Psychopathenfürsorge auf dem Lande, wo sie auf besondere Schwierigkeiten stößt, erfüllen und außerdem die Einfügung der Psychopathenfürsorge in das System der allgemeinen psychiatrischen Fürsorge erfolgreich fördern.

c) Die offene Geisteskrankenfürsorge und die Gefährdetenfürsorge.

Die Fürsorge für sittlich gefährdete Mädchen und Frauen verfolgt das Ziel, die sexuelle Verwahrlosung mit vorbeugenden Fürsorgemaßnahmen zu bekämpfen. Da die Prostituierten nach den Untersuchungen von K. Schneider u. a. zu einem erheblichen Teil geisteskrank, schwachsinnig oder psychopathisch sind, ist die soziale Psychiatrie zur Mitarbeit berufen, und, da Anstaltsbedürftigkeit im irrenrechtlichen Sinne bei ihnen häufig nicht vorliegt, kommt für diese Aufgabe in erster Linie die offene psychiatrische Fürsorge in Betracht.

Während man bisher die öffentliche Ordnung und die Volksgesundheit durch sittenpolizeiliche Kontrolle aller der Unzucht verdächtigen Frauen zu schützen versuchte, und die private, besonders die konfessionelle Wohlfahrtspflege die Anstaltsfürsorge für gefallene Mädchen betrieben hat — die konfessionellen Bahnhofsmissionen bereiten schon den Übergang zur prophylaktischen Arbeit vor — versucht neuerdings die Gefährdetenfürsorge unter Führung von A. Pappritz die sittlich Gefährdeten durch möglichst frühzeitige Betreuung vor dem Abgleiten in die sexuelle Verwahrlosung zu schützen. Nachdem sich seit 1903 die Einstellung von *Polizeifürsorgerinnen*, die sich der erstmals von den Polizeiorganen Erfaßten annehmen, trotz anfänglicher Bedenken rasch bewährt hatte, sind allmählich in 61 deutschen Städten *Polizeifürsorgestellen* eingerichtet worden, die in einigen Städten zu *Pflegeämtern* ausgestaltet wurden. Sie verfolgen die Aufgabe, möglichst frühzeitig, etwa schon während der ersten Zwangsbehandlung in der Geschlechtskrankenabteilung des Krankenhauses, die wirtschaftliche, hygienische und ethische Sanierung einzuleiten und mit Hilfe der Schutzaufsicht zu fördern und zu überwachen, bis die selbständige solide Lebensführung erreicht ist.

Diese Sanierungs- und Erziehungsbestrebungen sind, sofern sie sich an ausgesprochene Geisteskranke, hochgradig Schwachsinnige und schwere Psychopathinnen wenden, deren Anteil auf Grund der Fürsorgeerfahrungen — wohl zu niedrig — auf zirka 25 vH geschätzt wird, naturgemäß zur Erfolglosigkeit verurteilt, mit anderen Worten: zu der heute unerläßlichen Individualisierung und Rationalisierung gehört, wie bei den verwandten Fürsorgezweigen, auch bei der Gefährdetenfürsorge eine fachpsychiatrische Beratung, hauptsächlich mit dem Zweck der möglichst frühzeitigen Erkennung und Ausschaltung der aus pathologischen Gründen unbeeinflußbaren und unerziehbaren Elemente. Diese wichtige sozialpsychiatrische Leistung gehört ihrer ganzen Art nach zum Aufgabenkreis der offenen psychiatrischen Fürsorge, deren Organe neben der notwendigen Fachkunde die wichtigen Beziehungen zu allen für diese Arbeit in Betracht kommenden Stellen einschließlich der Beratungsstelle für Geschlechtskranke zur Verfügung haben. Auch auf diesem Fürsorgegebiet wird nur ein planmäßiges pädagogisches Vorgehen nach einem einheitlichen progressiven System, bei dem offene und geschlossene Fürsorgemaßnahmen folgerichtig ineinandergreifen, Erfolge zeitigen können. Zugleich kann nur auf diese Weise dem in medizinischer, finanzieller und moralischer Hinsicht gleich unerträglichen Zustand, daß diese Frauen ständig völlig zwecklos zwischen Krankenhaus, Irrenanstalt, Asyl, Gefängnis und Arbeitshaus hin- und hergeschoben werden, ein Ende bereitet werden. Eine derartige Entwicklung hat sich in der Praxis auch schon angebahnt. Die offene psychiatrische Fürsorge steht in *Baden* in dauernder Verbindung mit den Polizeifürsorgerinnen, besonders in Mannheim und Karlsruhe. In *Leipzig* arbeitet der Fürsorgepsychiater in steter Fühlung mit dem Pflegeamt. In *Frankfurt* werden die Insassinnen der betreffenden Geschlechtskrankenabteilung des Krankenhauses von der psychiatrischen Fürsorgestelle aus regelmäßig durchgemustert und die psychisch Abwegigen in eine Sonderanstalt verbracht. In *Plauen* wird in Verbindung mit der offenen Fürsorge die Errichtung eines Psychopathinnenheims innerhalb des Krankenhauses mit Beschäftigungsgelegenheit in der Wäscheanstalt angestrebt.

Nachdem nun das Gesetz zur Bekämpfung der Geschlechtskrankheiten vor kurzem angenommen ist, wird sich die Institution des Pflegeamtes im Zusammenhang mit dem Abbau der Kasernierung rasch ausbreiten und erweitern. Bei dem mit Sicherheit zu erwartenden Ausbau der vorbeugenden Gefährdetenfürsorge muß die regelmäßige Beiziehung des Fachpsychiaters, die an manchen Orten bisher nur gelegentlich erfolgt, zur allgemeinen Einrichtung erhoben werden. Diese Forderung wird von der Führerin der Bewegung, A. PAPPRITZ, auf Grund der praktischen Erfahrung als unerläßlich für eine sachgemäße Durchführung dieser Fürsorgearbeit ausdrücklich erhoben. Sie muß aber ebenso vom Standpunkt der Irrenfürsorge aus vertreten werden, die ein dringendes Interesse daran hat, daß die Behandlung dieser psychisch abwegigen Elemente künftig wirksamer und zugleich wirtschaftlicher als bisher gestaltet wird, nicht zuletzt im Gedanken an die allgemeine psychiatrische Prophylaxe. Auch auf diesem sozialhygienisch so wichtigen Fürsorgegebiet erweist sich demnach die offene psychiatrische Fürsorge als ebenso unersetzlich für die technische Durchführung der Spezialfürsorge wie für deren organisatorische Verbindung mit der Geisteskrankenfürsorge.

Mit derselben Einhelligkeit wird schließlich in beiden Lagern ein *Bewahrungsgesetz* verlangt, das gestattet, derartige Frauen, die sich als dauernd asozial erweisen, ohne daß jedoch die irrenrechtlichen Voraussetzungen für ihre Unterbringung und dauernde Zurückhaltung in der Heil- und Pflegeanstalt vorliegen, in ihrem eigenen Interesse wie in dem der Allgemeinheit unter der erforderlichen strafferen psychotherapeutischen und insbesondere arbeitspädagogischen Führung anstaltsmäßig zu verwahren. Erst ein solches Gesetz wird die letzte Lücke in der Reihe der gesetzgeberischen Maßnahmen, die zu einer erfolgreichen Bekämpfung der sexuellen Verwahrlosung notwendig sind, schließen.

d) Die offene Geisteskrankenfürsorge und die Trinkerfürsorge.

Die Heil- und Pflegeanstalten sind von jeher an der Versorgung der Trinker beteiligt gewesen. Ihre Tätigkeit wird durch Angliederung der offenen Fürsorge weit wirksamer als bisher gestaltet und in fruchtbare Verbindung mit den Einrichtungen der eigentlichen Trinkerfürsorge gebracht. Hierzu kommt, daß der gegenwärtige Ausbau der Wohlfahrtspflege eine organisatorische Vervollkommnung der bestehenden Trinkerfürsorge unter Berücksichtigung der psychiatrischen und wirtschaftlichen Gesichtspunkte und ihre planmäßige Eingliederung in das System der gesamten Fürsorge notwendig macht. Bei dieser Sachlage erscheint es angezeigt, die Organisation der Trinkerfürsorge ausführlicher zu behandeln und die der geschlossenen und offenen Geisteskrankenfürsorge zufallenden Aufgaben an Hand einer Übersicht über das Zusammenwirken sämtlicher beteiligter Faktoren zu beleuchten.

Für die Unterbringung in den *Irrenanstalten* kommen im wesentlichen die fortgeschritteneren Fälle der alkoholischen Persönlichkeitsveränderung und die Trinker mit akuten und chronischen Psychosen in Betracht. Die ärztliche Einwirkung, die bei allen nicht endgültig aussichtslosen Fällen die psychische Umstellung dieser Süchtigen zum Ziel haben muß, ist durch das diesem Zweck wenig angepaßte Anstaltsmilieu erheblich erschwert, besonders, da die an und für sich unumgängliche Alkoholenthaltsamkeit in den Anstalten einschließlich des Personals heute in der Regel kaum durchführbar ist. Auch wenn die bestehenden Bestimmungen die ärztlich notwendige längere Zurückhaltung nicht verbieten, was keineswegs durchweg zutrifft, läßt sich die Dauer der Entziehungskur von 6 oder 12 Monaten, wie sie früher allgemein Grundsatz war, gegenwärtig aus praktischen Gründen meist nicht durchhalten. Die übliche Entlassung in das freie Leben ohne die Möglichkeit einer nachgehenden Fürsorge muß naturgemäß zu unbefriedigenden Ergebnissen, d. h. zu ständigen Rückfällen, immer neuen Anstaltsunterbringungen und damit zu nutzloser Vergeudung von Geldmitteln führen. Wo eine Beziehung zur Trinkerfürsorge besteht, ist der Erfolg des Zusammenarbeitens häufig durch den Mangel an persönlicher Fühlung und oft auch an grundsätzlicher Übereinstimmung in Frage gestellt. Diese Mißstände in der Anstaltsbehandlung der Trinker traten in der Kriegszeit infolge der bekannten Abnahme des Alkoholismus in den Hintergrund; sie machen sich aber in den letzten Jahren infolge der sozialpsychologisch bedingten Vermehrung der Trinkerzugänge in erhöhtem Ausmaße geltend, zumal es bei den häufigen Roheitsdelikten von Trinkern, z. B. in Baden und in ähnlicher Weise in Bayern, zur Gewährleistung der öffentlichen Sicherheit in letzter Zeit erforderlich wurde, die Behörden und Amtsärzte zu einer häufigeren Anstaltseinweisung der gemeingefährlichen Trinker anzuhalten. So wurden die Heil- und Pflegeanstalten mit einer großen Zahl asozialer Trinker belastet, was den Betrieb naturgemäß erheblich beeinträchtigen mußte.

Die *Trinkerfürsorge* ist ursprünglich das Werk der zahlreichen privaten Vereine, die in Deutschland wie im Auslande die Bekämpfung des Alkoholismus während der letzten Jahrzehnte des vorigen Jahrhunderts aufgenommen haben. In erster Linie ist der 1883 gegründete *Verein gegen den Mißbrauch geistiger Getränke* zu nennen. Für die Trinkerrettung erlangten die *Enthaltsamkeitsvereine* besondere Bedeutung, da für die Heilung des Trinkers die völlige Alkoholabstinenz unerläßlich ist. Es sind dies namentlich der interkonfessionelle Gut-

templerorden, das evangelische Blaue Kreuz, das katholische Kreuz-
bündnis und die Heilsarmee. In derselben Richtung arbeitet der Verein
abstinenter Ärzte des deutschen Sprachgebietes sowie die große Zahl
der verschiedenen Berufsarten angehörigen Vereine: Deutscher Verein
abstinenter Lehrer, Deutscher Arbeiterabstinentenbund, Deutscher
Verein abstinenter Kaufleute, Vereinigung enthaltsamer deutscher
Eisenbahner, Verein abstinenter Studenten, Verein abstinenter Geistlicher und manche mehr Alle diese Vereine setzen sich das Ziel, den
Trinker von der sittlichen, wirtschaftlichen und gesundheitlichen Ver-
elendung und Verwahrlosung, wie sie die Trunksucht gesetzmäßig zur
Folge hat, durch unausgesetzte persönliche Einwirkung und Betreuung
zu retten. Vielfach haben sie *Trinkerheilstätten* gegründet, in denen
die Alkoholkranken von einem abstinenten Hausvater psychisch um-
gestellt und mit Hilfe regelmäßiger Beschäftigung zu einer geordneten
Lebensführung zurückerzogen werden. Die Zahl der Heilstätten betrug
bis 1914 insgesamt 50 mit zirka 2000 Betten, ist aber in der Kriegs- und
Nachkriegszeit etwa auf die Hälfte zurückgegangen und entspricht ohne
Zweifel zur Zeit nicht dem vorhandenen Bedürfnis. Abgesehen von der
Heilstätte „Waldfrieden" bei Berlin, handelt es sich um offene Anstalten
mit dem Prinzip des freiwilligen Eintritts der Pfleglinge.

Zur Erhöhung ihrer Stoßkraft haben sich die alkoholgegnerischen
Vereine in Baden innerhalb des *Deutschen Vereins gegen den Alkoholismus* zusammengeschlossen, der unter Zusammenfassung aller in Betracht
kommenden Kräfte durch Gründung von Landes- und Ortsgruppen die
sogenannte „organisierte Trinkerfürsorge" erstrebt. Diesem Zwecke
dienen vor allem die *Trinkerfürsorgestellen*, die, teils privater, teils öffentlicher Natur, häufig mit Hilfe der Träger der Sozialversicherung und
meist unter mittelbarer oder unmittelbarer Beteiligung der Kommunen,
die durch die starke Belastung ihres Fürsorgeetats durch die Trinker
und ihre Familien auf den wirtschaftlichen Wert dieser Bestrebungen
hingewiesen wurden, eingerichtet worden sind. Die Arbeit der Trinkerfürsorgestellen fand in der Regel die Unterstützung der Verwaltungs-
und Polizeibehörden, die wegen der häufigen Gemeingefährlichkeit der
Trinker an ihrer Tätigkeit unmittelbar interessiert sind. Eines gewissen
amtlichen Charakters können die Trinkerfürsorgestellen schon deshalb
nicht entbehren, da nächst der Erfassung und Beeinflussung der Trinker
die Herbeiführung der oft nötigen amtlichen Maßnahmen, unter denen
der Einleitung der Entmündigung die größte Bedeutung zukommt, zu
ihrem Aufgabenkreis gehört. Neuerdings wird die Mitarbeit der *Ärzte*
bei den Trinkerfürsorgestellen, wenn möglich an leitender Stelle, immer
mehr als notwendig erkannt. In der Tat kann nur die Kenntnis des
Wesens des Alkoholismus (als einer pathologischen Persönlichkeitsveränderung infolge einer pathologischen Sucht nach Betäubung unerträg-
licher Disharmonien oder nach Herbeiführung künstlicher Lustgefühle)
die richtige Grundeinstellung zum Trinker und zur Trinkerfürsorge
gewährleisten und vor einer einseitig moralisierenden Auffassung und
der abwegigen Prüfung des Hilfsbedürftigen auf seine „Würdigkeit"
schützen. In jeden einzelnen Falle hat ferner der psychiatrisch geschulte

Fürsorgearzt auf Grund der objektiven Vorgeschichte und des Befundes festzustellen, ob und inwieweit angeborene bzw. ererbte psychopathische Artung, ob und inwieweit soziale Mißstände, wie jugendliche Verwahrlosung, Wanderleben, Verführung, Arbeitslosigkeit, Wohnungsnot, leichtfertige Verheiratung, Berufseinflüsse usw., ursächlich in Betracht kommen. Auf Grund hiervon sind dann die Heilungsaussichten zu beurteilen und die Behandlungs- und Fürsorgemaßnahmen in streng individualisierender Weise zu bestimmen. Ebensowenig wie etwa die Lungentuberkulose ist der chronische Alkoholismus eine Krankheitsbezeichnung, mit der sich der Fürsorgearzt zufrieden geben darf, oder mit der die Organe der Trinkerfürsorge etwas anfangen können. Es muß vielmehr jeweils die alkoholische Charakterveränderung nach der individuellen Art ihrer Verursachung und nach dem vorliegenden Stadium des Verlaufs vom sachverständigen Psychiater analysiert und danach der Plan für das Vorgehen der Fürsorge aufgestellt werden. Damit wird die wichtige Arbeit der freiwilligen Organe in ihrem Wert keineswegs angezweifelt; sie ist durchaus anzuerkennen und kann von keiner anderen Seite so erfolgreich geleistet werden; denn der bisher Trunksüchtige kann sich, wie vielfältige Erfahrung lehrt, ohne geselligen Rückhalt, der ihm auf diese Weise zuteil wird, im freien Leben auf die Dauer nicht halten. Erst die neuerdings sich durchsetzende Einsicht, daß die sittlich-religiöse Beeinflussung und wirtschaftliche Fürsorge durch die fachpsychiatrische Beratung ergänzt und geleitet werden muß, kann die Trinkerfürsorge zu einem vollwertigen Zweig der Gesundheitsfürsorge werden lassen.

Bei der Zusammenfassung der zentralen Organisationen der Gesundheitsfürsorge hat der sozialhygienische Charakter der Trinkerfürsorge auch schon Anerkennung gefunden. Die deutsche Reichshauptstelle gegen den Alkoholismus, die sämtliche alkoholgegnerischen Bestrebungen zusammenfaßt, ist zu der *Arbeitsgemeinschaft sozial-hygienischer Reichsfachverbände* von der Gründung an beigezogen worden, und die entsprechenden Landesorganisationen in Bayern und Baden sind Mitglieder der Bayerischen Arbeitsgemeinschaft zur Förderung der Volksgesundheit bzw. der Arbeitsgemeinschaft badischer Gesundheitsfürsorgeverbände geworden. In der praktischen Kleinarbeit, vor allem in der Organisation der Trinkerfürsorgestellen, müssen die Folgerungen aus dieser Erkenntnis allerdings erst noch allgemein gezogen werden. Nach dem Bericht GONSERS wurden im Jahre 1925 in Deutschland 157 Trinkerfürsorgestellen gezählt, davon waren nur bei 50 beamtete Ärzte als Mitarbeiter beteiligt.

Für die weitere Entwicklung der Trinkerfürsorge wird es daher von entscheidender Bedeutung sein, ob sich psychiatrisch vorgebildete Fürsorgeärzte in ausreichender Zahl finden und verwendet werden, die sich der kritischen Bearbeitung der Alkoholfrage und der zahlreichen mit ihr zusammenhängenden wissenschaftlichen Probleme vom psychiatrischen Gesichtspunkt aus widmen, sowie aus den neuen Erkenntnissen, wie sie den Arbeiten von WLASSAK, DRESEL, COLLA, CIMBAL u. a. zu verdanken sind, die praktischen Folgerungen für die Trinkerfürsorge ziehen. Wie

DRESEL überzeugend nachgewiesen hat, wird sich die Besoldung derartiger im Neben- oder Hauptamt tätiger psychiatrischer Fürsorgeärzte für die Kommunen in kurzer Zeit bezahlt machen. Jedenfalls werden nur psychiatrisch orientierte Kommunalärzte diese Spezialfürsorge erfolgreich leiten und fördern können. Die deutsche Ärzteschaft wird sich einer klaren Stellungnahme zu diesen bedeutungsvollen Problemen der Volksgesundheit und der Volkswirtschaft auf die Dauer nicht entziehen können, und, wie der 45. Ärztetag in Eisenach gezeigt hat, auch nicht entziehen wollen.

Eine sachgemäße Bekämpfung der Trinkerverwahrlosung ist nicht nur für die erfolgreiche Versorgung dieser Hilfsbedürftigen notwendig; sie liegt wegen der entstehenden gewaltigen Fürsorgelasten, die in größeren Städten auf etwa ein Drittel des gesamten Armenaufwands geschätzt werden, im dringenden finanziellen Interesse der Allgemeinheit. Mit den für die Trinkerfürsorge aufgewendeten erheblichen Geldmitteln kann aber das Optimum für die Gesellschaft nur erreicht werden, wenn alle Kräfte und Einrichtungen der offenen und geschlossenen Trinkerfürsorge nicht wie bisher einzeln und ohne ausreichende gegenseitige Fühlung vorgehen, sondern ein *einheitliches, nach gemeinsamen Grundsätzen folgerichtig und genau zusammenarbeitendes Fürsorgesystem* bilden. Andernfalls wird es den Trinkern entsprechend ihrer psychopathischen Artung immer wieder gelingen, durch die allzu weiten Maschen der vorhandenen Einrichtungen durchzuschlüpfen und so der Allgemeinheit auf die Dauer unerträglich große Lasten ohne entsprechenden Effekt aufzubürden.

Da den Trinkern wie anderen geistig abnorm veranlagten oder defekt gewordenen Persönlichkeiten die Einsicht in ihren krankhaften Zustand und die zu ihrer sozialen Wiedereingliederung erforderlichen Vorkehrungen abgeht, kann bei der Trinkerfürsorge auf die Anwendung eines gewissen *Zwanges* häufig nicht verzichtet werden. Für derartige Eingriffe in die persönliche Freiheit müssen selbstverständlich die nötigen gesetzlichen Grundlagen gegeben sein. Sie stehen aber im erforderlichen Umfange heute noch nicht zur Verfügung. Dieser Mangel hat zur Forderung eines besonderen *Trinkerfürsorgegesetzes* geführt, das vor allem die Arbeitsscheu und die häufige Gemeingefährlichkeit bzw. Straffälligkeit der verwahrlosenden Trinker berücksichtigen soll; denn der heutige Zustand, bei dem ein ausreichender Schutz der Allgemeinheit in polizeilicher und wirtschaftlicher Hinsicht gegenüber dem unverbesserlichen asozialen und antisozialen Trinker fehlt, wird mit Recht allgemein als unhaltbar empfunden. Indes wird ein solches Gesetz, für das Entwürfe vorliegen, wenig Aussicht auf baldige Verwirklichung haben, hauptsächlich, weil der dem Reichsrat vorliegende amtliche Entwurf zu einem Allgemeinen Deutschen Strafgesetzbuch ebenso wie der Entwurf zu einem Preußischen Irrenfürsorgegesetz den hinsichtlich der Trinker erhobenen Forderungen in zahlreichen einschneidenden Bestimmungen Rechnung trägt; auch die von privater Seite ausgearbeiteten Entwürfe für ein *Verwahrungs-* bzw. *Bewahrungsgesetz* berühren die für ein Trinkerfürsorgegesetz geltend gemachten Bedürfnisse in wichtigen Punkten. Im Hinblick hierauf wird die Notwendigkeit, ja die Zweckmäßigkeit eines besonderen Trinkerfürsorgegesetzes im gegenwärtigen Zeitpunkt von so erfahrenen Praktikern wie Delbrück — meines Erachtens mit guten Gründen — bezweifelt.

Unter diesen Umständen dürfte es sich empfehlen, sich bis auf weiteres nicht bei der Forderung neuer gesetzlicher Bestimmungen, deren Zustandekommen sich zum mindesten längere Zeit hinziehen wird, zu beruhigen; vielmehr ist zu prüfen, inwieweit ein *einheitliches System der Trinkerfürsorge gemäß den Erfordernissen der Psychiatrie und den Grundsätzen der Planwirtschaft* sich bei den gegenwärtigen Verhältnissen unter Ausnützung der bisher keineswegs allgemein verwerteten Handhaben des geltenden Rechtes für die Erziehung und Verwahrung der Trinker aufbauen läßt.

Das *Ziel* eines solchen Trinkerfürsorgesystems besteht in der seelischen Umstellung des Trinkers von seiner krankhaften Sucht und der durch sie bedingten gesundheitlichen, sittlichen und wirtschaftlichen Verwahrlosung auf die enthaltsame Lebensführung und die soziale Wiedereingliederung unter gleichzeitiger Fürsorge für seine Familie und polizeilicher Sicherung der öffentlichen Ordnung. Zur rationellen und erfolgreichen Durchführung einer derartigen methodischen erzieherischen Beeinflussung sind die verschiedenartigen Fürsorgemaßnahmen zu einem sinnvoll abgestuften *Progressivsystem* zusammenzufassen, dessen zielbewußte Anwendung gleichzeitig den psychagogischen Einfluß auf den Trinker und den wirtschaftlichen Effekt für die Allgemeinheit verbürgen muß. Hierzu bedarf es des genauesten Zusammenwirkens all der verschiedenen an der Trinkerfürsorge beteiligten Faktoren, die nach ihren Ausgangspunkten, ihren Tätigkeitsgebieten und ihren Arbeitsmethoden einander von Haus aus meistens fernstehen und für das unumgängliche Handinhandgehen einander mehr als bisher kennen- und verstehenlernen müssen.

Hierfür kommen in Betracht die freiwilligen Kräfte der charitativen, konfessionell und politisch orientierten alkoholgegnerischen Vereine, die meist in den Bezirksvereinen gegen den Mißbrauch geistiger Getränke zusammengeschlossen sind, die amtlichen Organe der öffentlichen Fürsorge und Wohlfahrtspflege, der Verwaltungs-, Polizei-, Gerichts-, Strafverfolgungs- und Strafvollzugsbehörden, die Träger der sozialen Versicherung, die Trinkerheilstätten, die Arbeitshäuser, die Strafanstalten, die Krankenhäuser, die psychiatrischen Kliniken, die Heil- und Pflegeanstalten.

Besondere Aufmerksamkeit erfordert das intime Zusammenwirken der offenen und geschlossenen Fürsorgeformen. Der ärztliche, moralische und wirtschaftliche Erfolg der Trinkerfürsorge ist, ähnlich wie auf anderen Fürsorgegebieten, wesentlich von der rechtzeitigen Ergänzung der offenen durch die geschlossene Fürsorge und von der rechtzeitigen Ablösung der Anstaltsbehandlung durch die nachgehende Fürsorge abhängig.

Den Mittelpunkt der offenen Trinkerfürsorge muß in allen größeren Städten die *Trinkerfürsorgestelle* bilden, die unter Leitung des psychiatrisch vorgebildeten Fürsorgearztes von besonderen Fürsorgeorganen (Fürsorger und Fürsorgeschwester) mit Unterstützung der freiwilligen Hilfskräfte der alkoholgegnerischen Vereine sowie der Vertreter der angeführten Behörden, der Träger der sozialen Versicherung und aller interessierter Privatpersonen zu betreiben ist. Ohne eine Vermehrung und Reorganisation der vorhandenen Trinkerfürsorgestellen ist eine erfolgreiche Bekämpfung der Trinkerverwahrlosung in den Städten nicht möglich. Sie gehört deshalb — nicht zuletzt unter dem finanziellen Gesichtspunkt — zu den dringlichsten Aufgaben der kommunalen Fürsorgeämter bzw. der Bezirksfürsorgeverbände. Die Funktion der Trinkerfürsorgestellen besteht in der Erfassung der Trinker, der fachärztlichen Analyse jedes zugehenden Falles auf Grund der gesundheitlichen und sozialen Vorgeschichte sowie der Untersuchung nach der ursächlichen Natur, dem Stadium und den Heilungsaussichten der Krankheit und in der Aufstellung des Planes für die fürsorgerische Betreuung. Der möglichst frühzeitigen Erfassung der Alkoholkranken durch die Fürsorge- und Amtsärzte kommt besondere Bedeutung zu, da von ihr der Erfolg aller weiteren Maßnahmen abhängt. Zur vollständigen Analyse des Einzelfalles gehört auch die Beurteilung der nicht selten geistig minderwertigen Trinkerehefrau und der häufig psychopathischen und verwahrlosten Trinkerkinder. Die Durchführung der Fürsorge in Form der psychischen Beeinflussung, Berufsberatung, Arbeitsvermittlung, Regelung der häuslichen Verhältnisse sowie der Fürsorge für die Familie ist Sache der genannten Organe und Hilfskräfte. Die wichtigste Aufgabe besteht darin, den Trinker zum *Beitritt zu einem alkoholgegnerischen Verein,* der seiner Persönlichkeit entsprechend auszuwählen ist, zu bewegen; denn hier findet er den notwendigen geselligen Anschluß, der für die dauernde Einhaltung der Abstinenz erfahrungsgemäß weit wirkungsvoller als alle theoretischen Vorhaltungen zu sein pflegt.

Ist der Trinker für den Zuspruch in Güte nicht zugänglich, so nützt oft die *Verwarnung durch die Verwaltungsbehörde.*

Das *Wirtshausverbot,* das in manchen Ländern polizeistrafgesetzlich vorgesehen ist, kann in kleineren Gemeinden unter Umständen von Wert sein, während es bei unübersichtlichen Verhältnissen als nutzlos besser unterbleibt.

Gegebenenfalls kann auch nach § 120 der RVO. und nach § 45 des Angestelltenversicherungsgesetzes der Ersatz des Krankengeldes, der Unfall- oder Invalidenrente durch *Sachleistungen* zweckmäßig sein.

Bei allen schwereren Fällen ist die Entfernung aus der schädlichen Umgebung und der *Eintritt in die Trinkerheilstätte* nicht zu umgehen, in der unter ärztlicher Mitwirkung auf die psychische Umstellung und die Gewöhnung an geordnete Beschäftigung hingewirkt wird. Läßt sich der Trinker zum freiwilligen Eintritt nicht bewegen — zu einer polizeilichen Einweisung gegen seinen Willen fehlen bisher die rechtlichen Voraussetzungen — so kommt die *Durchführung des Entmündigungsverfahrens wegen Trunksucht* nach § 6 Abs. 3 BGB. in Betracht, da dann dem Vormund das Recht zur Bestimmung des Aufenthaltsortes und damit zur Unterbringung in der Heilstätte — auch gegen den Willen des Entmündigten — zusteht. Die Entmündigung wegen Trunksucht kann nicht vom Staatsanwalt, sondern nur von den Angehörigen, dem mit der Sorge für die Person beauftragten gesetzlichen Vertreter oder dem zuständigen Fürsorgeverband bzw. Armenverband beantragt werden. Die Angehörigen versagen hierbei nicht selten aus Furcht vor der Rache des Trinkers, können aber die Organe der Trinkerfürsorge zur Antragstellung bevollmächtigen; nach der Mitteilung von Jaques, Hamburg, hat sich auch die Stellung eines Zusatzantrages durch das Fürsorgeamt zu dem Antrag der Angehörigen, die ihren Antrag unter Umständen vorzeitig zurückziehen, bewährt. Der Antrag stößt nicht selten auf den Widerstand des Gerichts, wenn es Schwierigkeiten macht, den Vormundschaftsrichter von der Unfähigkeit des Trinkers zur Besorgung der eigenen Angelegenheiten zu überzeugen. Es ist deshalb auf die Erhebung einer objektiven Vorgeschichte und die nötigenfalls polizeiliche Nachprüfung der Angaben der persönlich Beteiligten besonderes Gewicht zu legen. Die gutachtliche Äußerung des Fürsorge- bzw. Gerichtsarztes wird nach den vorliegenden Erfahrungen die Entmündigung wegen Geisteskrankheit oder Geistesschwäche nach § 6 Abs. 1 BGB. nicht selten mit mehr Erfolg als die wegen Trunksucht empfehlen. Ist der Antrag auf Entmündigung wegen Trunksucht gestellt, so kann die Aussetzung der Beschlußfassung seitens des Gerichts gemäß § 681 Abs. a ZPO. erfahrungsgemäß häufig ausreichen, um den Trinker zur Durchführung einer Entziehungskur in einer Trinkerheilstätte zu bestimmen. Bei allen Fällen, in denen Gefahr im Verzug ist, kann das Vormundschaftsgericht, nachdem die Entmündigung beantragt ist, nach § 1906 BGB. alsbald die vorläufige Vormundschaft anordnen. Von der Möglichkeit, den uneinsichtigen Trinker auf diese Weise in die notwendige Behandlung der Trinkerheilstätte zu bringen, wird an manchen Orten sehr umfangreich, an anderen gar kein Gebrauch gemacht. Die rechtzeitige Entmündigung, welche die Trinkerfürsorgestelle gegebenenfalls zu veranlassen hat, ist aber nicht nur gerechtfertigt, wenn es gilt, ein vorhandenes Vermögen zu schützen oder einen zugänglichen aber willensschwachen Trinker der Aufsicht des Vormundes zuzuführen; sie ist auch nach den vorliegenden Erfahrungen in *Bremen, Mannheim* usw. ohne Zweifel geeignet, ein Heilverfahren rechtzeitig, d. h. solange es noch Aussicht auf Erfolg hat, zu ermöglichen. Eine gewisse Schwierigkeit besteht in der geringen Zahl der Trinkerheilstätten für beide Geschlechter, die nach der wirtschaftlichen Krisis der Nachkriegszeit erst langsam wieder vermehrt werden kann.

Die Trinkerheilstätte darf den Kranken grundsätzlich nur nach rechtzeitigem Benehmen mit der Trinkerfürsorgestelle entlassen, die ihn unmittelbar in ihren Schutz aufnimmt.

Für den strafrechtlich zurechnungsfähigen, aber der wirtschaftlichen Verwahrlosung schuldhaft entgegengehenden Trinker kommt als erzieherische Maßnahme *Bestrafung nach § 361 Abs. 5 RStGB.* in Betracht, der lautet:

„Mit Haft wird bestraft . . ., wer sich dem Spiel, Trunk oder Müßiggang dergestalt hingibt, daß er in einen Zustand gerät, in welchem zu seinem Unterhalte oder zum Unterhalte derjenigen, zu deren Ernährung er verpflichtet ist, durch Vermittlung der Behörde fremde Hilfe in Anspruch genommen werden muß."

Gemäß § 362 RStGB. kann zugleich auf Überweisung an die Landespolizeibehörde nach verbüßter Strafe zum Zwecke der korrektionellen Nachhaft im Arbeitshaus bis zu zwei Jahren erkannt werden. Trotzdem heute der Nachweis, „daß durch Vermittlung der Behörde fremde Hilfe in Anspruch genommen werden muß", leichter als früher zu erbringen ist, wird von der Möglichkeit einer solchen Überweisung und der anschliessenden korrektionellen Nachhaft, auf die zuerst EGGERS in Bremen und im Anschluß an ihn DELBRÜCK und ASCHAFFENBURG aufmerksam gemacht haben, nur an wenigen Stellen Gebrauch gemacht. Bemerkenswert ist, daß CIMBAL mit der bedingten Verurteilung nach § 361 Ziff. 5 sowie mit der Einschiebung der bedingten Begnadigung zwischen Strafe und Überweisung ins Arbeitshaus mitunter gute Erfahrungen gemacht hat. Voraussetzung ist bei dieser Methode allerdings das verständnisvolle Entgegenkommen der Gerichte und Staatsanwaltschaften. Diese Beobachtungen bestätigen die auch sonst festgestellte Tatsache, daß die Trinker die Nachhaft im Arbeitshaus ganz außerordentlich fürchten. Eine heilsame, abschreckende Wirkung ist deshalb von der Einbeziehung des Arbeitshauses in das Fürsorgesystem mit Sicherheit zu erwarten. Für die Anwendung der genannten Paragraphen muß der Nachweis der Arbeitsfähigkeit, die für die Strafbarkeit der Arbeitsscheu Voraussetzung ist, erbracht sein. Die Trinkerfürsorgestelle muß deshalb nach entsprechender ärztlicher Untersuchung mit Hilfe des Arbeitsamtes dem Trinker eine geeignete Arbeitsmöglichkeit nachgewiesen und hierauf ein schuldhaftes Versagen festgestellt haben, ehe eine Verurteilung beantragt werden kann. Wenn auch dieses Vorgehen bisher noch nicht allgemein Anwendung gefunden hat, so wird es auf die Dauer doch nicht zu umgehen sein, daß bei den Polizei- und Strafverfolgungsbehörden die im wesentlichen technisch gearteten Hindernisse für eine strengere Praxis, die mancherorts wohl auch in der Verschiedenheit der behördlichen Zuständigkeiten begründet sind, durch entsprechende Maßnahmen beseitigt werden, zumal die Unterbringung derartiger Trinker im Arbeitshaus dem gesunden Volksempfinden keineswegs widerspricht.

Ferner kann der *entmündigte Trinker* vom Vormund gegen seinen Willen im *Arbeitshaus* untergebracht werden, sofern in den Arbeitshäusern *besondere Abteilungen für entmündigte Trinker* eingerichtet werden. Derartige Einrichtungen sind in der Provinzialarbeitsanstalt *Brauweiler* bei Köln und in ähnlicher Weise in *Hamburg* mit gutem Erfolg im Betrieb, wie sie früher, gleichfalls zur Zufriedenheit, in *Bremen* benützt wurden.

Eine weitere rechtliche Grundlage für die Unterbringung arbeitsscheuer Trinker in den *Arbeitsanstalten* bietet der § 20 der Fürsorgepflichtverordnung. Die Ausführungsbestimmungen der meisten Länder haben diese Arbeitspflicht bzw. den Arbeitszwang, und zwar Preußen und Hessen unter besonderer Anführung der Trinkerheilanstalt, genauer geregelt.

Sachsen hat durch den § 27 seines Wohlfahrtspflegegesetzes vom 28. März 1925 die Verwahrung der nach § 6 Abs. 1 oder 3 BGB. entmündigten oder der nach § 1906 BGB. auf Beschluß des Vormundschaftsgerichtes unter vorläufige Vormundschaft gestellten Hilfsbedürftigen vorgesehen.

Von mancher Seite werden gegen die Einbeziehung der Arbeitshäuser oder verwandter Anstalten in die Trinkerfürsorge grundsätzliche Bedenken erhoben und an Stelle hiervon für derartige Maßnahmen besondere Bestimmungen in einem Trinkerfürsorgegesetz verlangt. Demgegenüber ist darauf hinzuweisen, daß gerade die in der Trinkerfürsorge besonders erfahrenen Ärzte, wie Delbrück und Mainzer, durch die Praxis zu der Forderung einer engeren Verbindung der Erziehungs- und Verwahrungs-, der Heil- und Strafmaßnahmen gelangt sind, und daß man nach den Berichten von Jaques und Jarotzky in Hamburg und Brauweiler mit den durch das geltende Recht ermöglichten Einrichtungen gerade hinsichtlich jener Fälle, für deren erzieherische Beeinflussung die Irrenanstalten kein ausreichend strenges Regime zur Verfügung haben, gute Erfahrungen gemacht hat. Selbstverständlich muß bei der Unterbringung der Trinker in derartigen Anstalten — einerlei, ob es sich um entmündigte oder nicht entmündigte, um bestrafte oder nichtbestrafte handelt — für die sachverständige erzieherische Mitwirkung des Psychiaters oder des psychiatrisch vorgebildeten Hausarztes Sorge getragen werden. Nach den vorliegenden Erfahrungen ergibt sich dabei das in dieselbe Richtung weisende Bedürfnis nach Differenzierung der Trinkerinsassen, je nachdem das Besserungs- oder das Verwahrungsprinzip stärker zu betonen ist, durch Verteilung auf verschiedene Abteilungen. Aber auch bei den schweren, aussichtslos erscheinenden Fällen wäre es im Hinblick auf die unbestreitbare Unsicherheit der Prognose durchaus verfehlt, wollte man auf den Versuch einer erzieherischen Beeinflussung von vornherein verzichten; vielmehr muß auch jedem im Arbeitshaus zurückgehaltenen Trinker die Aussicht auf den Erfolg einer Bewährung stets erhalten bleiben. Unter diesem Gesichtspunkt ist der Vorschlag Cimbals, solche Sonderabteilungen der Arbeitshäuser der Leitung abstinenter Führer mit dem Recht vorübergehender Urlaubserteilung zu unterstellen, durchaus beachtlich. Im übrigen ist Delbrück in vollem Umfang zuzustimmen, wenn er die Anschauung vertritt, eine allgemeine Ausnützung der vorhandenen rechtlichen Möglichkeiten, wie sie in den genannten Städten mit Erfolg versucht worden ist, sei zur Klärung der Lage unerläßlich, um überhaupt eine Grundlage für die Beurteilung der in dieser Richtung geplanten Gesetzgebung und ihrer Durchführbarkeit zu gewinnen. Schließlich werden auch die praktischen Bedürfnisse die Heranziehung der Arbeitshäuser zur Trinkerfürsorge beschleunigen. Bei der starken Zunahme der Trinkerverwahrlosung und der hierdurch bedingten unproduktiven Lasten während der letzten Jahre wird allein eine solche Maßnahme die Überflutung der Irrenanstalten mit asozialen Trinkern, die für diese kostspielige Fürsorgeform ungeeignet sind und zudem den Anstaltsbetrieb ganz erheblich erschweren, einigermaßen einzudämmen und zugleich der Trunksucht auf dem Wege der Abschreckung zu steuern vermögen.

Die Entlassung des Trinkers aus dem Arbeitshaus darf grundsätzlich nur nach rechtzeitigem Einvernehmen mit der Trinkerfürsorgestelle erfolgen.

Sofern der Trinker sich längere Freiheitsstrafen zuzieht, sollte auch der *Strafvollzug* durch psychische Einwirkung, sachverständige Aufklärung und Zwangsenthaltsamkeit zu Besserungsversuchen ausgenützt und im Benehmen mit den Organen der Trinkerfürsorge von der Strafunterbrechung, der vorläufigen Entlassung und der Beurlaubung auf Wohlverhalten in erzieherischem Sinn Gebrauch gemacht werden.

Unter den geschlossenen psychiatrischen Einrichtungen sind in erster Linie die *Stadtasyle* bzw. die *psychiatrischen Abteilungen der städtischen Krankenhäuser und die psychiatrischen Kliniken* zu erwähnen. Meist sind es akute Geistesstörungen, wie pathologische Rauschzustände, Delirien usw., die den Trinker zur polizeilichen Einweisung bringen. In der Regel werden sie nach dem raschen Abklingen der Erscheinungen alsbald wieder entlassen. Demgegenüber erscheint es dringend notwendig, daß — wie dies CIMBAL für Altona beschrieben hat — das Krankenhaus, sofern der Trinker bei der Aufnahme erstmals in psychiatrische Wahrnehmung gelangt, jeweils zusammen mit den Organen der Trinkerfürsorge und nötigenfalls der Behörden eine erschöpfende Klärung des Falles vornimmt und einen genauen Plan für die weiteren Fürsorgemaßnahmen aufstellt, nach dem der Trinker mit seiner Familie weiterhin von der Trinkerfürsorgestelle in Betreuung und Aufsicht genommen und bei Wiederaufnahme vom Krankenhaus behandelt wird.

Alle schwerer psychopathischen und stärker defekten Trinker gelangen ebenso wie die mit chronischen Geistesstörungen behafteten unmittelbar oder über die Stadtasyle in *die Heil- und Pflegeanstalten.* Die Unterbringung wird bei Entmündigten vom Vormund ohne Schwierigkeit in die Wege geleitet. Bei Nichtentmündigten werden der Unterbringung nach den bestehenden Bestimmungen keine ernstlichen Schwierigkeiten entgegenstehen, sofern die Zugehörigkeit des chronischen Alkoholismus zu den psychischen Erkrankungen betont und die Anstaltspflegebedürftigkeit nachgewiesen wird. Der chronische Alkoholiker mit psychischen Defekten ist ohne weiteres zu den Geisteskranken oder Geistesschwachen im Sinne des badischen Irrenfürsorgegesetzes zu rechnen. Die Voraussetzung für seine Aufnahme ist demnach gegeben, sobald nach § 3 die Notwendigkeit der Anstaltsfürsorge oder nach § 7 „die Notwendigkeit der sofortigen Aufnahme zum Zweck der Heilung des Kranken oder zur Vermeidung von Gefahren für den Kranken selbst oder für andere Personen oder für das Eigentum oder für die öffentliche Sittlichkeit" erwiesen ist, oder wenn nach § 5 der Trinker „für sich selbst oder andere Personen oder für das Eigentum gefährlich oder für die öffentliche Sittlichkeit anstößig oder in bezug auf Aufsicht, Schutz, Verpflegung oder ärztlichen Beistand verwahrlost oder gefährdet ist". Selbstverständlich ist ein Trinker, der seine Familie mißhandelt, nicht nur als „familiengefährlich", sondern auch als für „andere Personen gefährlich" im Sinne obiger Bestimmung zu betrachten.

Die Dauer der Anstaltsbehandlung, die früher meist auf 6, 9 oder 12 Monate bemessen wurde, muß heute aus praktischen Gründen meist kürzer angesetzt werden. Sofern die Anstalt in enger Fühlung mit den Organen der Trinkerfürsorge steht, kommt man erfahrungsgemäß mit kürzeren Zeiten, wenigstens bei erstmaliger und namentlich bei frühzeitiger Unterbringung, aus. Es hat sich bewährt, versuchsweise mit ganz kurzer Dauer der Entziehungskur zu beginnen und (im Sinne des progressiven Charakters des gesamten Trinkerfürsorgesystems) die Aufenthaltsdauer bei Rückfällen fortschreitend zu erhöhen. Die gesetzlichen Voraussetzungen für die längere Zurückhaltung sind nach dem badischen Irrenfürsorgegesetz laut Entscheidung des Verwaltungsgerichtshofs gegeben, solange bei einer Entlassung ein Rückfall mit Bestimmtheit zu erwarten ist.

Die Trinkerbehandlung innerhalb der Anstalten stößt, wie erwähnt, auf manche Schwierigkeiten, da die spezifische Einstellung, wie sie etwa in den Trinkerheilstätten vorhanden ist, bisher im allgemeinen fehlt. Es ist deshalb die Konzentrierung der untergebrachten Trinker in *einer* Irrenanstalt jedes Territoriums erörtert worden. Sofern hierbei ein abstinenter Sonderbetrieb mit speziell eingestelltem Personal erzielt werden kann, dürfte sich der Vorschlag empfehlen. Im übrigen wird die Zweckmäßigkeit geschlossener Trinkerheilstätten, wie sie von mancher Seite für ein Trinkerfürsorgegesetz verlangt werden, von erfahrenen Sachverständigen — meines Erachtens aus bemerkenswerten Gründen — bestritten.

Die Anstaltsentlassung darf grundsätzlich nur nach rechtzeitigem Benehmen mit der Trinkerfürsorgestelle erfolgen. Ist die Entlassung über eine offene Trinkerheilstätte möglich, so kann dies zur Abkürzung des Irrenanstaltsaufenthaltes beitragen. Dieses Vorgehen verspricht jedoch sicheren Erfolg nur dann, wenn die Trinkerheilstätte der Irrenanstalt im Sinne des Irrengesetzes als offene Abteilung angegliedert ist. Denn nur unter dieser Bedingung sind bei Entweichungen die rechtlichen Voraussetzungen für eine polizeiliche Zurückverbringung in die Anstalt, z. B. nach dem badischen JFG., gegeben. Wo sich dies nicht erreichen läßt, kann durch Einrichtung einer räumlich getrennten offenen Sonderabteilung für Trinker im Verband der Anstalt, wie das Beispiel in *Erlangen* zeigt, vor der Entlassung die nötige Gelegenheit zu Bewährung bei freier Behandlung geschaffen werden.

Die Fühlung der Irrenanstalt mit der Trinkerfürsorge kann nicht eng genug sein, um den für den Erfolg entscheidenden Übergang in das freie Leben sorgfältig vorzubereiten. In dieser Beziehung ist das Vorgehen in der Anstalt *Dösen* bemerkenswert. Der Leipziger Guttemplerorden unterhält in der Anstalt für die Alkoholkranken eine besondere Loge, die auch Pflegepersonen zu ihren Mitgliedern zählt und durch Sitzungen innerhalb der Anstalt auf die Entlassungskandidaten einwirkt, um sie für die soziale Wiedereingliederung und die Aufrechterhaltung ihrer Mitgliedschaft nach der Entlassung vorzubereiten.

Ergibt der Mißerfolg aller Maßnahmen, daß die alkoholische Persönlichkeitsveränderung bis zur Unbeeinflußbarkeit fortgeschritten ist,

so bleibt nur die *Hospitalisierung* des unheilbaren Trinkers in der *Irrenanstalt* oder, sofern der Zustand es erlaubt, in einem *Siechenhaus* oder
in einer *Pflegeanstalt* übrig.

In allen Fällen hat die Trinkerfürsorge die Familien der Trinker in
ihre Wahrnehmung einzubeziehen. Unter Umständen ist die Durchführung der *Ehescheidung* angezeigt. Die häufig psychopathischen Kinder sind der Gefahr der Verwahrlosung besonders stark ausgesetzt.
Wenn die *Entziehung der elterlichen Gewalt* nach § 1666 BGB. nicht ausreicht, kommt nach § 63 des Reichsjugendwohlfahrtsgesetzes die Überweisung in *Fürsorgeerziehung* in Betracht. Selbstverständlich ist dabei
engste Fühlung mit den Organen des *Jugendamtes* und gegebenenfalls
der *Schulfürsorge* erforderlich.

Welche Stellung nimmt nun im Kreise der zahlreichen an der Trinkerfürsorge beteiligten Faktoren *die offene psychiatrische Fürsorge ein?*

Wo die offene Geisteskrankenfürsorge als Zweig der Gesundheitsfürsorge organisiert ist, wird sie die Trinkerfürsorge von Anfang an mit
in ihr Arbeitsgebiet aufnehmen. Auf diese Weise ist die einheitliche
psychiatrische Leitung gewährleistet, jedoch ist für die genaue, am
besten persönliche Fühlung mit den Krankenhäusern, psychiatrischen
Kliniken und insbesondere mit den zuständigen Irrenanstalten Sorge
zu tragen, da für eine zielbewußte Behandlung der schwereren Fälle
ein einheitliches Vorgehen unerläßliche Voraussetzung ist. Existiert
neben der psychiatrischen Fürsorge eine selbständige Trinkerfürsorge,
so fallen dieser die leichteren, jener die früher internierten Trinker zu.

Sofern die offene Geisteskrankenfürsorge vom Stadtasyl bzw. der
psychiatrischen Abteilung des städtischen Krankenhauses aus betrieben wird, ergibt sich die Einbeziehung der zur Entlassung kommenden Trinker, die ja in den Städten einen erheblichen vH-Satz der
Krankenhauszugänge auszumachen pflegen, in die psychiatrische Nachfürsorge ganz von selbst. Hier ist die Fühlung mit der Trinkerfürsorge wegen der beginnenden Fälle und andererseits das Zusammenarbeiten mit den zuständigen Irrenanstalten zwecks gleichartiger und
konsequenter Behandlung der schwereren Fälle erforderlich. Besonders
wichtig ist, wie CIMBAL mit Recht betont, daß bei dem erstmals ins
Krankenhaus gelangenden Trinker im Benehmen mit der Trinkerfürsorge und nötigenfalls den Behörden eine erschöpfende sozial-ärztliche
Klärung des Falles vorgenommen und ein einheitlicher Behandlungsplan
vereinbart wird, ein Vorgehen, das im Grunde schon die Anbahnung
einer extern-psychiatrischen Betätigung darstellt.

Am häufigsten wird die offene psychiatrische Fürsorge von den Heil-
und Pflegeanstalten eingerichtet und unterhalten. In allen größeren
Städten mit ausgebauter Trinkerfürsorge und eigenen Trinkerfürsorgestellen hat sich aus Zweckmäßigkeitsgründen eine schiedlich-friedliche
Arbeitsteilung entwickelt und bewährt. Alle Fürsorgemaßnahmen bis
zur Anstaltsunterbringung sind i. a. Sache der Trinkerfürsorgestelle.
Ihr gehören deshalb vorwiegend die leichteren Fälle. Die Vorbereitung
der Entlassung und die Nachfürsorge bei den internierten Trinkern sind
Aufgabe der psychiatrischen Fürsorgestellen ebenso wie die Wahrneh-

mung der Trinkerfamilien, besonders der Trinkerkinder während und nach der Internierung. Diese Abgrenzung darf das erforderliche Handinhandgehen nicht hindern, das z. B. in *Mannheim* durch regelmäßige gemeinsame Besprechungen unter Beteiligung der amtlichen und freiwilligen Hilfskräfte der Trinkerfürsorge gepflegt wird. Außerdem werden von der psychiatrischen Fürsorgestelle zur Betreuung der entlassenen Trinker die Einrichtungen und Organe der Trinkerfürsorge benützt, wie umgekehrt die Trinkerfürsorge sich mit Trinkern, denen die Internierung in Aussicht gestellt werden muß, an die psychiatrische Fürsorgestelle wendet und sie ihr unter Umständen ganz überweist. In *Erlangen* hat sich mit dieser erzieherisch wirkenden Maßregel bei manchem Trinker die Anstaltsaufnahme hinausschieben oder gar erübrigen lassen. Die psychiatrische Fürsorgestelle muß selbstverständlich auch mit dem Stadtasyl bzw. der psychiatrischen Abteilung des Krankenhauses und der psychiatrischen Klinik zur Erzielung eines einheitlichen Vorgehens enge Fühlung unterhalten.

In allen Gebieten, die ohne organisierte Trinkerfürsorge sind, ist es im Bedarfsfalle Sache der externen Anstaltsfürsorge, eine Trinkerfürsorge einzurichten oder, solange ein Bedürfnis für eine solche nicht vorliegt, die Aufgaben der Trinkerfürsorge, namentlich in Form der psychiatrischen Beratung des Amtsarztes, der sachverständigen Orientierung der Behörden und wenn möglich der Beiziehung der alkoholgegnerischen Vereine wahrzunehmen. Während in den Städten, besonders in den Großstädten, die organisierte Trinkerfürsorge in eigenen Fürsorgestellen Mittelpunkte für die Betreuung der frei lebenden Trinker geschaffen hat und schon der Umfang der Geschäfte aus planwirtschaftlichen Gründen eine Trennung der Arbeitsgebiete erfordert, liegen die Verhältnisse in den ländlichen Bezirken im allgemeinen wesentlich anders. Die Zahl der Trinker erreicht hier bei weitem nicht die Höhe wie in den größeren Städten, und die alkoholgegnerischen Kreise sind dementsprechend in der Regel nicht so stark vertreten, daß die Schaffung eigener Einrichtungen in Betracht käme. Infolgedessen haben die Organe der offenen psychiatrischen Fürsorge die im Grunde ja durchaus psychiatrischen Aufgaben der vorbeugenden und nachgehenden Trinkerfürsorge auf dem Lande mitzubesorgen. Es sind ja auch immer wieder dieselben amtlichen Organe und auch dieselben ehrenamtlichen Kräfte, die bei der offenen Geisteskrankenfürsorge und der offenen Trinkerfürsorge zur Mitarbeit gewonnen werden müssen. Die Personalunion, die sich hierbei für die extern tätigen Anstaltskräfte ergibt, darf dabei nicht zu einer unsachgemäßen Erweiterung des Aufgabenkreises der Anstalt innerhalb der systematischen Trinkerfürsorge führen; vielmehr muß der externe Anstaltsarzt die Technik sämtlicher, also auch der offenen Fürsorgemaßnahmen beherrschen.

Die Einführung der offenen Geisteskrankenfürsorge von den Anstalten aus gestaltet die Anstaltsbehandlung der Trinker weit fruchtbarer als bisher. Schon die Möglichkeit, mit Hilfe der Fürsorgeorgane die Vorgeschichte objektiv nachzuprüfen und zu ergänzen, die Verhältnisse der Familie festzustellen und nötigenfalls zu sanieren, erleichtert die psychische Einwirkung auf den Alkoholkranken; vor allem aber schafft die sachgemäße Vorbereitung der Beurlaubung bzw. der Entlassung und die nachgehende Fürsorge und Beaufsichtigung im Benehmen mit der Trinkerfürsorge die größtmögliche Gewähr, daß das, was in der Anstalt durch die psychische Umstellung und die Entziehungskur erreicht wurde, beim Übergang in das freie Leben erhalten bleibt, daß also mit anderen Worten die soziale Wiedereingliederung gelingt. Mit Hilfe dieser Sicherungen wird es in vielen Fällen möglich, die Dauer der Anstaltsbehandlung bei diesen stark nach Hause drängenden Insassen erheblich abzukürzen. Bei keiner anderen Krankheitsgruppe, abgesehen etwa von den Schizophrenien, ist die nachgehende Fürsorge so bedeutungsvoll und so unentbehrlich geworden wie beim chronischen Alkoholismus, obwohl hier von einer Frühentlassung wie bei den Schizophrenien naturgemäß die Rede nicht sein kann. Man muß sich an die unbefriedigenden, ja unwürdigen Zustände erinnern, die in der Anstaltsbehandlung der Trinker bis vor kurzem geherrscht haben, bei denen die Entlassung „auf die Straße" den Behandlungserfolg in kurzem vernichtet und immer wieder neue Einlieferungen zur Folge gehabt hat, um den ärztlichen, moralischen und wirtschaftlichen Vorteil, den die Einführung der offenen Fürsorge gebracht hat, in vollem Umfange zu ermessen.

Ferner schafft die offene Fürsorge die Möglichkeit, bei Trinkern, die von den Behörden oder von Angehörigen gewissermaßen aus Verlegenheit den Anstalten zugewiesen werden sollen, eine nicht unumgänglich nötige Internierung durch psychiatrische Betreuung und Beeinflussung zu ersparen und andererseits im Benehmen mit der Trinkerfürsorge eine notwendige Unterbringung rechtzeitig, d. h. solange Aussicht auf Erfolg besteht, zu veranlassen.

Die offene Fürsorge vermag also die Anstaltsbehandlung den übrigen Maßnahmen der Trinkerfürsorge sinngemäß einzugliedern und ihr auf diese Weise die ihr zukommende Stelle im System der Trinkerfürsorge zu sichern.

Hierbei ergibt sich aber auch für die Anstalt die erwünschte Gelegenheit, sich an der Trinkerfürsorge wirkungsvoller als bisher zu beteiligen, ihren Ausbau auch in den ländlichen Bezirken zu fördern und vor allem den psychiatrischen Gesichtspunkten den notwendigen maßgebenden Einfluß zu verschaffen. —

Wie sich aus der vorstehenden Übersicht ergibt, ist an der Trinkerfürsorge eine große Zahl persönlicher Kräfte, amtlicher Stellen und anstaltsmäßiger Einrichtungen beteiligt, wobei das geltende Recht wichtige, bisher noch unvollständig ausgenützte Handhaben für ein planmäßiges und energisches Vorgehen bietet. Bedenkt man die vielfachen weltanschaulichen, allgemein menschlichen und beruflichen Besonderheiten, welche die für die Zusammenarbeit in Betracht kommenden Faktoren unterscheiden, so kann es kaum überraschen, daß die erforderliche Kooperation bisher nicht allgemein erreicht, und daß den meist isolierten Bemühungen der verschiedenen Mitarbeiter der volle Erfolg noch versagt geblieben ist. Die gemeinsame Plattform für die unentbehrliche Verständigung kann nur durch die Verbreitung der Erkenntnis gewonnen werden, daß die Taktik der Fürsorge in jedem Falle ausschließlich nach der psychologischen bzw. psychopathologischen Struktur der Persönlichkeit des Trinkers gewählt und weiterhin seinem Verhalten Schritt für Schritt nach psychotherapeutisch-pädagogischen Grundsätzen und bei allen Rückfälligen im Sinne eines planvoll abgestuften, folgerichtig angewandten *Progressivsystems* angepaßt werden muß. Naturgemäß fällt dem Psychiater die Aufgabe zu, diese Einsicht den verschiedenartigen an der Trinkerfürsorge beteiligten nichtärztlichen Instanzen zu vermitteln und sie unter Betonung des gemeinsamen Zieles für ein solches einheitliches methodisches Vorgehen zu gewinnen. Wenn es hierzu noch selten gekommen ist, so lag dies zum Teil daran, daß die noch unvollständige Kenntnis der prämorbiden Trinkerpersönlichkeiten, deren Erforschung durch die uniformierende und nivellierende Wirkung des chronischen Alkoholismus stark erschwert ist, eine praktisch befriedigende Typisierung der einzelnen Fälle noch nicht durchweg erlaubt und so die Erkenntnis von der entscheidenden Bedeutung der Psychiatrie für die Trinkerfürsorge in den beteiligten Kreisen hintangehalten hat. In dieser Richtung sind von der Forschung weitere für die Fürsorgearbeit bedeutsame Ergebnisse zu erwarten. Das Haupthindernis bestand aber darin, daß die Tätigkeit der mit der Trinkerbehandlung befaßten Psychiater bisher völlig auf die geschlossenen Fürsorgeeinrichtungen beschränkt und von der Berührung und dem Zusammenarbeiten mit den übrigen Organen und Instanzen der Trinkerfürsorge abgeschnitten war. Mit der Einführung der offenen psychiatrischen Fürsorge ist hierin eine grundlegende Änderung eingetreten. Sie hat nicht nur die Anstaltsbehandlung als solche, sondern auch die Anstaltsärzte des externen Dienstes in enge Verbindung mit der übrigen Trinkerfürsorge gebracht und ihnen so die Möglichkeit eröffnet, die psychopathologischen Gesichtspunkte und psychotherapeutischen Grundsätze in der Trinkerfürsorge zur Geltung zu bringen. Wenn es den externen Fürsorgeärzten der Irrenanstalten künftig gelingt, die in der Trinkerfürsorge tätigen Kräfte von der Unentbehrlichkeit einer einheitlichen psychiatrisch orientierten Fürsorgemethodik zu überzeugen und auch die Vertreter der Polizei-, Gerichts-, Strafverfolgungs- und Strafvollzugsbehörden zu der unerläßlichen Mitarbeit an einer solchen planmäßigen Bekämpfung der Trinkerverwahrlosung zu gewinnen, so wäre damit ein für die weitere Entwicklung der Trinkerfürsorge außerordentlich bedeutungsvoller und auf keinem anderen Weg zu erreichender Fortschritt erzielt.

Was hier über die Trinkerfürsorge ausgeführt wurde, gilt sinngemäß auch für die Fürsorge für die *übrigen Giftsüchtigen*, die Morphinisten, Kokaïnisten usw. Diese Arzneisüchtigen werden in den Großstädten nach den Erfahrungen Joels am besten von den fachärztlich geleiteten Trinkerfürsorgestellen aus wahrgenommen.

e) Die offene Geisteskrankenfürsorge und die soziale Gerichtshilfe sowie die Gefangenen- und Strafentlassenenfürsorge.

Die soziale Gerichtshilfe für Erwachsene hat sich im Anschluß an die Jugendgerichtshilfe in den letzten Jahren auf Grund privater Initiative entwickelt und tritt neuerdings mit den vorhandenen Organisationen zur Fürsorge für die Gefangenen und Strafentlassenen in Verbindung. Sie stellt sich wie die Jugendgerichtshilfe die Aufgabe, den Gedanken der individuellen Fürsorge und erzieherischen Beeinflussung auf das Gebiet der Rechtspflege zu übertragen und durch frühzeitige Aufhellung der individuellen und sozialen Verhältnisse des einzelnen Rechtsbrechers und, sofern notwendig, durch unmittelbar anschließende fürsorgerische Maßnahmen schon vor der Hauptverhandlung und dann während und nach dem Strafvollzug an der Bekämpfung der Rückfälligkeit mitzuwirken. Durch das unmittelbare Zusammenarbeiten zwischen Fürsorge und Gericht will die Gerichtshilfe erreichen, daß bei den richterlichen Maßnahmen im Strafverfahren wie im Strafvollzug und in der nachgehenden Fürsorge wohlfahrtspflegerische Gesichtspunkte zur Geltung kommen und daß so der Fortschritt von der General- zur Spezialprävention angebahnt wird. Seit dem Jahre 1921, in dem die erste Gerichtshilfe eingerichtet wurde, sind in 22 deutschen Städten Gerichtshilfen gegründet worden. Die Träger sind teils Wohlfahrtsbehörden, teils konfessionelle Verbände, teils interkonfessionelle Vereinigungen, insbesondere Gefängnisvereine. In Bielefeld und Halle a. d. S. sind z. B. 1923 und 1924 im ganzen 5727 Fälle behandelt worden. Beim weiteren Ausbau, für den sich ein *Verband für Gerichtshilfe* gebildet hat, wird der Anschluß an die Gefängnisfürsorge, die weitere Anstellung vorgebildeter hauptamtlicher Fürsorger, die Gewinnung ehrenamtlicher Helfer, die Heranziehung weiterer Kreise der Bevölkerung und nach dem Vorbild der Vereinigten Staaten von Nordamerika die praktische und wissenschaftliche Beteiligung von Ärzten und Psychologen angestrebt.

Gleichzeitig sind lebhafte Bemühungen um eine zeitgemäße *Umgestaltung des Strafvollzugs* im Sinne einer individualisierenden erzieherischen Beeinflussung im Gang. Gemäß den von der Reichsregierung aufgestellten Richtlinien haben die Länderregierungen die Bestimmungen über den Strafvollzug revidiert und dabei den psychopathischen Verbrechern durch Beiziehung des Fachpsychiaters, Erstellung von Sonderabteilungen sowie Förderung der Entlassenenfürsorge unter Berücksichtigung der sozialhygienischen Verhältnisse weitgehend Rechnung getragen.

Daneben wird von seiten der Gefängnisärzte, namentlich von HELLSTERN und VIERNSTEIN die wissenschaftliche Erforschung der persönlichen Artung des Gewohnheitsverbrechers nach den Grundsätzen der heutigen erbbiologischen, somatologischen und psychologischen Konstitutionslehre unternommen. Die Ergebnisse dieser kriminalbiologischen Massenerhebungen sollen die Grundlage für rationelle Maßnahmen zum Zweck der sozialen Wiedereingliederung der asozialen Elemente und nötigenfalls der Verwahrung der Unbeeinflußbaren abgeben.

Über die *Beziehungen der offenen psychiatrischen Fürsorge* zu diesen neuen Fürsorgebestrebungen innerhalb der Strafrechtspflege, die noch durchaus in fließender Entwicklung begriffen sind, soll hier nur folgendes angedeutet werden:

Die psychopathologische Betrachtungsweise ist, wie in sachverständigen Kreisen allgemein anerkannt wird, für die Beurteilung des Gewohnheitsverbrechertums von entscheidender Bedeutung. Sie kann aber auch, wie jeder gerichtsärztliche Sachverständige weiß, in der allgemeinen forensmedizinischen Praxis keinesfalls entbehrt werden. Somit ist die Zuständigkeit der psychiatrischen Mitarbeit bei der Gefangenen- und Strafentlassenenfürsorge wie bei der sozialen Gerichtshilfe ohne weiteres gegeben. Die ersprießliche Entwicklung aller dieser Fürsorgebestrebungen muß deshalb von der sachgemäßen fachpsychiatrischen Mitwirkung abhängen, und diese wird am einfachsten und zugleich am zweckmäßigsten von der offenen psychiatrischen Fürsorge oder mindestens in engster Fühlung mit dieser geleistet werden.

Eine solche Entwicklung hat sich auch schon in der Praxis angebahnt. So hat *Wendenburg* mit den Strafvollzugsbehörden die regelmäßige Meldung der Entlassung aller früher psychiatrisch beobachteten oder behandelten Strafgefangenen an die psychiatrische Fürsorge vereinbart und auf diese Weise die Erfassung der psychopathischen Kriminellen in die Wege geleitet. In Frankfurt wird bei Psychopathen die Zuerkennung einer Bewährungsfrist oder einer vorzeitigen Strafentlassung durch Gerichtsbeschluß nicht selten davon abhängig gemacht, ob sie sich der Schutzaufsicht der von Raecke geleiteten psychiatrischen Fürsorgestelle unterwerfen. Am ausgedehntesten ist wohl in der *Erlanger* Fürsorge die Mitwirkung an der Überwachung der kriminellen Psychopathen eingeführt; hier wird die Schutzaufsicht über derartige Elemente von den Polizeibehörden der offenen Fürsorgestelle in weitgehendem Umfange übertragen.

Auf Grund dieser Erfahrungen vertreten wir die Ansicht, daß die offene psychiatrische Fürsorge, namentlich in der von der Anstalt ausgehenden Form, besonders geeignet ist, die fachpsychiatrische Mitwirkung bei allen diesen wohlfahrtspflegerischen Bestrebungen zur Wiedereingliederung dieser Asozialen und Antisozialen zu übernehmen. Erwägt man, auf welche Weise die im Amtlichen Entwurf eines Allgemeinen Deutschen Strafgesetzbuchs vorgesehenen Maßnahmen zur erzieherischen Beeinflussung beim Strafvollzug in die Wirklichkeit umgesetzt werden können, so ist die von der Irrenanstalt aus betriebene Fürsorgestelle zweifellos in erster Linie zu nennen. Sie ist durch ihre Stellung im System der gesamten Fürsorge und Wohlfahrtspflege befähigt, die fachpsychiatrische Mitwirkung bei allen diesen Bestrebungen zu leisten und die offene Beaufsichtigung und Führung der psychopathischen Gewohnheitsverbrecher im Rahmen eines einheitlichen sozialpädagogischen Systems auf dem Wege der Schutzaufsicht durchzuführen. Kürzlich hat Bratz dieselbe Auffassung bei den Verhandlungen der Dezernenten für das Irrenwesen mit meines Erachtens durchaus stichhaltigen Gründen vertreten und besonders für die Überwachung der vermindert Zurechnungsfähigen den Ausbau der offenen psychiatrischen Fürsorge gefordert. Bezüglich der Einzelheiten ist auf FALTLHAUSERS Ausführungen über die Schutzaufsicht zu verweisen.

3. Zusammenfassung.

Die offene Geisteskrankenfürsorge muß sich zur richtigen Betreuung ihrer Pfleglinge in das gesamte System der Fürsorge behutsam einfädeln. Dabei stößt sie auf wichtige Fürsorgezweige, die sich meist ohne ihr Zutun entwickelt haben, ihrer fachlichen Mitwirkung aber nicht länger entraten können. Die Nervenkranken-, Psychopathen-, Gefährdeten-, Trinker- und Gefangenenfürsorge legen sich um die eigentliche Geisteskrankenfürsorge im engeren Sinn als Kranz sozial wichtigster psychiatrischer Grenzgebiete, die wenn nicht *als* Psychiatrie, so doch nur *mit* Psychiatrie sachgemäß betrieben werden können. Diese Grenzgebiete weisen unter sich und in ihren Beziehungen zur offenen psychiatrischen Fürsorge zahlreiche gemeinsame Merkmale auf, die hier kurz zusammengefaßt werden sollen.

Die Träger dieser Fürsorgezweige gehören meist der freien Wohlfahrtspflege konfessioneller und interkonfessioneller Art an, während die Objekte der Fürsorge zum erheblichen, mitunter zum überwiegenden Teil geistig Abnorme, also neben den leicht Schizophrenen und angeboren Schwachsinnigen namentlich Psychopathen sind, also Fürsorgebedürftige, deren Anomalien — zumal bei der allgemeinen Unkenntnis über psychiatrische Dinge — von Laien nicht ohne weiteres als solche erkannt werden. So erklärt es sich, daß die Träger dieser Fürsorgezweige die Zuständigkeit und Dringlichkeit der fachpsychiatrischen Mitarbeit noch keineswegs allgemein begriffen haben, so daß der Fürsorgepsychiater besonders große Geschicklichkeit und unermüdliche Aufklärungsarbeit aufwenden muß, um den für eine gedeihliche Entwicklung unerläßlichen Einfluß zu gewinnen. Sein Ziel besteht darin, die offenen und geschlossenen Fürsorgeeinrichtungen jedes dieser Fürsorgegebiete nach psychopathologischen und psychotherapeutischen Grundsätzen zu einem sozialpädagogischen, insbesondere arbeitspädagogischen System zusammenfassen, das die individualisierende folgerichtige Beeinflussung des hilfsbedürftigen Psychopathen erlaubt und zugleich die rationelle Ausnützung des persönlichen und materiellen Fürsorgeaufwands gewährleistet. Die vorliegenden Erfahrungen, die auf dem Gebiet der Fürsorgeerziehung GREGOR verdankt werden, zeigen, daß bei der Erziehung der jugendlichen Psychopathen die Differenzierung der schweren endogenen und der Milieufälle einer Vertiefung zugänglich, und auf diese Weise eine feinere Typisierung von maßgeblicher prognostischer und damit zugleich pädagogischer und wirtschaftlicher Tragweite erreichbar ist. Die neuen Einsichten, die sich dabei ergeben, besitzen zweifellos wissenschaftlichen Wert, insofern sie die üblich gewordene Überbewertung des ererbten endogenen Momentes auf Kosten der sozialen Umwelt und die damit Hand in Hand gehende Unterschätzung des psychotherapeutischen Spielraumes richtigzustellen vermögen. Für die Praxis ermöglichen sie eine sicherere fachpsychiatrische Beratung und eine zielbewußtere heilpädagogische Einwirkung bei der besonders zu betonenden vorbeugenden Fürsorge und damit eine planvollere Ausnützung der offenen und geschlossenen Fürsorgeeinrichtungen einschließlich der für die Verwahrung der Unbeeinflußbaren vorhandenen oder zu schaffenden Anstalten. Es ist gewiß kein Zufall, daß die „aktive Pädagogik", wie sie Gregor auf Grund dieser praktischen Fortschritte in der Fürsorgeerziehung entwickelt hat, in derselben grundsätzlichen Richtung liegt, wie die „aktive Therapie", die seinerzeit bei der Suggestivbehandlung der Kriegsneurotiker angewandt wurde, und die aktivere Behandlung, wie sie Simon für die Insassen der Irrenanstalten in Form der intensiveren Arbeitstherapie anstrebt. Allen diesen Bestrebungen ist das Prinzip der individualisierenden sozialpädagogischen, insbesondere arbeitspädagogischen Fürsorge gemeinsam, das durchaus dem Sinn des neuen Reichsfürsorgerechts entspricht. Welch außerordentliche Bedeutung einer solchen fachpsychiatrischen Mitwirkung bei der Vorbeugung und Bekämpfung der Verwahrlosung jeglicher Art für die Ordnung und Sicherheit des Gesellschaftslebens schon jetzt zukommt, soll hier nicht eingehender behandelt werden, da diesem Gegenstand das folgende Kapitel gewidmet ist. Diese sozialpsychiatrische Mitarbeit wird aber noch an Gewicht gewinnen, wenn es künftig gilt, die zur Sicherung der Gesellschaft vor asozialen und antisozialen Psychopathen geplanten Gesetze (Bewahrungsgesetz, Trinkerfürsorgegesetz, Neues Strafgesetzbuch) zu verwirklichen.

Die Beteiligung des Fürsorgepsychiaters an den Fürsorgebestrebungen auf diesen psychiatrischen Grenzgebieten, die sich ja auf die seinerzeit von der Psychiatrie ausgehende empirische Erfassung der psychischen Individualität stützen, kann sich im gegenwärtigen Anfangsstadium naturgemäß nicht so rasch einspielen, wie die Eingliederung der Geisteskrankenfürsorge im eigentlichen Sinne in das System der Fürsorge vor sich zu gehen pflegt. Trotz aller Schwierigkeiten, die sich aus der allgemeinen Unkenntnis und Scheu gegenüber dem ausgesprochen Geisteskranken für die Einführung der offenen Geisteskrankenfürsorge zunächst ergeben, ist es nach Überwindung der ersten Bedenken doch ungleich einfacher, dem Fürsorgesystem einen neuen Zweig, der zudem niemand zu Zuständigkeitsansprüchen verlockt, anzufügen, als auf vorhandene selbständige Fürsorgeorganisationen auf dem Wege einer zunächst nicht erbetenen Mitarbeit maßgebenden Einfluß zu gewinnen. Für das Zeitmaß des Fortschritts wird alles darauf ankommen, die psychiatrischen Laien, die auf diesen Fürsorgegebieten führend sind, davon zu überzeugen, daß die sozialpädagogische Beeinflussung aller dieser Psychopathen durch die psychiatrische Mitarbeit individueller und erfolgreicher und dadurch auch rationeller als bisher gestaltet wird, und daß sich kein Fürsorgezweig der Notwendigkeit der Rationalisierung heute auf die Dauer entziehen kann.

Literatur
Nervenkrankheiten.

Beyer, Ernst: Fürsorge für Nervenkranke. Zeitschr. f. d. ges. Neurol. u. Psychiatrie
    Bd. 101, S. 56.

Beyer, Ernst: Die Heilstättenbehandlung der Nervenkranken. Zentralbl. f. Neurol. u. Psychiatrie 1908 N. F. 19. Bd.

Bonhoeffer u. Hiss: Referate über Beurteilung, Begutachtung und Rechtsprechung bei den sog. Unfallneurosen. Dtsch. med. Wochenschr. 1926, Nr. 5.

Bonhoeffer: Bemerkungen zur Unfallneurose an Hand einiger neuerer Arbeiten. Dtsch. med. Wochenschr. 1927, Nr. 1.

Bratz: Die offene Fürsorge für seelisch Abnorme und Nervöse in Berlin und Paris. Dtsch. Zeitschr. f. öffentl. Gesundheitspfl., Jg. 2, H. 7/8.

Bratz u. Thode: Aufnahme nichtgeisteskranker Personen in die Heil- und Pflegeanstalten. Dtsch. Zeitschr. f. Wohlfahrtspfl., Jg. 2, Nr. 10.

Buhtz: Die rechtliche Stellung der Unfallneurosen auf Grund der Reichsversicherungsordnung. Allg. Zeitschr. f. Psychiatrie, Bd. 83, H. 3/4.

Bumke: Revision der Neurosenfrage. Münch. med. Wochenschr. 1925, S. 1815.

Eliasberg: Richtungen und Entwicklungen der Arbeitswissenschaft mit besonderer Berücksichtigung der Psychopathologie und Psychotherapie der abhängigen Arbeit. Zeitschr. f. d. ges. Neurol. u. Psychiatrie, Bd. 102, H. 1/2.

Heinicke: Die Encephalitikerabteilung der Landeserziehungsanstalt Chemnitz-Altendorf. Allg. Zeitschr. f. Psychiatrie, Bd. 85, H. 5/6.

Hellpach: Unfallneurose und Arbeitsfreude. Neurol. Zentralbl. 1906.

Hirt: Behandlung und Versorgung der versicherten Nervenkranken. Allg. Zeitschr. f. Psychiatrie, Bd. 84.

Knoll: Die rechtliche Bedeutung der Unfallneurosen. Dtsch. med. Wochenschr. 1927, Nr. 3.

Meltzer: Die neuen Ziele der Psychotherapie. Psychiatr.-neurol. Wochenschr., Jg. 29, Nr. 9.

Möbius: Über die Behandlung von Nervenkranken und die Errichtung von Nervenheilstätten. Berlin 1896.

Monakow, von, Ein interessanter Fall von Unfallneurosen. Zürich, Orel Füßli 1926.

Nägeli: Unfalls- und Begehrungsneurosen. 1917 Enke.

Neumann: Volksheilstätten für Nervenkranke. Allg. Zeitschr. f. Psychiatr. 1902.

Peretti: Über den Stand der Frage der Errichtung von Nervenheilstätten und die Wege zu ihrer Lösung. Allg. Zeitschr. f. Psychiatrie 1899.

— Über den jetzigen Stand der Nervenheilstättenbewegung. Halle'a.S., Marhold 1904.

Reichardt: Einführung in die Unfall- und Invalidenbegutachtung, 2. Aufl. Jena 1921.

Schneider, Karl: Referat über die Bedeutung der Encephalitis lethargica für die öffentliche Gesundheitspflege und die von der Medizinalverwaltung dagegen zu ergreifenden Maßnahmen. Allg. Zeitschr. f. Psychiatrie, Bd. 82, H. 5/6.

Stier: Über die sogenannten Unfallneurosen. Leipzig, Thieme 1926.

Weiler: Bessere Versorgung der Kriegs- und Unfallbeschädigten und Bekämpfung der Rentensucht. Allg. Zeitschr. f. Psychiatrie, Bd. 84, S. 429.

Psychopathenfürsorge.

Chotzen: Die Entwicklung der offenen Fürsorge in Breslau. Psychiatr.-neurol. Wochenschr., Jg. 28, Nr. 17/18.

Gregor u. Voigtländer: Die Verwahrlosung. Berlin, Karger 1918.

Gregor: Leitfaden der Fürsorgeerziehung. Berlin, Karger 1924.

— Mitwirkung der Psychiatrie in der Fürsorgeerziehung. Zeitschr. f. Kinderforsch., Bd. 28, H. 3/4.

— Zur Psychologie und Pädagogik der Fürsorgezöglinge. Ebenda, Bd. 32, H. 4.

— Zur Kritik der amtsgerichtlichen Verfügungen von Anstaltserziehung. Ebenda, Bd. 33, H. 2.

Homburger: Vorlesungen über die Psychopathologie des Kindesalters (mit eingehender Literaturangabe). Berlin, Julius Springer 1926.

Lenz: Über die biologischen Grundlagen der Erziehung. München, Lehmann 1925.

Kluge: Zur Erfolgsstatistik abnormer Fürsorgezöglinge. Psychiatr.-neurol. Wochenschr., Jg. 28, Nr 12.

Leyen, Ruth von der: Aus der Arbeit des Deutschen Vereins zur Fürsorge für jugendliche Psychopathen e. V. in den Jahren 1919—1924, Wege und Aufgaben der Psychopathenfürsorge. Zeitschr. f. Kinderforsch., Bd. 32, H. 4.

Mönkemöller: Psychiatrie und Bewahrungsgesetz. Allg. Zeitschr. f. Psychiatrie,
    Bd. 83, H. 7/8.
Rehm: Das soziale Schicksal psychopathischer Fürsorgezöglinge. Zeitschr. f. d.
    ges. Neurol. u. Psychiatrie, Bd. 106.
Roemer: Der Psychopath, in F. Wendenburg, Gesundheitliche Schulerziehung.
    Berlin: Schötz 1926.
Scholz-Gregor: Anormale Kinder, 3. Aufl. Berlin: Karger 1922.
Strohmeyer: Die Psychopathologie des Kindesalters, 2. Aufl. München: J. F.
    Bergmann 1923.
Ziehen: Die Geisteskrankheiten einschließlich des Schwachsinns und der psycho-
    pathischen Konstitutionen im Kindesalter, 2. Aufl. Berlin 1926.

Gefährdetenfürsorge.

Pappritz, A.: Handbuch der amtlichen Gefährdetenfürsorge. München: J. F. Berg-
    mann 1924.
— Wege und Ziele der Gefährdetenfürsorge. Die Krankenkasse, Jg. 12, Nr. 49.
— Gefährdetenfürsorge und Bewahrung. Dtsch. Zeitschr. f. Wohlfahrtspfl., Jg. 1,
    Nr. 6.
Raecke: Beobachtungen an den Insassen eines Mädchenschutzhauses. Arch. f.
    Psychiatrie, Bd. 70, H. 4.
Rothert, Ida: Zur Psychologie der Prostitution. Zeitschr. f. Kinderforsch., Bd. 31,
    H. 6.
Schneider, Kurt: Studien über Persönlichkeit und Schicksal eingeschriebener
    Prostituierter, 2., durchges. Aufl., vermehrt um einen Anhang: Die späteren
    Schicksale, katamnestische Untersuchungen von Julie von der Heyden, H. 4
    der Abhandlungen aus dem Gebiet der Kriminalpsychologie, hrsg. von Lilien-
    thal, Schott u. Wilmanns.

Trinkerfürsorge.

Besdziek: ,,Prognostische Gruppierung der chronischen Alkoholiker und ihre Be-
    deutung für Heil-, Pflege- und Fürsorgeanstalten. Jahresvers. d. Verb. d.
    Trinkerheilstätten 1912.
Bericht der Gesellschaft ,,Heilstätte für alkoholkranke Wehrmänner'' in Bern (De-
    tachement Walten) 1921—24.
Bericht über die 2. deutsche Alkoholgegnertagung in Düsseldorf 1925. Verlag
    ,,Auf der Wacht''.
Colla: Denkschrift über die Schaffung eines Trinkerfürsorgegesetzes. Allgm.
    Zeitschr. f. Psychiatrie, Bd. 82, S. 99.
Delbrück: Das Alkoholverbot in Amerika. Zeitschr. f. Völkerpsychol. u. Soziolog.,
    Bd. 1, H. 1/2. Leipzig.
— Hygiene des Alkoholismus, S. 534—539. Leipzig 1913.
— Alkoholismus und Strafgesetz. Verl. d. Deutsch. Ver. g. d. M. g. G., 1912.
— Die Abstinenz in Irrenanstalten. Psychiatr.-neurol. Wochenschr. 1905.
Dietrich: Aufgegebene Trinker. Jahresvers. d. Verb. d. Trinkerheilstätten, 1911.
Dresel: Die Ursachen der Trunksucht und ihre Bekämpfung. Berlin: Julius
    Springer 1921.
Forschungsanstalt für Psychiatrie in München: Die Wirkungen der Alkoholknapp-
    heit während des Weltkrieges.
Gesetz über die Verwahrung von Jugendlichen, Verwahrlosten und Gewohnheits-
    trinkern. Zürich 24. Mai 1925.
Gesetz betr. d. Bekämpfung der Trunksucht des Kantons St. Gallen, erlassen
    d. 15. Mai 1925.
Grotjahn: Soziale Pathologie, 3. Aufl. Berlin 1923.
Hoppe: Tatsachen über den Alkohol. München 1912.
Jarotzky, von: Trinkerfürsorgekonferenz 1912.
Schmittmann: Die Asylierung unheilbarer Trinker. Trinkerfürsorgekonferenz 1913.
Wlassak: Grundriß der Alkoholfrage. S. Hirzel 1922.
Zeitschrift: Die Alkoholfrage 1925, H. 4.

Sonstige Giftsuchten.

Bonhoeffer u. Ilberg: Über Verbreitung des Morphinismus und Kokainismus. Referate auf der Jahresvers. d. Deutschen Ver. f. Psych. in Kassel 1925. Allg. Zeitschr. f. Psychiatr., Bd. 83, H. 3/4.

Joel: Über die fürsorgerische Behandlung Giftsüchtiger. Dtsch. Zeitschr. f. Wohlfahrtspfl., Jg. 2, Nr. 3.

Joel u. Fränkel: Fürsorgestellen für Giftsüchtige. Alkoholfrage Jg. 23. H. 1. 1927.

Kauffmann: Der Kokainismus und Morphinismus in der Kriegs- und Nachkriegszeit vom gerichtsärztlichen Standpunkte aus. Allg. Zeitschr. f. Psychiatr., Bd. 80, H. 5/6.

Maier, Hans W.: Der Kokainismus. Geschichte, Pathologie, medizinische und behördliche Bekämpfung. Leipzig: Thieme 1926.

Gerichtshilfe, Gefangenen- und Strafentlassenenfürsorge.

Aschaffenburg: Die Sicherung der Gesellschaft gegen gemeingefährliche Geisteskranke. Berlin: Guttentag 1912.

— Die Versorgung asozialer Personen. Referat f. d. Deutschen Verein f. öffentl. u. priv. Fürsorge Frankfurt 1922.

Bonhoeffer: Ein Beitrag zur Kenntnis des großstädtischen Bettel- und Vagabundentums. Berlin: Guttentag 1900.

Bozi, A: Soziale Gerichtshilfe. Dtsch. Zeitschr. f. Wohlfahrtspfl., Jg. 1, H. 19.

Bozi, E.: Gerichtshilfe für Erwachsene. Schriften d. Deutschen Gesellschaft f. soziales Recht, H. 9. Stuttgart: Enke.

— Die gegenwärtige Lage der Gerichtshilfe und ihre zukünftigen Aufgaben. Übersichtsreferat. Arch. f. soz. Hyg. u. Demogr., Bd. 1, H. 3.

Bratz: Die Durchführung der Sicherungsmaßnahmen für die Vermindert-Zurechnungsfähigen. Psychiatr.-neurol. Wochenschr., Jg. 29, Nr. 5.

Bratz u. Thode: Aufnahme nicht geisteskranker Personen in die Heil- und Pflegeanstalten. Dtsch. Zeitschr. f. Wohlfahrtspfl., Jg. 2, Nr. 10.

Hellstern: Gesundheitsfürsorge in den Strafanstalten Deutschlands. Reichsgesundheitsblatt, Bd. 1, Nr. 17/18.

— Bekämpfung des Verbrechertums, Strafvollzug in Stufen und soziale Fürsorge für Verbrecher. Monatsschr. f. Kriminalpsychol. u. Strafrechtsref., Bd. 17, H. 3/4.

Meier, H.: Die Bedeutung der sozialen Gerichtshilfe für Erwachsene. Ebenda Bd. 17, H. 5/6.

Veröffentlichungen des Deutschen Vereins für öffentliche und private Fürsorge: Aufbau und Ausbau der Fürsorge, H. 3. Das Bewahrungsgesetz im System der Fürsorge.

Viernstein: Der kriminalbiologische Dienst in bayerischen Strafanstalten. Monatsschr. f. Kriminalpsychol. u. Strafrechtsref., Bd. 17, H. 1/2.

Wilmanns: Zur Psychopathologie des Landstreichers. Leipzig 1906.

— Das Landstreicher- und Bettlertum der Gegenwart. Geutsch 1911.

VIII. Die offene Geisteskrankenfürsorge und die Gesellschaft.

Von Valentin Faltlhauser, Erlangen.

1. Allgemeines.

Die Gesellschaft hat von jeher das Bestreben und auch das Recht gehabt, sich im Interesse ihres Bestandes vor ihren asozialen und antisozialen Mitgliedern zu schützen. Zu solchen asozialen und antisozialen Personen gehört auch ein Teil der geistig Anomalen, nämlich diejenigen, aus deren geistiger Anomalität bzw. deren Wirkungen auf die Umgebung

Gefahren oder Schäden für eben diese Umgebung entstehen. Den Hauptschutz vor solchen gesellschaftsfeindlichen Auswirkungen hat die Gesellschaft bisher immer in der Beschränkung der persönlichen Freiheit solcher Asozialen und Antisozialen, die geistig Abnormen mit inbegriffen, gesucht. In den Zeiten des Mittelalters und auch noch erheblich später hat man einen Unterschied zwischen Verbrechern und Geisteskranken überhaupt nicht gemacht; man hat sie, um sich vor ihnen zu schützen, einfach zusammen eingesperrt, wie dies in sehr drastischer Weise die von Aschaffenburg mitgeteilte Aufschrift eines zur Verwahrung solcher Personen dienenden Gebäudes in Celle ausweist. Erst ganz allmählich trat die Krankenhausbehandlung der Geisteskranken in ihre Rechte und damit auch die geeignete Verwahrung asozialer und antisozialer geistig Abnormer. Die Gesellschaft suchte sich nunmehr dadurch vor gesellschaftsfeindlichen Auswirkungen geistig Abnormer zu schützen, daß sie dieselben auf Grund von Gesetzen und staatlichen Verordnungen einer ärztlichen Behandlung in geschlossenen Spezialkrankenhäusern, den Heil- und Pflegeanstalten, zuführte. Welche Entwicklung diese Krankenhausfürsorge genommen hat, zeigt Roemer an anderer Stelle dieses Buches in seiner „Geschichtlichen Einführung“. Es ist keine Frage, daß man mit dieser zwangsweisen Krankenhausverwahrung der geistig Anomalen, soweit sie wirklich gesellschaftsfeindlich sind oder dies auch nur befürchten lassen, in ein Extrem verfallen ist. Das hat seinen Grund in der Überspannung der geschlossenen Fürsorge überhaupt, wie diese lange für die Behandlung geistig abnormer Zustände allein maßgebend war. Im übrigen sehen wir die gleiche Entwicklung in der Behandlung der Rechtsbrecher. Auch diesen gegenüber kannte die Gesellschaft zu ihrem Schutze lange Zeit nur die zwangsweise Verwahrung.

Die zwangsweise Verwahrung solcher meist als gemeingefährlich bezeichneter geistig Abnormen in Irrenanstalten erfolgte in Deutschland bisher entweder auf Grund besonderer Gesetze, wie z. B. in Bayern auf Grund des Art. 80/II des Bayerischen Polizeistrafgesetzbuches, in Baden auf Grund seines Irrenfürsorgegesetzes, oder auf Grund besonderer Verordnungen und Ministerialerlasse, wie z. B. in Preußen. Geisteskrank gewordene Rechtsbrecher, die während der Strafhaft erkrankten, wurden für die Dauer der Strafhaft in manchen deutschen Bundesstaaten in Adnexen von Strafanstalten untergebracht.

Auch schon bisher wurde die geschlossene Verwahrung geistig Abnormer niemals als genügende Sicherheit für die Gesellschaft vor gesellschaftsfeindlichen Auswirkungen derselben betrachtet. Nicht jeder Abnorme, Geisteskranke, der einmal wegen gemeingefährlicher Handlungen in einer Irrenanstalt verwahrt worden war, konnte zeitlebens dort aufgehoben werden. Änderungen des psychischen Zustandes, Besserungen, Remissionen, Intervalle rechtfertigten seine Entlassung, zu der in vielen Anstalten auch die Platzfrage drängte. Damit war aber die Gesellschaft nicht vor neuen Verschlechterungen, vor Rückfällen solcher Kranker gesichert. Immer lebten außerdem von jeher ausgesprochen Geisteskranke in Freiheit, auch solche, deren Geisteskrankheit offenkundig war, ohne daß ihr Zustand es schon ohne weiteres gerechtfertigt hätte, sie einer Anstalt zuzuführen. Aber auch sie konnten einmal bei Änderungen ihres psychischen Zustandes gefährlich für ihre Umgebung werden.

Unangenehme Erfahrungen hatten schon seit langem zur Überwachung der in Freiheit lebenden Geisteskranken geführt. Die Überwachung gehört auch heute noch zu den Amtspflichten der Amtsärzte. In vielen solchen Fällen griffen die Polizeibehörden außerdem zum Mittel der polizeilichen Überwachung. Wie ROEMER an anderer Stelle anführt, haben die preußischen Medizinalbeamten, außerdem SCHWABE, WEBER und STOLPER vor dem Kriege mit zunehmender Dringlichkeit Maßnahmen gefordert, welche die Durchführung einer sanitätspolizeilichen Überwachung der Geisteskranken ermöglichen sollten. LEPPMANN hat die zentrale Registrierung aller von Amts wegen bekannt werdenden Geisteskranken vorgeschlagen.

Nun macht sich allenthalben sowohl in der modernen Rechtspflege wie auch sonst, z. B. im Jugendwohlfahrtsgesetz u. dgl., mehr und mehr das Bestreben geltend, in geeigneten Fällen nicht ohne weiteres zur Verwahrung zu greifen, sondern diese durch ein milderes Verfahren, durch eine *Schutzaufsicht* zu ersetzen. Dieser Zug der Zeit, die geschlossene Verwahrung, oder vielleicht allgemeiner gesagt, die geschlossene Fürsorge durch eine offene zu ersetzen, den fürsorgebedürftigen Individuen mehr Freiheit zu gewähren, ist auch an der Psychiatrie nicht spurlos vorübergegangen. Dazu kommt, daß der mehr und mehr zunehmende Platzmangel in den Irrenanstalten, die damit drohenden, im Kostenpunkt unter den heutigen Verhältnissen unerträglichen Neubauten von Irrenanstalten zu ausgiebigeren Entlassungen zwingen. Auch modern-therapeutische Gesichtspunkte, wie die Frühentlassung Schizophrener, drängen dazu.

Durch all diese Maßnahmen wird sich zweifellos der vH-Satz der in Freiheit lebenden geistig Abnormen wenigstens in etwas steigern. Die Überwachung dieser in Freiheit lebenden geistig Abnormen mit den bisherigen Mitteln ist nicht durchführbar, da diese nicht ausreichend sind. Insbesondere ist wohl allgemein anerkannt, daß dem Amtsarzt eine praktische Möglichkeit für die Durchführung seiner Aufsichtspflicht über diese Geisteskranken nicht gegeben ist. Dazu sind seine Aufgaben zu vielfältige, dazu ist seine Möglichkeit, an die zu Beaufsichtigenden heranzukommen, eine zu beschränkte. Seine Tätigkeit kann im allgemeinen nicht wesentlich über eine registrierende hinausgehen. Wie über Polizeiaufsicht u. dgl. zu denken ist, wird in folgendem Abschnitt des näheren zu beleuchten sein.

Aus diesem Dilemma kann nach den bisherigen Erfahrungen allein die offene Fürsorge helfen, die zugleich mit den fürsorgerischen Maßnahmen auch in wesentlichem Ausmaße den Schutz der Gesellschaft übernehmen kann. Die Verhütung einer Störung der öffentlichen Sicherheit liegt ja übrigens auch im Interesse des Kranken selbst, weil ihm damit in vielen Fällen die Möglichkeit gewahrt wird, in Freiheit zu leben. Außerdem kann, wenn die offene Fürsorge sich an der Schutzaufsicht beteiligt, in vielen Fällen unter günstigen Umständen eine Abkürzung des Anstaltsaufenthaltes eintreten. Vielfach wird die Anstaltsbedürftigkeit ja durch äußere ungünstige Umstände bedingt, welche die offene Fürsorge nicht selten durch geeignete Maßnahmen zu beseitigen vermag. Selbstverständlich erwächst damit der offenen Fürsorge eine erhebliche Verantwortung, die sie jedoch im Interesse ihrer Schützlinge und auch der Allgemeinheit gerne tragen wird. Die offene psychiatrische Fürsorge besitzt in ihrem fachkundigen Personal und in ihrer besonderen Erfahrung in wesentlich höherem Maße als sonstige Stellen die Eignung und die Möglichkeit zu einer Überwachung der in Freiheit lebenden geistig Abnormen. Man darf nur nicht von ihr verlangen, daß sie alles und jedes zu verhüten vermag. Diese Unvollkommenheit teilt sie schließlich mit jeder menschlichen Einrichtung. Sie bietet aber sicher nach ihrer Organisation die Gewähr, daß verhütet wird, was nach menschlicher Voraussicht zu verhüten ist.

Die offene Fürsorge soll in Erfüllung dieser Aufgabe in keiner Weise etwa den Amtsarzt ausschalten. Dieser soll nach wie vor die ihm vom Gesetz übertragenen Aufgaben erfüllen, die Fürsorge soll ihn bei Erfüllung dieser Aufgabe nur unterstützen, ihm jenen Teil dieser Aufgabe abnehmen, den er aus den schon erwähnten Gründen nicht zu leisten vermag.

Die Bedeutung der offenen Fürsorge für die Gesellschaft ist jedoch nicht allein auf diesem mehr sanitätspolizeilichen Gebiete gegeben, sondern auch auf dem Gebiete der Prophylaxe und der Bekämpfung der geistigen Abnormitäten überhaupt, jenem Gebiete, das neuerdings als *psychische Hygiene*, namentlich in Amerika, große Bedeutung gewonnen hat dank der zielbewußten Energie eines Clifford W. Beers, der in seinem bekannten Werk „A Mind That Found Itself" den Grund hierzu legte. Auch in Deutschland haben diese Gedankengänge durch Sommer nunmehr Eingang gefunden. Diese Bestrebungen, die unter dem Namen der „*Psychischen Hygiene*" zusammengefaßt sind und die für die gesamte Gesellschaft von wesentlicher Bedeutung sind, finden in der offenen Fürsorge eine wesentliche Stütze. Sie ist im wesentlichen Ausmaße in der Lage, an diesen Bestrebungen praktisch mitzuwirken, zumal eine ihrer Hauptaufgaben ja, wie Kolb u. a. ausführt, die Aufklärung der Allgemeinheit über Wesen, Entstehung, Verhütung und Behandlung der Geisteskrankheit ist, neben der anderen Aufgabe, alle Geisteskranken und geistig Anomalen zu erfassen, soweit wie möglich aufzuklären, einer Behandlung zuzuführen und eventuell zu betreuen. Noch in einem anderen Punkte sieht Kolb eine Bedeutung der offenen Fürsorge für die Gesellschaft, in der Einschränkung der kostspieligen und auch sonst psychiatrisch und volkswirtschaftlich nicht immer unbedenklichen Anstaltsfürsorge, die unter offener Fürsorge unter Umständen je nach Lage des Falles durch die Möglichkeit eines erwerbstätigen Lebens in der eigenen oder fremden Familie ersetzt werden kann.

2. Die Schutzaufsicht.

Schon beim Kapitel „Pfleglinge und Krankheitsformen" ist in dem Abschnitt „Psychopathen", ebenso wie an anderen Stellen dieses Buches verschiedentlich von „*Schutzaufsicht*" als einer in der offenen Fürsorge in der Psychiatrie und ihren Grenzgebieten dringend notwendigen Einrichtung die Rede gewesen. Es wurde dabei bereits manche hier einschlägige Frage kurz berührt. Da jedoch die Frage der Schutzaufsicht in der offenen Fürsorge in unserem Sinne bereits eine recht beträchtliche, weitere Kreise interessierende Bedeutung hat und nach Einführung von Gesetzen, die jetzt bereits im Entwurf vorliegen, wie der neue Strafrechtsentwurf und der Entwurf eines Bewahrungsgesetzes, noch in erhöhtem Maße haben wird, erscheint es angezeigt, in einer eingehenden Untersuchung die Frage der Schutzaufsicht zu einer möglichst erschöpfenden Darstellung zu bringen.

Die Schutzaufsicht hat ihre Wurzeln in englisch-amerikanischen Einrichtungen. OETKER definiert in einer der Frage der *Schutzaufsichtspflegschaft in der Strafrechtsreform* geltenden Arbeit die Schutzaufsicht als „Verbindung von Pflegschaft und Gewaltrecht. Während in der freiwilligen Fürsorge, die erbeten wird, sich nicht aufdrängt und keinen Zwang kennt, nur die helfende Liebe wirkt, nicht der Sicherungszweck die Richtung gibt, finden sich beide Seiten vereinigt in der Schutzaufsicht, die auf den Zwang nicht verzichtet und Stütze wird für solche, die im eigenen und im Interesse anderer sich nicht selbst überlassen bleiben dürfen. Die Freiheit des Geschützten erleidet, indem er einer Aufsicht unterstellt, an die Weisungen des Aufsichtorgans gebunden wird, eine Beschränkung. Er tritt in ein Gewaltverhältnis ein, das einem bestimmten Rechtszwecke dienen soll, nicht Willkürverhältnis, sondern nur Rechtsverhältnis sein kann. Die Beaufsichtigung ist nicht eine bloße Überwachung ohne Macht zur tatsächlichen Einwirkung, vielmehr muß dem Aufsichtsorgan Zwang zur Seite stehen, soweit es der Zweck, die Sicherstellung eines bestimmten Verhaltens des Beaufsichtigten erfordert. Aber es darf der Beaufsichtigte nicht dilettantischen Experimenten des Fürsorgers, einer mißbräuchlichen Ausübung des Aufsichtsrechtes, möchte sie auch in wohlmeinender Absicht geschehen, schutzlos ausgeliefert werden. Es muß die Möglichkeit bestehen, gegenüber Maßnahmen des Fürsorgers als beschwerend für die Betroffenen oder doch zweckwidrig gerichtlichen Entscheid zu erwirken. Für Unterwerfung des Beaufsichtigten unter das blanke Ermessen eines vielleicht ganz ungeeigneten, in der Wahl seiner Mittel sich vergreifenden Fürsorgers ist in einem Rechtsstaate nicht Raum."

P. F. ASCHROTT sieht in seiner Monographie „Die Schutzaufsicht in einem neuen deutschen Strafrechte" das Wesen der Schutzaufsicht schon durch ihren Namen klar gekennzeichnet. Sie hat eine doppelte Aufgabe, nämlich einmal, eine Aufsicht über Personen im Interesse der Gesellschaft auszuüben und andererseits diesen Personen einen Schutz zu gewähren. Nach ASCHROTT verfolgt die Schutzaufsicht außerdem noch einen besonderen Zweck. Jede Freiheitsentziehung bringt einen volkswirtschaftlichen Verlust mit sich, da der der Freiheit Beraubte verhindert ist, den Lebensunterhalt für sich und seine Familie zu verdienen. Es sollte deshalb von jeder Freiheitsentziehung abgesehen, oder sie sollte abgekürzt werden, wenn das ohne Gefährdung der öffentlichen Sicherheit möglich ist.

Diese Definitionen Oetkers und Aschrotts treffen in allen wesentlichen Punkten auch auf die Schutzaufsicht zu, die wir in der offenen Fürsorge in der Psychiatrie und ihren Grenzgebieten üben wollen und bereits üben. Auch vom juristischen Standpunkte fällt die von uns gewollte Schutzaufsicht über geistig Abnorme aller Art, wenn sie notwendig ist, unter die oben dargelegten juristischen Begriffe, wie die weiteren Ausführungen Oetkers bezüglich der Strafrechtsreform in dem Abschnitt über die Internierung gefährlicher Abnormer und Halbabnormer in öffentlichen Heil- und Pflegeanstalten klar erkennen lassen.

Die oben angezogenen juristischen Ausführungen über das Wesen einer Schutzaufsicht gelten, was ihre Umsetzung in die Praxis anlangt, im allgemeinen für kommende Gesetze und deren praktische Auswirkungen. Ist nun damit eine Schutzaufsicht über geistig Abnorme auch nur Zukunftsmusik oder ist sie schon unter den heutigen gesetzlichen Verhältnissen möglich oder gar schon in irgendeiner möglichen Weise durchgeführt? Diese Frage ist zu bejahen.

Im geltenden Rechte sieht § 23 RStGB. die vorläufige Entlassung zu einer längeren Zuchthaus- oder Gefängnisstrafe Verurteilter vor, die nach § 24 bei schlechter Führung widerrufen werden kann. Diese vorläufig Entlassenen stehen unter Aufsicht, die verschieden ausgeübt wird, entweder von der Polizei oder von Fürsorgevereinen, von Vereinen für entlassene Sträflinge usw. Unter diesen vorläufig entlassenen Sträflingen sind sicher nicht wenige, welche als geistig abnorm angesehen werden müssen, namentlich Psychopathen, angeboren Schwachsinnige u. dgl. Ich könnte mir denken, daß für solche Fälle auch die von Anstalten ausgehende offene Fürsorge, die den Vorzug des Sachverständnisses besitzt, mit der Aufgabe der Schutzaufsicht über solche geistig etwas abwegige vorläufig Entlassene betraut werden könnte. Ähnlich liegen die Verhältnisse bei bedingt Verurteilten (Verurteilung mit Bewährungsfrist), soweit es sich um für uns einschlägige Fälle handelt.

Die bisher weitgehendste Anwendung der Schutzaufsicht in einem geltenden Rechte in Deutschland hat diese Maßnahme im Jugendgerichtsgesetz und Jugendwohlfahrtsgesetz gefunden. Im § 12 des Jugendgerichtsgesetzes ist die Schutzaufsicht für die Dauer der Probezeit eines verurteilten Jugendlichen auch über den Eintritt der Volljährigkeit hinaus vorgesehen. Für die Ausführung dieser Schutzaufsicht gelten die Vorschriften des Reichsgesetzes für Jugendwohlfahrt. Das Jugendamt ist zu den Ermittlungen über die Führung des Verurteilten während der Probezeit nach Möglichkeit zuzuziehen. Nach dem Jugendwohlfahrtsgesetz § 56 ist ein Minderjähriger unter Schutzaufsicht zu stellen, wenn sie zur Verhütung seiner körperlichen, *geistigen oder sittlichen* Verwahrlosung geboten oder ausreichend erscheint. Diese Schutzaufsicht strebt das Vormundschaftsgericht nach § 57 von Amts wegen oder auf Antrag an. Antragsberechtigt sind die Eltern, der gesetzliche Vertreter und das Jugendamt. Das Vormundschaftsgericht muß das Jugendamt vor der Entscheidung über die Schutzaufsicht hören. Nach § 58 besteht diese Schutzaufsicht in dem Schutze und der Überwachung des Minderjährigen. Derjenige, der die Schutzaufsicht ausübt (Helfer), hat die Erziehungsberechtigten bei der Sorge für die Person des Minderjährigen zu unterstützen und zu überwachen. Über den Umfang des Wirkungskreises des Helfers entscheidet die Bestellung. Der Helfer hat bei der Ausübung seines Amtes das Recht·auf Zutritt zu den Minderjährigen. Die Eltern, der gesetzliche Vertreter und die Personen, denen der Minderjährige zur Verpflegung und Erziehung übergeben ist, sind verpflichtet, dem Helfer Auskunft zu geben. Die Ausübung der Schutzaufsicht wird (§ 60) vom Vormundschaftsgericht dem Jugendamt oder nach Anhörung des Jugendamtes einer Vereinigung für Jugendhilfe oder einer einzelnen Person, soweit die beiden letzteren zur Übernahme bereit sind, übertragen usw.

Es ist an sich kein Grund einzusehen, warum die Ausübung einer solchen Schutzaufsicht nicht auch der offenen Fürsorge übertragen werden sollte oder könnte in jenen Fällen, in welchen geistig abnorme Erscheinungen in ausgeprägterem Maße bestehen, also bei schweren Psychopathen, angeborenen Defekten usw. Jedenfalls besteht nach meiner Ansicht nach dem Wortlaut des Gesetzes kein Hinderungsgrund, daß das Vormundschaftsgericht nach Anhörung des Jugendamtes die offene Fürsorge als solche oder den Fürsorgearzt oder auch mit dessen Einverständnis etwa geeignete Fürsorgepfleger oder Fürsorgepflegerinnen damit betrauen würde.

Eine derartige Maßnahme wäre auch schon deswegen erwünscht und zweckmäßig, weil der Fürsorgearzt als sachverständiger Beraterund Begutachter jederzeit in der Lage wäre, das in besonderem Falle für den besonderen geistigen Zustand des betreffenden Schützlings Erforderliche zu veranlassen und Vormundschaftsgericht und Jugendamt zu beraten.

Die bisher besprochenen Formen einer Schutzaufsicht umfassen jedoch nur einen verhältnismäßig kleinen Kreis geistig abnormer Personen, hauptsächlich solche, die als Rechtsbrecher zu einer Freiheitsstrafe verurteilt worden sind, oder Jugendliche, bei denen die Vollstreckung einer Freiheitsstrafe im Urteil ausgesetzt ist (Jugendgerichtsgesetz), oder bei denen eine geistige oder sittliche Verwahrlosung verhütet werden soll (Jugendwohlfahrtsgesetz). Nicht getroffen wird durch die bereits bestehenden gesetzlichen Bestimmungen die wesentlich größere Zahl in irgendeiner Form geistig Abnormer, welche nach psychiatrischer Anschauung, die nunmehr auch in weiteren Kreisen Eingang gefunden hat, der Schutzaufsicht bedürfen. Das sind

1. Geisteskranke im engeren Sinne, bei denen infolge der besonderen Auswirkungen ihrer geistigen Erkrankung die Gefahr einer Gemeingefährlichkeit besteht, bei denen aus Gründen der Sicherung und auch der Heilung die Maßnahme einer Aufsicht und eines Schutzes ihrer eigenen Interessen notwendig ist. Dabei fallen wieder zwei Gesichtspunkte besonders ins Gewicht:

a) Einmal handelt es sich um Kranke, welche wegen ihrer bewiesenen oder infolge ihrer Krankheitserscheinungen befürchteten Gemeingefährlichkeit zur Sicherung der Allgemeinheit auf Grund behördlicher Anordnung in Heil- und Pflegeanstalten oder solchen gleichzusetzenden Anstalten eingewiesen waren und aus diesen wieder entlassen wurden, weil die eine Gemeingefährlichkeit bedingende Erkrankung wirklich abgelaufen oder doch soweit gebessert ist, daß Entlassungsversuche gerechtfertigt sind. Mit ins Gewicht bei solchen Entlassungen fallen auch jene Erwägungen, die wir weiter oben bereits als volkswirtschaftliche kennengelernt haben, insofern, als dem Internierten, wenn irgend zulässig, sobald wie möglich wieder Gelegenheit gegeben werden soll, selbst am Erwerb des Lebensunterhaltes für sich und eventuell auch für Versorgungsberechtigte mitzuwirken. Auch die Frage der Einsparung öffentlicher Mittel an Verpflegsgeldern, an benötigten Anstaltsplätzen usw. spielt dabei mit hinein.

b) Die zweite Kategorie bilden jene Geisteskranken, bei welchen die besonderen Krankheitsentäußerungen befürchten lassen oder doch die Möglichkeit nahelegen, daß sie gemeingefährliche oder die öffentliche Sicherheit oder Sittlichkeit irgendwie verletzende Handlungen begehen könnten, die jedoch immer noch unter bestimmten Voraussetzungen außerhalb der Anstalten belassen werden können, insbesondere wenn eine fachkundige Schutzaufsicht sowohl die Belange der Öffentlichkeit wie diejenigen des Kranken durch geeignete Maßnahmen zu wahren vermag. Und solche Kranke gibt es, wie die Erfahrung der offenen Fürsorge lehrt, eine nicht geringe Zahl.

2. sind es jene Erwachsenen, welche man heute noch unter dem Sammelbegriff der Psychopathen zusammenfaßt, wenigstens in ihren schweren Ausprägungen und namentlich, soweit sie durch ihre abnormalen Eigenschaften gesellschaftsfeindliche Tendenzen aufweisen. Ich möchte das Wort gesellschaftsfeindlich im weitesten Sinne aufgefaßt wissen, also nicht nur insofern, als sie in dem gewöhnlich gebrauchten Sinne des Wortes Handlungen begehen, welche das gesellschaftliche Zusammenleben gefährden, sondern auch insofern, als sie durch ihre negativen Leistungen der Allgemeinheit Lasten auferlegen, da sie vielfach in irgendeiner Form unterhalten werden müssen.

3. Als dritte besondere Gruppe möchte ich die chronischen Alkoholisten ausscheiden, trotzdem sie ja in ihren abnormen Wesenszügen das meiste mit der ersten und zweiten Gruppe gemeinsam haben. Die ihnen eigentümlichen Auswirkungen auf die menschliche Gesellschaft und insbesondere auf ihre Familie sind jedoch so besondere, daß man sich auch bisher schon immer gewöhnt hat, ihnen eine besondere Behandlung zuteil werden zu lassen.

Mit diesen drei Gruppen scheint mir der Kreis jener geistig abnormen Menschen umrissen, welche einer Schutzaufsicht bedürfen, soweit sie nicht freiwillig sich einer Fürsorge bedienen. Darüber, daß die weitaus größte Zahl dieser Menschen einer Schutzaufsicht bedarf, darüber besteht, wie schon gesagt, auch in nichtpsychiatrischen Kreisen heute kein Zweifel mehr. Es ist hier nicht der Platz, an Hand der zahlreichen besonderen Eigenschaften geistig Abnormer und ihrer Auswirkungen auf die Person selbst und auf die Umwelt diese Notwendigkeit nachzuweisen. Der zwingendste Beweis für die Notwendigkeit einer Schutzaufsicht über geistig Abnorme liegt meines Erachtens in der Erfahrungstatsache, daß solche Menschen infolge ihrer abnormen Eigenschaften die bestehende Gesellschaftsordnung, das gesellschaftliche Zusammenleben der Menschen stets in irgendeiner Weise gefährden oder doch gefährden können, daß sie die Allgemeinheit wirtschaftlich belasten und daß sie obendrein — und dieser Punkt wäre vielleicht sogar voranzustellen — selbst vielfach dauernd eines Schutzes bedürfen, um als für den Daseinskampf Schwächere nicht diesem Kampf zu erliegen.

Mit als ein Beweis für die Notwendigkeit der Schutzaufsicht für geistig Abnorme mag schließlich noch die Tatsache gelten, daß gesetzliche Bestimmungen, wenigstens auf Teilgebieten, bereits eine solche Schutzaufsicht eingeführt haben, und daß in Vorbereitung befindliche Gesetze, wie der neue Strafgesetzentwurf, das Bewahrungsgesetz diese Maßnahme ausdrücklich, weil eben notwendig, vorsehen.

Gegen die Schutzaufsicht wird neben anderen als Haupteinwand erhoben, daß sie die persönliche Freiheit in zu weitgehendem Maße antastet. Dieser Einwurf ist meines Erachtens nicht gerechtfertigt. Ohne mich auf eingehende rechtsphilosophische Deduktionen und Erwägungen einzulassen, glaube ich doch sagen zu dürfen, daß der Begriff der persönlichen Freiheit an sich im wesentlichen ein utopischer ist. Niemand ist in Wirklichkeit frei, im modernen Rechtsstaate, ebensowenig wie im vergangenen. Keiner darf tun und lassen, was er will, wenn die gesellschaftliche Ordnung, die Möglichkeit des reibungslosen Zusammenlebens der Menschen aufrechterhalten werden soll. Jeder Staat, sogar der kommunistische, dieser vielleicht sogar mehr denn ein anderer, wird durch Gesetze, Verordnungen, Polizei u. dgl. einer persönlichen Freiheit hindernd im Wege sein. Dabei ist in all diesen Schranken einer persönlichen Freiheit fast ausschließlicher Zweck die Sicherung der Allgemeinheit, während bei der Schutzaufsicht, wenn sie auch eine mit sanftem Zwange ausgeübte Fürsorge darstellt, immer noch das persönliche Wohl des Beaufsichtigten mit eine wesentliche Zweckaufgabe ist.

Ist nun eine solche Schutzaufsicht geistig Abnormer bisher unter den geltenden Gesetzen nicht möglich, ist sie bisher auch noch nicht durchgeführt worden? Die Frage muß dahin beantwortet werden, daß sie nicht nur möglich ist, sondern auch bereits de facto, wenn auch in unvollkommener Auswirkung, durchgeführt ist. In der Schutzaufsicht des Jugendgerichtsgesetzes und des Jugendwohlfahrtsgesetzes haben wir z. B. bereits eine Form der Schutzaufsicht kennengelernt, die u. a. auch psychopathische Jugendliche trifft, wenn auch bei Ausübung dieser Schutzaufsicht die offene psychiatrische Fürsorge meines Wissens noch nicht in ausgedehnterem Maße herangezogen wurde. Weiterhin standen ja auch diejenigen Geisteskranken, die außerhalb der Anstalten lebten, bei denen aber gemeingefährliche Handlungen zu befürchten waren, auch bisher schon unter Aufsicht. Namentlich geschah dies bei Kranken, welche wegen ihrer Erkrankung und dadurch bedingter Gemeingefährlichkeit seinerzeit auf Grund eines behördlichen Beschlusses in eine Anstalt eingewiesen waren und probeweise wieder entlassen wurden. Die Schutzaufsicht wurde hier meist in der Form der *Polizeiaufsicht* durchgeführt, d. h. in bestimmten Zwischenräumen erschien ein Polizeiorgan, um nach dem Kranken zu sehen und Erhebungen über seine Führung anzustellen. Außerdem gehört es ja bekanntlich zu den Pflichten der Amtsärzte, die in Freiheit lebenden Geisteskranken ihrer Bezirke zu überwachen, was schließlich auch als Schutzaufsicht aufgefaßt werden kann. Man mag über die Zweckmäßigkeit und Wirksamkeit dieser beiden bisher bestehenden Formen einer Schutzaufsicht über Geisteskranke denken wie man will. Unbestritten vom ärztlichen Standpunkte aus muß es jedoch sein, daß die Polizeiaufsicht über Geisteskranke nicht diejenige Form einer Schutzaufsicht ist, welche als zweckmäßig bezeichnet werden kann. Wenn Aschrott die Polizeiaufsicht schon bei der vorläufigen Entlassung von Strafgefangenen gemäß § 23 RStGB. als unzulässige Maßnahme bezeichnet, weil einerseits der Entlassene dadurch in seinem ehrlichen Fortkommen gehemmt werde, und weil andererseits durch die Polizeiaufsicht in keiner Weise die zweite Forderung einer Schutzaufsicht, die Förderung des sozialen Fortkommens, die Hilfe in Rat und Tat, die Stütze gewährleiste, so ist Polizeiaufsicht um so mehr die ungeeignetste Maßnahme in der Schutzaufsicht für geistig Abnorme. Hier handelt es sich um Kranke oder doch wenigstens um krankhaft Veranlagte. Ihr Fortkommen in der Freiheit wird ohnedies bereits genug beeinträchtigt durch die grundsätzlich falsche Einstellung unvernünftiger Mitmenschen, welche auch heute, im Zeitalter der Aufklärung, in solchen geistig Abwegigen immer noch etwas vom wilden Tier wittern wollen. Polizeiliche Aufsicht vermehrt hier naturgemäß noch mehr solche Irrtümer und die aus einer solchen falschen Einstellung sich ergebende Mißachtung und falsche Behandlung unserer Kranken, die ihr Fortkommen in der Freiheit erschwert, wenn nicht unmöglich macht. Die Polizeiaufsicht als Form einer Schutzaufsicht ist ferner aus eben demselben Grunde, wie oben die Schutzaufsicht für den vorläufig entlassenen Strafgefangenen abzulehnen, weil sie noch weniger wie dort die Schutzaufgaben für die Beaufsichtigten im Auge hat und haben kann. Bei aller Hochachtung für die Tüchtigkeit unserer Polizeibeamten muß es doch gesagt werden, daß sie nicht jene speziellen Kenntnisse besitzen, welche für die Wahrung der Interessen der geistig Abnormen, für ihre Stütze und Führung unerläßlich notwendig sind. Zur Betätigung der Schutzaufsicht für geistig Abnorme kommt ihrem ganzen Wesen nach nur die spezialärztlich geleitete Fürsorge in Betracht.

Auch die *Beaufsichtigung der Geisteskranken durch die Amtsärzte* genügt nicht für die Forderungen einer Schutzaufsicht. Die Aufsichtsmöglichkeit der Amtsärzte ist eine viel zu geringe. Der Aufgabenkreis des Amtsarztes ist ein viel zu großer und zu vielgestaltiger, als daß er den Anforderungen einer Schutzaufsicht, wie sie notwendig sind, genügen könnte. Auch der Amtsarzt hat nicht die Möglichkeit, hat nicht einmal die Zeit, den Beaufsichtigten jenen Schutz zu gewähren, der einen wesentlichen Teil einer Schutzaufsicht ausmacht und der sie befähigt, trotz ihrer geistig abnormen Eigenschaften mit den übrigen Mitmenschen zusammenzuleben und mitzuarbeiten im allgemeinen Erwerbsleben.

Dabei soll von vornherein, um Mißverständnisse zu vermeiden, darauf hingewiesen sein, daß mit obigen Feststellungen nicht etwa die Absicht kundgegeben sein soll, als sollte damit jeder, auch der berechtigte, durch Gesetz und Amt verbürgte Einfluß von Polizei und Amtsarzt auf die Beaufsichtigung von geistig Abnormen ausgeschaltet werden. Mit nichten. Dem Amtsarzt muß naturgemäß das ihm durch die gesetzlich auferlegte Pflicht gegebene Recht der Überwachung der Geisteskranken seines Bezirkes gewahrt werden. Um Wiederholungen zu vermeiden, möchte ich bezüglich dieser Frage auf die entsprechenden Ausführungen im Kapitel „Fürsorgearzt" verweisen. In gleicher Weise gilt dies für die Polizei, soweit der Schutz der Allgemeinheit vor gefährlichen oder auch nur störenden Auswirkungen geistig Abnormer in Frage kommt. Ich kann mir aus meiner Erfahrung heraus sehr wohl Fälle denken, wo die Mitwirkung der Polizei bei der Schutzaufsicht nicht nur erwünscht, sondern geradezu notwendig ist. Es wird an anderer Stelle davon zu reden sein.

Ist nun trotzdem unter dem geltenden Rechte eine allgemeine Schutzaufsicht aller geistig Abnormer möglich? Ist sie vielleicht bereits in einer Form durchgeführt, wie wir sie wünschen, nämlich in der Form, daß die Schutzaufsicht über geistig Abnorme die offene psychiatrische Fürsorge übernommen hat? Ich glaube, dem Verständnis dieser Frage am meisten zu dienen, wenn ich die hier einschlägigen Verhältnisse der *Erlanger Fürsorge* schildere.

In *Bayern* besteht bekanntlich ein eigenes Polizeistrafgesetzbuch. Dessen Art. 80 Abs. II beschäftigt sich mit der Verwahrung gemeingefährlicher Geisteskranker. Er lautet: „Hat eine solche Person (nämlich eine blödsinnige oder geisteskranke) einen Angriff gegen Personen oder fremdes Eigentum verübt oder die öffentliche Sittlichkeit verletzt und ist wegen Unzurechnungsfähigkeit des Beschuldigten entweder ein Strafverfahren gar nicht eingeleitet worden oder ein das Strafverfahren einstellendes Erkenntnis erfolgt, oder ist die Gemeingefährlichkeit einer solchen Person in sonstiger Weise festgestellt, so ist die Polizeibehörde (Distriktspolizeibehörden) berechtigt, auf Grund eines bezirksärztlichen Gutachtens deren Unterbringung in einer Irrenanstalt oder deren sonstige genügende Verwahrung anzuordnen."

In *Nürnberg* bestand nun von jeher die Übung, daß bei solchen vom Polizeisenat des Stadtrates gemäß Art. 80 Abs. II in eine Anstalt eingewiesenen Geisteskranken, wenn sie nach Heilung oder Besserung ihres Leidens aus der Anstalt wieder entlassen wurden, der Einweisungsbeschluß nicht ohne weiteres wieder aufgehoben wurde, d. h. der betreffende Kranke wurde zunächst unter Aufrechterhaltung des Einweisungsbeschlusses probeweise, also gewissermaßen auf Wohlverhalten aus der Anstalt entlassen. Die Aufhebung des Einweisungsbeschlusses erfolgte erst, wenn nach längerem Aufenthalt in der Freiheit festgestellt war, daß eine Gemeingefährlichkeit des betreffenden Kranken auch außerhalb der Anstalt nicht mehr bestand. Kenntnis von seinem Verhalten verschaffte sich der Stadtrat durch polizeiliche Überwachung bzw. polizeiliche Erhebungen.

Schon bald, nachdem die offene Fürsorge der Heil- und Pflegeanstalt Erlangen nach dem Kriege in Nürnberg wieder in Gang gebracht war, wurde an den Stadtrat herangetreten, er möchte in einzelnen Fällen, in denen die Polizeiaufsicht als besonders drückend empfunden werden mußte, die aus den Verhältnissen gebotene Schutzaufsicht nicht durch die Polizei, die damals noch der Stadt selbst unterstand, sondern durch die Fürsorge ausüben lassen. Die maßgebenden Stellen, welche das Arbeiten der Fürsorge bereits aus mannigfachen Erfahrungen kannten, willigten zunächst versuchsweise ein. Es wurde vereinbart, daß die Fürsorgepflegerin sich in jedem einzelnen Falle zur Aufsicht unterschriftlich verpflichten mußte. Damit waren die ersten Anfänge einer Schutzaufsicht über Geisteskranke durch die offene psychiatrische Fürsorge gegeben. Von der Einrichtung wurde zunehmender Gebrauch gemacht. Die Anregung in jedem einzelnen Falle ging von der Fürsorge aus. Wenn eine solche Anregung nicht erfolgte, verblieb die Schutzaufsicht bei der Polizei.

Nun wurde in Nürnberg die Polizei von der Stadt abgetrennt, sie ging nach Einrichtung der Polizeidirektion Nürnberg-Fürth in die Hände des Staates über. Bei der Ausscheidung der verschiedenen Aufgaben auf Stadt und Polizeidirektion verblieb das Geisteskrankenwesen bei der Kompetenz der Stadt; es wurde eine Aufgabe des städtischen Gesundheitsamtes. Nun hatte aber die Stadt, da sie über die Polizei nicht mehr verfügte, keine Organe mehr für die Ausübung der Schutzaufsicht über die Geisteskranken, soweit sie sich nicht überhaupt unter der Schutzaufsicht der offenen Fürsorge der Heil- und Pflegeanstalt Erlangen befanden. Sie hätte in jedem einzelnen Falle um die Mitwirkung der Polizei ersuchen müssen. In der richtigen Erkenntnis, daß solches Vielerlei der Sache nicht förderlich ist, ferner in Anerkennung der Tatsache, daß die offene Fürsorge die Schutzaufsicht in den ihr bisher schon übertragenen Fällen in durchaus zweckmäßiger Weise ausgeübt hatte, wurde ihr nunmehr von der Stadt die Schutzaufsicht über alle Geisteskranken, soweit sie bisher von der Polizei ausgeübt worden war, übertragen. Polizeiliche Mitüberwachung sollte nur stattfinden in jenen Fällen, in denen es die Fürsorge selbst wünschte.

Alle diese Fragen wurden in den Einweisungsbeschluß des Stadtrates mit hineinverarbeitet, um auch die rechtliche Grundlage zu schaffen. Dabei wurde zugleich auch die Wiederentlassung eines solchen Eingewiesenen, die bisher an ein sehr umständliches Verfahren gebunden war, erleichtert. Die Ziffer 3 eines solchen Einweisungsbeschlusses lautet: „Die Direktion ist berechtigt, den eingewiesenen Kranken in die eigene Familie probeweise zu entlassen oder zu beurlauben, falls die Genesung entsprechend vorgeschritten und keine Gefahr für die Allgemeinheit mehr zu befürchten ist. Die Beurlaubung erstreckt sich zunächst auf die Dauer bis zu drei Monaten. Nach Ablauf dieser Frist kann eine weitere Beurlaubung — jedoch jeweils nicht über drei Monate

— erfolgen, wenn ein Gutachten der hiesigen Fürsorgestelle für Nerven- und Gemütskranke als Organ der Heil- und Pflegeanstalt Erlangen sich dafür ausspricht und die Zustimmung des Bezirksarztes vorliegt. Die Fürsorgestelle übernimmt für die beurlaubten Personen, die sie betreut, die Verantwortung. Sie hat dem Stadtrat diejenigen Fälle besonders namhaft zu machen, die eine polizeiliche Überwachung erfordern."

Damit war die Schutzaufsicht über die Geisteskranken in Nürnberg durch die offene psychiatrische Fürsorge erreicht. Es bestand jedoch noch eine Lücke; sie fehlte noch über die Halbabnormen, also über die Psychopathen und Alkoholisten, soweit es bei letzteren nicht bereits zu ausgesprocheneren geistigen Störungen gekommen war. Auch diese Lücke schloß sich bald. Der Bezirksarzt der Stadt Nürnberg, Obermedizinalrat Dr. SAUERTEIG, und sein damaliger Physikatsassistent Dr. GÜCKEL empfanden es als unzweckmäßig und als unhaltbaren Zustand, daß sie in außerordentlich vielen Fällen gezwungen waren, polizeilich auffällig gewordene Psychopathen, Trinker u. dgl. zu untersuchen und gemäß Art. 80 Abs. II PStrGB. wegen Verdachtes der Gemeingefährlichkeit zu begutachten, ohne daß jedoch eine Geisteskrankheit im engeren Sinne konstatiert werden konnte, oder daß doch wenigstens gleich zum äußersten Mittel der Anstaltseinschaffung gegriffen werden mußte, wenn eine andere Maßnahme, eben Schutzaufsicht, noch ausreichend oder zweckmäßig gewesen wäre. Sie empfanden es unzweckmäßig, daß solche Fälle, die vielfach immer wieder zur Untersuchung kamen, nach der Untersuchung sich wieder selbst überlassen werden mußten. Obermedizinalrat Dr. SAUERTEIG und der Stadtrat traten deshalb im April 1923 an Verfasser heran mit der Aufforderung, einen Entwurf einer Psychopathenfürsorge im Sinne der Schutzaufsicht und mit Angliederung an die Fürsorge der Heil- und Pflegeanstalt Erlangen für Nerven- und Gemütskranke einzureichen. Dies geschah. Es wurden folgende Richtlinien vorgeschlagen:

1. Die Fürsorgestelle Nürnberg der Heil- und Pflegeanstalt Erlangen erklärt sich mit Zustimmung der Direktion dieser Anstalt grundsätzlich bereit, die Psychopathenfürsorge der Stadt Nürnberg zu übernehmen.

2. Die Heil- und Pflegeanstalt Erlangen stellt zu diesem Behufe die Einrichtungen der Nürnberger Fürsorgestelle unentgeltlich zur Verfügung (Fürsorgearzt, Fürsorgepersonal, die Räume der Fürsorgestelle: Oberer Bergauer Platz 7/I usw.). Die Fürsorgeorgane arbeiten in stetem und engstem Zusammenhange und Einvernehmen mit den einschlägigen städtischen Behörden, Stellen und Fürsorgeorganisationen, insbesondere mit dem Bezirksarzt, dem Wohlfahrtsamt (Gesundheitsamt), der Polizei und den städtischen Polizeipflegerinnen. Fürsorgearzt und Fürsorgepflegerinnen bleiben jedoch ausschließlich der Direktion der Heil- und Pflegeanstalt Erlangen unterstellt.

3. In erster Linie werden in Fürsorge genommen solche psychopathisch veranlagte Personen, bei denen der Bezirksarzt auf Grund seiner Untersuchungen im Einvernehmen mit der Polizeibehörde eine Schutzaufsicht und Beratung zeitweise oder dauernd für notwendig hält. Die

Personen werden vom Bezirksarzt der Fürsorgestelle unmittelbar mitgeteilt unter Beifügung eventuell erwachsener Akten, die von der Fürsorgestelle nach Einsichtnahme alsbald zurückgereicht werden.

Endlich werden in Fürsorge genommen freiwillig sich meldende Psychopathen zur Beratung (Berufsberatung, Vermittlung von Arbeitsgelegenheit, Beratung in rechtlichen Angelegenheiten usw.), dann Psychopathen, die von anderen städtischen Behörden und Stellen, von anderen Fürsorgeorganisationen, von Eltern oder Vormündern als der Fürsorge bedürftig namhaft gemacht werden. Widerstreben Fälle der beabsichtigten Fürsorge, so ist die Fürsorgestelle gehalten, den Entscheid des Bezirksarztes bzw. der Distriktspolizeibehörde einzuholen. Ausgenommen sind Fälle von psychopathischen Kindern und Jugendlichen, die dem Aufgabenkreis des städtischen Jugendamtes zugehören.

4. Ist eine ärztliche Behandlung notwendig, so werden die Versorgten praktischen, wenn nötig Nervenspezialärzten zugewiesen, namentlich alle Fälle, die Krankenkassen angehören oder Selbstzahler sind. Ausnahmen können allenfalls stattfinden in Fällen, die sich in nachgewiesener schwerer wirtschaftlicher Notlage befinden und keiner Kasse angehören. (Armenbehandlung.)

5. Die Dauer der Fürsorge bemißt sich nach deren Notwendigkeit, deren Feststellung nötigenfalls der Bezirksarzt zu entscheiden hat. Im allgemeinen wird die Fürsorge versuchen, jeden einmal in Fürsorge genommenen möglichst dauernd in Fürsorge zu halten. (Nach unseren bisherigen Erfahrungen begegnet diese dauernde Fürsorge, wenn sie vorsichtig und richtig gehandhabt wird, nur ganz ausnahmsweise Schwierigkeiten.) Ergeben sich bei Fällen, die vom Bezirksarzt oder Polizeibehörden zur Fürsorge zugewiesen sind oder bei denen der Fürsorgearzt weitere Fürsorge auf Grund seiner Beobachtungen für notwendig hält, Schwierigkeiten, d. h. wollen solche Versorgte die Aufhebung der Fürsorge, so entscheidet der Bezirksarzt bzw. die Distriktspolizeibehörde darüber. Zu diesem Zwecke wird der Fürsorgearzt vom Bezirksarzt gutachtlich gehört. Der Fürsorgearzt stellt das gesamte, über den betreffenden Fall erwachsene Aktenmaterial (Krankengeschichten usw.) dem Bezirksarzt zur Verfügung. Die Fürsorge ist im übrigen bestrebt, möglichst den freiwilligen Charakter der Fürsorge zu wahren.

6. Um Zwangszuweisungen zur Fürsorge durch den Bezirksarzt bzw. durch die Polizei auch eine rechtliche Grundlage zu geben, soweit es das geltende, für diese Frage recht dürftige und unmoderne Recht zuläßt, wird vorgeschlagen:

a) In allen schwereren Fällen, bei denen eine gemeingefährliche Handlung (Mißhandlung der Angehörigen, Angriffe auf Personen oder Sachen usw.) bereits vorliegt, oder eine Gefährdung der öffentlichen Ordnung und Sicherheit zu befürchten ist, bei denen außerdem die Zurechnungsfähigkeit ausgeschlossen ist oder doch in Frage steht, die jedoch nicht absolut anstaltsbedürftig erscheinen, dürfte es sich vielleicht empfehlen, die Zuweisung zur Fürsorge auf Grund des Art. 80 Abs. II PStrGB. herbeizuführen, wobei die Fürsorge „als anderweitig genügende Verwahrung" zu gelten hätte.

b) In allen Fällen, in denen die Heranziehung des Art. 80 Abs. II PStrGB. nicht zulässig oder doch bedenklich erscheint, wird es sich von der Autorität und der Belehrung des Bezirksarztes unter dem nicht zu unterschätzenden Eindruck der polizeilich angeordneten Untersuchung oder der durch den Bezirksarzt selbst erfolgten Vorladung unschwer erreichen lassen, daß der Betreffende eine vielleicht bereits als Formular vorliegende Erklärung unterzeichnet, daß er mit der Fürsorge, bzw. Beratung durch die Fürsorgestelle für Nerven- und Gemütskranke einverstanden ist. Diese Erklärung wird sowohl zu den Akten des Stadtrates als zu den Akten des Fürsorgearztes gegeben.

c) Bei freiwillig sich meldenden Fällen wird ohnedies eine derarige Maßnahme sich erübrigen.

7. Um die erweiterten Aufgaben der Fürsorge auch nach außen erkennen zu lassen, wird auf den in öffentlichen Gebäuden usw. vom Stadtrat angeschlagenen Plakaten und in den Hinweisen in den Wohlfahrtsblättern und in öffentlichen Blättern die Bezeichnung „Irrenfürsorge" geändert in „Fürsorgestelle für Gemüts- und Nervenkranke". Der Text auf den Plakaten usw. wird entsprechend geändert, auf die erweiterte Aufgabe der Fürsorgestelle wird besonders hingewiesen.

8. Die Fürsorge betätigt ihre neue Aufgabe durch Hausbesuche des Fürsorgearztes und des Fürsorgepersonals, außerdem durch Beratung in der fürsorgeärztlichen Beratungsstunde.

9. Der Fürsorgearzt wird auf Verlangen regelmäßig dem Bezirksarzt Bericht erstatten, sowohl über einzelne Fälle, die dem Bezirksarzt von besonderem Interesse erscheinen als auch über die Erfahrungen in der Psychopathenfürsorge im allgemeinen. Er wird in jeder Weise die Aufgaben des Bezirksarztes erleichtern und unterstützen, z. B. durch Erhebungen in undurchsichtigen Fällen usw.

10. Die Stadt Nürnberg stellt zur Erfüllung der sozialen Aufgaben der Psychopathenfürsorge ihre diesbezüglichen Einrichtungen (Erwerbsbeschränktenfürsorge, landwirtschaftlichen Betrieb usw.) nach Möglichkeit zur Verfügung. Die Arbeitsämter und das Armenamt werden gehalten, Anregungen des Fürsorgearztes ihr besonderes Augenmerk zuzuwenden. Ein enges, gegenseitig unterstützendes Zusammenwirken mit allen übrigen, im Stadtgebiet tätigen Fürsorgeorganisationen ist dringend erwünscht.

Diese Richtlinien wurden angenommen und seitdem ist in Nürnberg Schutzaufsicht über alle geistig Abnormen, soweit sie sich als notwendig erweist, durch die offene Fürsorge der Heil- und Pflegeanstalt Erlangen durchgeführt. Was sich in Nürnberg als durchführbar erwiesen hatte, wurde auch auf das übrige Fürsorgegebiet der Erlanger Anstalt ausgedehnt.

Über alle in Schutzaufsicht stehende Personen berichtet der Fürsorgearzt jeweils auf Aufforderung an die zuständige Distriktspolizeibehörde.

Was in Bayern mit seinem in mancher Hinsicht doch recht veralteten PStrGB. möglich ist, muß auch in anderen deutschen Ländern möglich sein. Auch dort lassen wohl bereits vorhandene gesetzliche Bestimmungen solche Schutzaufsicht bei gutem Willen aller in Betracht kommenden Faktoren zu. So gibt meines Erachtens in *Baden* das badische Irrenfürsorgegesetz vom 25. Juni 1910, das heute wohl brauchbarste diesbezügliche Gesetz in seinem § 5 eine durchaus brauchbare Handhabe. Es ist kein Grund einzusehen, warum das Bezirksamt in geeigneten Fällen nicht einen solchen Verwahrungsbeschluß fassen sollte, dessen Vollzug aber aussetzen könnte, wobei ausgesprochen werden könnte, daß der betreffende geistig Abnorme, ehe zum Mittel der zwangsweisen Anstaltseinschaffung gegriffen wird, zunächst versuchsweise der offenen Fürsorge der zuständigen Heil- und Pflegeanstalt zur Schutzaufsicht unterstellt werden soll. Wenn die nach § 5 behandelten Kranken ferner aus der Anstalt zunächst nicht entlassen, sondern mit Zustimmung des zuständigen Bezirksamtes zunächst in Fürsorge beurlaubt werden, scheint mir eine genügende gesetzliche Handhabe gegeben zu sein. Vielleicht wäre auch der § 31 der badischen Ministerialverordnung, die Irrenfürsorge betreffend vom 30. Juni 1910 (Ausführungsbestimmungen zum Gesetz vom 25. Juni 1910) der Paragraph, welcher Familienpflege vorsieht, hier anwendbar. Außerdem könnte der § 35 dieser Verordnung vielleicht herangezogen werden, welcher einerseits dem Bezirksarzt die Aufsichtspflicht über die Geisteskranken überträgt, andererseits die Anstaltsdirektionen anhält, sich in geeigneten Fällen mit den Organen des Hilfsvereins ins Benehmen zu setzen. Warum sollte, wenn eine solche Aufsicht für Geisteskranke schon vorgesehen ist, nicht auch die Anstalt selbst mit ihrer Außenfürsorge daran beteiligt werden?

Eine gesetzliche Regelung hat die Anstaltsaufnahme geistig Erkrankter auch in *Sachsen* gefunden durch das Gesetz vom 12. Mai 1912. Dieses Gesetz enthält jedoch keinerlei Bestimmungen, die sich auf die Schutzaufsicht ohne weiteres übertragen ließen. Da jedoch die Kreishauptmannschaft in letzter Linie über Aufnahme und Entlassung entscheidet, kann es meines Erachtens nicht schwierig sein, auch hier mit Hilfe dieser Behörde einen Modus zu finden, welcher den Forderungen einer Schutzaufsicht gerecht wird.

In den übrigen deutschen Staaten, insbesondere in *Preußen*, ist das Irrenwesen heute noch immer im Wege des Verordnungsrechtes geregelt. Die Aufsicht über die in der eigenen oder fremden Familie lebenden Geisteskranken, Epileptiker und Idioten regeln in Preußen die §§ 104 und 105 der Dienstanweisung für die Kreisärzte. Darnach hat nach § 104 der Kreisarzt der Fürsorge für Geisteskranke usw. dauernd seine Aufmerksamkeit zu widmen und nach § 105 die von Privatpersonen in fremder Familie untergebrachten Geisteskranken usw. in Gemäßheit der in den einzelnen Bezirken bestehenden Vorschriften zu beaufsichtigen. Näher erläutert sind diese Bestimmungen durch Ministerialerlasse vom 25. April 1898 und vom 26. März 1904, die sich auf Verfügungen der Regierungspräsidenten von Düsseldorf und Lüneburg stützen. In dem Erlasse des lüneburgischen Regierungspräsidenten vom 3. Februar 1902 sind in Ziffer 1 des Erlasses Kranke, welche von einer öffentlichen Irrenanstalt in Familienpflege untergebracht sind, von der Verfügung, in das Verzeichnis Geisteskranker usw., welche außerhalb von ausschließlich zur Aufnahme solcher Kranken bestimmten Anstalten untergebracht sind, aufgenommen zu werden, und damit von der kreisärztlichen Überwachung ausgenommen. Dies geschah wohl zweifellos in der richtigen Erkenntnis, daß diese Kranken durch die spezialärztliche Überwachung der die Familienpflege betätigenden öffentlichen Irrenanstalt genügend gesichert sind. Es ist nicht das geringste Bedenken zu erkennen, daß der Kreis dieser als in Familienpflege befindlichen Geisteskranken, Epileptiker, Idioten ausgedehnt wird auf die in der Außenfürsorge einer öffentlichen Irrenanstalt befindlichen geistig Abnormen überhaupt, wobei sich der Kreis der geistig Abnormen auch um chronische Alkoholisten und schutzbedürftige Psychopathen erweitern könnte. Da auch in Preußen die Einweisung gemeingefährlicher Kranker Angelegenheit der Distriktspolizeibehörden ist, könnte bei der Zuweisung der schutzaufsichtsbedürftigen geistig Abnormen zur Außenfürsorge der öffentlichen Irrenanstalten analog verfahren werden, wie es für bayerische Verhältnisse als bereits durchgeführt geschildert wurde. Ob zur Durchführung dieser Schutzaufsicht für geistig Abnorme bis zum Erlaß eines eigenen Irrengesetzes die früheren Bestimmungen ergänzende Verordnungen nötig sind oder ob die bisherigen Verordnungen als auch für diesen Zweck bereits genügend angesehen werden können, muß dem Ermessen der berufenen Instanzen überlassen werden.

Da die Schutzaufsicht eine im wesentlichen moderne kriminalpolitische Forderung darstellt, ist es nicht zu verwundern, wenn sie bisher im geltenden Rechte, wie wir gesehen haben, wenig eingeführt ist. Um so mehr befassen sich im Entwurf befindliche Gesetze und Gesetzesreformen mit dieser Maßregel. Vor allem sind es der neue Entwurf eines Strafgesetzbuches für das Deutsche Reich und die verschiedenen Entwürfe eines Verwahrungsgesetzes, welche diese Einrichtung sich zu eigen machen, eben unter Berücksichtigung der günstigen Erfahrungen, die damit in anderen Ländern und in den bisher kleinen Anwendungsgebieten im Deutschen Reich gemacht wurden.

Der amtliche Entwurf eines Allgemeinen Deutschen Strafgesetzbuches 1925, veröffentlicht auf Anordnung des Reichsjustizministeriums, befaßt sich mit der Schutzaufsicht in folgenden Paragraphen:

§ 39. Das Gericht kann den Verurteilten, dem es bedingten Straferlaß gewährt, unter Schutzaufsicht (§ 51) stellen. Es kann ihm auch besondere Pflichten auferlegen. Soweit es die wirtschaftliche Lage des Verurteilten zuläßt, soll es ihn verpflichten, den Schaden wieder gutzumachen, den er durch die Tat verursacht hat.

Das Gericht kann diese Anordnungen während der Probezeit auch nachträglich treffen.

§ 42. Maßregeln der Besserung und Sicherung sind:
1. Die Unterbringung in einer öffentlichen Heil- oder Pflegeanstalt.
2. Die Unterbringung in einer Trinkerheilanstalt.
3. Die Sicherungsverwahrung.
4. Die Schutzaufsicht.
5. Das Wirtshausverbot.
6. Die Reichsverweisung.
7. Der Verlust der Amtsfähigkeit.
8. Der Verlust des Wahl- und Stimmrechts.
9. Die Urteilsbekanntmachung.
10. Die Einziehung.

§ 43. Wird jemand als nicht zurechnungsfähig freigesprochen oder außer Verfolgung gesetzt oder als vermindert zurechnungsfähig verurteilt, so ordnet das Gericht zugleich seine Unterbringung in einer öffentlichen Heil- oder Pflegeanstalt an, falls die öffentliche Sicherheit diese Maßregel erfordert.

Genügt Schutzaufsicht (§ 51), so ist diese anzuordnen.

§ 44. Wird ein Trunksüchtiger wegen einer Tat, die er in der Trunkenheit begangen hat, oder wegen Volltrunkenheit (§ 335) zu einer Strafe verurteilt, so ordnet das Gericht zugleich seine Unterbringung in einer Trinkerheilanstalt an, wenn diese Maßregel erforderlich ist, um ihn an ein gesetzmäßiges und geordnetes Leben zu gewöhnen.

Genügt Schutzaufsicht (§ 51), so ist diese anzuordnen.

§ 51. Die Schutzaufsicht soll den unter Schutzaufsicht Gestellten vor der Gefahr, neue strafbare Handlungen zu begehen, bewahren, ihn an ein gesetzmäßiges Leben gewöhnen und ihm das wirtschaftliche Fortkommen erleichtern.

§ 383. Das Arbeitshaus ist eine Maßregel der Besserung und Sicherung. Die darin Verwahrten sind zur Arbeit anzuhalten und an ein geordnetes Leben zu gewöhnen.

Die Überweisung in das Arbeitshaus wird vom Gericht angeordnet. Arbeitsunfähige sind statt einem Arbeitshaus einem Asyl zu überweisen.

Genügt Schutzaufsicht (§ 51), so ist diese anzuordnen.

Für die Unterbringung gelten die Vorschriften des § 46 Abs. 1—3 und der §§ 47, 49—51 entsprechend.

Die Begründung zu diesem Entwurf sagt, daß die näheren Bestimmungen im Strafvollzugsgesetze zu treffen seien.

Die Frage der Durchführung dieser Schutzaufsicht, d. h. wer diese Schutzaufsicht ausüben soll, ist eine umstrittene. Es ist heute noch gar nicht abzusehen, wie die Regelung dieser Fürsorge erfolgen wird, wenn die Strafgesetzbuchreform einmal in die Wirklichkeit übersetzt wird. Die Meinungen gehen ziemlich auseinander. Aschrott z. B. möchte einen besonderen Beamten als Vollzugsorgan für die Schutzaufsicht angestellt wissen. Aufgabe dieses Fürsorgebeamten soll es sein, sich in ständiger Fühlung mit denjenigen Vereinen seines Bezirkes zu halten, welche für die Übernahme einer Schutzaufsicht in Betracht kommen. Aschrott denkt dabei an die Vereine für entlassene Sträflinge, an die Jugendschutzvereine, an die alkoholgegnerischen Vereine, die Arbeitsvermittlungsstellen, Arbeiterkolonien und ähnliche Einrichtungen. Er schlägt vor, in jedem Amtsgerichtsbezirk mindestens einen solchen Fürsorgebeamten zu bestellen. Ganz im Gegensatz dazu möchte Oetker die Schutzaufsicht pflegschaftlich behandelt wissen. Das Vormundschaftsgericht bestellt den Schutzaufsichtspfleger nach dem Pflegschaftsrecht des BGB. von Hessert möchte für die Ausübung der vom Gesetz angeordneten Schutzaufsicht eine Organisation ähnlich dem Züricher Irreninspektorat. Kahl fordert die Mitwirkung der Gesellschaft bei der Schutzaufsicht über die nicht gemeingefährlichen, vermindert Zurechnungsfähigen. Göbel will die Schutzaufsicht grundsätzlich der freien Liebestätigkeit vorbehalten; bezahlte Kräfte sollen eintreten, wo die freiwilligen nicht ausreichen, ferner als geschäftliche Leiter, als Berater und Helfer der freiwilligen Arbeit, wobei ihnen im Wege der Arbeitsteilung möglichst alles Schreibwerk zuzuweisen ist. Der Staat soll die fehlenden Geldmittel ergänzen, die Fürsorge durch die Autorität seiner Organe stützen und die Oberaufsicht üben. Göbel hat jedoch Bedenken bezüglich der Überwachung von geistig Minderwertigen und vorläufig entlassenen

Trunksüchtigen. Diese seien kein Arbeitsfeld für die freie Liebestätigkeit von Laien, die Behandlung solcher Leute sei so schwierig, daß nur eine Aufsicht durch geschultes Personal erfolgversprechend sei.

So gehen die Ansichten über die am meisten dem Zweck entsprechende Form der Schutzaufsicht ziemlich auseinander. Einig sind sich alle Autoren nur darüber, daß Schutzaufsicht niemals in Form einer Polizeiaufsicht ausgeübt werden darf. Das entscheidende Wort in der Frage der vom kommenden Strafrecht vorgesehenen Schutzaufsicht scheint mir GÖBEL gesprochen zu haben, nämlich daß die Überwachung, also Schutzaufsicht von geistig Minderwertigen und Trunksüchtigen nur Erfolg verspricht, wenn sie durch besonders geübtes Personal ausgeübt wird. Diese wirklich geübten Personen sind jedoch nur in einer psychiatrischen Fürsorge zu finden, wie sie uns namentlich als Aufgabe der öffentlichen Heil- und Pflegeanstalten vorschwebt und auch bereits geübt wird. Die speziellen Gründe hierfür möchte ich an den Schluß stellen, nachdem erst auch noch die anderen in Gesetzentwürfen vorgesehenen Schutzaufsichtsformen besprochen sind.

Eine nicht unwesentliche Rolle spielt die Schutzaufsicht in den verschiedenen Entwürfen eines *Bewahrungsgesetzes*. Die bisher vorliegenden Entwürfe gehen in ihren Forderungen ziemlich stark auseinander; sie weichen auch in der Frage der Schutzaufsicht wesentlich voneinander ab. Es würde zu weit führen, hier die einzelnen Entwürfe kritisch und vergleichend zu behandeln. Da zudem nach MÖNKEMÖLLER die Aussichten, daß wir in absehbarer Zeit ein Reichsgesetz, das die Verwahrung Asozialer regelt, bekommen, außerordentlich gering sind, mag es für diesen Zweck genügen, darauf hinzuweisen, daß auch die bisher vorliegenden Entwürfe eines solchen Gesetzes die Einrichtung einer Schutzaufsicht vorsehen. MÖNKEMÖLLER hat sich im übrigen bemüht, die Beziehungen zwischen Psychiatrie und Bewahrungsgesetz klarzulegen. Was uns in seinen Ausführungen über diese Materie, zu denen im übrigen manches zu sagen wäre, hier besonders angeht, ist, daß er auf dem Standpunkte steht, daß der zu bewachende Asoziale, wenn er entlassen wird, nicht gleich entgültig entlassen werden soll, sondern daß er zunächst einer Schutzaufsicht unterstellt werden soll. Die Anstalt, die er sich als besondere Bewahrungsanstalt mit allerdings psychiatrischer Leitung denkt, müsse deshalb in ständiger Beziehung zur Außenwelt bleiben, um ihre Schützlinge alle die Einrichtungen in Anspruch nehmen zu lassen, durch die ihnen die Rückkehr in das bürgerliche Leben erleichtert wird, während gleichzeitig die Mitwelt vor Rückfällen in ihr asoziales Leben geschützt wird.

Außer in beiden besprochenen Gesetzen wird die Schutzaufsicht ihre Rolle wohl in dem Irrengesetz spielen, das Preußen nunmehr plant, nachdem eine reichsgesetzliche Regelung dieser wichtigen Frage nicht zustandekommt. In Psychiaterkreisen ist man sich im allgemeinen darüber einig, daß die offene Fürsorge in diesem Gesetz ihren Platz finden soll. Insbesondere sind es auch SCHULTZE, ZINN und WIEHL, die Verfasser eines Gegenentwurfes eines Irrenfürsorgegesetzes, welche diesen Gedanken vertreten. KOLB hat in einem Artikel „Irrengesetz und offene

Fürsorge" bestimmte Vorschläge für diese Einfügung der offenen Fürsorge in das Irrengesetz gemacht. In dieser Arbeit macht er Vorschläge für die Fassung der ihrem ganzen Zwecke nach kurzen, ins eigentliche Gesetz aufzunehmenden Bestimmungen und der Reglements, das sind Ausführungsbestimmungen zum Gesetz, welch letztere den einzelnen Provinzen überlassen bleiben sollen. Der Absatz II der Anregungen zu diesen Reglements lautet:

„Den Direktionen der öffentlichen Irrenanstalten kann durch Anordnung der vorgesetzten Behörde grundsätzlich die Ermächtigung erteilt oder die Verpflichtung auferlegt werden, der Fürsorge oder der Aufsicht bedürftige Personen anomalen Geisteszustandes, die außerhalb der Anstalt leben, in Fürsorge oder unter Schutzaufsicht zu nehmen oder sich an der Schutzaufsicht über solche Personen zu beteiligen. Die Durchführung der Fürsorge oder der Schufzaufsicht ist nur so lange und nur insoweit zulässig, als der Betreute oder dessen gesetzlicher Vertreter nicht widerstreben oder soweit und solange, als eine Anordnung einer gesetzlichen zuständigen Person oder Stelle vorliegt."

In den Erläuterungen zu diesem Absatz wird u. a. ausgeführt, daß die Bestimmung, daß nur die der Fürsorge oder der Aufsicht bedürftigen Personen anomalen Geisteszustandes in Fürsorge oder Schutzaufsicht genommen werden dürfen, die Möglichkeit ausschließe, den Kreis der betreuten Personen allzu weit zu greifen. Ferner soll die Bestimmung, daß die Fürsorge oder die Schutzaufsicht nur so weit und so lange zulässig sei, als der Betreute oder dessen gesetzlicher Vertreter nicht widerstreben, ausschließen, daß Kranke gegen ihren Willen oder gegen den Willen ihrer Vertreter betreut werden, während die Möglichkeit gegeben ist, entmündigte oder gemeingefährliche Kranke oder kriminelle Persönlichkeiten in Fürsorge und Schutzaufsicht zu nehmen, wenn und so lange eine Anordnung einer gesetzlich zuständigen Person, d. h. eines Vormundes, eines Vaters oder einer gesetzlich zuständigen Stelle, eines Gerichtes, einer Polizeibehörde usw. vorliege.

Auch die Entwürfe eines eigenen Trinkerfürsorgegesetzes sehen eine Schutzaufsicht vor.

Wir sehen also, daß sich mehrere kommende Gesetze mit der Schutzaufsicht über geistig anomale Menschen befassen, und daß sie damit von einer Einrichtung Gebrauch machen wollen, die sich in anderen Ländern, namentlich in Amerika und England bereits trefflich bewährt hat. Es ist nichts dagegen einzuwenden, es ist im Gegenteil nur zu begrüßen, daß die Maßnahme der Schutzaufsicht über geistig Abnorme eine gesetzliche Regelung erfährt, daß dem bisherigen schwankenden Rechtsboden, auf dem bis jetzt, wie wir gesehen haben, eine solche Schutzaufsicht über geistig anormale Menschen aufgebaut werden mußte, eine gesetzliche Festigung gegeben wird, und daß vor allem die aus allerlei Verordnungen verschiedenster Stellen gewonnenen Grundlagen einer Schutzaufsicht eine einheitliche gesetzliche Regelung erfahren sollen. Dies kann für die Sache selbst nur von Nutzen sein.

Es erhebt sich nun zum Schlusse eine Frage von allergrößter Wichtigkeit: Wem soll die Ausübung dieser Schutzaufsicht anvertraut werden, wenn diese vorliegenden Gesetze zur Durchführung kommen sollten?

Wir haben schon an anderer Stelle gesehen, daß über diese Frage heute noch große Meinungsverschiedenheit herrscht. Übereinstimmung herrscht nur darüber, daß jede Art einer Polizeiaufsicht auszuschließen ist. Meines Erachtens wären solche Meinungsverschiedenheiten heute, wo sich auch in Deutschland der KOLBsche Gedanke einer offenen Fürsorge in der Psychiatrie und ihren Grenzgebieten allenthalben durchzusetzen beginnt, leicht zu überwinden. LIEPMANN sagte in seinem Korreferat auf der Jahresversammlung des Deutschen Vereins für Psychiatrie 1922 zur Frage, wann ein gefährlicher psychotischer oder psychopathischer Mensch aus der Anstalt zu entlassen sei: „Dies ist keine reine Juristenfrage, auch keine rein ärztliche und ganz gewiß keine polizeiliche. Ein sachverständiges Urteil kann hier nur von solchen Personen abgegeben werden, die sich eine unmittelbare Kenntnis verschaffen können einmal von der Tat und dem Vorleben des Verwahrten, dann von der Entwicklung, die er in der Heilanstalt durchgemacht hat, und schließlich von den Verhältnissen und der Umgebung, die den Entlassenen in der Freiheit erwarten." Weiter findet er, daß eine dauernde Verbindung notwendig ist zwischen den Organen der Strafjustiz, den ärztlichen Heil- und Pflegeanstalten, der Polizei und den Hilfsorganen der Fürsorge wodurch das beste Gegengewicht geschaffen würde gegen die trostlos unsystematische, verzettelte und bureaukratische Arbeit, die heute auf diesem Gebiete in Deutschland geleistet würde. Die Entlassung aus der Heil- und Pflegeanstalt sollte immer nur auf Widerruf und Stellung unter Schutzaufsicht erfolgen, da der Heilerfolg einer Internierung immer erst in der Freiheit erprobt werden könne.

Ich möchte mir diese Ausführungen LIEPMANNs, die sich ja in den daraus gezogenen Schlußfolgerungen in einer anderen Richtung bewegen, zu eigen machen. Die oben zitierten Worte LIEPMANNs scheinen mir nämlich auf das eindeutigste zu beweisen, daß die in den erwähnten Gesetzen vorgesehene Schutzaufsicht über geistig Abnorme am besten in der offenen psychiatrischen Fürsorge aufgehoben ist, namentlich, wenn diese offene Fürsorge von den öffentlichen Heil- und Pflegeanstalten ausgeht. Zum mindesten ist diese offene psychiatrische Fürsorge in wesentlichem Ausmaße an dieser Schutzaufsicht zu beteiligen.

Warum am besten die von einer öffentlichen Heil- und Pflegeanstalt ausgehende offene Fürsorge mit dieser Schutzaufsicht betraut oder wenigstens wesentlich an ihr beteiligt wird, hat manche gute Gründe:

1. Hat die von einer solchen Anstalt ausgehende Fürsorge von vornherein die Mittel und Fähigkeit zu einer solchen Schutzaufsicht, welche unbestritten Fachkenntnis erfordert. Sie hat das geschulte fachkundige Personal: Fürsorgearzt, Fürsorgepfleger, durch diese geschulte Helfer usw.

2. Das Fürsorgepersonal einer solchen Fürsorge kennt am besten die Entwicklung, die ein geistig Abnormer in der Anstalt durchgemacht hat, weiß aber auch am besten aus seiner Erfahrung und Übung heraus die Verhältnisse des entlassenen Schutzbeaufsichtigten und seiner Um-

gebung in der Freiheit einzuschätzen und zu beurteilen. Es wird damit am besten eine der Forderungen Liepmanns erfüllt.

3. Die offene Fürsorge einer Heil- und Pflegeanstalt erfüllt auch am besten eine zweite Forderung Liepmanns, die dauernde Verbindung zwischen Organen der Strafjustiz und der Polizei einerseits und andererseits der Heil- und Pflegeanstalt selbst. Die offene Fürsorge stellt die zweckmäßigste Form der Verhinderung einer Kräfteverzettelung, einer unsystematischen, bureaukratischen Arbeit dar. Sie hat ja an sich ihrer Natur nach die Aufgabe, der Sorge um alle geistig Abnormen ihres Gebietes zu dienen, und stellt damit gewissermaßen ein Zentralorgan für alle in Freiheit lebenden geistig Abnormen ihres Gebietes dar. Sie vereinheitlicht damit am vollkommensten die gesamte Regelung einer Schutzaufsicht. Warum sollte ihr einzig allein die Schutzaufsicht entzogen sein?

4. Die offene Fürsorge vermag in ihrem Personal am besten und allein fachkundig zu beurteilen, ob ein Schutzbeaufsichtigter in Freiheit gehalten werden kann oder nicht, kann am besten den Heilerfolg einer Internierung in der Freiheit einschätzen.

5. Die offene Fürsorge einer Heil- und Pflegeanstalt hat am wenigsten polizeilichen Anstrich, da sie an sich rein ärztliche und soziale Gesichtspunkte in den Vordergrund rückt.

Es mag eingewendet werden, daß die Schutzaufsicht der offenen Fürsorge die Anstalten bzw. die Träger finanziell zu sehr belasten könnte, weil unter Umständen viel Fürsorgepersonal notwendig wäre, um die Aufgabe wirklich zu erfüllen. Dieser Einwand ist so wenig stichhaltig wie jeder finanzielle Einwand gegen die offene Fürsorge. Ich darf in dieser Beziehung auf die entsprechenden Ausführungen an anderer Stelle verweisen.

Zunächst ist ja die Schutzaufsicht vom Standpunkte der offenen Fürsorge, wie schon oben erwähnt, keine neue Aufgabe, kein Plus, sondern eine Aufgabe, die ohnedies in ihrem Wesen liegt, auch wenn sie nicht besonderen Auftrag dazu erhält. Die Schutzaufsicht wirkt endlich prohibitiv, d. h. sie soll verhüten, daß sich das Befinden des Schutzbefohlenen so weit oder wieder so weit verschlechtert, daß eine Anstaltsbehandlung Platz greifen muß. Und aus diesem prohibitiven Wirken der Schutzaufsicht erwächst zugleich ein Vorteil für das Land, die Provinz, den Kreis usw., welche für die finanziellen Lasten der Anstaltsfürsorge aufzukommen haben. Damit wirkt Schutzaufsicht auch prohibitiv auf die Lastenüberspannung der Länder, Provinzen usw. Der einzige Einwand, den ich nach meinen Erfahrungen allenfalls gelten lassen könnte, ist, daß die an sich rein ärztlich-soziale Aufgabe einer Fürsorge mit der Schutzaufsicht einen gewissen polizeilichen Beigeschmack bekommt. Aber auch dieser ist nicht zutreffend, wenn die Schutzaufsicht richtig gehandhabt wird, wenn die Fürsorge vor allem jene Maßnahmen, die polizeilich aussehen, wie Wiedereinschaffung u. dgl., den zuständigen Faktoren überläßt und sich lediglich auf die überwachenden und fürsorgerischen Aufgaben beschränkt.

Ich glaube demnach nicht, daß ein erheblicher Zweifel bestehen kann, daß die durch die Außenfürsorge einer Heil- und Pflegeanstalt geführte Schutzaufsicht oder doch wenigstens die Schutzaufsicht, an welcher diese Außenfürsorge am wesentlichsten beteiligt ist, die beste Gewähr für die zweckentsprechende Durchführung einer solchen Schutzaufsicht bietet.

Eines freilich ist dazu nötig, was ich schon in dem Referat über den „Externen Dienst" hervorgehoben habe, daß schon heute, ehe noch die Gesetze, in denen Schutzaufsicht über geistig Abnorme vorgesehen ist, zur Durchführung kommen, die Organisation der offenen Fürsorge, von denen die es angeht, durchgeführt wird. Besteht einmal überall diese Organisation, dann wird man auch in der Frage der Schutzaufsicht nicht an ihr vorübergehen können.

Nachdem ich diesen Abschnitt bereits vor längerer Zeit niedergeschrieben hatte, erscheint jetzt kurz vor Drucklegung in der Psychiatr.-neurolog. Wochenschr. 29. Jg. Nr. 5 der Bericht BRATZ' über „Die Durchführung der Sicherungsmaßnahmen für gemindert Zurechnungsfähige". Die Vorschläge BRATZ' gehen ganz in derselben Richtung wie meine. Auch er sieht in der offenen Fürsorge, meist in enger Anlehnung an die Heil- und Pflegeanstalten des betreffenden Bezirkes die geeigneten Träger der Schutzaufsicht. Dieser Ansicht schließt sich auch der Mitberichterstatter Landrat Dr. THODE, Kiel, an. Bezüglich der Einzelheiten darf ich auf den Bericht selbst verweisen.

Literatur.

ASCHAFFENBURG: Die Sicherung der Gesellschaft gegen gemeingefährliche Geisteskranke. Berlin: Guttentag 1912.

ASCHROTT, P. F.: Die Schutzaufsicht in einem neuen deutschen Strafrecht. Berlin: Guttentag 1912.

BRATZ, E.: Gegenwartsfragen der sozialen Psychiatrie. Zeitschr. f. Schulgesundheitspfl. u. soz. Hyg. 1925, Jg. 38, Nr. 6.

BRATZ, E. u. THODE: Die Durchführung der Sicherungsmaßnahmen für gemindert Zurechnungsfähige. Psychiatr.-neurol. Wochenschr., Jg. 1927, Nr. 5.

CIMBAL: Trinkerfürsorge als Teil der Verwahrlostenfürsorge. Allg. Zeitschr. f. Psychiatrie, Bd. 84, S. 52.

CLIFFORD, W. BEERS: The Mental Hygiene Movement, Jg. 1923.

COLLA: Denkschrift über die Schaffung eines Trinkerfürsorgegesetzes. Allg. Zeitschr. f. Psychiatrie, Bd. 82, S. 99.

GRASEMANN, E.: Berufsvormundschaft und die volljährigen geistig Minderwertigen usw. Monatsschr. f. Kriminalpsychol. u. Strafrechtsref., Bd. 8.

FALTLHAUSER: Der externe Dienst. Psychiatr.-neurol. Wochenschr., Jg. 27, H. 18.

FRIEDLÄNDER u. WEBER: Praktische Erfahrungen mit der Schutzaufsicht. Zentralblatt f. Jugendrecht u. Jugendwohlfahrt, Jg. 16, H. 1.

GAUPP: Der neue Entwurf eines allgemeinen deutschen Strafgesetzbuches und die Alkoholvergehen. Alkoholfrage 1925, Jg. 21, H. 2.

GÖBEL: Die Schutzfürsorge und der Vorentwurf zu einem Reichsstrafgesetzbuch. Monatsschr. f. Kriminalpsychol. u. Strafrechtsref., Jg. 9.

HESSERT, VON: Schutz der Gesellschaft vor gefährlichen Geisteskranken. Monatsschrift f. Kriminalpsychol. u. Strafrechtsref., Jg. 9.

KAHL: Schaffung eines neuen Irrengesetzes. Allg. Zeitschr. f. Psychiatr., Bd. 77, S. 392.

KOLB: Irrengesetz und offene Fürsorge. Psychiatr.-neurol. Wochenschr., Jg. 28, Nr. 20.

Liepmann: Der deutsche Strafgesetzentwurf. Allg. Zeitschr. f. Psychiatrie, Bd. 79.
Mönkemöller: Psychiatrie und Bewahrungsgesetz. Allg. Zeitschr. f. Psychiatrie, Bd. 83, S. 7/8.
Oetker, F.: Zur Strafrechtsreform I. Schutzaufsichtspflegeschaft. Der Gerichtssaal, Bd. 50, 31.
Polligkeit, C.: Die Schutzaufsicht über Gewohnheitstrinker und verbrecherische Trinker. Monatsschr. f. Kriminalpsychol. u. Strafrechtsref., Jg. 9.
Polligkeit-Blumenthal: Das preußische Ausführungsgesetz zu R. J. W. G. Berlin, C. Heymann 1925.
Roemer: „Geschichtliche Einführung" an anderer Stelle dieses Buches.
Schultze, E.: Schaffung eines neuen Irrengesetzes. Allg. Zeitschr. f. Psychiatrie, Bd. 76.
— Irrenrechtliche Fragen. Allg. Zeitschr. f. Psychiatr., Bd. 76.
Sommer (Gießen): Die nationale und internationale Organisation der psychiatr. Hygiene. Verf. d. Deutsch. Ver. f. Psychiatrie. Zentralbl. f. d. ges. Neurol. u. Psychiatrie, Bd. 42, S. 331.
Vocke: Zum Entwurf zu einem neuen Strafgesetzbuch vom Jahre 1919. Allg. Zeitschr. f. Psychiatrie, Bd. 79.

IX. Die offene Geisteskrankenfürsorge und das öffentliche Irrenwesen[1]).

Von Hans Roemer, Karlsruhe.

1. Die offene Geisteskrankenfürsorge und der Betrieb der Heil- und Pflegeanstalten.

Die Vorteile der offenen Geisteskrankenfürsorge für den einzelnen Kranken sind in den vorstehenden Kapiteln mehrfach erörtert worden; in folgendem soll ihr Einfluß auf die Gestaltung des öffentlichen Irrenwesens beleuchtet werden. Die psychiatrische Fürsorge, besonders in der von der Anstalt ausgehenden Form, hat eine gewisse *Umstellung des Betriebes der Heil- und Pflegeanstalten* und im Zusammenhang damit des öffentlichen Irrenwesens überhaupt zur Folge. Wenn ihre volle Auswirkung z. Zt. noch nirgends vorliegt, so zeichnen sich doch die Umrisse der neuen Entwicklung schon deutlich ab.

Am sinnfälligsten tritt die Veränderung in der *Krankenbewegung* zuzutage. Die Zahl der Anstaltsentlassungen erfährt eine deutliche Steigerung, und auch die Anstaltsaufnahmen nehmen in der Regel zu. Die offene Fürsorge ermöglicht durch die nachgehende Betreuung frühzeitigere Beurlaubungen und Entlassungen: sie vermindert das mit jedem unsicheren Beurlaubungsversuch bisher verbundene Gefahrenrisiko und erhöht die Aussichten auf das Gelingen der sozialen Wiedereingliederung, sie schafft die materiellen und psychologischen Voraussetzungen für die Anwendung der Frühentlassung und führt so zu einer wesentlichen Abkürzung des Anstaltsaufenthaltes, der z. B. in Erlangen zahlenmäßig nachgewiesen ist. Unter Umständen läßt sich so eine unmittelbare Herabsetzung des Krankenstandes erzielen, wie dies z. B. in der Zeit des Be-

---

[1]) Verfasser hat die Bearbeitung dieses Kapitels infolge der Verhinderung des Herrn Kollegen Kolb nachträglich übernommen und dabei die von ihm skizzierten Gesichtspunkte vermerkt. Literatur vgl. Kapitel I und X.

amtenabbaus in der Anstalt *Wiesloch* durch die Mannheimer Fürsorge erreicht worden ist. Auch in den letzten Jahren hätte der stetig ansteigende Zustrom zu den badischen Anstalten ohne die offene Fürsorge zweifellos eine größere Anzahl von Anstaltsplätzen benötigt als heute belegt sind. Zu dieser Vermehrung der Abgänge tritt in der Regel im Laufe der Zeit eine gewisse Vermehrung der Zugänge. Abgesehen von den Wiederaufnahmen, die sich entsprechend der größeren Zahl von Entlassenen infolge der endogenen und exogenen Verschlimmerungen und Rückfälle wieder einstellen, führt die offene Fürsorge erfahrungsgemäß auch Geisteskranke schwerer und insbesondere leichterer Art, die früher zu ihrem eigenen Nachteil und oft zur Gefährdung der Allgemeinheit überhaupt ohne fachärztliche Wahrnehmung geblieben waren, in die meist kurzfristige Beobachtung und Behandlung der Anstalt. Auch die erneut anstaltsbedürftig werdenden Entlassenen, die früher verspätet oder überhaupt nicht in die Anstalt zurückgebracht wurden, gelangen, wenn nötig, dank der Fürsorge rechtzeitig in die Anstaltspflege zurück.

Demnach kreuzt sich die ausgesprochene Tendenz zur Steigerung der Abgänge mit einer gewissen Neigung zur Vermehrung der Zugänge. Die Einwirkung der offenen Fürsorge auf die Krankenbewegung kann also nicht einfach an dem höheren oder niedrigeren Krankenstand einer Anstalt gemessen, sondern nur durch gesonderte Bewertung der Zugangs- und der Abgangszahlen unter Berücksichtigung der Qualität des Krankenmaterials ermittelt werden. Dabei müssen alle örtlichen Verhältnisse, insbesondere auch die Art der Tätigkeit der Fürsorge in Ansatz kommen. Namentlich ist bei einem Vergleich verschiedener Anstalten größte Vorsicht und Umsicht geboten.

Die Fürsorge führt somit — das darf als allgemein feststehend angenommen werden — zu einer Steigerung der Krankenbewegung, zu einer *Erhöhung des Krankenumsatzes* und übt so auf den Anstaltsbetrieb in ärztlicher und administrativer Hinsicht einen wesentlichen Einfluß aus, der sich in jeder Anstalt verschieden rasch und verschieden stark geltend machen wird. Die Anstaltsbehandlung gewinnt durch diese Steigerung des Durchgangsbetriebes ohne Zweifel an *Aktivität, Intensität und Produktivität*. Eine der wichtigsten Aufgaben des Anstaltsarztes wird es nun, in jedem Falle die Möglichkeit des Beurlaubungs- bzw. Entlassungsversuches noch genauer als bisher zu prüfen und, sobald ein solcher in Betracht kommt, den richtigen Zeitpunkt für die Überführung in die offene Fürsorge zu erkennen. Um hierin nichts zu versäumen, muß er nicht nur den Zustand des einzelnen Kranken, seine Schwankungen und seine Beeinflußbarkeit, sondern auch seine häuslichen Verhältnisse genau und fortlaufend verfolgen, wobei ihm die Fürsorgeorgane durch objektive Erhebungen bei den Erst- wie den Wiederaufnahmen wichtige Hilfsdienste leisten können. Hierdurch erfährt das Verhältnis des Arztes zum Kranken offenkundig eine weitgehende individualisierende Vertiefung. Zugleich gewährt ihm die Objektivierung der Anamnese und die Sicherung der ärztlichen und sozialen Katamnese eine Erweiterung seines Gesichtskreises, die die bisher auf den Querschnitt des Anstaltsaufenthaltes beschränkte Beobachtung auf die Verfolgung des Gesamtverlaufes ausdehnt und die Wirkung seiner ärztlichen Maßnahmen zu kontrollieren gestattet. Dazu kommt die Beobachtung und Behandlung der nun häufiger als früher zugehenden Psychoneurotiker, Psychopathen und leicht Geisteskranken, die ohne Zweifel eine außerordentliche Bereicherung der klinischen und therapeutischen, insbesondere der psychotherapeutischen Erfahrung der Anstaltsärzte mit sich bringt. Diese individuellere Gestaltung der Anstaltsfürsorge, wie sie die offene Fürsorge zur Folge hat, umfaßt auch die Arbeitsfürsorge im Sinne der „Reichsgrundsätze" vom Jahre 1924, die dem hilfsbedürftigen Geisteskranken durch planmäßige psycho-therapeutische, namentlich arbeitspädagogische Beeinflussung zur Wiedererlangung der selbständigen Arbeitsfähigkeit verhelfen soll, eine Aufgabe, deren Tragweite gerade für die Behandlung psychisch Kranker in diesem Zusammenhang nicht besonders hervorgehoben zu werden braucht. Es liegt auf der Hand, daß die Anstaltsbehandlung durch die Einbeziehung dieser Arbeitsfürsorge, die sie mit Hilfe der offenen Fürsorge durchführen kann, außerordentlich an Wirksamkeit gewinnt, und zwar gerade auf den Gebieten der Psychopathien, auf denen sie mangels der rechtlichen bzw. organisatorischen Grundlagen befriedigende Erfolge bisher nicht erzielen konnte.

Die durch die offene Fürsorge bedingten Änderungen des Anstaltsbetriebes, die Einschränkung der Hospitalisierung, die Steigerung des Durchgangsbetriebes und die individuellere Gestaltung der Krankenbehandlung, bedingen selbstverständlich eine *erhöhte Beanspruchung der Anstaltsorgane*. Diese wird aber, selbst wenn sie eine gewisse Vermehrung des Anstaltspersonals, namentlich der in erster Linie betroffenen Ärzte notwendig macht, durch die außerordentlichen Vorteile der angedeuteten Umstellung bei weitem aufgewogen. Auf die *wirtschaftliche Seite* soll hier im einzelnen nicht eingegangen werden, da sie an anderer Stelle besprochen wird. Die Einsparungen liegen, auch wenn sie der Natur der Sache nach zahlenmäßig nicht exakt nachgewiesen werden können, klar zutage. Aber auch die bedeutsamen Vorteile der erhöhten Krankenbewegung in *organisatorischer und ärztlicher Hinsicht* springen ohne weiteres in die Augen; lehrt doch vielfältige Erfahrung, daß eine Heil- und Pflegeanstalt in ihrer Qualität um so höher steht, je lebhafter der Krankendurchgang ist, und daß die Einbeziehung der psychopathischen Grenzzustände das ärztlich-therapeutische Niveau der Anstalt zu heben pflegt.

An dieser Stelle ist zu prüfen, wie sich das Verhältnis der offenen Fürsorge zu zwei Methoden der Anstaltsbehandlung, mit denen sie in lebhaften Wettbewerb tritt, theoretisch und praktisch gestaltet: zur *Arbeitstherapie*, deren Intensivierung durch Simon mit der Verbreitung der Fürsorge zeitlich zusammenfällt, und zur *Familienpflege*, mit der sie häufig, und zwar nicht nur von psychiatrischen Laien, verwechselt wird.

Die Beschäftigung der Kranken in der offenen Fürsorge und die Beschäftigung in der *Arbeitstherapie* haben die sinnvolle Betätigung und die psycho-therapeutische Zielsetzung miteinander gemein. Diese wird innerhalb der Anstalt, jene im freien Berufsleben geleistet; daher ist diese eine massen-psycho-therapeutische, jene eine individual-psycho-therapeutische Maßnahme. Diese hat die Überführung in die selbständige Berufstätigkeit, jene die Erhaltung in derselben zum Ziel. Die Wirkung beider Methoden beruht auf der Reichweite des psychogenen Faktors, die bisher, speziell bei den Schizophrenen, in den deutschen Anstalten allgemein unterschätzt worden ist. Nur die große Suggestibilität der meisten Anstaltsinsassen gibt die Erklärung für die auffallendste Beobachtung, die sich dem Besucher von *Gütersloh* aufdrängt, nämlich die Beruhigung der Abteilungen für Unruhige und Unsoziale durch die Beschäftigungstherapie ebenso wie für die verblüffende Erscheinung der Entlassungsbesserung erregter und unsozialer Schizophrener. Die individualisierende Ausnützung dieser weitgehenden Suggestibilität, die das Prinzip aller therapeutischen Bemühungen sein muß, entspricht durchaus dem Wesen der offenen Fürsorge, die ja stets persönliche Fürsorge sein wird, während sie der massensuggestiven Wirkung der Anstaltsbehandlung in gewissem Sinne entgegengesetzt ist. Hieraus ergibt sich das Verhältnis der offenen Fürsorge zur Arbeitstherapie. Die Beschäftigungsbehandlung, zumal in der intensiven Ausgestaltung nach Simon, darf niemals zum Selbstzweck entarten; sie soll immer Mittel zum Zweck der möglichst frühzeitigen Zurückführung in das Familien- und Erwerbsleben, am besten unter dem Schutz der offenen Fürsorge, bleiben; denn die Anstalt ist für den Kranken und nicht der Kranke für die Anstalt da. Die Anstalt muß in jedem Falle den Ehrgeiz haben, sich sobald als möglich selbst überflüssig zu machen. Die Kranken, die in der Hauswirtschaft, den Handwerksbetrieben, der landwirtschaftlichen Kolonie usw. arbeiten, sind niemals unersetzlich. Für die Plätze, die sie verlassen, werden von einem erfahrenen Personal stets neue mehr oder weniger geeignete Kranke ausfindig gemacht, die bis dahin der Arbeitstherapie meist noch nicht zugeführt waren. Für entlassungsfähige Kranke — und deren Zahl ist ohne Zweifel weit größer als man bisher wußte — bedeutet die Zurückhaltung in der Anstalt nicht nur keinen Vorteil, sondern einen vermeidbaren Nachteil in gesundheitlicher, menschlich-rechtlicher und wirtschaftlicher Hinsicht, nicht minder eine vermeidbare wirtschaftliche Schädigung des Kostenträgers und letzten Endes eine vermeidbare Belastung des Trägers der Anstaltsfürsorge. Gewiß wird immer eine Anzahl von arbeitsfähigen schweren Kranken, insbesondere von Kriminellen oder sonstwie Nichtentlaßbaren vorhanden sein, die für die Aufrechterhaltung des Anstaltsbetriebes genügen dürfte, zumal wenn man die Beschäftigung nach Simons Vorgang noch intensiver gestaltet; und sollte sie je für den Betrieb und die sonstigen wirtschaftlichen Unternehmungen der Anstalt nicht ausreichen, so müßte eine Umstellung der wirtschaftlichen Gebarung, wie sie sich in den letzten Jahrzehnten entwickelt hat, gefordert werden. Denn es wäre nicht zu verantworten und mit den Grundsätzen des neuen Reichsfürsorgerechts nicht zu vereinen, wenn gebesserte Kranke, die unter Nachhilfe der offenen Fürsorge auf ihren Platz im Erwerbsleben zurückzukehren in der Lage wären, für die Zwecke des

Anstaltsbetriebes hospitalisiert würden. Dieser Gefahr, die in der Neigung der Schizophrenen zur Mechanisierung und in der ihr entgegenkommenden massensuggestiven Wirkung des Anstaltslebens begründet ist, kann unseres Erachtens nur dadurch erfolgreich begegnet werden, daß *die intensive Arbeitstherapie grundsätzlich in organische Verbindung mit der offenen Fürsorge gebracht und ein genaues Zusammenarbeiten nach einheitlichen individual-psycho-therapeutischen Grundsätzen angestrebt wird.*

Die *Familienpflege* — die Unterbringung in einer fremden Familie gegen Entgelt — steht in der Mitte zwischen der Anstaltsfürsorge und der offenen Fürsorge. Sie teilt mit jener die Zugehörigkeit zum Anstaltsverband, mit dieser die sinnvolle Betätigung außerhalb des Anstaltsbereichs. Sie ist deshalb die gegebene Versorgungsform für arbeitsfähige, aber unselbständig bleibende Kranke, denen sie unter der Aufsicht der Anstalt das für sie mögliche Höchstmaß von Bewegungsfreiheit gewährt. Sie wird aber auch für geeignete Kranke als Übergangsetappe in die offene Fürsorge benützt werden können, in der die Rückkehr in das selbständige Erwerbsleben und die völlige Freiheit unter dem Schutze der Fürsorge in probeweiser Bewährung vorbereitet wird. In dieser Beziehung sind die Versuche und Erfahrungen Kläsis im *Kanton Zürich* besonders lehrreich. Eine ausgebaute Familienpflege wird die Einführung der offenen Fürsorge in städtischen wie ländlichen Bezirken erheblich erleichtern können, da die notwendigen Beziehungen zwischen Anstalt und Aufnahmebezirk hier schon angesponnen sind. Wenn die offene Fürsorge auch geschichtlich aus der Familienpflege hervorgegangen ist, so darf deshalb der grundsätzliche Unterschied der beiden Fürsorgeformen keineswegs übersehen und die Einführung der Fürsorge bei Vorhandensein der Familienpflege nicht etwa als entbehrlich unterlassen werden. Der Familienpflegling wird sich wegen seiner Zugehörigkeit zum Anstaltsverband stets als Anstaltspflegling, also als Kranker und aus dem Gesellschaftsleben Ausgeschalteter, kurz als Mensch zweiter Klasse fühlen, während der Fürsorgepflegling sich auf seinem Platz im Familien- und Erwerbsleben als sozial und wirtschaftlich Rehabilitierter und damit als Gesunder empfindet und von seiner Umgebung behandelt wird. Diese psychische Wirkung der offenen Fürsorge, die nach Bleuler für die Schizophrenen besonders zuträglich ist, kann in ihrem therapeutischen Wert für die gebesserten Kranken kaum überschätzt werden. Neben diesem bedeutsamen psycho-therapeutischen Gesichtspunkt muß der sozialen Wiedereingliederung, in der nach dem neuen Fürsorgerecht das wichtigste Ziel aller Hilfsmaßnahmen zu erblicken ist, ganz allgemein der Vorrang vor der Familienpflege und den übrigen Behandlungs- und Fürsorgemethoden zuerkannt werden, stellt sie doch den eigentlichen Endzweck dar, in dessen Dienst alle anderen Maßnahmen zu stellen sind. Dies schließt natürlich keineswegs aus, sondern legt vielmehr nahe, zwischen der Familienpflege und der offenen Fürsorge in geeigneten Fällen, besonders auf dem Lande, einen Übergang zu versuchen, wobei zunächst das wirtschaftliche Verhältnis der Anstalt zu der Pflegefamilie der wachsenden Leistungsfähigkeit des

Pfleglings elastisch angepaßt und dann in eine entsprechend bezahlte Anstellung in der Pflegefamilie umgewandelt wird. *Die Unterbringung in der Familienpflege darf grundsätzlich die Überführung in die offene Fürsorge und damit in die völlige Freiheit niemals verhindern oder verzögern. Sie muß vielmehr in ihrem Teil dazu beitragen, daß dieses Ziel durch ein einheitliches individual-psycho-therapeutisches Vorgehen bei möglichst vielen Kranken erreicht wird.*

Die durch die offene Fürsorge bedingte Steigerung der Krankenbewegung und Intensivierung der Anstaltsbehandlung ziehen demnach auch die beiden Methoden, welche die Stabilität des Anstaltsbestandes bisher wesentlich unterhalten haben, die Arbeitstherapie und die Familienpflege, in gewissem Umfang in den Bereich des neuen zielbewußteren, aktiveren und zugleich wirtschaftlicheren Regimes mit dem Endzweck der möglichst frühzeitigen Anstaltsentlassung und können so zu einer schärferen Indikationsstellung und einer genaueren Kontrolle dieser Behandlungsmethoden, kurz zu einer feineren Individualisierung der Anstaltstherapie erheblich beitragen.

Neben dem inneren Betrieb erfährt aber auch das *Verhältnis der Anstalt zu ihrem Aufnahmebezirk* eine wichtige Wandlung. Schon die Möglichkeit, annähernd allen Entlassungsgesuchen durch Überweisung der Kranken in die offene Fürsorge zu entsprechen, gestaltet die Beziehungen der Anstalt zu den Angehörigen und auch den verschiedenen Dienststellen erfreulicher und fruchtbarer als bisher. Sobald die Fürsorge über das ganze Aufnahmegebiet ausgebreitet ist, kommt die Anstalt nur noch selten in die Notwendigkeit, auf der Zurückhaltung eines Kranken den Angehörigen gegenüber zu bestehen, und diese gewöhnen sich bei einer solchen Übung — selbst wenn gelegentlich ein Entlassungsversuch mißlingt — allmählich daran, die Irrenanstalt wie ein anderes Fachkrankenhaus zu betrachten und ihr ihre Patienten ohne Bedenken anzuvertrauen. Dazu kommt, daß die Anstalt vermittels der Außenfürsorge der übrigen Gesundheitsfürsorge und der Wohlfahrtspflege ihres Gebietes eingefügt wird und durch das Zusammenarbeiten mit den Fürsorgebehörden, den privaten Wohlfahrtsvereinen und den Vertretern der verschiedensten Berufsgruppen in der Öffentlichkeit immer bekannter wird. Die Fürsorge bewirkt so durch ihre praktische Bewährung *die Aufklärung der Bevölkerung* über Einrichtung und Aufgabe der Heilanstalt und erweist sich als das erfolgreichste und eindrucksvollste Mittel zur Beseitigung der hergebrachten Vorurteile, unter denen die Anstalt und zugleich ihre Pfleglinge heutzutage noch überall zu leiden haben. Diese wohltätige Wirkung fällt in den Territorien besonders stark ins Gewicht, in denen die veraltete Trennung zwischen Aufnahme- und Übernahmeanstalten noch in Geltung steht. Die Übernahmeanstalt gewinnt durch die Entlassenenfürsorge ein unmittelbares Vertrauensverhältnis zur Bevölkerung und erhält so die Möglichkeit, die irrtümliche Meinung, als befasse sie sich ausschließlich mit den Unheilbaren, auf sicherstem Wege richtigzustellen. Den engen Beziehungen zwischen der offenen Geisteskrankenfürsorge und der psychiatrischen Aufklärung ist wegen ihrer hohen praktischen Bedeutung ein besonderes Kapitel gewidmet, auf das hier verwiesen wird.

Von den Veränderungen, die sich für den inneren Betrieb wie für die äußere Stellung der Heil- und Pflegeanstalt aus der offenen Fürsorge unmittelbar oder mittelbar ergeben, werden die *Anstaltsorgane*, vor allem *die Anstaltsärzte*, aufs stärkste berührt. Die Intensivierung des ärztlichen Betriebes erhöht ganz allgemein die Anforderungen an ihre Tätigkeit. Die genauere Berücksichtigung der persönlichen Verhältnisse der Kranken erweitert ihren allgemeinen, sozialen und wissenschaftlichen Gesichtskreis, seine Ausdehnung auf die psychiatrischen Grenzgebiete, vertieft ihre klinische und therapeutische Erfahrung. Zugleich gewinnt ihr berufliches Wirken ganz außerordentlich an greifbaren Erfolgen und sichtbarer Produktivität, damit aber auch an innerer Befriedigung und sozialer Geltung. Die Anstaltsärzte treten zugleich mit dem ganzen Anstaltsbetrieb mehr als bisher in das Licht der Öffentlichkeit, die hierbei die Bedeutung ihrer Aufgabe und Leistung für die Allgemeinheit erst richtig kennen und entsprechend würdigen lernt. Erinnert man sich daran, daß die Heilanstalten im Laufe der geschichtlichen Entwicklung vielfach in abgelegenen Schlössern und säkularisierten Klöstern, fern von den Verkehrsmittelpunkten untergebracht wurden und dann bei der zunehmenden Verstadtlichung unseres Wirtschaftslebens den Kontakt mit der Öffentlichkeit zwangläufig immer mehr verloren haben, daß andererseits der Fatalismus der biologistisch-materialistischen Forschungsperiode in der Zeit vor dem Krieg notwendig einen therapeutischen Nihilismus und damit vielfach einen praktischen Quietismus bei den Anstaltsärzten erzeugt hat, so kann man den belebenden Einfluß, den die offene Fürsorge auf die ärztliche Betätigung erfahrungsgemäß auszuüben beginnt, nicht hoch genug einschätzen: Sie bahnt die Befreiung der Anstaltsärzte aus der so nachteiligen beruflichen Isolierung an, indem sie ihre Tätigkeit mit dem pulsierenden Gesellschaftsleben und seinen sozialpsychiatrischen Problemen in Verbindung bringt und dem überall aufblühenden Fürsorgewesen einreiht. Bei dem charakterlichen Hochstand der Ärzteschaft, den ein so erfahrener Kenner des Anstaltswesens, wie Sioli, kürzlich hervorgehoben hat, ist es nicht überraschend, daß die Anstaltsärzte, die mit der Außenfürsorge betraut werden, die ideellen Vorzüge dieser sozialpsychiatrischen Tätigkeit, wie die Erfahrung übereinstimmend lehrt, rasch erfassen und sich der neuen Dienstaufgabe — es darf dies ohne Übertreibung ausgesprochen werden — mit begeisterter Hingabe widmen. Aber auch die übrigen, nur mittelbar an der Fürsorge beteiligten Anstaltsärzte beginnen mehr und mehr zu erkennen, daß sich ihrem beruflichen Wirken hier eine Bereicherung bietet, die sie sich keinesfalls entgehen lassen dürfen. Aus psychologischen Gründen ist nicht anzunehmen, daß sich die tiefgreifende Umstellung des irrenärztlichen Denkens und Handelns, die die offene Fürsorge ebenso voraussetzt wie hervorruft, von heute auf morgen allgemein Eingang findet. Doch sind die Vorteile für die ärztliche Tätigkeit und ihre soziale Anerkennung so handgreiflich, daß von deren Erkenntnis in erster Linie die allgemeine Einführung der neuen Richtung erwartet werden sollte. Für die Zukunft des irrenärztlichen Standes wird außerordentlich viel, wenn nicht alles, davon abhängen, daß es der Arbeits- und Verantwortungsfreudigkeit der Anstaltsärzte gelingt, sich die offene Fürsorge für Geisteskranke und Psychopathen, die auf dem Marsch begriffen ist, in Form der Außenfürsorge der Heilanstalten zu sichern. Auch die *Fürsorgepfleger und -pflegerinnen* finden, wie man immer wieder beobachten kann, in der Außenfürsorge einen befriedigenden Wirkungskreis, den sie trotz der wesentlich erhöhten Beanspruchung ihrer körperlichen und geistigen Leistungsfähigkeit auf die Dauer dem Abteilungsdienst vorzuziehen pflegen. Außerdem gewährt die leichtere Kommunikation mit der Anstalt der Bevölkerung und namentlich den Angehörigen der Kranken einen genaueren Einblick in die Aufgaben und Leistungen des gesamten Pflegepersonals, wodurch wiederum die Aufklärung und das Vertrauensverhältnis des Publikums zur Anstalt gefördert wird.

2. Die offene Geisteskrankenfürsorge und die allgemeine Irrenfürsorge.

Der Einfluß, den die offene Fürsorge auf den einzelnen Anstaltsorganismus bisher nachweislich ausübt, läßt mit Sicherheit erwarten, daß ihre allgemeine Einführung die künftige Gestaltung der allgemeinen Irrenfürsorge in wichtigen Punkten maßgebend bestimmen wird. Die Auswirkungen sind allerdings im einzelnen noch nirgends im ganzen Umfange aufzuzeigen, da eine völlig durchgeführte offene Fürsorge bisher in keinem Territorium schon längere Zeit bestanden hat. In Baden haben zwar neuerdings alle vier Anstalten des Landes die Außenfürsorge aufgenommen; von einem abschließenden Ergebnis kann aber selbstverständlich noch nicht die Rede sein. Vorerst läßt sich mit allem Vorbehalt etwa folgendes andeuten.

In erster Linie wird die Einschränkung der Hospitalisierung durch die Intensivierung der Anstaltsbehandlung und die Einführung der Frühentlassung eine *Vermehrung der Anstaltsplätze*, wie sie bei dem gegenwärtig steigenden Zustrom von Aufnahmen nach den bisherigen Grundsätzen unvermeidbar wäre, *hintanzuhalten oder mindestens hinauszuschieben vermögen*. Dies bedeutet eine Ersparnis an persönlichem und sachlichem Aufwand, die bei der gesteigerten Belastung des Haushaltes der Provinzen, Kreise und Staaten durch die Personalvermehrung stark ins Gewicht fällt. Diese Einsparung wird durch den Aufwand für die außerordentlich billig arbeitende offene Fürsorge nur unwesentlich verringert, der zudem gegenüber den Kosten für die geschlossene Fürsorge vom volkswirtschaftlichen Standpunkte aus als eine „Veredelung" anzusehen ist.

Ferner wird die Steigerung der Krankenbewegung im Verein mit der aktiveren Anstaltsbehandlung geeignet sein, *der Stagnation und dem Hospitalismus entgegenzuwirken*, Erscheinungen, die aus den oben erwähnten historischen Gründen in den letzten Jahrzehnten vor dem Krieg im Zusammenhang mit der Errichtung der Mammutanstalten mancherorts die Entwicklung der Irrenfürsorge gehemmt und insbesondere die berufliche Tätigkeit der Ärzteschaft beeinträchtigt haben. Weiter darf erwartet werden, daß die befriedigendere Gestaltung des ärztlichen Dienstes, insbesondere die sozialpsychiatrische Betätigung in der Fürsorge, künftig *auf geeignete Kräfte eine erhöhte Anziehungskraft* ausüben und die Erfüllung der wesentlich erweiterten ärztlichen Aufgabe sicherstellen wird. Eine unerläßliche Voraussetzung ist aber hierbei, daß die *Zahl der Arztstellen* nicht im Verhältnis zu dem etwa absinkenden Krankenstand vermindert, sondern der qualitativ und quantitativ gesteigerten Arbeit entsprechend *erhöht* wird. Die Beibehaltung der Reduktion des Ärztepersonals müßte die volle Auswirkung der offenen Fürsorge und die von der Umstellung der Anstaltsbetriebe zu erwartende Verbilligung und Vervollkommnung des Irrenwesens geradezu zur Unmöglichkeit machen, denn ein Anstaltsarzt, der 200—250 Kranke zu betreuen hat — wie dies seit dem Personalabbau vorkommt — kann sich dem einzelnen Kranken selbstverständlich nicht in der notwendigen Weise widmen.

Nicht zuletzt wird die gesamte Irrenfürsorge durch die Angliederung der Außenfürsorge aus der *isolierten Stellung*, in die sie zum Nachteil ihrer Wirksamkeit und ihres Ansehens geraten ist, *befreit* werden. Wie auf den anderen Gebieten der Gesundheitsfürsorge wird auch in der Geisteskrankenfürsorge der allgemein gültige Grundsatz der organischen Verbindung der geschlossenen und der offenen Fürsorgeform, die dem Sinn des neuen Fürsorgerechts wie der Forderung einer vernünftigen Gesundheits- und Fürsorgewirtschaft entspricht, zur Durchführung kommen müssen mit dem Ziel, daß durch ein einheitliches Zusammenarbeiten aller offenen und geschlossenen Einrichtungen der psychiatrischen Fürsorge innerhalb eines Territoriums die größtmögliche *Individualisierung und zugleich Rationalisierung im Irrenwesen* erreicht wird. Gleichzeitig wird die Irrenfürsorge durch die registrierende und überwachende Tätigkeit der Fürsorgeorgane künftig befähigt werden, die schon immer von ihr erwartete Prophylaxe der Schreckenstaten Geisteskranker, sobald die offene Fürsorge das ganze Gebiet umfaßt, wirksamer, als ihr dies bisher möglich war, durchzuführen.

Diese Organisation der psychiatrischen Fürsorge wird sich dann der *gesamten Fürsorge und Wohlfahrtspflege des Landes einzufügen* und insbesondere in enge Beziehungen zu den Fürsorgebestrebungen der *psychiatrischen Grenzgebiete*, wie der Nervenkranken-, Psychopathen-, Gefährdeten-, Trinker- und Strafentlassenenfürsorge zu treten haben. Diese Fürsorgezweige, die bisher meist ohne oder ohne genügende fachpsychiatrische Mitwirkung und daher unwirtschaftlich gearbeitet haben, bedürfen zu ihrer ersprießlichen Entwicklung dringend der psychiatrischen Beratung und Mitarbeit; denn bei der Fürsorge für alle diese psychopathischen Persönlichkeiten verspricht nur eine zielbewußte psychiatrisch orientierte Beeinflussung nach einem einheitlichen erzieherischen System, das auch die Unterbringung in der Heil- und Pflegeanstalt vorsieht, Aussicht auf Erfolg. Für die planmäßige Durchführung dieser Psychopathenfürsorge im weitesten Sinne wird eine gewisse Differenzierung der von allen entlassungsfähigen Kranken entlasteten

Anstalten durch *Errichtung von Sonderabteilungen für Neurotiker, Encephalitiker, jugendliche Psychopathen, Trinker und psychopathische Kriminelle*, die innerhalb eines Gebietes nach dessen Bedürfnissen auf die einzelnen Anstalten zu verteilen sind, notwendig werden. Eine solche Nutzbarmachung der Heil- und Pflegeanstalten für diese sozial bedeutsamen Gruppen nicht eigentlich geisteskranker, aber einer psycho-therapeutischen Erziehung bedürftiger Personen erfordert unter Umständen eine Lockerung der bestehenden Aufnahmebestimmungen, ist aber im Hinblick auf die günstigen Erfahrungen, die z. B. in Baden mit der *freiwilligen Aufnahme* seit 1910 gemacht werden, als Fortschritt zu begrüßen, wie ja kürzlich auch BRATZ und THODE einer derartigen Öffnung der Anstalten das Wort geredet haben. Die Irrenfürsorge wird so durch die Einbeziehung der psychiatrischen Grenzgebiete eine empfindliche Lücke in der gesamten Fürsorge und Wohlfahrtspflege des Landes (Provinz) ausfüllen und durch ein enges Zusammenarbeiten dieser Sonderabteilungen mit der offenen psychiatrischen Fürsorge instand gesetzt werden, der sonst kaum lösbaren Aufgabe der *sozialpädagogischen Beeinflussung der vermindert Zurechnungsfähigen*, die ihr durch das neue Strafrecht gestellt werden wird, zu genügen. Bei einer solchen Entwicklung wird die Irrenfürsorge den ihr zukommenden Platz innerhalb der Gesundheitsfürsorge erlangen und damit erst im öffentlichen Bewußtsein als selbständiger Zweig der sozialen Hygiene anerkannt werden.

3. Die offene Geisteskrankenfürsorge und die Hilfsvereine für Geisteskranke.

Hilfs- bzw. Unterstützungsvereine für Geisteskranke sind zur Zeit in Deutschland in folgenden Territorien vorhanden: in den preußischen Provinzen Brandenburg, Hessen-Nassau, Rheinprovinz, Niederschlesien und Westfalen, ferner im Freistaat Sachsen, in den bayerischen Kreisen Oberbayern, Rheinpfalz und Schwaben, in Württemberg, Baden, Hessen und Thüringen (Sachsen-Meiningen). Die Gründung, die bei den meisten Vereinen in den letzten 50 Jahren stattgefunden hat — vereinzelt reichen sie bis zur Mitte des vorigen Jahrhunderts zurück — wurde in der Regel von den Anstaltsdirektoren veranlaßt, unter denen LUDWIG in Hessen, FRANZ FISCHER in Baden, DICK in der Pfalz für die Sache mit besonderer Begeisterung geworben haben. Der beabsichtigte Zweck war in erster Linie die Fürsorge für die aus der Anstalt Entlassenen zur Erleichterung ihrer Rückkehr in das Familien- und Erwerbsleben, außerdem die psychiatrische Aufklärung der Bevölkerung zur Bekämpfung der Vorurteile gegen die Irrenanstalten und die Irrenärzte und zur Verhütung der vermeidbaren Geisteskrankheiten. Vereinzelt kamen besondere Aufgaben hinzu, wie Beitragsleistung zu den Anstaltsverpflegungskosten, Gewinnung eines geeigneten Pflegepersonals, Bekämpfung des Alkoholmißbrauchs, Gründung und Betrieb von Anstalten für schwachsinnige Kinder usw. In der Praxis stand die Gewährung bzw. die Vermittlung freiwillig aufgebrachter Geldmittel im Vordergrund, während die ursprünglich beabsichtigte persönliche Betreuung des Entlassenen durch den Vertrauensmann nur vereinzelt auf die Dauer Eingang gefunden hat, ohne Zweifel, da es an der fach-psychiatrischen Anleitung der Vereinsmitglieder an Hand der einzelnen Fälle an Ort und Stelle gefehlt hat. In der Kriegszeit war die Tätigkeit der Vereine erschwert und während der Inflation kam sie durchweg zum Erliegen. Heute haben die meisten ihre Arbeit wieder aufgenommen und einige ihre frühere pekuniäre Leistungsfähigkeit wiedererlangt. Wenn auch die ursprünglich geplante persönliche Hilfeleistung von diesen Vereinen nicht überall verwirklicht wurde, so kann doch nicht verkannt werden, daß sie eine wichtige geschichtliche Mission erfüllt haben, indem sie jenen schon den Gründern des deutschen Irrenwesens vorschwebenden Gedanken der Betreuung der außerhalb der Anstalt lebenden Kranken im öffentlichen Bewußtsein wachgehalten haben, bis sich in der Gegenwart die Möglichkeit einer vollkommeneren Lösung durch die offene Fürsorge eröffnet hat.

Die öffentliche psychiatrische Fürsorge übernimmt in zunehmendem Umfange die von den Hilfsvereinen früher in Angriff genommene Aufgabe der persönlichen Betreuung der frei lebenden Kranken mit ihren eigenen hauptamtlichen, spezialistisch vorgebildeten Organen. So ergibt sich die grundsätzliche Frage, ob für diese fürsorgerischen Bestrebungen der Hilfsvereine heute noch Raum und ein wirkliches Bedürfnis vorhanden, d. h. allgemeiner gesagt, *ob neben der öffentlichen die private Wohlfahrtspflege auf dem Gebiet der Irrenfürsorge noch berechtigt und notwendig ist.*

Zugunsten der ausschließlich öffentlichen Fürsorge wird in der Regel angeführt, die früher freiwillig tätigen Kräfte seien heute nicht mehr in der Lage, Zeit und Kraft im Dienste der Nächstenliebe zu opfern, seien sie doch häufig genug selbst hilfsbedürftig geworden. Von anderer Seite wird auf die Gefahr der Zersplitterung des Fürsorge- und Wohlfahrtswesens hingewiesen und schließlich der meines Erachtens allein ernsthafte Einwand gemacht, diese Hilfsarbeit psychiatrischer Laien verleite in der Zeit der Freudschen Psychoanalyse, der Adlerschen Individualpsychologie und überhaupt eines allgemeinen psychologistischen Überschwangs allzu leicht zur Kurpfuscherei auf psychiatrischem Gebiet. Trotz alledem kann, wie ich meine, eine sachgemäße Mitarbeit der freien Wohlfahrtspflege in der Irrenfürsorge ebensowenig, ja noch weniger wie in der übrigen Gesundheitsfürsorge für überflüssig gehalten oder gar völlig entbehrt werden. Zunächst hat die gesamte freie Wohlfahrtspflege, wie die Entwicklung zeigt, ein wohlerworbenes geschichtliches Anrecht, ihre gemeinnützige Arbeit fortzusetzen und die öffentliche Fürsorge tatkräftig zu ergänzen. Dieser Anspruch ist allgemein durch das neue Fürsorgerecht, das Reichsjugendwohlfahrtsgesetz und die Fürsorgepflichtverordnung und für den Hilfsverein für Geisteskranke in Sachsen im speziellen durch das sächsische Wohlfahrtsgesetz ausdrücklich anerkannt worden. Nach der ganzen Entwicklung der privaten Wohlfahrtspflege, die den Fortschritt von der einfachen Armenpflege zur gehobenen Fürsorge wesentlich mit ermöglicht hat, ist an ihre Ausschaltung heute, nachdem der Gedanke des Wohlfahrtsstaates sich siegreich durchgesetzt hat, nicht mehr zu denken. Hinsichtlich der

Irrenhilfsvereine kann ferner nicht übersehen werden, daß ihr charitativer und humanitärer Charakter sie zur Einzelfürsorge besonders befähigt: denn es kommt hierbei nicht allein oder vorwiegend auf die Vermittlung von geldlicher Unterstützung, sondern in erster Linie auf die menschliche Einwirkung von Person auf Person, also auf die psychische Hilfeleistung an. Damit hängt es auch zusammen, daß die amtlichen Organe, die durch die individuelle Wahrnehmung bei der städtischen wie der ländlichen Fürsorge erfahrungsgemäß körperlich und seelisch in kurzer Zeit stark beansprucht werden, eine derartige Entlastung aus technischen Gründen auf die Dauer dringend nötig haben; kann doch die Einstellung hauptamtlicher Kräfte aus wirtschaftlichen Gründen keine unbegrenzte sein. Von den Kommunen, die die Ausschaltung der ehrenamtlichen Tätigkeit eine Zeitlang, meist aus politischen Gründen, angestrebt haben, ist diese finanzielle Kehrseite bei der raschen Zunahme der Fürsorgelasten bald genug erkannt worden. Bei der Fürsorge in den schwer zu übersehenden ländlichen Bezirken ist zudem die Beiziehung der Vertrauensleute als ehrenamtlicher Hilfskräfte für die örtliche Überwachung nicht zu entbehren. Weiter ist an die Erfahrungstatsache zu erinnern, daß die freiwillige Liebestätigkeit, die zwar in enger Fühlung, aber nicht unter unmittelbarer Leitung und Abhängigkeit von den Behörden arbeitet, zahlreiche und starke Kräfte, die sonst nicht in Tätigkeit treten würden, mobil macht. Denn die Fürsorgearbeit widerstrebt ihrem Wesen nach jeder starren Reglementierung, und diese kann nur den notwendigen äußeren Rahmen für das persönlich sich einsetzende lebendige Wirken der Fürsorgekräfte — auch der amtlichen — abgeben. Endlich ist auch zu bedenken, daß die Beteiligung der freiwilligen Mitarbeiter zur Verbreitung psychiatrischen Verständnisses in der Bevölkerung, nicht zuletzt auch in den öffentlichen Körperschaften und den Parlamenten, wesentlich beiträgt. Aus all dem geht hervor, daß die *freiwillige ehrenamtliche Mitwirkung der Hilfsvereine für Geisteskranke für die offene psychiatrische Fürsorge keineswegs entbehrlich, sondern durchaus notwendig ist*, und derartige Hilfsvereine, wo sie noch nicht vorhanden sind, demnach alsbald gegründet werden müssen. Selbstverständliche Voraussetzung ist hierbei, daß die fachpsychiatrischen Fürsorgeorgane der Anstalten und Fürsorgestellen die Leitung in der Hand behalten und die Vereinsmitglieder sich auf die Leistung von Hilfsdiensten einstellen. Jene bilden, um ein in diesem Zusammenhang häufig gebrauchtes Bild anzuführen, das feste Rückgrat der Fürsorge, während die freiwilligen Hilfskräfte Fleisch und Blut der Fürsorge darstellen können. Die Notwendigkeit dieses Vorbehaltes ergibt sich aus gewissen bedenklichen Erscheinungen, wie sie z. B. in der Fürsorge für jugendliche Psychopathen in dieser Hinsicht mitunter zu beobachten sind. Die öffentlich psychiatrische Fürsorge gewährt ja dieser freiwilligen Fürsorgetätigkeit der Vereine gerade durch die fachpsychiatrische Anleitung jene Hilfe, die ihr früher für eine erfolgreiche Wirksamkeit gefehlt hat; sie schafft also gerade hierdurch die unerläßliche Voraussetzung für die Erfüllung ihrer gemeinnützigen Absichten.

Was nun die *Technik* der Mitarbeit der Hilfsvereine bei der offenen Fürsorge anlangt, so kommt es in den besonders wichtigen ländlichen Bezirken vor allem darauf an, in jeder Gemeinde *ein* Mitglied des Vereins, etwa den Geistlichen, Lehrer oder einen Verwaltungsbeamten zu gewinnen und in die Aufgaben der Vertrauensperson einzuführen. Hierfür ist der schriftliche Verkehr erfahrungsgemäß nicht ausreichend. Die notwendige persönliche Fühlung muß durch regelmäßige Besuche und Versammlungen der Vertrauenspersonen in der regionären Anstalt sowie durch regelmäßige Besuche der Fürsorgeorgane bei den Vertrauensmännern an Ort und Stelle eingeleitet und aufrechterhalten werden. In der Praxis ergibt sich dann rasch, welche Persönlichkeiten für diese Aufgabe besonders geeignet sind. An Hand der einzelnen Fürsorgefälle erfolgt die fachärztliche Orientierung, soweit sie als unerläßliche Voraussetzung für erfolgreiche Hilfstätigkeit anzusehen ist. Diese besteht in unauffälliger Beobachtung der frei lebenden Kranken, Verständigung der Anstalt von jedem wichtigen Vorkommnis und Vermittlung der von der Anstalt oder dem Verein zu leistenden Hilfe. Jede Anstalt, die die offene Fürsorge in ihren ländlichen Bezirken einführen will, muß danach streben, auf diese Weise allmählich ein lückenloses Netz von Vertrauenspersonen über ihren Aufnahmebezirk auszubreiten, wie dies z. B. die Anstalt bei *Konstanz* und die in *Wiesloch* erfolgreich durchführen. In der Stadt besteht die Aufgabe der Vereinsmitglieder in der Beteiligung an der Arbeit der Fürsorgestelle. Naturgemäß ist sie hier mannigfaltiger und weniger an beamtete Hilfspersonen gebunden als auf dem Lande. Wo stärkere Ortsgruppen bestehen, werden sie die Belange der psychiatrischen Fürsorge auch bei den örtlichen Fürsorgebehörden zur Geltung bringen. Es ist verständlich, daß es längerer Zeit bedarf, bis sich die hauptamtlichen und die ehrenamtlichen Kräfte bei der Zusammenarbeit aufeinander eingespielt haben. Die in Betracht kommenden Kreise von Hilfspersonen haben z. B. in *Mannheim* von Anfang an ihre grundsätzliche Bereitwilligkeit zur Mitwirkung erklärt; immerhin wird es in der Stadt im Vergleich zum Lande bei der Eigenart des psychiatrischen Fürsorgegebietes längerer Bemühungen bedürfen, bis die geeigneten Persönlichkeiten ausfindig gemacht sind. Beim weiteren Ausbau der offenen Fürsorge hat sich die Abhaltung von Vortragsreihen oder Kursen für die Mitglieder des Hilfsvereins und sonstige Interessenten in den Anstalten oder den städtischen Fürsorgeämtern als zweckmäßig erwiesen. Ebenso haben sich Vorträge in den dienstlichen Versammlungen der Geistlichen und Lehrer bisher gut bewährt.

Für die *Organisation der Hilfsvereine* ergeben sich aus der Beteiligung an der offenen Fürsorge einige Folgerungen, die kurz erwähnt seien.

Vorsitzender und Vorstand haben ihren Sitz meist in einer der Landesheil- und Pflegeanstalten, von denen die Anregung zur Vereinsgründung ausgegangen ist. Auch bei stärkerer Entwicklung der offenen Fürsorge braucht das keinen Nachteil zu bedeuten, sofern in der Zentrale des betreffenden Territoriums und in den größeren Städten für ausreichende Vertretung gesorgt ist; denn auch die Fürsorge muß unseres Erachtens wie ihren Ausgangspunkt, so ihren Schwerpunkt immer in der regionären Anstalt haben.

Der *Ausschuß* wird am besten ebenso wie bei den anderen sozial-hygienischen Landesfachverbänden durch die Zuwahl männlicher und weiblicher Vertreter der im Lande tätigen Wohlfahrtsorganisationen (Kath. Caritasverband, Ev. Innere Mission, Rotes Kreuz, Sozialistische Arbeiterwohlfahrt), der Landesversicherungsanstalt, der Krankenkassen und der Parlamente ergänzt. Ob man beim Ausbau der Vereine an der Erhebung von Beiträgen festhalten soll, ist von den örtlichen Verhältnissen abhängig zu machen. Im allgemeinen ist KOLBS Anregung zu beachten, nach der heute zugunsten der persönlichen Mitarbeit hiervon unter Umständen abzusehen sein wird. Jedenfalls hat die geldliche Beteiligung nicht mehr die ausschließliche Bedeutung, die ihr früher zukam.

Die *Mitgliederversammlung* wird aus Gründen der Propaganda zweckmäßigerweise der Reihe nach an verschiedenen Punkten des Landes, etwa in oder nahe bei den wichtigsten Heil- und Pflegeanstalten abgehalten. Dabei ist durch Vorträge für die Sache der offenen Fürsorge und zugleich der Aufklärungsarbeit zu werben. Die Herausgabe regelmäßiger Jahresberichte ist auch unter dem Gesichtspunkt der Propaganda zu empfehlen. Sobald die Fürsorge in der Tätigkeit des Vereins eine größere Rolle spielt, ist die Zubilligung eines *Staatszuschusses* gerechtfertigt. In Baden wurde der Staatsbeitrag aus diesem Anlaß von 1000 auf vorläufig 4000 Mark erhöht und dabei ein bestimmter Teil für die Zwecke der offenen Fürsorge bestimmt. Die für das Irrenwesen zuständige Aufsichtsbehörde (Ministerium, Provinzialverwaltung) wird sich auf eine mehr mittelbare Beteiligung und die Geltendmachung der grundsätzlichen Gesichtspunkte beschränken und so die gedeihliche Entwicklung der freiwilligen Tätigkeit am erfolgreichsten fördern. Ob sich die Hilfsvereine für Geisteskranke im Sinne von M. FISCHER zu einer Art „Parlament für die Irrenfürsorge" entwickeln lassen, muß die Zukunft lehren. Sie erfüllen aber eine wichtige gemeinnützige Aufgabe, wenn sie durch die praktische Mitarbeit an der offenen Fürsorge das Interesse der öffentlichen Meinung für die zahlreichen Fragen der praktischen Psychiatrie wecken und wach halten.

Die praktische Betätigung der Hilfsvereine läßt sich von der offenen Fürsorge aus mit den besten Aussichten auf Erfolg erweitern, z. B. auf die nachgehende Fürsorge für entlassene Fürsorgezöglinge, wie dies in Baden im Benehmen mit dem Landesjugendamt in die Wege geleitet ist, ferner, namentlich in ländlichen Bezirken, auf die Fürsorge für jugendliche Psychopathen überhaupt und auf die Trinkerfürsorge. Außerdem kann die Fühlungnahme mit verwandten Organisationen der psychiatrischen Grenzgebiete, z. B. den Vereinen für Volksnervenheilstätten, für Schwachsinnige- und Epileptikeranstalten, für die Fürsorge für sittlich Gefährdete sowie für die Fürsorge für entlassene Strafgefangene praktisch wertvoll werden.

Seit Kriegsende pflegen die Vertreter der Hilfsvereine anläßlich der Jahresversammlung des Deutschen Vereins für Psychiatrie auf Anregung von Ackermann und M. Fischer sich regelmäßig zu Besprechungen zusammenzufinden. Seit 1924 nehmen auf Veranlassung Roemers auch die Vertreter der offenen Fürsorge an diesem Austausch der Erfahrungen teil. Diese Veranstaltungen haben 1926 in Düsseldorf zum Zusammenschluß der Hilfsvereine zum *„Verband deutscher Hilfsvereine für Geisteskranke"* mit dem Zweck der gegenseitigen Förderung und gemeinschaftlichen Vertretung gegenüber den Behörden des Reiches und der Länder geführt. Im Interesse der offenen Geisteskrankenfürsorge steht zu hoffen, daß auch in den noch ausstehenden Territorien des Reiches derartige Hilfsvereine gegründet werden, denn gerade die Irrenfürsorge bedarf der freiwilligen Mitarbeit der privaten Wohlfahrtspflege in noch höherem Grade als die übrige Gesundheitsfürsorge, der sie in so reichem Maße schon zuteil geworden ist.

Auch im Ausland sind derartige Hilfsvereine für Geisteskranke mit Erfolg tätig, so in der Schweiz, in Österreich, Holland, Dänemark, Schweden und Finnland.

Die Arbeit aller dieser Organisationen gehört zu den sozialhygienischen Bestrebungen innerhalb der praktischen Psychiatrie, die neuerdings von dem *„Deutschen Verband für psychische Hygiene"* zur Vertretung gegenüber dem Ausland zusammengefaßt werden. Den Anstoß hierzu gab die von Clifford W. Beers ausgehende „Mental-Hygiene"-Bewegung in Amerika, die auch im übrigen Ausland in letzter Zeit stark an Boden gewonnen hat. Sie ist gekennzeichnet durch das praktische Zusammenarbeiten der Fachpsychiater mit den intellektuellen Kreisen und hat sich neben der psychiatrischen Aufklärung und Vorbeugung die Verbreitung der freien Verpflegungs- und Fürsorgeformen im Irrenwesen zum Ziel gesetzt.

X. Die offene Geisteskrankenfürsorge und die psychiatrische Aufklärung[1].

Von Hans Roemer, Karlsruhe.

Meine Herren! Zwischen der offenen Geisteskrankenfürsorge und der psychiatrischen Aufklärung bestehen mannigfache und wichtige Wechselbeziehungen, die eine besondere Darstellung rechtfertigen.

Den natürlichen Ausgangspunkt der Darstellung bieten *die psychiatrischen Aufklärungsbestrebungen,* sind sie doch geschichtlich weit älter als die psychiatrische Fürsorge. Das Bedürfnis, die Bevölkerung über psychiatrische Dinge aufzuklären, ist zum Teil schon von den Begründern und Altmeistern der deutschen Anstaltspsychiatrie empfunden worden. Die Unterstützungs- und Hilfsvereine für die entlassenen Geisteskranken, deren Ursprung meist in die letzten Jahrzehnte, ver-

---

[1] In diesem Kapitel ist die Form des Vortrages beibehalten, den der Verfasser bei der Besprechung der Vertreter der Hilfsvereine und der offenen Fürsorge für Geisteskranke gelegentlich der Jahresversammlung des Deutschen Vereins für Psychiatrie bzw. der 89. Naturforscher- und Ärzteversammlung in Düsseldorf am 22. September 1926 gehalten hat.

einzelt sogar bis zur Mitte des vorigen Jahrhunderts zurückreicht, haben sich u. a. auch die Aufklärungsarbeit von jeher zur Aufgabe gemacht, wesentlich in der Absicht, den in der Volksmeinung schon immer mit einem Makel behafteten Geisteskranken ihr Schicksal durch Verbreitung besserer Einsicht zu erleichtern. Im Laufe der Zeit kam dann infolge der ungerechtfertigten Angriffe auf die Irrenanstalten und Irrenärzte der Gesichtspunkt der Abwehr sowie weiterhin der der psychiatrischen und neuerdigns der kriminellen Vorbeugung hinzu. Männer wie MAX FISCHER, A. GROSS, HOLUP, LEPPMANN, STARLINGER haben mit Wort und Schrift schon lange vor dem Krieg in dieser Richtung gewirkt. In der Nachkriegszeit hat *der Reichsverband der beamteten deutschen Irrenärzte* in seinen „Richtlinien" die psychiatrische Aufklärungsarbeit als wichtige sozialpsychiatrische Aufgabe eigens in sein Programm aufgenommen und gemeinsam mit dem *Deutschen Hygienemuseum* in Dresden unter Mitarbeit von BLACHIAN, FISCHER, HERTING, IMHOFF, REIN, ROEMER, VOCKE, WEYGANDT u. a. durch Zusammenstellung von Lichtbilderreihen gefördert. Das Ziel hierbei ist die Verbreitung eines besseren Verständnisses der Geisteskrankheit und des abnormen Seelenlebens nach Wesen, Ursache, Erscheinungsform, sozialer Bedeutung, Vorbeugung und Behandlung, ferner die Orientierung der Bevölkerung über die psychische Hygiene einschließlich der Eugenik, des Alkoholismus, der Gefahren der mißbräuchlichen Hypnose und verwandter spiritistischer, okkulter und ähnlicher Strömungen, sowie des Kurpfuschertums und nicht zuletzt die Aufklärung der Allgemeinheit über Einrichtung und Betrieb der Irrenanstalten sowie Aufgaben und Leistungen der Irrenärzte. Die Methode besteht in literarischen Veröffentlichungen, Presseartikeln, Vorträgen, möglichst mit Lichtbildern, Anstaltsführungen und unter Umständen Krankenvorstellungen. Die Aufklärung richtet sich einmal in allgemeinverständlicher Form an sämtliche Kreise der Bevölkerung und zweitens in differenzierter, beruflich eingestellter Weise an bestimmte intellektuelle Berufsgruppen, wie die Ärzte, Verwaltungsbeamten, Richter, Geistlichen, Lehrer, Pressevertreter usw.

In ähnlicher Richtung liegen auf nichtpsychiatrischem Gebiet die Ziele der „*hygienischen Volksbelehrung*". Unter diesem Begriff vereinigen sich neuerdings die seit langem vorhandenen Bestrebungen zur Erziehung des Volkes zur gesundheitsgemäßen Lebensweise auf dem Wege allgemeiner Orientierung über Bau und Verrichtung des menschlichen Körpers, über die Methoden der Erhaltung der körperlichen Gesundheit, über Wesen, Ursache, soziale Bedeutung, Vorbeugung und Behandlung der wichtigsten Volkskrankheiten, sowie über die Gefahren des Kurpfuschertums. In der Nachkriegszeit wurden zur Zusammenfassung aller dieser nunmehr neu belebten Tendenzen in den einzelnen Ländern „*Landesausschüsse*" und ein entsprechender „*Reichsausschuß für hygienische Volksbelehrung*" eingerichtet. In der Reichsgesundheitswoche sind diese Organisationen erstmals mit einer einheitlichen Leistung an die Öffentlichkeit getreten. Die auf diesem Gebiet hinsichtlich der Organisation, der Unterrichtsmethodik und der Lehr- und Anschauungsmittel gesammelten Erfahrungen sind in der „Gesolei" in einer eigenen Abteilung vom Deutschen Hygienemuseum zur Anschauung gebracht worden.

Vergleicht man die psychiatrische Aufklärung mit dieser allgemeinen hygienischen Volksbelehrung, so zeigt sich, daß sie mit ungleich größeren Schwierigkeiten zu rechnen hat. Sie hat nicht nur, wie diese, Unkenntnis zu beseitigen, mangelhaftes oder falsches durch besseres Wissen zu ersetzen; sie hat vielmehr mittelalterliche Vorurteile, abergläubische Angst und tief eingewurzeltes Mißtrauen gegen die Irrenanstalten und die Irrenärzte, also katathym verankerte Volksirrtümer zu bekämpfen, deren Hartnäckigkeit nur kulturhistorisch, nämlich mit der verhältnismäßig kurzen Zeit, die seit Beginn einer rationellen Irrenpflege verstrichen ist, erklärt werden kann. Dementsprechend ist die Anschauung von dem „unehrlichen Gewerbe" des Irrenarztes noch keineswegs verschwunden. Zum mindesten wird in weiten Kreisen der Bevölkerung seine Berufstätigkeit als von vornherein aussichtslos und unproduktiv bewertet und er selbst im günstigsten Falle mit einem gewissen nachsichtigen Mitleid als weltferner Ideologe betrachtet. Bezeichnend für die Rückständigkeit der öffentlichen Meinung ist die ja immer wieder zu machende Erfahrung, daß die Spekulation auf das Vorurteil der Menge in Form sensationeller, noch so unglaubwürdiger Zeitungsartikel heute noch regelmäßig Recht behält, wie ja auch das Irrenhaus in den Romanen der Tagespresse eine auffallend häufige und immer unerfreuliche und irreführende Rolle spielt. Bei alledem spricht das Dogma von der Unheilbarkeit aller Geisteskranken naturgemäß erheblich mit.

Im allgemeinen muß gesagt werden, daß die Anstaltsärzte selbst sich gewöhnlich in Unkenntnis darüber befinden, in welch hohem Grade die Irrenanstalt und ihre Leistung von der öffentlichen Meinung auch heute noch verkannt wird. Es ist dies um so begreiflicher, als die regelmäßige Betätigung im umschriebenen, meist abseits gelegenen Wirkungskreis leicht dessen geringe Bekanntheit in der Öffentlichkeit vergessen läßt. Verständlicherweise sind sie dann aufs höchste überrascht, wenn die stets vorhandenen Vorurteile gegen ihre Tätigkeit durch einen zufälligen Anlaß manifest werden. In der Regel wird auf eine energische Abwehr derartiger Angriffe in der Öffentlichkeit verzichtet. Gewiß ist es eine wenig dankbare Aufgabe, in der Rolle des Angegriffenen Aufklärungsarbeit zu treiben, aber das gute Gewissen der Irrenärzte ist noch nie ein ausreichender Schutz gegen volkstümlichen Aberglauben, und ihre selbstgenügsame Zurückhaltung noch nie eine wirksame Waffe gegen grundlose Verdächtigung gewesen. Die Lage ist noch dadurch erschwert, daß das Vorhandensein derartiger rückständiger Irrtümer auch von aufgeklärten Kreisen als unabänderliche Tatsache, mit der man sich abfinden müsse, hingenommen wird. In politisch bewegten Zeiten kann dies, wie die Erfahrung lehrt, leicht dazu führen, daß das volkstümliche Mißtrauen zur parteipolitischen Aufpeitschung der öffentlichen Meinung benützt wird, wobei die Anstaltsärzte geradezu vogelfrei böswilligen Verleumdungen aller Art ausgesetzt sind. Um so dringlicher ist deshalb die Durchführung der psychiatrischen Aufklärungsarbeit. Es gilt, die ja auch in sogenannten gebildeten Kreisen vielfach noch herrschenden Irrtümer zu berichtigen und allmählich auch die volkstümlichen Vorurteile in geduldiger Kleinarbeit zu beseitigen. Gerade wenn in nächster Zeit wichtige Gesetzentwürfe, die psychiatrische Belange stark berühren, zur Erörterung stehen, ist es eine besonders wichtige Aufgabe, die Allgemeinheit soweit als möglich mit den in Betracht kommenden Grundbegriffen vertraut zu machen; besteht doch bei der gegenwärtigen geringen Kenntnis über psychiatrische Dinge kaum Aussicht, daß z. B. der den Parlamenten kürzlich vorgelegte Antrag auf Schaffung einer „Lex Zwickau" eine einigermaßen sachgemäße Beurteilung erfährt.

Die psychiatrische Aufklärung hat den Anschluß an die hygienische Volksbelehrung bisher noch nicht eigentlich gefunden, wenn bei der Reichsgesundheitswoche auch von den Anstalten aus manche nützliche Arbeit geleistet worden ist. Eine solche engere Verbindung wird aber nicht nur der psychiatrischen Aufklärung eine erhebliche Förderung in methodischer und taktischer Hinsicht, sondern auch der hygienischen Volksbelehrung eine unentbehrliche Ergänzung hinsichtlich belangreicher sozialpsychiatrischer und sozialpsychologischer Probleme bringen.

Meine Herren! Wenden wir uns nun zu der jüngeren *offenen Geisteskrankenfürsorge*, so können wir uns an dieser Stelle kurz fassen. Wie allgemein bekannt, ist die offene Fürsorge in Deutschland von KOLB längere Zeit vor dem Krieg inauguriert und seither in vorbildlicher Weise immer mehr ausgebaut worden. Während des Krieges hat sich diese freie Verpflegungsform in hiervon unabhängiger, aber völlig paralleler Weise in Amerika entwickelt und außerordentlich rasch verbreitet. Im Lichte der Geschichte ist in ihr der Schlußstein einer logischen Entwicklung im Sinne eines zunehmend freieren Regimes zu erblicken, die von der Isolierzelle über den Wachsaal, die Beschäftigungstherapie, das Offentürsystem, die landwirtschaftliche Kolonie und die Familienpflege zu der offenen Versorgung ohne jede Beschränkung, zu der Wiedereingliederung in das freie Familien- und Erwerbsleben führt. Diese offene Versorgung ist seit einigen Jahren in Deutschland in lebhafter Entwicklung begriffen und wird der neuen Epoche der Irrenfürsorge, in die wir schon eingetreten sind, ohne Zweifel ihr kennzeichnendes Gepräge verleihen. Sie ist im wesentlichen charakterisiert durch die gesundheitlichen, rechtlichen und wirtschaftlichen Vorteile für den Kranken, durch die polizeiliche Sicherung und finanzielle Entlastung der Allgemeinheit, durch die wirksame Bekämpfung der psychopathisch bedingten Verwahrlosung und Kriminalität und ganz allgemein durch die zeitgemäße Weiterbildung des Irrenwesens und die Befreiung des irrenärztlichen Standes aus seiner nachteiligen Isolierung in den meist abgelegenen Irrenanstalten.

Diese Ergänzung der geschlossenen durch die offene Geisteskrankenfürsorge trifft zeitlich zusammen mit dem Aufbau der *allgemeinen sozialen Fürsorge einschließlich der Gesundheitsfürsorge*, wie er sich aus der Reichsfürsorgepflichtverordnung vom 13. Februar 1924 und der anschließenden Gesetzgebung des Reiches und der Länder ergibt. Der Ausgangspunkt ist die individuelle Fürsorge für den einzelnen erkrankten Hilfsbedürftigen im Interesse des Hilfsbedürftigen selbst, zugleich aber auch im Interesse seiner Umgebung und der Volksgemeinschaft, die vor vermeidbarer gesundheitlicher wie wirtschaftlicher Schädigung zu schützen sind. Der hilfsbedürftige Tuberkulöse wird in Fürsorge genommen zur eigenen Heilung, ebenso aber auch zum Schutz seiner durch Ansteckung gefährdeten Umgebung sowie zur Verhütung unnötiger Kosten. Der Krüppel wird behandelt und erwerbsfähig gemacht zu seiner eigenen Förderung, ebenso aber auch zur Vermeidung unproduktiver Fürsorgelasten. Hierbei kommt naturgemäß der Früherfassung besondere Bedeutung zu. Außerdem fordert in der Gesundheitsfürsorge ein weiterer Gesichtspunkt der Rationalisierung immer nachdrücklicher Beachtung: Die Verhütung des Hospitalismus durch organische Verbindung der Anstaltsbehandlung mit der offenen sowohl vorangehenden wie nachgehenden Fürsorge wird auf den Gebieten der Säuglings-, Tuberkulose-, Krüppel- und Trinkerfürsorge übereinstimmend immer deutlicher als zwingende Notwendigkeit erkannt. Nur auf diesem Wege kann die optimale Ausnützung des Fürsorgeaufwandes wie der Fürsorgeeinrichtungen geschlossener und offener Art erzielt und zugleich der Produktionsausfall infolge der Krankheitsbehinderung auf das Minimum beschränkt werden.

Wie sich hieraus ergibt, stimmt die offene Geisteskrankenfürsorge nach Ausgangspunkt, Methodik und Ziel mit der übrigen offenen Gesundheitsfürsorge durchaus überein. Als spezifischer Unterschied ist nur zu erwähnen, daß der sozialhygienische Schutz der Allgemeinheit sich hier auch auf den Schutz vor dem gemeingefährlichen Geisteskranken erstreckt. Außerdem erfordert die Gefahr des Hospitalismus wegen des ausgesprochen chronischen Charakters der meisten Geisteskrankheiten besondere Aufmerksamkeit. Demnach stehen der Eingliederung der psychiatrischen Fürsorge in die allgemeine Gesundheitsfürsorge keinerlei grundsätzliche Hindernisse im Weg; sie läßt sich vielmehr heutzutage aus praktischen Gründen nicht umgehen: die offene psychiatrische Fürsorge ist berufen, die Gesundheitsfürsorge, wie sie sich bisher entwickelt hat, auf einem sozial außerordentlich wichtigen Gebiet im Sinne des neuen Fürsorgerechts zu ergänzen und die Wohlfahrtspflege mit wertvollen, der Psychiatrie schon längst geläufigen allgemeinen Gesichtspunkten zu durchdringen.

Meine Herren! Wenn wir nun den Beziehungen zwischen der psychiatrischen Aufklärung und der psychiatrischen Fürsorge nachgehen wollen, so können uns die *Erfahrungen, die hinsichtlich der hygienischen Volksbelehrung und der allgemeinen Gesundheitsfürsorge bisher schon vorliegen, wertvolle Fingerzeige geben.*

Wie sich gezeigt hat, kommt der hygienischen Belehrung in der Gesundheitsfürsorge eine bedeutsame Rolle zu. Es gehört zu ihrer Aufgabe, nach Feststellung der Erkrankung den Hilfsbedürftigen selbst, seine Familie und seine weitere Umgebung über die Natur und Besonderheiten der vorliegenden Krankheit, die rationelle Behandlung und insbesondere die Verhütung der weiteren Ausbreitung, z. B. bei der Tuberkulose, in sachverständiger Weise zu unterrichten. Auch für die Erlangung bzw. Wiedererlangung der Erwerbsfähigkeit, z. B. bei Krüppeln, ist die geeignete Aufklärung von großer Tragweite, da es hier gilt, den Gesundheitswillen und die willige Mitarbeit des Gebrechlichen bzw. des Rekonvaleszenten zu wecken.

Ferner ist die Früherfassung der Erkrankungsfälle, von der so häufig die Prognose für Gesundung und Erwerbsbefähigung der Hilfsbedürftigen abhängt, nur möglich, wenn die Kenntnis der Krankheitserscheinungen und der Möglichkeiten der Abhilfe durch die hygienische Volksbelehrung zum Allgemeingut der Bevölkerung gemacht wird.

Endlich erfordert die organisatorische Vorbereitung, Einführung und weitere Entwicklung der Gesundheitsfürsorge, eine sachgemäße Orientierung ihrer Träger an den zentralen wie den peripheren Stellen, bei staatlichen und städtischen Behörden aller Art, und schließlich müssen auch die gesetzgebenden Körperschaften über den Umfang der Volkskrankheiten und die engen Beziehungen zwischen Volksgesundheit und Volkswirtschaft ausreichend unterrichtet werden, wenn sie den Bedürfnissen einer rationellen Gesundheitsfürsorge im notwendigen Ausmaße Rechnung tragen sollen.

Umgekehrt wirkt aber eine richtig durchgeführte Gesundheitsfürsorge wiederum im Sinne der hygienischen Aufklärung. Allein schon das Vorhandensein der einschlägigen Einrichtungen, der Beratungs- und Fürsorgestellen für Säuglinge, Tuberkulöse, Geschlechtskranke, Krüppel usw. lenkt die Aufmerksamkeit weiterer Kreise auf die Möglichkeit und Notwendigkeit der Bekämpfung und Verhütung der hauptsächlichsten Volkskrankheiten. Jeder Fall erfolgreicher sozialer Wiedereingliederung kann zur Verbreitung hygienischen Wissens in der Umgebung beitragen und muß von den Fürsorgeorganen in diesem Sinne verwertet werden. Nimmt man die allgemein belehrende Tätigkeit der Fürsorgeärzte hinzu, so ist zu erwarten, daß die Beratungs- und Fürsorgestellen sich im Laufe der Zeit zu Mittelpunkten hygienischer Aufklärung entwickeln werden.

Endlich ergibt die praktische Gesundheitsfürsorge den zuverlässigsten Einblick in Umfang und Art der gesundheitlichen Nöte der hilfsbedürftigen Bevölkerungskreise; sie führt damit den Gesundheitspolitiker immer wieder vor die sozialärztliche und volkswirtschaftliche Notwendigkeit der vorbeugenden Bekämpfung der Volkskrankheiten durch die hygienische Volkserziehung und zeigt zugleich die praktisch wichtigsten Angriffspunkte für diese Belehrungsarbeit auf.

Demnach sind theoretische Volksbelehrung und praktische Gesundheitsfürsorge durch zahlreiche Wechselbeziehungen gegenseitiger Ergänzung und Befruchtung miteinander verbunden.

In ganz analoger Weise gestalten sich nun die Beziehungen zwischen der psychiatrischen Aufklärung und der psychiatrischen Fürsorge.

1. Die Rolle der psychiatrischen Aufklärung in der psychiatrischen Fürsorgearbeit.

Im einzelnen Fürsorgefall kommt der Aufklärung der Familie und der übrigen Umgebung geradezu entscheidende Bedeutung für das weitere Schicksal des Kranken zu. Die Existenzmöglichkeit des Patienten außerhalb der Anstalt hängt erfahrungsgemäß so gut wie immer davon ab, welches Maß von Verständnis die Angehörigen, die Arbeitskollegen und die sonstigen Personen der Umgebung aufbringen. Mancher Entlassungsversuch aus der Anstalt, der früher mißlungen wäre, läßt sich heute durchhalten, weil an Stelle der Mißachtung oder gar Verhöhnung auf die Einwirkung der Fürsorgeorgane hin verständnisvolle Rücksicht seitens der Umgebung geübt wird. Häufig genügt es bei einer solchen Unterweisung, die Angehörigen von unnötiger Angst und unbegründetem Mißtrauen gegenüber dem Kranken zu befreien, um das Haupthindernis für ein geeignetes Verhalten hinwegzuräumen. Auch die nicht selten erforderliche Überwachung leicht gefährlich werdender Kranker, von der die Belassung in der Freiheit häufig abhängt, kann in der Regel nur mit Hilfe vernünftiger, entsprechend belehrter Angehöriger oder sonstiger Vertrauenspersonen durchgeführt werden. Hier ist meiner Überzeugung nach recht eigentlich der Schlüssel für das Geheimnis der großen Erfolge der *Erlanger Schule* zu suchen.

Aber schon bei der organisatorischen Vorbereitung und Anbahnung der psychiatrischen Fürsorge beginnt die Aufgabe der Aufklärungsarbeit. Bei den Zentralstellen der staatlichen oder provinzialen Verwaltung muß Verständnis für die neue Art der Irrenversorgung und für die Besonderheiten der Geisteskrankheiten geweckt werden. Dies erfordert von den Fachreferenten ohne Zweifel ein großes Maß von Umsicht, Geschicklichkeit und Verantwortungsfreudigkeit. Hier wird der wirtschaftliche Gesichtspunkt, der mit guten Gründen hervorgehoben werden darf, im Zweifelsfalle am ehesten durchschlagen. Wird doch der Aufwand für das Irrenwesen nicht selten als eine unproduktive und im Grunde überflüssige Belastung der öffentlichen Finanzen empfunden. Demgegenüber ist es unter Umständen angebracht, auch auf die meist verkannten positiven Leistungen der Heil- und Pflegeanstalten und den gleichfalls häufig übersehenen produktiven Effekt aller rationellen Gesundheitsfürsorge in volkswirtschaftlichem Sinne hinzuweisen. Bei der Einrichtung der Fürsorge in den größeren Stadtgemeinden müssen insbesondere die Oberbürgermeister und Dezernenten für die Neuerung gewonnen werden, was wiederum eine entsprechende sachverständige Aufklärung erfordert. Und dann gilt es, die Geisteskrankenfürsorge in das verwickelte Getriebe eines ausgebauten städtischen Fürsorgewesens einzufädeln und die Zusammenarbeit mit den Verwaltungs-, Polizei- und Gerichtsbehörden, mit den Fürsorge-, Jugend-, Arbeits- und Wohnungsämtern, und dem ganzen Stab ihrer Beamten durch sachverständige Orientierung in die Wege zu leiten. Ferner müssen die Vertrauensleute der Hilfsvereine für entlassene Geisteskranke zur Mitwirkung angeleitet, weiterhin die Träger der sozialen Versicherung für die psychiatrische Fürsorge interessiert und die in der übrigen Gesundheitsfürsorge tätigen Kräfte, die Amts-, Fürsorge-, Polizei-, Gefängnis- und Gerichtsärzte, die Gesundheitsfürsorgerinnen und die Hilfskräfte der freien Wohlfahrtspflege (der Frauenvereine vom Roten Kreuz, der Caritas und der Ev.

Inneren Mission), also meist psychiatrische Laien, mit dem neuen Gebiet der Geisteskrankenfürsorge bekannt gemacht werden.

Zu alledem kommt die Fühlungnahme mit den einschlägigen Zweigen der Gesundheits- und Wohlfahrtspflege. Neben den Fürsorgeeinrichtungen für Kriegsbeschädigte, Nervenkranke, Krüppel und Geschlechtskranke, zu deren sich in der Regel rasch unmittelbare Beziehungen ergeben, erfordern die psychiatrischen Grenzgebiete der jugendlichen, sexuellen und alkoholischen *Verwahrlosung*, also die Fürsorge für jugendliche Psychopathen, die Gefährdetenfürsorge und die Trinkerfürsorge besondere Berücksichtigung. Diese Fürsorgegebiete, die in größeren Kommunen selbständig, in kleineren Städten und auf dem Lande meist von der psychiatrischen Fürsorge wahrzunehmen sein werden, brauchen nicht wie die eigentliche Geisteskrankenfürsorge unbedingt *als* Psychiatrie betrieben zu werden; sie können aber, sofern es sich um Hilfsbedürftige psychopathischer Artung handelt, nur *mit* Psychiatrie erfolgreich betrieben werden. Bei der *Fürsorge für jugendliche Psychopathen* kommt der durch das Gesetz festgelegten maßgebenden Orientierung und Beratung der einschlägigen Behörden, Organe und Hilfskräfte (Jugendamt, Jugendhelfer, Lehrer, Geistliche) seitens des psychiatrischen Sachverständigen eine ausschlaggebende Rolle zu bei Auswahl und Durchführung der verschiedenen Fürsorgemaßnahmen (vorbeugende Fürsorge, Schutzaufsicht, Einleitung der Fürsorgeerziehung, nachgehende Fürsorge). Nur bei einheitlicher Leitung nach psychiatrischen Gesichtspunkten, die allen mitwirkenden Persönlichkeiten nahegebracht werden müssen, ist von den umfangreichen Bestrebungen auf diesem sozialhygienisch so wichtigen Gebeit ein befriedigendes Ergebnis zu erwarten. Ähnlich steht es mit der Wahrnehmung der *erwachsenen Psychopathen*, zu deren wirksamen Erziehung und Leitung die rechtlichen Voraussetzungen, namentlich hinsichtlich des Beschäftigungszwanges, zwar grundsätzlich aber noch nicht praktisch in ausreichendem Umfang gegeben sind. Dies gilt besonders für die sittlich gefährdeten psychopathischen Mädchen, die der sexuellen Verwahrlosung entgegengehen, und die psychopathischen Prostituierten. Trotzdem wird der psychiatrische Fürsorgearzt durch aufklärende Beratung der *Gefährdetenfürsorge* und persönliche Fühlungnahme mit den beteiligten Stellen (Rettungsanstalt, Arbeitshaus) manches Ersprießliche erreichen können, sofern es ihm gelingt, die verschiedenen beteiligten Faktoren für die Durchführung einer planmäßigen aktiven Pädagogik, wie sie GREGOR in analoger Weise für die jugendlichen Psychopathen ausgebildet hat, zu gewinnen. Dieselbe führende Rolle kommt der aufklärenden, belehrenden und beratenden Tätigkeit des Psychiaters bei der *Trinkerfürsorge* zu, über die hier nur kurz folgendes gesagt sei: Eine ärztlich, moralisch und wirtschaftlich erfolgreiche *Trinkerfürsorge* läßt sich nur vermittels eines planmäßig abgestuften Progressivsystems von Erziehungs- und Verwahrungsmaßnahmen, das mit dem Trinker je nach seinem Verhalten nach einer folgerichtigen Logik verfährt, erzielen. Es liegt in der Natur der Sache, daß dieses System nach psychopathologischen Gesichtspunkten aufgestellt und nach psychotherapeutischen Erziehungsgrundsätzen gehandhabt werden muß. Es kann deshalb nur der Psychiater die zahlreichen nach Motiv und Methode ganz verschiedenartigen beteiligten Kräfte durch sachverständige Aufklärung und Anleitung zu einem solchen einheitlichen Vorgehen vereinen; hierbei muß der Fürsorgearzt der Mentalität aller alkoholgegnerischen Kreise gerecht werden, wie ja auch bei der Aufklärungsarbeit die Tatsachen über den Alkoholismus die nötige Berücksichtigung erfordern. Auf diesen Gebieten der Verwahrlosung geistig Abnormer, die in Großstädten ein- bis zweimal so umfangreich als die Zahl der eigentlichen Geisteskranken geschätzt werden, tritt die soziale Bedeutung der Psychopathien, ihrer sachgemäßen Wahrnehmung und der hierzu erforderlichen allgemeinen Verbreitung ihres psychiatrischen Verständnisses mit zwingender Sinnfälligkeit in Erscheinung. An Stelle des bisherigen verzettelten und deshalb unwirksamen und unwirtschaftlichen Vorgehens muß eine psychiatrisch orientierte methodische Führung treten, sei es im Rahmen der psychiatrischen Fürsorge, wie es auf dem Lande die Regel sein wird, oder in Form der maßgeblichen psychiatrischen Beratung selbständiger Fürsorgeorganisationen, wobei der Fürsorgepsychiater gewissermaßen als Generalstabsoffizier den strategischen Plan angibt, nach dem die Laienkräfte den Kampf mit der Verwahrlosung der Psychopathen durchführen. Dabei kann nicht übersehen werden, daß es für den Psychiater hohe Zeit ist, den ihm als dem Sachverständigen zustehenden ärztlichen Einfluß auf diesen sozialpolitisch wichtigen Fürsorgegebieten im Interesse der Sache geltend zu machen, nachdem sich meistens psychiatrische Laien aller Art (mit örtlich verschiedenem Erfolg) bemüht haben, die Leitung in die Hand zu bekommen.

Aus all dem geht hervor, daß der psychiatrischen Aufklärung innerhalb der psychiatrischen Fürsorge außerordentlich wichtige Aufgaben zufallen.

Umgekehrt ist aber auch eine richtig durchgeführte psychiatrische Fürsorge geeignet, die Verbreitung psychiatrischer Aufklärung nachhaltig zu fördern.

2. Die Bedeutung der offenen psychiatrischen Fürsorge für die psychiatrische Aufklärungsarbeit.

Allein schon die Einführung und das Vorhandensein psychiatrischer Fürsorgeeinrichtungen macht die Allgemeinheit auf die hier vorliegenden Aufgaben aufmerksam. Die große Zahl der *Behörden, Fürsorgeorgane und irgendwie beteiligten Persönlichkeiten,* die sämtlich mit Geisteskranken bis dahin nie etwas zu tun hatten, nun aber mit der psychiatrischen Fürsorge tagtäglich zusammenarbeiten, erhalten im Laufe der Zeit naturgemäß einen gewissen psychiatrischen Einblick.

Ferner können von den in den Anstalten untergebrachten Kranken viele, die früher für längere Dauer, wenn nicht für Lebenszeit, zurückgehalten werden mußten, dank der Fürsorge vorübergehend oder endgültig nach Hause zurückkehren, und die Entlassungsanträge der Angehörigen müssen nur noch in Ausnahmefällen abschlägig beschieden werden. Es liegt auf der Hand, daß das *Dogma von der aussichtslosen Unheilbarkeit* eines jeden in die Anstalt gelangenden Kranken durch diese liberale Praxis, die so mit Hilfe der Fürsorge zustande kommt, am wirksamsten *beseitigt* und allmählich durch die fürsorgerische Auffassung der Anstaltsunterbringung ersetzt werden wird.

Was weiterhin die *Fürsorgeorgane der Anstalt* angeht, so pflegen die Fürsorgeärzte, die Fürsorgepfleger und -pflegerinnen, die der Bevölkerung des Aufnahmebezirks früher völlig unbekannt geblieben waren, durch ihre Leistungen sich und der Anstalt rasch das Vertrauen und die Anerkennung der Öffentlichkeit zu erwerben und tragen so am wirksamsten zur Überwindung des eingewurzelten Mißtrauens bei. Durch die Tätigkeit ihrer Außenorgane gelangt die Anstalt selbst in eine weit lebhaftere Kommunikation mit der Außenwelt und rückt gewissermaßen aus ihrer Weltabgeschiedenheit in das helle Licht der Öffentlichkeit. Dies hat mit einer gewissen Zwangläufigkeit zur Folge, daß sie von dem ihr in den Augen der Bevölkerung anhaftenden Makel der Anstößigkeit mit der Zeit befreit und immer mehr nach ihrem eigentlichen Charakter als Fachkrankenhaus erkannt und bekannt wird. Auf diesem Wege tritt an die Stelle der überlieferten romantischen Schauermären allmählich das Ergebnis des immer häufigeren persönlichen Augenscheins, der es jedem ernsthaft Interessierten ermöglicht, sich an Ort und Stelle von dem Betrieb der Anstalt und den Aufgaben und Leistungen der Ärzte und des Pflegepersonals zu überzeugen. Nur in kurzen Zügen soll hier angedeutet werden, welch weitgehende Förderung die psychiatrische Aufklärung der Bevölkerung insbesondere die Bekämpfung der althergebrachten Vorurteile durch die psychiatrische Fürsorge und die mit ihr einhergehende Umstellung der Anstalt auf einen aktiveren psycho-therapeutischen Betrieb nach den vorliegenden Beobachtungen erfährt.

Außerdem schafft die Eingliederung der psychiatrischen Fürsorge in das ganze System der Gesundheitsfürsorge und Wohlfahrtspflege einen günstigen Boden für die Verbreitung des ärztlichen Verständnisses der Geisteskrankheit und der Psychopathie. Diese fortschreitende Erkenntnis dürfte im Laufe der Zeit vor allem dazu führen, daß sich *eine zutreffendere Beurteilung der Psychopathen* im öffentlichen Bewußtsein (und auch im Gerichtssaal) Bahn bricht und die Geltendmachung psychopathologischer Gesichtspunkte und psychotherapeutischer Erziehungsgrundsätze auf dem sozialpolitisch so wichtigen Gebiet der Verwahrlosung als berechtigt und notwendig anerkannt wird.

Endlich gewährt die offene Fürsorge einer Anstalt, die nach Bearbeitung ihres ganzen Aufnahmebezirks alle frei lebenden Geisteskranken und schweren Psychopathen mindestens registrierend umfaßt, einen Überblick über den Umfang und die Art der vorkommenden psychischen Anomalien, wie er in dieser Vollständigkeit bisher nicht möglich gewesen ist. Hieraus ergibt sich für die psychiatrische Aufklärungsarbeit unter dem sozialhygienischen wie volkswirtschaftlichen Gesichtspunkt ein stets neuer Antrieb, die *fürsorgerische Betreuung des gegenwärtig vorhandenen durch die vorbeugende Bekämpfung des künftig drohenden Krankheitselendes* zu ergänzen und durch die Volksbelehrung über die psychische Hygiene und Prophylaxe insbesondere über die Bedeutung des

24*

Alkoholismus und der Syphilis für die psychische Gesundheit des einzelnen wie seiner Nachkommen unablässig für die Einschränkung der vermeidbaren Geisteskrankheiten und der Verschlechterung der Erbanlagen zu wirken. Für alle diese Aufklärungsbestrebungen vermag die psychiatrische Fürsorge auf Grund ihrer genauen Kenntnis der örtlichen Verhältnisse jeweils die wichtigsten Angriffspunkte, die aktuellsten Gegenstände und die geeignetsten Bevölkerungskreise anzugeben und so die planmäßige Durchdringung der Bevölkerung mit psychiatrischem Verständnis wirksam zu erleichtern.

Meine Herren! Fassen wir die vorstehenden Ausführungen zusammen, so läßt sich sagen:

Auf psychiatrischem Gebiet gestalten sich die Wechselbeziehungen zwischen theoretischer Aufklärung und praktischer Fürsorge besonders eng, weit enger als auf den anderen Gebieten der Gesundheitsfürsorge.

Die Aufklärung erweist sich hier als wichtigste Vermittlerin der Fürsorge, die Fürsorge als erfolgreichste Schrittmacherin der Aufklärung. Die psychiatrische Aufklärung wird zur Fürsorge durch das Wort, die psychiatrische Fürsorge zur Aufklärung durch die Tat. Die Aufklärungsarbeit und die Fürsorgearbeit sind aufs engste miteinander verbunden und aufeinander angewiesen, beide fordern und beide fördern sich gegenseitig.

Aus diesen engen Wechselbeziehungen ergeben sich gewisse *methodische Folgerungen*, die kurz angedeutet werden sollen:

Bei der Anbahnung, Einrichtung und Ausgestaltung der psychiatrischen Fürsorge ist davon auszugehen, daß die ärztliche Auffassung der Geisteskrankheit und der Psychopathie der Allgemeinheit bisher völlig fremd ist. Die unerläßliche Voraussetzung für ein ersprießliches Gedeihen der neuen psychiatrischen Fürsorge und ihre erfolgreiche Eingliederung in die Gesundheitsfürsorge bildet deshalb eine sorgfältige und umsichtige Aufklärungsarbeit, die von Anfang an planmäßig und mit zeitgemäßer Technik in Angriff genommen werden muß. Einer genaueren psychiatrischen Orientierung bedürfen vor allem die fachlich nicht vorgebildeten Hilfskräfte, also die *Gesundheitsfürsorgerinnen*, in deren Ausbildungsplan die Psychiatrie und Psychopathologie bisher völlig fehlen, und die *Vertrauenspersonen der Hilfsvereine*, die sich freiwillig zur Mitarbeit zur Verfügung stellen. Besondere Anforderungen an die aufklärende Tätigkeit der Fürsorgeorgane stellen die Grenzgebiete der jugendlichen, sexuellen und alkoholischen Verwahrlosung, da es hier gilt, die zahlreichen verschiedenartigen mitwirkenden Kräfte von der Unentbehrlichkeit einer psychiatrischen Beratung und Führung zu überzeugen.

Die psychiatrische Aufklärungsarbeit andererseits kann durch genaues Zusammenarbeiten mit der Fürsorge ihre eigenen Bestrebungen und zugleich die Fürsorge fördern. Sie wird die zahlreichen Gelegenheiten, die ihr die lebendigere Kommunikation der Anstalt mit der Außenwelt für ihre Arbeit bietet, mit Vorteil wahrnehmen und die freiheitlichere Gestaltung des Anstaltsbetriebes, wie sie durch die Fürsorge zustande kommt, taktisch ausnützen. Sie wird in ihrem Programm für den modernen Gedanken der offenen Geisteskrankenfürsorge werben und bei der Belehrung der intellektuellen Berufe auch Mitarbeiter für sie gewinnen können.

Wie die psychiatrische Fürsorge sich der übrigen Gesundheitsfürsorge — in beiderseitigem Interesse — einzufügen hat, so muß auch die psychiatrische Aufklärung sich zweckmäßigerweise der hygienischen Volksbelehrung einreihen. Gesundheitliche Aufklärung kann ihrer Natur nach auf die Dauer nicht nach fachärztlichen Abgrenzungen, sie muß vielmehr von überspezialistischer Warte aus betrieben werden; denn bei ihrer wichtigsten Aufgabe, der Verbreitung der Prophylaxe, muß sie die Entstehungsbedingungen der Krankheiten stets in ihrem unbeschränkten biologischen Gesamtzusammenhang verfolgen. Bei einer solchen Einreihung wird die psychiatrische Aufklärung zweifellos an Wirkung und technischer Vervollkommnung gewinnen, zugleich das wachsende Werk der hygienischen Volkserziehung auf sozialhygienisch bedeutsamen, bisher kaum bearbeiteten Gebieten ergänzen und wichtige Gegenstände der psychiatrischen Belehrung, die wie die Eugenik, die Alkoholfrage, die Verwahrlosung von allgemeinem Interesse sind, innerhalb dieses größeren Rahmens angemessen zur Geltung bringen.

3. Zur Technik der psychiatrischen Aufklärungsarbeit.

Über die *Technik der psychiatrischen Aufklärung* seien kurz einige praktische Erfahrungen angeführt.

Was *die allgemeine Aufklärung* anlangt, so haben wir in Baden mit der Heranziehung weiter Bevölkerungskreise gute Erfahrungen gemacht. Berufsständische Organisationen, Beamtenvereinigungen aller Art, Gewerkschaften, Turn-, Wander-, Gesang-, Arbeiterbildungsvereine, Sanitätskolonnen, Rote-Kreuz-Vereine, Krankenpflegepersonal, Krankenkassenverbände, Arbeitgeberorganisationen, Primaner der höheren Lehranstalten, Volkshochschulbesucher, Polytechniker, theologische und medizinische Studierende wurden durch Vorträge und Anstaltsführungen orientiert. Dabei hat es sich bewährt, zunächst einen Lichtbildervortrag über die geschichtliche Entwicklung der allgemeinen und den gegenwärtigen Stand der einheimischen Irrenpflege zu halten, wobei ein besonderes Kartogramm die Irren- und verwandten Anstalten des Landes als Beitrag zur „*medizinischen Heimatkunde*" darstellt, und dann einen Rundgang durch die Anstalt, selbstverständlich unter Rücksichtnahme auf die Kranken anzuschließen. Je nach der Art des Hörerkreises und der Neigung des Vortragenden können die in der Psychiatrie ja besonders zahlreichen Beziehungen zur Kulturgeschichte, Kunst, Literatur usw. Verwertung finden. Es vergeht kein Monat, in dem in unseren Anstalten nicht eine oder mehrere derartige Anstaltsbesichtigungen stattfinden. Dabei machen wir nun seit zirka sieben Jahren immer wieder die Beobachtung, daß die Besucher die Anstalt mit mindestens unbestimmten, wenn nicht irrigen Vorstellungen betreten, um sie angenehm überrascht und voll Anerkennung für das Gesehene zu verlassen.

Bei der psychiatrischen Aufklärung *bestimmter intellektueller Berufe* kommt es naturgemäß auf die richtige besondere Einstellung bei den Darbietungen an. Jede der in Betracht kommenden Berufsarten hat ihre besonderen Anknüpfungspunkte, die meisten aber auch ihre spezifischen Gefahrpunkte für die Darlegung des Psychiaters, der jeder Berufsmentalität gerecht werden muß.

Am einfachsten und zugleich am wichtigsten ist die richtige Aufklärung der *Vertreter der Presse*, die auch schriftliche Anhaltspunkte gerne mit nach Hause nehmen. Ihre Unterrichtung ist für die Beeinflussung der Tagesmeinung von größter Bedeutung und nach unseren Beobachtungen dringend zu empfehlen, hat sie doch bei uns, wie Thumm berichtet hat, schon bemerkenswerte Früchte getragen.

Die Orientierung der *praktischen Ärzte* einschließlich der *Amtsärzte* pflegt sich in erster Linie auf die irrengesetzlichen Förmlichkeiten der Anstaltsunterbringung zu beziehen. Die wünschenswerte Aufrechterhaltung dauernder Beziehungen ergibt sich aus der aktiven Beteiligung der Anstaltsärzte an dem Vereinsleben und insbesondere den Fortbildungsveranstaltungen innerhalb der ärztlichen Organisationen. Bei den jährlichen Fortbildungskursen für die Amtsärzte berichtet der Medizinalreferent regelmäßig über die geschlossene und offene Geisteskrankenfürsorge.

Die Ausbildung der *Volksschullehrer* ist in den meisten Ländern im Fluß. Bei der bevorstehenden Reform soll den seit lange erhobenen Vorstellungen der Ärzte entsprochen und die Hygiene einschließlich der Psychopathologie im Lehrplan berücksichtigt werden. Für die im Amt befindliche Lehrerschaft werden von den Kommunen hygienische Lehrgänge häufig veranstaltet; für die Abhaltung in größerem Umfange gibt der Ministerialerlaß des preußischen Ministers für Wissenschaft, Kunst und Volksbildung vom 10. Februar 1926 eine neue Handhabe. Zur gleichmäßigen Gestaltung der ärztlichen Unterweisung hat Wendenburg in seinem Werk „Gesundheitliche Schulerziehung“ die einschlägigen Gesichtspunkte für die Vortragenden in zahlreichen Beiträgen gesammelt, wobei der *Verfasser* dieser Zeilen den kindlichen und jugendlichen Psychopathen behandelt hat. Außerdem geben die Lehrgänge, die für die Fortbildungsschullehrer und -lehrerinnen periodisch abgehalten werden, Gelegenheit, psychiatrische Gesichtspunkte zu vermitteln. Erfahrungsgemäß bringen die Lehrer ebenso wie früher die Lehrerseminaristen — meist im Gegensatz zu den Akademikern der Mittelschulen — derartigen psychiatrischen Vorträgen, die auch das Hilfsschul- und Fürsorgeerziehungswesen umfassen müssen, reges Interesse entgegen.

Die *Geistlichen* beider Konfessionen sind aus beruflichen Gründen gleichfalls an einer psychiatrischen Orientierung von jeher sehr interessiert, zumal wenn sie Gelegenheit haben, als Vertrauensleute der offenen Fürsorge ihre Kenntnisse praktisch zu verwerten und zu erweitern; namentlich in den ländlichen Bezirken ist die Fürsorge auf ihre Mithilfe wesentlich angewiesen.

Ferner empfiehlt es sich nach unseren Wahrnehmungen für die Anstalten, die *Beamten der niederen Verwaltung*, vor allem die mit der Irrenfürsorge befaßten, mit ihren Einrichtungen bekanntzumachen, da die gegenseitige persönliche Kenntnis die Abwicklung des dienstlichen Verkehrs sehr erleichtert. Dasselbe gilt noch in erhöhtem Maße für die *Fürsorgebeamten*, die *Fürsorgerinnen* und die *Kräfte der freien Wohl-*

fahrtspflege, die ebenso wie die *sozialen Frauenschulen* häufig von sich aus an die Anstaltsdirektionen mit der Bitte um Aufklärungsvorträge und Anstaltsführungen herantreten. Auch ergibt sich bei sozialhygienischen Tagungen und Fortbildungslehrgängen häufig Anlaß zur Verbreitung der einschlägigen Kenntnisse.

Auch die *Richter und Staatsanwälte* sowie die *Anwälte* treten erfahrungsgemäß gern mit den Anstaltsärzten in persönliche Beziehung, um sich an Ort und Stelle ein Bild vom Anstaltsbetrieb zu machen. Mancherorts sind auch die gemeinsamen Erörterungen der Psychiater und Juristen über gerichtlich-psychiatrische Fragen, wie sie vor dem Kriege vielfach gepflegt wurden, unter Umständen mit Beiziehung der *Strafvollzugsbeamten* mit Erfolg wieder aufgenommen worden.

Endlich geben auch die *Fortbildungskurse für Polizei- und Gendarmerie beamte* Gelegenheit, diesen Beamten nach DANNEMANNs und HANS W. MAIERS Vorgang das für ihre Berufstätigkeit Wissenswerte aus der angewandten Psychologie und Psychiatrie zu vermitteln, wobei das Gebiet der Verwahrlosung und das Fürsorgewesen, Gebiete, die namentlich für die *Polizeifürsorgerinnen* wichtig sind, nach den praktischen Erfahrungen *des Verfassers* (vgl. Literaturangabe) zweckmäßigerweise berücksichtigt werden.

Im allgemeinen ist die Aufklärungsarbeit bei Leuten, die schon eine gewisse Berufserfahrung besitzen, noch dankbarer als bei jungen Anfängern, die ihrer Aufgabe erst theoretisch gegenüberstehen.

Art und Maß der Aufklärung sind jeweils der Natur des Hörerkreises und den Aufgaben, zu denen er befähigt werden soll, nach psychologischen Grundsätzen anzupassen. Grundsätzlich sollen dabei auf keinen Fall zu vielerlei, namentlich nicht klinische oder therapeutische Einzelheiten geboten werden. Die populäre Darstellung medizinischen und besonders psychiatrischen Wissens ist ohne Zweifel eine Kunst, die Überblick, Einfühlung und Takt verlangt. Man hüte sich, althergebrachte Meinungen, die der wissenschaftlichen Kritik heute nicht mehr standhalten, weiterzugeben, wie dies bei Nichtpsychiatern, z. B. im Kampf gegen den Alkoholismus nicht selten zu beobachten ist. Gerade in der offenen psychiatrischen Fürsorge ergeben sich, ganz ähnlich wie bei der sonstigen Gesundheitsfürsorge, nicht selten neue Fragestellungen, die der wissenschaftlichen Klärung noch harren.

Die Gefahr, daß bei den Hörern *hypochondrische Einbildungen* zustande kommen, ist bei der psychiatrischen Aufklärung erheblich größer als bei der übrigen hygienischen Volksbelehrung; denn Anklänge an die meisten Erscheinungen des abnormen Seelenlebens finden sich naturgemäß häufig genug bei geistiger Gesundheit. Bei allen eingehenderen psychopathologischen Darlegungen muß deshalb hierauf ausdrücklich Bezug genommen werden. In ähnlicher Weise machen auf dem Gebiet der Vererbungslehre die u. a. durch die schöne Literatur begünstigten volkstümlichen Mißverständnisse, die geradezu eine fatalistische Familienhypochondrie zeitigen können, eine entsprechende Belehrung erforderlich. Im übrigen sollen Aufklärungsvorträge nicht zu öffentlichen Sprechstunden werden, auch soll man sich von öffentlichen Auseinandersetzungen mit Kurpfuschern keinen Nutzen versprechen.

Es empfiehlt sich, bei den Aufklärungsvorträgen möglichst reichliches *Anschauungsmaterial* zu verwenden. Neben den bekannten Wandtafeln und Modellen des Zentralnervensystems bewähren sich die im Anhang genannten *Lichtbilderreihen des Deutschen Hygienemuscums in Dresden*, die im Benehmen mit dem Verband deutscher Hilfsvereine für Geisteskranke demnächst wesentlich erweitert werden sollen.

Schließlich sei erwähnt, daß sich bei den Geistlichen, Lehrern, Verwaltungs- und sonstigen Beamten die Verbindung der Vorträge mit beruflichen bzw. dienstlichen Zusammenkünften bewährt hat. Aus Gründen der Übersichtlichkeit werden die von den Anstaltsärzten unternommenen Vorträge und Führungen regelmäßig im Jahresbericht der Anstalt zusammengestellt.

Über die *technischen Erfahrungen*, die bei der *hygienischen Volksbelehrung* bisher in Deutschland und in dem sehr rührigen Ausland gesammelt worden sind, gibt die von Adam, Hamel und Vogel herausgegebene Zeitschrift für hygienische Volksbelehrung „Der hygienische Wegweiser" Auskunft. *Der Reichsausschuß* bereitet außerdem einen eingehenden Bericht über die Reichsgesundheitswoche vor, der für die künftige Beteiligung der Psychiater neue Anregungen geben wird. Jedenfalls ist die Mitarbeit in den Orts- und Landesausschüssen zur hygienischen Volksbelehrung für eine angemessene Vertretung der psychiatrischen Aufklärung auch in Zukunft von Bedeutung. Für die *hygienische Ausbildung der Lehrerschaft* ist beim Reichsausschuß ein besonderer *Unterausschuß* eingerichtet worden. Es muß dafür gesorgt werden, daß das psychiatrische Spezialgebiet auch bei dieser Sonderaufgabe die ihr zukommende Geltung erhält. Schließlich wird auch die Fühlung mit der *Deutschen Gesellschaft zur Bekämpfung des Kurpfuschertums*, sowie mit den *Sozialhygienischen Reichsfachverbänden*, insbesondere der *Deutschen Reichshauptstelle gegen den Alkoholismus*, für die psychiatrische Belehrungsarbeit von Wert sein, und endlich kann der *Deutsche Verband für psychische Hygiene*, der auf Anstoß gleichgerichteter Bestrebungen im Ausland, insbesondere der Hygiene-Mental-Bewegung in Nordamerika, unter Sommers Vorsitz als Mantelorganisation alle einschlägigen Vereinigungen und führenden Persönlichkeiten zusammenfaßt, für die Verbreitung psychiatrischen Wissens und psychiatrischer Prophylaxe Bedeutung erlangen.

Meine Herren! Die psychiatrische Fürsorge und die psychiatrische Aufklärung dienen im weiten Umfange ein und demselben Zweck: den Geisteskranken und die Geisteskrankenfürsorge von dem ihnen anhaftenden Makel zu befreien und dem Verständnis der in veralteten Vorurteilen befangenen Bevölkerung näherzubringen, das Irrenwesen im Sinne des modernen Gedankens der offenen Betreuung weiterzubilden und als vollwertiges Glied der übrigen Gesundheitsfürsorge und Wohlfahrtspflege einzugliedern.

Wenn das soziale Fürsorgewesen bei uns, wie u. a. Klumker zutreffend ausgeführt hat, das bezeichnende Gepräge deutschen Geisteslebens trägt, so ist diese psychiatrische Pionierarbeit gleichfalls Dienst am Kulturfortschritt unseres Volkes. Ist dieser Fürsorge- und Aufklärungsarbeit aber künftighin Erfolg beschieden, so wird dadurch der Wunsch nach Umstimmung der öffentlichen Meinung der Erfüllung erheblich näher gebracht und nach Beseitigung des unbegründeten Mißtrauens die Bahn für eine wahrhaft liberale Ausgestaltung der Therapie und eine wirksame Verbreitung der Prophylaxe freigemacht. Dies Ziel ist des Schweißes der Edlen wohl wert; ist es doch dasselbe Ziel, für das die Altmeister der deutschen Anstaltspsychiatrie sich auf ihre Weise eingesetzt haben. Die Anschauung ihrer Zeit forderte von ihnen, der Betreuung ihrer Kranken in weltabgeschiedenen Anstalten zu leben. Heute verlangt die fortgeschrittene wissenschaftliche Erkenntnis von uns, unsere Kranken bei der frühzeitigen Rückkehr in das Familien- und Erwerbsleben als vorsorgende Freunde zu begleiten.

Meine Herren! Beachten wir, daß derselbe Mann, der in der vorigen Ära des Irrenwesens sich um die freiheitliche Gestaltung des Anstaltsbaues besondere Verdienste erworben hat, daß KOLB zum Bahnbrecher der offenen Fürsorge in Deutschland geworden ist, und daß M. FISCHER, nachdem er den Ausbau seiner großen Anstalt abgeschlossen hat, die Fürsorge- und Aufklärungsarbeit mit STRANSKYS Ruf: „Psychiater, heraus aus dem Turm!" als Gebot der Stunde nachdrücklich empfohlen hat. War es die Aufgabe der verflossenen Epoche, den inneren Anstaltsbetrieb aus seinen allzu engen baulichen Beschränkungen zu befreien, so gilt es heute, die Verbindung der allzu lange isolierten Anstalt mit der Außenwelt durch die Fürsorge- und Aufklärungsarbeit herzustellen.

Diese Entwicklung wird aber, wie angedeutet, nicht nur den Anstaltskranken, sondern auch den *Anstaltsärzten* zugute kommen. Die Vertretung der Belange des irrenärztlichen Standes wird dann immer am erfolgreichsten sein, wenn sie sich mit denen der Kranken und der Irrenfürsorge decken. Diese Übereinstimmung ist aber bei der neuen Entwicklung in vollem Umfange vorhanden; denn nichts kann die wahren Interessen der Irrenärzte nachhaltiger fördern als die Durchführung der offenen Fürsorge mit der freiheitlicheren Gestaltung des Anstaltsbetriebes und dem engeren Anschluß an das geistige Leben der Gegenwart. Hierzu kommt ferner die schon erwähnte wohltätige Wirkung auf die Volksgesundheit, Volkswirtschaft und Volkskultur. So verstehen wir, daß alle Kollegen, die an dieser Entwicklung mitarbeiten, sich durch ihre berufliche Betätigung voll befriedigt fühlen in dem Bewußtsein, daß sie ihre Kraft zugleich für das Wohl ihrer Kranken und den Fortschritt der Irrenfürsorge, zugleich für die Zukunft des irrenärztlichen Standes und für die Förderung der Volksgemeinschaft einsetzen, und daß sie bei ihrer Fürsorge- und Aufklärungsarbeit sich zu denen zählen können, die von sich sagen dürfen: „Wir bekennen uns zu dem Geschlecht, das aus dem Dunkel ins Helle strebt."

Literatur.

ACKERMANN: Besprechung der Vertreter der Hilfsvereine usw. in Leipzig und Innsbruck. Psychiatr.-neurol. Wochenschr, Jg. 24, Nr. 41/42 u. Jg. 28, Nr. 1/2.

Archiv für Soziale Hygiene und Demographie: Organ der Arbeitsgemeinschaft sozialhygienischer Reichsfachverbände, hrsg. von HAMEL und ROTT. Selbstverlag Charlottenburg 5, Frankstr. 3.

FALKENBERG: Besprechung der Vertreter der Hilfsvereine usw. in Leipzig und Düsseldorf. Psychiatr.-neurol. Wochenschr., Jg. 24, Nr. 41/42. Jg. 29, Nr. 4.

FALTLHAUSER. Ebenda.

FISCHER, M.: Laienwelt und Geisteskrankheit. Stuttgart, Enke 1903.

— Besprechung der Vertreter der Hilfsvereine usw. in Leipzig und Kassel. Psychiatr.-neurol. Wochenschr., Jg. 24, Nr. 41/42 u. Jg. 28, Nr. 1/2.

FRIEDLÄNDER, A.: Kurierfreiheit (Wissenschaft und Okkultismus), eine Mahnung an Laien und Ärzte. München, J. F. Lehmanns Verlag.

GROSS, A.: Straßburger Medizinische Zeitung 1913, H. 12.

HOLUB: Psychiatr.-neurol. Wochenschr. 1906, Nr. 52.

Hygienischer Wegweiser. Zentralblatt für Technik u. Methodik d. hygienischen Volksbelehrung, hrsg. von C. ADAM, C. HAMEL und M. VOGEL. Deutscher Verlag für Volkswohlfahrt, Dresden (Verlag des Deutschen Museums).

KLÜBER: Besprechung der Vertreter der Hilfsvereine usw. in Düsseldorf. Psychiatr.-neurol. Wochenschr. Jg. 29, Nr. 4.

LEPPMANN: Der Schutz gegen den Geisteskranken. Vortragsbericht. Dtsch. med. Wochenschr. 1915, Nr. 40, S. 1961.

NEUMANN-RAHN: Der seelisch kranke Mensch und seine Pflege. Jena, Fischer 1925.

REIN: Psychiatrische Aufklärungsarbeit. Psychiatr.-neurol. Wochenschr., Jg. 25, Nr. 3/4.

Richtlinien des Reichsverbandes beamteter deutscher Irrenärzte über die zeitgemäße Gestaltung der dienstlichen und beruflichen Stellung der Ärzte an den öffentlichen Irrenanstalten. Als Manuskript gedruckt.

ROEMER, H.: Die sozialen Aufgaben des Irrenarztes in der Gegenwart. Psychiatr.-neurol. Wochenschr., Jg. 22, Nr. 45/46.

— Fortbildungsvorträge für Polizeibeamte aus dem Gebiete des gesunden und kranken Seelenlebens. Die Polizei, Zeitschr. f. d. ges. Polizei- u. Kriminalwesen. Verlag u. Geschäftsstelle: Kameradschaft Verlagsgesellschaft m. b. H. Berlin W 35, Flottwellstr. 3.

— Der Psychopath, vgl. WENDENBURG: Gesundheitliche Schulerziehung.

— Bericht über die Einrichtung der ländlichen Fürsorge. Psychiatr.-neurol. Wochenschr., Jg. 28, Nr. 1/2.

— Bericht über „Die offene Geisteskrankenfürsorge und die psychiatrische Aufklärungsarbeit" bei der Besprechung der Vertreter der Hilfsvereine in Düsseldorf. Psychiatr.-neurol. Wochenschr., Jg. 29, Nr. 4.

— Psychotherapeutische Gesichtspunkte in der offenen Geisteskrankenfürsorge. Erscheint im Bericht über den 2. Allgemeinen Kongreß für Psychotherapie in Nauheim 1927.

SCHULTE: Besprechung der Vertreter der Hilfsvereine usw. in Leipzig. Psychiatr.-neurol. Wochenschr., Jg. 24, Nr. 41/42.

SOMMER: Die nationale und internationale Organisation der psychischen Hygiene. Bericht über die Jahresversammlung des Deutschen Vereins für Psychiatrie. Allg. Zeitschr. f. Psychiatr., Bd. 83, S. 5 u. 6.

STARLINGER: Jahrbücher für Psychiatrie, Bd. 36.

THUMM: Besprechung der Vertreter der Hilfsvereine usw. in Düsseldorf. Psychiatr.-neurol. Wochenschr., Jg. 29, Nr. 4.

VOGEL: Hygienische Volksbildung, Sonderausgabe des gleichnamigen Beitrags im Handbuch der sozialen Hygiene und Gesundheitsfürsorge, Bd. 1, hrsg. von A. GOTTSTEIN, Charlottenburg, A. SCHLOSSMANN, Düsseldorf, L. TELEKY, Düsseldorf. Dort auch Literatur über die hygienische Volksbelehrung.

WACHTEL, C.: Das Kurpfuschertum in WENDENBURG: Gesundheitliche Schulerziehung.

WENDENBURG, FR.: Gesundheitliche Schulerziehung, eine Vortragsreihe zur Durchführung des Erlasses des preußischen Ministers für Wissenschaft, Kunst u. Volksbildung vom 10. Februar 1926. Im Auftrag des Herrn preußischen Ministers für Volkswohlfahrt hrsg., Berlin 1926. Verlagsbuchhandlung von R. Schötz, Wilhelmstr. 10.

Vgl. außerdem die Jahresberichte der Hilfsvereine für entlassene Geisteskranke, sowie die von ROEMER zusammengestellten Berichte über die Besprechungen der Vertreter der Hilfsvereine und der offenen Fürsorge anläßlich der Jahresversammlungen des Deutschen Vereins für Psychiatrie in Leipzig, Innsbruck, Kassel, Düsseldorf. Psychiatr.-neurol. Wochenschr., Jg. 24, Nr. 41/42; Jg. 27, Nr. 3/6; Jg. 28, Nr. 1/2; Jg. 29, Nr. 4.

An Lichtbildermaterial kommt in Betracht: aus den Lichtbildvortragsreihen der Aktiengesellschaft für hygienischen Lehrbedarf (Lehrmittelwerkstätte des Deutschen Hygienemuseums, Dresden-A. 1, Zirkusstr. 38) Nr. 59: Erscheinungsweise der Geisteskrankheiten und des abnormen Seelenlebens (70 Diapositive); Nr. 60: Irrenpflege einst und jetzt (70 Diapositive); Nr. 12: Der Alkoholismus (60 Diapositive); Nr. 38: Vererbung und Rassenhygiene (55 Diapositive).

XI. Die offene Geisteskrankenfürsorge und die wissenschaftliche Psychiatrie.

Von HANS ROEMER, Karlsruhe.

Die offene Fürsorge bringt der Psychiatrie eine Erweiterung ihrer Aufgaben und zugleich ihrer Erfahrungen. Die neuen Aufgaben müssen nach wissenschaftlichen Gesichtspunkten, die bei den Anstaltsärzten teilweise eine neue Einstellung nötig machen, in Angriff genommen, und die neuen Beobachtungen, die sich bei der Fürsorgetätigkeit ergeben, müssen wissenschaftlich verwertet werden. Die Doppelaufgabe, die hieraus folgt, besteht somit einmal in der Anwendung wissenschaftlicher Erkenntnisse auf die praktische Fürsorgearbeit und dann in der Auswertung der praktischen Fürsorgearbeit für die wissenschaftliche Forschung.

1. Die Anwendung der wissenschaftlichen Erkenntnisse auf die praktische Fürsorgearbeit.

Die neuen Fragestellungen, die den Anstaltsärzten aus der Einführung der Fürsorge erwachsen, beziehen sich im wesentlichen auf die *Dauer bzw. die Abkürzung der Anstaltsunterbringung.* Die Fürsorge hat die Aufgabe, die Anstaltsbehandlung auf das unumgängliche Mindestmaß einzuschränken und an ihrer Stelle die Wahrnehmung der Kranken im freien Leben fortzusetzen. Die Erfüllung dieser Aufgabe hängt demnach in erster Linie davon ab, daß die für die Entlassung zuständigen und verantwortlichen Anstaltsdirektoren einschließlich der Abteilungsärzte den richtigen Zeitpunkt für die Überführung des Kranken aus der geschlossenen in die offene Fürsorge erkennen und benützen. Wie die oben angeführten umfangreichen empirischen Erfahrungen im In- und Ausland dartun, liegt dieser Zeitpunkt erheblich früher als bei der Entlassung in das freie Leben ohne den begleitenden Schutz der offenen Fürsorge. Die Aneignung dieser veränderten Betrachtungsweise, die einer weitgehenden Umstellung des gewohnten irrenärztlichen Denkens mit der oft allzu starken Betonung der Verantwortlichkeit des Anstaltsleiters gleichkommt, setzt bei den Irrenärzten eine kritische Selbstbesinnung voraus, die naturgemäß nicht von heute auf morgen allgemein durchdringen kann, jedoch durch die neueren Fortschritte der wissenschaftlichen Erkenntnis wesentlich erleichtert wird. Dasselbe Problem, gewissermaßen von der anderen Seite her, beschäftigt den Fürsorgearzt, wenn er vor der Frage steht, nach welchen Indikationen er bei den entlassenen und den der Fürsorge neu zugehenden Kranken zur Unterbringung in der geschlossenen Anstalt schreiten muß; hat doch die Erfahrung gelehrt, daß die Zahl der frei lebenden latenten wie manifesten Geisteskranken, die mit der Irrenanstalt nie etwas zu tun hatten, weit größer ist als man bisher allgemein, namentlich in den Anstalten, angenommen hatte, eine Tatsache, die naturgemäß eine gewisse Zurückhaltung in der Beschränkung der persönlichen Freiheit nahelegt.

Will man nun den richtigen Zeitpunkt für die Beendigung der Anstaltsbehandlung nicht versäumen, so ist neben der genauen und fortlaufenden Orientierung über die häuslichen Verhältnisse erfahrungsgemäß eine ununterbrochene persönliche Fühlung zwischen dem Arzt und dem Kranken erforderlich. Eine derartig eingehende Beschäftigung mit dem Kranken, wie sie in der früheren Ära der ätiologisch-klinischen Methode keineswegs für erforderlich gehalten wurde, wird durch die herrschenden Zeitströmungen philosophischer und psychologischer Art sowie ihre weitgehenden Auswirkungen in der Psychopathologie ohne Zweifel ganz allgemein begünstigt, wie denn auch der stärkeren Betonung der therapeutischen und sozialen Aufgaben in der Psychiatrie durch sie starker Vorschub geleistet wird. Es ist ferner nicht zu leugnen, daß die intimere Kenntnis der kranken Persönlichkeiten, wie sie der Erforschung des Aufbaues der Psychose nach Birnbaum und der ererbten psychologischen und somatologischen Konstitution nach Kretschmer verdankt wird, ganz allgemein die klinische Beurteilung auch der Entlassungsmöglichkeiten bestimmter und zuverlässiger gestaltet hat, und daß die fortschreitende Erfahrung über die erbbiologischen Zusammenhänge für die wichtige Beurteilung der häufig gleichfalls abnormen Angehörigen der Fürsorge außerordentlich wichtige Anhaltspunkte liefert.

Was nun im einzelnen die wissenschaftlichen Indikationen der Frühentlassung angeht, so besteht Übereinstimmung darüber, daß bei *manisch-depressivem Irresein* die Stimmungslabilität und der Selbstmordtrieb dringend Vorsicht erfordern, und daß beim *Alkoholismus* nicht selten äußere Gründe ärztlich unerwünschte, ja nicht gerechtfertigte verfrühte Entlassungen erzwingen. Bei den *Organikern* ist, sofern eine gewisse Aufsicht durch verständige Angehörige gesichert werden kann, die Unterbringung in der Familie häufiger und früher, als es bisher üblich war, möglich. Bei den *Paralytikern* kommt es im Zusammenhang mit der Fieberbehandlung an sich leichter als früher zur Entlassung in die Fürsorge. Auch die *Epileptiker* können bei einigermaßen günstigen Familienverhältnissen und Fortsetzung der medikamentösen Behandlung länger außerhalb der Anstalt gehalten werden. Die größte Bedeutung kommt in unserem Zusammenhange der *Schizophrenie* zu; denn einmal bilden gerade die Schizophrenen den Grundstock unserer Anstaltsbestände, so daß die Abkürzung des Anstaltsaufenthalts bei ihnen quantitativ am stärksten ins Gewicht fällt; zum anderen handelt es sich um die Krankheitsgruppe, für die BLEULER die Möglichkeit der Frühentlassung als erster entdeckt, dann planmäßig ausgenützt und schließlich wissenschaftlich begründet hat. Die Entwicklung, die sich hierbei verfolgen läßt, ist denkwürdig genug: Ähnlich wie seinerzeit KOLB war BLEULER durch Raumnot gezwungen, Entlassungen vorzunehmen, die nach den damaligen Vorstellungen als vorzeitig anzusprechen waren. Diese Nötigung führte ihn zu der Entdeckung, daß viele Schizophrene ohne Schaden für sich oder ihre Umgebung weit früher, als bis dahin bekannt war, entlassen werden können, und die Ausnützung dieser Erfahrung brachte ihn im Verein mit seinen Feststellungen über die Versetzungsbesserungen zu der auf keinem anderen Wege zu gewinnenden Erkenntnis von der ungünstigen Wirkung des Anstaltsmilieus und der weit günstigeren Beeinflussung durch das freie Leben, das dem Autismus entgegenwirkt, und, begünstigt durch die echopraktischen und stereotypisierenden Neigungen, zum Wohlverhalten des Kranken beiträgt. BLEULER kam so auf Grund seiner Beobachtungen zu der Formulierung: „Der Anstaltsaufenthalt ist für den Schizophrenen ein Übel, das sich bei den akuten Schüben und allzu argem chronisch antisozialen Verhalten nicht vermeiden läßt.“ Während er anfangs keine bestimmten lehrbaren Indikationen für die Entlassung anzugeben vermochte, so daß man auf die Methode des unentwegten Experimentierens angewiesen war, machte er sein mit Hilfe der Komplexpsychologie immer tiefer eindringendes Verständnis des schizophrenen Seelenlebens für die Klärung der Entlassungsfrage nutzbar, bis er in seiner jüngsten Arbeit über die Unterscheidung des Physiogenen und Psychogenen bei der Schizophrenie die grundlegenden Voraussetzungen für eine psychische Behandlung der Schizophrenie geschaffen hat, bei der die Änderung der Umgebung und insbesondere die Zurückversetzung ins freie Leben eine wesentliche Rolle spielt. Der Entlassungsversuch wird somit[1]) in die Reihe der psychotherapeutischen Maßnahmen aufgenommen. Er ist unter Umständen nicht so sehr das Ergebnis, als das Mittel der Behandlung: Der Kranke wird in diesen Fällen nicht entlassen, weil er gebessert ist, sondern er wird gebessert, weil er entlassen ist. Der Versetzungsbesserung entspricht die Entlassungsbesserung. Die Schwierigkeiten, die sich der Trennung der physiogenen und der psychogenen Symptome häufig entgegenstellen, sind aus der Darstellung BLEULERS deutlich zu erkennen, und er betont selbst, daß das Psychogene mitunter nur an der Beeinflußbarkeit durch äußere Einflüsse zu erkennen ist. Dadurch wird aber nichts an der Tatsache geändert, daß er mit der bestimmteren Erfassung der psychogenen Symptome die wissenschaftliche Erklärung für die inzwischen vielfach bestätigte Möglichkeit, ja Notwendigkeit der Frühentlassung nachträglich gegeben und damit die Voraussetzungen und die Richtlinien für ihre rationelle therapeutische Anwendung geschaffen hat.

Nebenbei bemerkt, ergibt sich hieraus auch *das richtige Verhältnis der Frühentlassung zur Arbeitstherapie.* Die Beschäftigung in der An-

---

[1]) Vgl. auch BLEULERS Beitrag S. 144 ff.

stalt ist prinzipiell ebensowenig wie die aus psychotherapeutischen Gründen vorgenommene Entlassung aus der Anstalt Selbstzweck; beide Maßnahmen werden vielmehr zur Erzielung des therapeutischen Effektes der Besserung und Sozialisierung angewandt. Der Kranke arbeitet auch bei der Simonschen Methode der Intensivierung der Arbeitstherapie nicht um des Arbeitseffektes, sondern um der Besserung seines Zustandes willen. Die ärztliche Kunst besteht dementsprechend in erster Linie nicht darin, die Arbeit der Beschäftigungsfähigen wirtschaftlich möglichst produktiv zu gestalten, vielmehr darin, die antisozialen, erregten, autistischen, negativistischen, kurz die beschäftigungsunlustigen Kranken an die Beschäftigung heranzubringen, um sie so sozial zu machen und nach Möglichkeit bis zur Entlassungsfähigkeit zu fördern. Beide Methoden, die der Beschäftigungs- wie die der Entlassungstherapie, müssen nach streng individualisierenden Indikationen angewandt werden, damit sie voll ausgenützt und vor dem Abgleiten auf das Niveau der schematischen, handwerksmäßigen Routine bewahrt bleiben. Dazu gehört bei der Arbeitstherapie ohne Zweifel die engste Verbindung mit der Frühentlassung. Soll die Beschäftigung wirklich therapeutisches Mittel bleiben, so muß sie, sobald der Zweck der Wiedererlangung der Arbeitsfähigkeit einschließlich der sonstigen Besserung erreicht und genügend befestigt ist, durch die Entlassung ersetzt werden. Unzulässig aber wäre es aus psychotherapeutischen wie aus rechtlichen und wirtschaftlichen Gründen, würde der Kranke etwa aus verwaltungstechnischen Rücksichten zum Zwecke der Beschäftigung länger als unbedingt nötig, in der Anstalt auf Kosten der Frühentlassung zurückgehalten werden. Andererseits bildet die Beschäftigung in der Anstalt ein wichtiges Mittel zur Vorbereitung der psychotherapeutischen Entlassung, allerdings nicht das durchweg unentbehrliche; denn es ist ja bekannt, daß auf dem Gebiete der Psychotherapie die dem Einzelfall angepaßte Wahl und Abstufung jeder Maßnahme alles, generelle Vorschriften dagegen nichts bedeuten, wie dies für die seelische Beeinflussung der Schizophrenien die Veröffentlichungen von Hans W. Maier und besonders von Kläsi hinreichend deutlich dargetan haben.

Es liegt auf der Hand, daß die Methode der Frühbeurlaubung bzw. Frühentlassung durch die offene Fürsorge das Gefahrenrisiko, das bei gewissenhafter Indikationsstellung im Interesse des Kranken nicht gescheut werden darf, zum großen Teil verliert und zugleich an therapeutischem Wert ganz außerordentlich gewinnt. Die Fürsorge räumt schon bei der Vorbereitung der Entlassung etwaige Hindernisse aus dem Weg und erleichtert durch Betreuung und Aufsicht die soziale Wiedereingliederung. Hierbei vermag sie die Rückkehr in das freie Leben in psychotherapeutisch wirkungsvoller Weise auszuwerten und den Erfolg der ganzen Maßnahme, der ohne solche nachgehende Obsorge zahlreichen unberechenbaren Zufälligkeiten ausgesetzt bliebe, zu sichern und aufrechtzuerhalten. Wird die Fürsorge von der Anstalt ausgeübt, so gliedert sie sich mühelos der Anstaltsbehandlung an, und es ergibt sich der ärztlich hoch einzuschätzende Vorteil, daß mit der Frühentlassung die Anstaltsbehandlung, die unter Umständen lange gedauert hat, nicht plötzlich abreißt, sondern kontinuierlich in die Form der offenen Betreuung übergeht. Ist die Fürsorge unabhängig von der Anstalt organisiert, so muß diese Kontinuität durch engstes Zusammenarbeiten angestrebt werden. Man kann also sagen: Die Fürsorge bringt bei der Schizophrenie eine wesentliche technische Erleichterung der aus psychotherapeutischen Gründen nicht zu umgehenden Frühentlassung, eine bedeutende Erhöhung ihres seelischen Effektes und damit eine erhebliche Erweiterung ihrer Anwendungsmöglichkeit.

Was schließlich die *Psychopathien* angeht, so lassen sich allgemeine Regeln für die Entlassung nicht aufstellen, es sei denn der Grundsatz, daß der Aufenthalt in der Anstalt so kurz als nur möglich zu bemessen ist. Die moderne Erforschung der Psychopathien, wie sie den Untersuchungen von GRUHLE, K. SCHNEIDER, GREGOR u. a. verdankt wird, hat die Erfassung der krankhaften Persönlichkeiten und ihrer sozialen einschließlich der kriminellen Bedeutung erheblich gefördert. Die Erkenntnis des weittragenden *Einflusses des psychogenen Faktors*, die durch die Erfahrungen mit den Kriegsneurotikern verbreitet und vertieft worden ist, erfordert bei der Beurteilung und Behandlung die sorgfältigste Beachtung. Auch hier eröffnet die Angliederung der offenen Fürsorge an die Anstaltsbehandlung neue aussichtsvolle Möglichkeiten für eine einheitliche planmäßige Psychagogik, ohne die nach den Erfahrungen GREGORS in der Psychopathenfürsorge und der Bekämpfung der Verwahrlosung etwas Ersprießliches nicht geleistet werden kann.

Die für die Anstaltsentlassung angeführten Gesichtspunkte, die übrigens auf Vollständigkeit keinen Anspruch machen können, gelten mutatis mutandis auch für den Fürsorgearzt — sei er nun Anstaltsarzt oder nicht — bei der *Beurteilung der Notwendigkeit der Anstaltsaufnahme* der entlassenen und der neu zugehenden Kranken. Die Fürsorge kann vor allem bei den Schizophrenen und Psychopathen nach den erwähnten Grundsätzen manche Wiederaufnahme und manche Erstaufnahme, die nach der früheren Anschauung, wenn auch tatsächlich mehr oder weniger überflüssigerweise vollzogen worden wäre, durch ihre Vermittlung ersparen und auf dem von STARLINGER, STRANSKY, KLÄSI, KOGERER u. a. empfohlenen Wege die nicht ganz seltenen Verschlimmerungen infolge der Anstaltsunterbringung samt den hierdurch bedingten Verpflegungskosten verhüten. Wenn der Fürsorgearzt auch alle Fälle, die neben einer sozialen Beratung und Betreuung einer fachärztlichen Behandlung bedürfen, prinzipiell dem Nervenfacharzt zuzuweisen hat, so muß er doch selbstverständlich mit der Psychopathologie, vor allem mit derjenigen der Schizophrenen, Psychopathen und Neurotiker aufs genaueste vertraut sein. Er muß, wie schon in einem der vorstehenden Kapitel ausgeführt wurde, um den tagtäglich an ihn herantretenden Aufgaben zu genügen, die Ergebnisse der neuzeitlichen Forschung einschließlich der Vererbungslehre in vollem Umfange beherrschen, z. B. auch für die Begutachtungen zivilrechtlicher, strafrechtlicher und sonstiger Art, für die von einer öffentlichen Beratungsstelle geforderte Beteiligung an der Eheberatung, für die Beurteilung bezüglich der Unterbrechung der Schwangerschaft, der Sterilisierung usw. Im Unterschied zum Anstaltsbetrieb wird meist eine umgehende Erledigung derartiger Aufgaben notwendig, für die außer der praktischen Erfahrung naturgemäß eine gediegene wissenschaftliche Grundlage unentbehrliche Voraussetzung ist. Diese Forderung gewinnt noch an Gewicht dadurch, daß sich die Richtigkeit der Ratschläge und Maßnahmen in der Regel sehr rasch und weit unmittelbarer als bei der Anstaltsbehandlung durch den Erfolg bzw. Mißerfolg ausweist.

Die vorstehende Übersicht läßt erkennen, daß für die Überführung der gebesserten Kranken von der geschlossenen in die offene Fürsorge sowie für die ganze Praxis der offenen Fürsorge eine individualisierende Indikationsstellung nach wissenschaftlichen Gesichtspunkten unerläßlich ist. Würde bei der neuen Art der Geisteskrankenversorgung dieser Grundsatz außer Augen gelassen, so müßte die der Geisteskrankenbehandlung immer besonders leicht drohende Schematisierung, die in der Anstaltspraxis wiederholt, so bei der Bett-, Bade- und Arbeitsbehandlung auf Abwege geführt hat, die Verwirklichung des richtigen Prinzips, das der offenen Fürsorge zugrunde liegt, zum Nachteil der Kranken wie der Allgemeinheit von vornherein in falsche Bahnen lenken und in der Öffentlichkeit rasch in Mißkredit bringen. Auch bestünde die Gefahr, daß die Fürsorge für die Entlassenen in die Hand von Laien überginge, die sich, der heutigen Zeitströmung entsprechend, unter Umständen lediglich aus einem gewissen psychologischen Interesse heraus, für befähigt zu dieser Aufgabe halten. Auch die Trinkerfürsorge gibt ein warnendes Beispiel dafür, daß ohne wissenschaftliche Grundlage eine ersprießliche offene Gesundheitsfürsorge nicht möglich ist.

2. Die Auswertung der offenen Fürsorge für die wissenschaftliche Forschung.

Die offene Fürsorge bringt der Psychiatrie eine beträchtliche Erweiterung ihres Gesichtskreises: Zu der Beobachtung des Kranken innerhalb der geschlossenen Anstalt tritt die Wahrnehmung im freien Leben hinzu, die jene teils ergänzt, teils überhaupt ersetzt. Der schon früher laut gewordene Hinweis, die Klinik und Anstalt liefere nur einen beschränkten Ausschnitt des krankhaften Geschehens, hat sich nach den vorliegenden Erfahrungen durchaus bestätigt. Erinnert man sich daran, welch maßgeblichen, aber keineswegs immer genügend gewürdigten Einfluß die Auswahl des Beobachtungsmaterials auf die Bildung der wissenschaftlichen Lehrmeinung und den Gang der Forschung ausübt, so wird man die Erweiterung des Gesichtskreises für die wissenschaftliche Arbeit nicht gering einschätzen. Sie betrifft einmal die Erfassung des Einzelfalles in seinem gesamten Verlauf und dann die des geisteskranken bzw. geistig abnormen Bevölkerungsteils in seinem Gesamtbestande.

Die Fürsorge bietet Gelegenheit, *bei jedem Einzelfall* die Anamnese und Katamnese mit wissenschaftlicher Genauigkeit zu erheben. Die Beschaffung einer zuverlässigen persönlichen und familiären *Vorgeschichte* stößt bekanntlich auf große Schwierigkeiten, die im wesentlichen in den bekannten Fehlerquellen der Aussage sowie in der Unkenntnis und der Abneigung, dem Mißtrauen und oft der ge-

radezu ausgesprochenen Täuschungsabsicht der Angehörigen ihren
Grund haben. Mit Hilfe der Fürsorgeorgane lassen sich die einlaufenden
Angaben stets ohne Zeitverlust durch sachverständige Erhebungen an
Ort und Stelle durch Beiziehung Unbeteiligter und durch Rückfragen
bei den Behörden aller Art nachprüfen und ergänzen. Eine solche Objektivierung der Vorgeschichte, die häufig genug auch aus praktischen
Gründen nötig fällt, ist heutzutage nicht zu entbehren, wenn man den
erbbiologischen Zusammenhängen, den psychologischen und somatologischen konstitutionellen Beziehungen der präpsychotischen Persönlichkeit und den soziologischen Verhältnissen nachgehen, wenn man
die feineren Unterscheidungen zwischen Anlage und Milieu, zwischen
endogenen und exogenen Einflüssen, zwischen Prozeß und Reaktion,
zwischen autochthonen und induzierten Erscheinungen, zwischen pathogenetischen und pathoplastischen Elementen bei der Strukturanalyse
studieren will. So dürfte z. B. nach CIMBAL die Untersuchung der prämorbiden Persönlichkeit bei den später so uniformen chronischen Alkoholikern eine unter Umständen auch praktisch verwertbare Typisierung ergeben.

Ebensowichtig ist die Festlegung der *Katamnese*, die ja KRAEPE-
LIN als erster wissenschaftlich verwertet hat. Die Fürsorge verfolgt
die Pfleglinge ihres Bereiches, die ihr von der Anstalt zugewiesen
werden, fürsorgerisch oder zum mindesten registrierend, wobei alle
ihr bekannt werdenden Tatsachen von Belang in den Personalkarten
und Krankengeschichten verzeichnet werden. Auf diese Weise entsteht ein wertvolles Beobachtungsmaterial, das über den weiteren
Krankheitsverlauf, die Wirkung bestimmter Behandlungsmethoden,
z. B. der Malariabehandlung, sowie die allgemeinen Lebensschicksale
der Betreuten zuverlässige Auskunft erteilt. Diese Fortsetzung der
Anstaltsbeobachtung, die schon jetzt die nachträgliche Richtigstellung klinischer Diagnosen gelegentlich ermöglicht hat, gibt Anregung zu neuen sozialpsychiatrischen Fragestellungen und Material
zu deren Beantwortung. Es handelt sich um den Komplex noch zu
erforschender psychiatrisch-sozialer Verhältnisse, für den RAECKE
und M. FISCHER den Begriff der „sozialen Psychiatrie" vorbehalten
möchten. Ferner erleichtert sie in hohem Grade die Material-
beschaffung für die bewährte Methode des biographischen Längs-
schnitts, von der z. B. für die Erforschung der Psychopathen- und Neu-
rotikertypen, ihrer Kriminalität und ihrer soziologischen Wechselbeziehungen Ergebnisse zu erwarten sind, ebenso wie für die Erblichkeitsforschung, die von den Fürsorgestellen bisher schon durch Auskünfte
an die genealogische Abteilung der deutschen Forschungsanstalt für
Psychiatrie gefördert werden konnte; gerade in ländlichen Bezirken,
die wegen der relativ häufigen Inzucht für erbbiologische Forschungen
ein dankbares Arbeitsfeld bieten, wird die Fürsorge durch Nachweisung
von Material und Vermittlung geeigneter Vertrauensmänner in dieser
Richtung wichtige Dienste leisten können. Auch für die Untersuchungen
der neuerdings wieder häufiger genannten *medizinischen Topographien*,
die bei tieferem Eindringen die erbbiologischen Zusammenhänge mit

berücksichtigen müssen, kann die Materialsammlung der Fürsorge von Nutzen werden.

Endlich erfaßt die Fürsorge auch die *frei lebenden Geisteskranken und Psychopathen*, die mit der geschlossenen Anstalt überhaupt nicht in Berührung kommen. Neben den Psychopathen und Neurotikern sind dies in überraschendem Umfange latente und manifeste Schizophrene, die den Fürsorgestellen durch spontane Meldung oder Mitteilung ihrer Angehörigen bekannt werden. Nach den Berichten der Fürsorgestellen in Nürnberg, Gelsenkirchen und Mannheim scheint es sich häufig um paranoide, äußerlich geordnete Kranke zu handeln, die trotz fortgeschrittener Wahnbildung ohne eigentliche Störung der öffentlichen Ordnung einer bescheidenen Berufstätigkeit nachgehen können. Alle diese freilebenden Kranken werden über die Fürsorgestellen überhaupt erstmals einer Erfassung zugänglich, die nicht nur die Übersicht über die geistig Abnormen des Bezirks ergänzt, sondern auch für die Klinik der Schizophrenien und der Psychopathien an und für sich von wissenschaftlichem Wert ist.

Außer der wissenschaftlichen Erfassung des Einzelfalles nach seinen erbbiologischen, konstitutionellen und soziologischen Beziehungen kann die offene Fürsorge, wenn sie ihren Bezirk einmal längere Zeit umspannt hat, wichtige *bevölkerungsstatistische Anhaltspunkte* über die Ziffer der psychischen Morbidität, ihre zeitliche Bewegung und die demographische Gliederung des psychisch abnormen Volksteils liefern. Früher wollte man diese für die Gesellschaft wichtigen Probleme dadurch lösen, daß man eine Ergänzung der Irrenanstaltsstatistik durch besondere Zählungen der freilebenden Geisteskranken, etwa gelegentlich von Volkszählungen in Betracht gezogen und zum Teil auch versucht hat. So hat M. Fischer ein derartiges Vorgehen als Ersatz für die in England übliche Registrierung der außerhalb der Anstalten lebenden Kranken empfohlen. Vor kurzem wurde vom Reich im Anschluß an die Personenstandsaufnahme 1925 für Steuerzwecke eine Reichsgebrechlichenzählung unter Einbeziehung der Geistesgestörten und Geistesschwachen veranstaltet, die den praktischen Fürsorgezwecken dienen soll. Allen diesen Vorschlägen und Versuchen haftet jedoch die unüberwindliche Schwierigkeit der Registrierung geistig Abnormer durch psychiatrische Laien an. Kraepelin hatte deshalb seinerzeit zur Klärung der Frage der Entartung und ihrer Zunahme die fortlaufende Untersuchung bestimmter Bezirke durch besondere Ausschüsse vorgebildeter Ärzte und Statistiker vorgeschlagen. Der *Verfasser* dieser Zeilen hat in Anlehnung an Weinberg, um wenigstens ein annäherndes Bild unter indirekter fachärztlicher Mitwirkung zu erhalten, die spezielle Registrierung aller gelegentlich amtlicher Akte, wie Entmündigung, Ehescheidung, Exkulpierung usw., bekannt werdenden Fälle von Geisteskrankheit innerhalb eines Territoriums empfohlen. Sie sollte zunächst der Feststellung der Häufigkeit und eventuellen Zunahme der Geisteskrankheit sowie dem Materialnachweis für wissenschaftliche Zwecke dienen und ferner, wie in einer weiteren Arbeit angeregt wurde, auch für die praktische Geisteskrankenfürsorge außerhalb der Anstalten seitens der Hilfsvereine nutzbar gemacht werden. Wenn nun die offene Fürsorge sich von der einzelnen Fürsorgestelle aus über ihren Bezirk ausgebreitet und einige Jahre eingelebt hat, wird es möglich werden, den früher vergeblich angestrebten Zielen mit Hilfe der *Betriebsstatistik der Fürsorge* näherzukommen. Wie sich nämlich schon jetzt ergibt, erhält der psychiatrische Fürsorgearzt bei seiner Tätigkeit eine verhältnismäßig genaue Anschauung von der Abhängigkeit der Fürsorge- und der hiervon zu unterscheidenden Anstaltsbedürftigkeit von den sozialwirtschaftlichen Momenten, wie Wohnungsnot, Lohnkämpfen, Arbeitslosigkeit usw., sowie überhaupt von den Zusammenhängen zwischen abnormem Seelenleben und soziologischen Strukturverhältnissen. Die Statistik einer ausgebauten offenen Fürsorge über die freilebenden Geisteskranken und Psychopathen — die antisozialen und asozialen Psychopathen werden schon aus Gründen der Überwachung der Fürsorge künftig regelmäßig zur Kenntnis kommen — wird deshalb im Verein mit der Irrenanstaltsstatistik die Feststellung der Ziffer der psychischen Morbidität, ihrer zeitlichen Bewegung und ihrer Beeinflussung durch äußere Faktoren mit einer auf anderem Wege nicht zu erreichenden Zuverlässigkeit gestatten. Zugleich wird eine solche Statistik der innerhalb und außerhalb der geschlossenen Anstalten lebenden Geisteskranken erstmals die Voraussetzungen für eine allgemeine *demographische Morphologie* liefern, bei der sich durch die Beziehung auf die Gesamtbevölkerung ergeben wird, ob die für die Internierten z. B. vom *Verfasser* gefundene erhöhte Krankheitsbedrohung bestimmter Alters-, Familienstands-, Berufs- usw. -gruppen, u. a. auch der vom Lande in die Stadt Gewanderten, sich auf die Gesamtheit aller Erkrankter erstreckt und somit allgemeine Gültigkeit besitzt.

Während die früheren Vorschläge und Versuche darauf ausgingen, die frei lebenden Kranken zur Klärung wissenschaftlicher Fragen auf primärstatistischem Wege zu erfassen, und man auch daran dachte, die Ergebnisse außerdem gelegentlich für praktische Fürsorgezwecke zu verwerten, wird der Ausbau der offenen Fürsorge dazu führen, umgekehrt die Betriebsstatistik der offenen Fürsorge im Laufe der Zeit für die Lösung der sozialpsychiatrischen und demographischen Probleme sekundärstatistisch heranzuziehen. Es leuchtet ein, daß ein solches Vorgehen gegenüber jenen früheren Versuchen vor allem den Vorzug der Erfassung durch Fachärzte unter Berücksichtigung der individuellen Verhältnisse anstatt durch psychiatrische Laien besitzt, ganz abgesehen von der größeren Billigkeit und der leichteren technischen Durchführung.

Die Betriebsstatistik der offenen Fürsorge muß im Gedanken an die Möglichkeit einer solchen Verwertung von Anfang an in Übereinstimmung mit der Bevölkerungsstatistik und auch mit der allgemeinen Fürsorgestatistik, deren Dringlichkeit von den fürsorgestatistischen Sachverständigen, wie Feld. Schickenberg, aus planwirtschaftlichen Überlegungen mit Recht betont wird, eingerichtet werden. Aus technischen Gründen ist eine einheitliche Form der Erhebungsweise bei den Fürsorgestellen innerhalb desselben Territoriums unerläßlich, innerhalb benachbarter Gebiete wünschenswert.

25*

Die Organisation der Fürsorge von der Anstalt aus bietet, wie erwähnt, den großen Vorteil der ununterbrochenen Kontinuität der nach wissenschaftlichen Indikationen betriebenen ärztlich-fürsorgerischen Wahrnehmung der Kranken; aber auch für die wissenschaftliche Auswertung der Fürsorgeerfahrungen ist eine solche einheitliche Regelung von entscheidender Bedeutung. Der Vergleich mit anderen Zweigen der Gesundheitsfürsorge, z. B. der Tuberkulosefürsorge, läßt mit aller Deutlichkeit die Gefahren erkennen, die aus einer ungenügenden Fühlung der geschlossenen mit der offenen Fürsorge nicht nur für den praktischen Erfolg, sondern auch für den Fortschritt der wissenschaftlichen Forschung nur allzu leicht erwachsen. Wie angedeutet, ist der einzelne Forscher, mehr als er sich dessen immer bewußt ist, von der Auslese seines Beobachtungsmaterials abhängig. Es müßte daher einen außerordentlich schweren Nachteil bedeuten, wenn mangels der Kontinuität zwischen der klinischen und externen Beobachtung neben der klinischen gewissermaßen eine besondere „Fürsorgepsychiatrie" entstehen würde.

Die Durchführung der Fürsorge setzt, wie oben dargelegt, bei den Anstaltsärzten und, sofern sie nicht aus deren Zahl hervorgehen, bei den Fürsorgeärzten beste wissenschaftliche Qualitäten voraus, die auch bei der wissenschaftlichen Auswertung der Fürsorgeerfahrungen selbstverständlich nicht zu entbehren sind. Im Interesse der Fürsorge ist deshalb der *Gewinnung eines vollwertigen irrenärztlichen Nachwuchses* und *der wissenschaftlichen Fortbildung der Anstaltsärzte* vermehrte Sorgfalt zu widmen. Zu der wieder aktuell gewordenen Frage des Nachwuchses in den Anstalten hat sich kürzlich Sioli in bemerkenswerten Ausführungen geäußert. Auch die *Richtlinien* des Reichsverbandes der beamteten deutschen Irrenärzte beschäftigen sich eingehend mit diesem wichtigen Punkte und betonen die Pflicht der älteren Ärzte zur charakterlichen und beruflichen Erziehung der jungen Anwärter. *Die Auswahl* wird allerdings in allen Ländern durch beamtenrechtliche Bestimmungen, die für beamtete Ärzte, z. B. hinsichtlich der Anrechnung früherer spezialärztlicher Ausbildungsjahre bei der Gehaltsfestsetzung nicht oder nur teilweise zutreffen, erschwert. Es steht zu hoffen, daß die dankbare Aufgabe des psychiatrischen Fürsorgearztes auf geeignete junge Ärzte, die in einer sozialärztlichen Tätigkeit Ersatz für die selten mehr zu erlangende Stellung des Hausarztes im guten alten Sinne suchen, künftig eine hinlängliche Anziehungskraft ausüben wird. Die *wissenschaftliche Fortbildung* der Anstaltsärzte, deren Notwendigkeit die *Richtlinien* gleichfalls betonen und Bratz kürzlich wieder unterstrichen hat, muß ebenso unter dem Gesichtspunkt der offenen Fürsorge mehr als bisher gepflegt werden. Dem Arzt soll in der Anstalt genügend Zeit und Gelegenheit zum regelmäßigen Studium der Fachliteratur gewährt werden. Hierzu muß die seit dem Personalabbau in manchen Anstalten zu beobachtende Überlastung der Abteilungsärzte, die eine Weiterbildung verhindert, als im Grunde unwirtschaftlich beseitigt werden. Wie oben ausgeführt, erfordert die Frühentlassung eine weit eingehendere Beschäftigung des Arztes mit dem einzelnen Kranken, als bisher üblich und bei der großen Zahl der auf einen Arzt entfallenden Kranken möglich war. Will man sich daher die wirtschaftlichen Vorteile, die dem Anstaltswesen aus der offenen Fürsorge im Verein mit der Frühentlassung erwachsen können, nicht entgehen lassen, so darf man eine Vermehrung der Ärzte, die übrigens im Verhältnis zum sonstigen Aufwand erfahrungsgemäß nur sehr geringe Kosten verursacht, nicht scheuen. Die wissenschaftlichen Büchereien mancher Anstalten haben unter der Inflationszeit stark gelitten und bedürfen einer Ergänzung bzw. eines Ausbaues. Die führenden Zeitschriften und die hauptsächlichsten Neuerscheinungen des Fachgebietes gehören zu dem notwendigen Rüstzeug des Psychiaters, der sich in seiner Wissenschaft auf dem laufenden erhalten soll. Für die Fortbildung kommt dann neben dem Besuch der Fachversammlungen, insbesondere der Jahresversammlung des Deutschen Vereins für Psychiatrie die Teilnahme an einschlägigen Fortbildungskursen und Studienaufenthalte an geeigneten Forschungsstätten in Betracht. In Baden hat sich die Entsendung zu den Fortbildungskursen für beamtete Ärzte, zu Tuberkulose- und anderen Kursen sowie an die Deutsche Forschungsanstalt für Psychiatrie, psychiatrische Kliniken, andere Anstalten, serologische und anatomische Laboratorien durchaus bewährt. Über solche längere Studienaufenthalte werden jeweils Berichte vorgelegt, die auch den anderen Ärzten zugänglich gemacht werden.

Übrigens trägt der Dienst in der offenen Fürsorge dem Fürsorgearzt erfahrungsgemäß eine Fülle neuer Kenntnisse und Erfahrungen, namentlich sozial-psychiatrischer Natur ein, so daß KOLB, meines Erachtens mit Recht, betont, die längere erfolgreiche Betätigung in der Fürsorge bedeute die beste Qualifikation für die Stelle eines Anstaltsleiters.

Die offene Fürsorge bereichert somit die Anstaltsärzte mit neuen besonders sozial-psychiatrischen Erfahrungen und stellt ihnen neue reizvolle Aufgaben. Der engere Anschluß an das geistige Leben der Gegenwart, der durch die Fürsorge zustande kommt, wird demnach auch auf beruflich-wissenschaftlichem Gebiet zum Vorteil für den irrenärztlichen Stand ausschlagen können.

Literatur[1]).

BLEULER: Frühe Entlassungen. Psychiatr.-neurol. Wochenschr. 1905.
— Zur Unterscheidung des Physiogenen und Psychogenen bei der Schizophrenie. Allg. Zeitschr. f. Psychiatr., Bd. 84, H. 1.
BRATZ: Gegenwartsfragen der sozialen Psychiatrie. Zeitschr. f. Schulgesundheitspfl. u. soz. Hyg. 1925, Nr. 6.
CIMBAL: Trinkerfürsorge als Teil der Verwahrlostenfürsorge. Allg. Zeitschr. f. Psychiatr., Bd. 84.
DRESEL: Kritische Betrachtungen zur Alkoholfrage. Dtsch. Zeitschr. f. Wohlfahrtspfl., Jg. 1, H. 10.
FELD, W.: Die amtliche Statistik in der Jugendfürsorge. Zentralbl. f. Jugendrecht u. Jugendwohlf., Bd. 18, H. 3.
— Arbeits- und Fürsorgestatistik. Soziale Praxis u. Archiv f. Volkswohlf., Jg. 35, Nr. 25.
FISCHER, M.: Denkschrift über den Stand der Irrenfürsorge in Baden 1909.
— Halbmonatsschr. f. soz. Hyg. u. prakt. Med., Jg. 21, Nr. 18.
KLÄSI: Monatsschr. f. Neurol. u. Psychiatr., Bd. 15.
— Zeitschr. f. d. ges. Neurol. u. Psychiatr., Bd. 78.

---

[1]) Vgl. auch Literatur zu Kap. I.

Kogerer: Psychotherapie der Psychosen. Ebenda, Bd. 96, H. 1—3.

Kolb: Reform der Irrenfürsorge. Ebenda, Bd. 47, H. 1—3.

Kraepelin: Zur Entartungsfrage. Zentralbl. f. Nervenheilkunde u. Psychiatr. 1908 (2. Oktober H.).

Raecke: Soziale Psychiatrie. Psychiatr.-neurol. Wochenschr. 1921, H. 19—20.

— Richtlinien des Reichsverbandes der beamteten deutschen Irrenärzte.

Richtlinien des Reichsverbandes der beamteten deutschen Irrenärzte über die zeitgemäße Gestaltung der dienstlichen und beruflichen Stellung der Ärzte an den öffentlichen Irrenanstalten. Als Manuskript gedruckt.

Roemer, H.: Zur Methodik der Ursachenforschung. Bericht über die 41. Versammlung südwestd. Irrenärzte September 1911.

— Eine Stammliste aller amtlich bekannt werdenden Fälle von Geisteskrankheit. Psychiatr.-neurol. Wochenschr., Jg. 13, H. 10.

— Über psychiatrische Erblichkeitsforschung. Arch. f. Rassen- u. Gesellschaftsbiologie, Bd. 9, H. 3.

— Zur Methode der Irrenstatistik. Psychiatr.-neurol. Wochenschr., Bd. 15, Nr. 27.

— Die Irrenstatistik im Dienste der sozialen Psychiatrie. Ebenda, Bd. 15, Nr. 49.

— Psychotherapeutische Gesichtspunkte in der offenen Geisteskrankenfürsorge. Erscheint im Bericht über den 2. Allgemeinen Kongreß für Psychotherapie in Nauheim 1927.

Schickenberg: Fürsorgestatistik. Soziale Praxis u. Arch. f. Volkswohlf., Jg. 35, H. 28.

Sioli: Der ärztliche Nachwuchs an den Provinzialheil- und Pflegeanstalten. Psychiatr.-neurol. Wochenschr., Jg. 28, Nr. 38.

Starlinger: Jahrb. f. Psychiatr., Bd. 36.

Stransky: Ebenda, Bd. 24 u. 36.

Weinberg: Statistik und Vererbung in der Psychiatrie. Sommers Klinik f. psych. u. nerv. Krankheiten, Bd. 5, H. 5.

Schlußwort.

Von Gustav Kolb, Erlangen.

Das Schlußwort soll auf Grund meiner 25jährigen Beschäftigung mit der offenen Fürsorge die praktisch wichtigsten Punkte zusammenfassen und unterstreichen. Die *Anregung zur Herausgabe*, die Werbung der Mitarbeiter, eine umfangreiche redaktionelle Arbeit, im wesentlichen auch Anlage und Einteilung des *Werkes* sind Roemer zu danken. Seine Anregung erschien mir *zeitgemäß*: die Entwicklung der Anstalten, der Psychiatrie, der Irrenfürsorge, der Wohlfahrtspflege, der Rechtspflege und die finanziellen Nöte Deutschlands fordern dringend die offene Fürsorge für Geisteskranke und geistig Anomale. Diese Fürsorge ist das natürliche Endglied einer logisch fortschreitenden, die Geisteskranken in zunehmendem Umfang erfassenden Entwicklung der Anstalten und des Irrenwesens. Die deutschen Anstalten stehen durchschnittlich auf einer erfreulichen Höhe; sie sind reif für die Angliederung der offenen Fürsorge. Das deutsche Irrenwesen ist so entwickelt, daß der Einbau des Schlußsteins möglich ist: der offenen Fürsorge. Die Erfahrungen anderer Zweige der Medizin und der Wohlfahrtspflege legen die Einführung auch der psychiatrischen offenen Fürsorge nahe. Die Entwicklung der Wohlfahrtspflege, der Rechtspflege, der psychiatrischen Hygiene (Sommer seit 1902) stellt uns vor neue, nur mit der offenen Fürsorge lösbare Aufgaben. Die durch die Hungerblockade entvölkerten Anstalten stehen heute vielfach an der Grenze ihrer Aufnahmefähigkeit; für Neubauten fehlen die Mittel; den einzigen ohne Gefährdung der Kranken, der Umwelt, der wertvollsten Errungenschaften möglichen Weg bietet die offene Fürsorge, die zudem einen natürlichen Fortschritt darstellt und der Irrenfürsorge mit einem Mindestaufwand ein Höchstmaß von Wirksamkeit ermöglicht. Dieses Höchstmaß kann nur durch eine planmäßige Zusammenarbeit aller in der Irrenfürsorge tätigen Kräfte erreicht werden, bei der den Anstalten wesentlich die praktische, den Kliniken die wissenschaftliche Führung zufallen würde. Besonders erfolgversprechend ist die der Anstalt angegliederte offene Fürsorge bei der Behandlung der *Trinker*. Die Anstalten können sich der Aufnahme von *Psychopathen* und der Beteiligung an der Verwahrung der wegen Unzurechnungsfähigkeit freigesprochenen oder wegen erheblich verminderter Zurechnungsfähigkeit zu milderer Strafe verurteilten *Kriminellen* nicht entziehen; diese Aufnahmen würden Irrenfürsorge und Anstalten im Aufwand und im Betrieb unerträglich belasten, wenn nicht die Angliederung einer offenen Fürsorge („Schutzaufsicht") ausgiebige Entlastungsmöglichkeiten sichern würde.

Zu diesen deutschen Gesichtspunkten kommen internationale Erwägungen: die wundervolle, von U. S. A. ausgehende Mental-Hygiene-Bewegung (BEERS) hat in allen Kulturländern Bestrebungen ausgelöst, die nur mit einer planmäßig angelegten offenen Fürsorge zum Ziel geführt werden können.

Das Buch strebt zunächst einen Überblick an über die *wichtigsten, in Deutschland eingeführten Formen* der offenen Fürsorge durch Veröffentlichungen aus der Feder ihrer verdienten Organisatoren oder Leiter. Wir Herausgeber sind uns darin einig, daß die offene Fürsorge im Anschluß an die örtlichen Heil- und Pflegeanstalten die beste Form ist. Verschiedenheiten der Form und der Organisation werden sich bei der Verschiedenheit der Verhältnisse immer ergeben. Eine nach anderen als den von uns bevorzugten Gesichtspunkten eingerichtete offene Fürsorge scheint uns immerhin besser als der Verzicht auf offene Fürsorge, zumal da wir hoffen, daß auch diese Fürsorge schließlich von selbst den Weg zur Anstalt finden wird, wenn die Verknüpfung von Anstalt und Fürsorge überall den inneren Wert hat, den wir ihr zusprechen. Wenn die Erlanger Fürsorgeeinrichtungen nur kurz geschildert sind, trotzdem sie am längsten bestehen und zu einem in keinem Kulturland erreichten Umfang (1926: 2517 Betreute; 21298 Hausbesuche, davon 5981 durch Fürsorgeärzte der 850 Kranke enthaltenden Anstalt) entwickelt sind, so geschah dies deswegen, weil spätere Kapitel sich vollständig auf den Erlanger Erfahrungen aufbauen.

Notwendig war ein *Ausblick in andere Länder*: die anderwärts erzielten Erfolge, vielleicht gelegentlich auch Fehler, die in anderen Ländern gemacht wurden, sind wertvolle Wegweiser. In den Vereinigten Staaten von Nordamerika hat die Fürsorge völlig unabhängig vielfach ähnliche Wege eingeschlagen, wie ich sie seit langem befürworte und gehe; ich erblicke darin einen Beweis für die Zweckmäßigkeit und innere Notwendigkeit dieser Wege. Besondere Bedeutung haben in den

U. S. A. mit Recht periodische, auswärtige Sprechstunden erreicht, zu denen nach Bedarf besondere Spezialisten zugezogen werden. In manchen Staaten Nordamerikas ordnet sich anscheinend die Mitarbeit privater Organisationen nicht immer in der erstrebenswerten Weise den ärztlichen Gesichtspunkten unter. In Frankreich scheinen manche Autoren geneigt, die öffentlichen Irrenanstalten von der offenen Fürsorge auszuschließen; dadurch würden zum Nachteil für das gesamte Irrenwesen die Leistungen dieser Anstalten unrettbar zu einem gewissen Tiefstand verurteilt werden; die genialen Vorschläge von Toulouse, Paris vermeiden diese Gefahr und zeigen Wege, die unseren erprobten Wegen ähnlich sind. In Rußland scheint die offene Fürsorge vielfach mehr durch politische Gesichtspunkte beeinflußt zu sein als psychiatrisch gut ist. In Schweden strebt Wigert, Lund, in Holland Pameijer, Rotterdam, in Österreich Berze, Wien ähnliche Wege an, wie sie sich in Erlangen bewährt haben. In der Schweiz hat Bleuler, der sich in mehr als einer Hinsicht rühmen darf, einer der Väter der offenen Fürsorge zu sein, in Zürich einen Mittelpunkt für die offene Fürsorge geschaffen.

Die Frage, wie *der Kreis der in offene Fürsorge zu nehmenden Menschen* umgrenzt werden soll, läßt sich nicht für alle Verhältnisse einheitlich beantworten. Unbedingt notwendig ist, daß die offene Fürsorge beginnt mit den aus den Anstalten entlassenen Kranken. Gebiete, deren Anstalten auch Schwachsinnige, Psychopathen, Epileptiker, Trinker, Nervenkranke, Neurotiker allgemein oder in angegliederten Abteilungen (Kolb. Bratz) aufnehmen, können von Anfang an die offene Fürsorge der Anstalt auf diese „Grenzfälle" ausdehnen; in anderen Gebieten wird die Einrichtung der offenen Fürsorge bald in zunehmendem Maße zur Aufnahme von Grenzfällen in die Anstalt und damit von selbst schrittweise zur Ausdehnung der Fürsorge auf diese Gruppen führen. Die offene Fürsorge sollte *von Amts wegen* nur auf diejenigen geistig anomalen Menschen ausgedehnt werden, die nach den jeweils bestehenden Verhältnissen für eine Aufnahme in die örtliche Irrenanstalt in Frage kommen können. Dagegen muß es allen Personen freistehen, die offene psychiatrische Fürsorge *freiwillig* in Anspruch zu nehmen. Die Angliederung der offenen Fürsorge an die örtliche Irrenanstalt verhütet eine „uferlose" Entwicklung der offenen Fürsorge, da sie stets den erforderlichen Vergleich der in Fürsorge stehenden mit den in der Anstalt verpflegten Kranken und Krankheitsgruppen gestattet. Die Angliederung gestattet ferner die Entwicklung der offenen Fürsorge in den erforderlichen Gleichschritt zu bringen mit der Entwicklung der Anstaltsfürsorge. Ob ausnahmsweise der ländlichen offenen psychiatrischen Fürsorge über den Kreis der geistig anomalen Menschen (im weitesten Sinne!) hinaus noch andere Aufgaben (Fürsorge für Lungenkranke, sonstige körperlich Kranke usw.) zugewiesen werden dürfen, kann nur von Fall zu Fall entschieden werden. Diese Zuweisung ist psychiatrisch gesehen noch am wenigsten zu beanstanden für Aufgaben, bei deren Lösung die psychische Beeinflussung im weitesten Sinne des Wortes eine Rolle spielt.

Die offene Fürsorge muß dem *Wirkungskreise* der die Irrenanstalten bauenden und unterhaltenden Behörden und Parlamente zugewiesen werden.

Behörden und Parlamente erwarten von der offenen Fürsorge eine *Minderung des für das Irrenwesen erforderlichen Aufwandes.* Die offene Fürsorge gestattet, wenn sie zweckmäßig organisiert und geleitet ist, den Bau neuer Abteilungen und Anstalten hinauszuschieben; dagegen gestattet die offene Fürsorge nicht, dauernd zu verzichten auf die Bereitstellung eines je nach den örtlichen Verhältnissen schwankenden Mindestsatzes von Anstaltsplätzen und auf die Vermehrung dieser Plätze entsprechend der Zunahme der Bevölkerung, der Großstädte usw., d. h. entsprechend der natürlichen Zunahme des Bedarfs. Richtig angewendet gestattet die offene Fürsorge, mit einem Mindestaufwand an Geld eine Höchstleistung zu erzielen. Ein Kranker in der Anstalt belastet die Allgemeinheit in der Woche mindestens mit dem gleichen Betrage, den höchstens ein Kranker in offener Fürsorge im Jahr oder den mehr als 50 Kranke in offener Fürsorge pro Woche erfordern würden. Vom rein finanziellen Standpunkt muß den die Irrenanstalten bauenden und unterhaltenden Staaten, Provinzen, Kreisen unter Berücksichtigung des für Verzinsung und Tilgung des Baukapitals notwendigen Betrages die offene Fürsorge noch rentabel erscheinen, wenn sich unter 100 in offener Fürsorge stehenden Kranken auch nur ein bis zwei befinden, die ohne diese offene Fürsorge in der geschlossenen Anstalt sein müßten — und ihre Zahl ist viel höher! Der große Nutzen, der den Kranken und der Allgemeinheit durch eine planmäßig alle geeigneten Kranken und Grenzfälle außerhalb der Anstalten erfassende psychiatrische Fürsorge erwächst, wird also ohne besondere Aufwendungen nur durch diese Einsparung an Anstaltsplätzen erzielt. Der volkswirtschaftliche und persönliche Wert der in vielen Fällen möglichen Erhaltung und Wiederkehr der Erwerbsfähigkeit ist bei dieser Berechnung nicht berücksichtigt. Bei unzweckmäßiger Organisation oder Leitung der Anstalt oder der Fürsorge könnte die Einrichtung der offenen Fürsorge zu einer raschen Überfüllung der Anstalt mit Kranken führen.

Es muß daher in den Satzungen der *Anstalt* und in der Dienstanweisung des Anstaltsvorstandes und der Ärzte — in Übereinstimmung mit den Zielen des neuen Fürsorgerechtes (ROEMER) — ausdrücklich als eine der *wichtigsten Aufgaben* bezeichnet werden, alle geeigneten Kranken, besonders die Schizophrenen, möglichst rasch dem Leben und tunlichst auch der Erwerbstätigkeit zurückzugeben; dabei ist eine Gefährdung der Kranken und der Allgemeinheit durch Einrichtung oder Beanspruchung einer offenen psychiatrischen Fürsorge auszuschalten. Dem Anstaltsvorstand wird seine schwere Verantwortung erleichtert, wenn zwei Grundsätze klar ausgesprochen sind:

1. „Wo ohne erhebliche Gefahr der Versuch der offenen Fürsorge an Stelle der Anstaltsfürsorge besonders bei Schizophrenen gemacht werden *kann*, da *muß* er gemacht werden, soweit nicht ausnahmsweise besondere ärztliche Gründe entgegenstehen."

2. „*Anträge* zuverlässiger Verwandter oder Bekannter *auf versuchs-weise Entlassung (Beurlaubung)* von Anstaltskranken *dürfen*, soweit nicht gesetzliche Hindernisse entgegenstehen, *nicht abgelehnt werden*, wenn sich die Antragsteller nach gründlicher Belehrung zur Übernahme der Verantwortung und zur Einhaltung der erforderlichen Vorsichts-maßregeln unterschriftlich verpflichten, und wenn die Einhaltung der Vorsichtsmaßregeln durch die offene Fürsorge überwacht werden kann, es sei denn, daß auch bei gewissenhafter Durchführung dieser Maßregeln eine unmittelbare Gefährdung des Kranken oder der Um-welt zu besorgen steht." Die für solche Versuche gemachten Auf-wendungen, die nötigenfalls bis zur vorübergehenden Abstellung einer Pflegeperson in die Häuslichkeit des beurlaubten Kranken gesteigert werden können, stellen die beste Kapitalsanlage dar. „Mißglückte" Beurlaubungen sind nicht Zeichen mangelhafter Voraussage, sondern lobenswerte Versuche, die unter allen Umständen mindestens den Vor-zug haben, den Anstaltsaufenthalt seines zwangsmäßigen Charakters nach Möglichkeit zu entkleiden und die Irrenanstalt in Wahrheit zum Krankenhaus zu machen.

Die staunenswerten Erfolge der *Arbeitstherapie* Simons *in Gütersloh* werden sich dann voll auswerten, wenn wir aus ihnen die praktische Nutzanwendung ziehen nicht nur für die Anstalt, sondern besonders auch für die Entlassung der Kranken aus der Anstalt und für ihre Rückkehr zu einer Erwerbstätigkeit.

Überall haben Anstalten und Irrenfürsorge mit *Mißtrauen* zu kämp-fen. Der Versuch, dieses Mißtrauen durch Erschwerung der Aufnahmen zu bekämpfen, ist abwegig: er muß naturgemäß zu einer Erschwerung der Entlassungen führen und damit das Übel verstärken. Das Mißtrauen kann wirksam bekämpft werden nur durch möglichste Erleichterung der Aufnahmen und Entlassungen, so daß auch die leichtesten Grenz-fälle vorübergehend Aufnahme finden, und daß auch Schwer-Geistes-kranke unter gewissen, nach Bedarf vielfach abgestuften Sicherheits-maßregeln zur Entlassung kommen können. *Die Irrenanstalt muß Durchgangsstation, nicht Verwahrungsanstalt sein.* Dieses Ziel, die Er-leichterung der Aufnahmen und Entlassungen, ist erreichbar nur durch die offene psychiatrische Fürsorge im Anschlusse an die örtliche Anstalt, die auch den Psychiater zum Wohle der Anstalt, des Standes, des Ein-zelnen von der bisherigen Abschließung befreien wird.

Weite Kreise sind geneigt, die *offene Fürsorge* als Ergebnis eines jetzt üblichen Schlagwortes „soziale Fürsorge", d. h. als eine vorübergehende *Modesache* zu betrachten. Dem sind die Erfahrungen anderer Länder, und dem ist entgegenzuhalten, daß ich die Notwendigkeit ähnlicher Einrichtungen betont und solche Einrichtungen getroffen habe zu einer Zeit, als soziale Fürsorge nicht Mode war, sondern vielfach mit einem gewissen Mißtrauen betrachtet wurde. Die Erkenntnis, daß neben der Anstaltsfürsorge und für viele Kranke an ihrer Stelle die offene Fürsorge ein unentbehrliches und höchst wertvolles Glied der Irren-fürsorge ist, wird mit aller Bestimmtheit nie mehr verschwinden. Nicht die dauernde Hospitalisierung lebensuntüchtiger Menschen, sondern tunlichste Verhütung oder Beschränkung der Hospitalisierung ist die wahre Aufgabe der Irrenfürsorge. Nicht die Anstalt, sondern die offene psychiatrische Fürsorge ist das wichtigste Glied der Irrenfürsorge. Ich freue mich, daß WIGERT, Lund, die gleiche wichtige Erkenntnis schon vor Jahren ebenfalls gewonnen und ausgesprochen hat.

Das wichtigste *Wirkungsgebiet der offenen Fürsorge* ist die Großstadt und das eng besiedelte Industriegebiet; hier ist sie am notwendigsten, am wirkungsvollsten, am billigsten; das wichtigste Mittel ist hier die nachgehende Fürsorge, unterstützt durch Sprechstunden, in enger Zusammenarbeit mit vorhandenen psychiatrischen Instituten, Polikliniken, Ärzten; dabei kann die Poliklinik die *psychiatrische Behandlung*, die offene Fürsorge der Anstalt die *soziale und zusammenfassende Tätigkeit* übernehmen. Aber auch auf dem flachen Lande und in kleineren Städten ist die offene Fürsorge unentbehrlich; die nachgehende Fürsorge wird hier zuweilen etwas zurücktreten müssen hinter regelmäßig wiederkehrenden Sprechstunden; der Fürsorgearzt hat meist auch die psychiatrische Behandlung zu übernehmen, zu der der Hausarzt und nach Bedarf periodisch Spezialisten zugezogen werden. Gerade für die Großstädte ist ein enges Zusammenarbeiten der offenen Fürsorge von Stadt und Land notwendig, um einen der wichtigsten Zweige sozial-psychiatrischer Fürsorge zu pflegen: die Rücksiedelung der in großer Anzahl vom Lande in die Stadt strömenden psychisch anomalen Menschen, die in der Großstadt vielfach eine Last und Gefahr bilden, auf dem Lande besonders unter abgestufter Fürsorge nicht selten zu nutzbringender Tätigkeit befähigt sind.

Die offene Fürsorge, besonders die offene Fürsorge im Anschluß an die örtliche Heil- und Pflegeanstalt, hat nach unseren langjährigen praktischen Erfahrungen alle *Vorteile* gebracht, die wir erwartet haben; alle gefürchteten *Nachteile* haben sich vermeiden oder auf ein im Verhältnis geringes Maß beschränken lassen (S. 154—167).

Wichtigste Aufgabe der offenen psychiatrischen Fürsorge ist: alle geistig anomalen Menschen, welche die Fürsorge suchen oder ihr zugeführt werden, so zu betreuen, daß sie unter möglichst normalen Lebensverhältnissen, bei Auswertung aller erwerbstätigen Fähigkeiten mit geringster Belastung der Allgemeinheit, ohne Gefahr für sich und ihre Umgebung dauernd oder möglichst lange außerhalb der Anstalt leben können.

Die Aufgaben der offenen psychiatrischen Fürsorge sind so groß und mannigfaltig, daß den Anstalten jede private, karitative, vereinsmäßige, amtliche *Mitarbeit* willkommen sein muß, vorausgesetzt, daß sie sich willig einem höheren, im wesentlichen nach psychiatrischen Gesichtspunkten aufgestellten Plane einfügt. Alle der Irrenfürsorge im weitesten Sinne dienenden Einrichtungen, Behörden, Personen, besonders die Ärzte werden nur dann ihre volle Wirksamkeit entfalten, wenn sie sich der offenen Fürsorge bedienen; die offene Fürsorge wird nur dann das Höchste leisten, wenn sie sich in allen geeigneten Fällen der besonderen diagnostischen und therapeutischen Mittel der Kliniken, Polikliniken, Anstalten und der Hilfe der ähnliche Ziele verfolgenden

Behörden, Organisationen, Personen bedient, und wenn sie besonders stets eingedenk ist der Pflicht: der psychiatrischen Wissenschaft jede Förderung zu gewähren, deren diese bedarf für ihre Weiterentwicklung zum Wohle des Irrenwesens, der Anstalten, der offenen Fürsorge. Großzügige Zusammenarbeit und gegenseitige Förderung ist allgemein das Gebot der Stunde. Für „Kompetenzkonflikte" ist in der offenen Fürsorge kein Raum; wenn sie sich trotzdem entwickeln, wird stets der Verdacht bestehen, daß das wahre Wesen der offenen Fürsorge nicht erfaßt wurde, und daß ein Überfluß an Kräften besteht und einen Abbau fordert.

Die Aufgabe der offenen psychiatrischen Fürsorge ist im wesentlichen eine soziale, aber nur mit spezialärztlichen Kenntnissen auf Grund einer langjährigen praktischen Erfahrung im Umgang mit geisteskranken und geistig anomalen Menschen von besonders geeigneten Persönlichkeiten lösbar. Diese Fürsorge kann bei Unversorgten oder Unbemittelten auch die psychiatrische Behandlung umfassen; bei Versorgten oder Bemittelten soll sie zu dem behandelnden Arzte hinführen und mit ihm gemeinsam arbeiten. Für den Erfolg ist ausschlaggebend neben der persönlichen Eignung des ärztlichen Leiters der Fürsorge die Persönlichkeit des Anstaltsvorstandes sowie der Wille und die Fähigkeit zu verständnisvoller Zusammenarbeit bei beiden Faktoren. Die Tätigkeit im Fürsorgedienst ist der beste Gradmesser für die Eignung zu einer gehobenen oder leitenden Stellung, bis zu einem gewissen Grad für die Eignung zum psychiatrischen Dienst. Die besonderen *Anforderungen,* die an das *Fürsorgepersonal* gestellt werden, rechtfertigen und erfordern eine Sonderstellung dieses Personals hinsichtlich Einreihung und Vorrückung.

Auf die Frage, ob eine *offene Fürsorge losgelöst von den Anstalten* überhaupt möglich erscheint, ist zu sagen: In den ersten 3—24 Monaten, d. h. solange ein Kranker frisch entlassen, noch „beurlaubt", noch „in den Büchern der Anstalt" ist, trägt die Anstalt die Verantwortung für den Kranken; es ist daher eine zwingende Notwendigkeit, daß die Fürsorge betätigt wird von der Anstalt. Wenn eine Klinik oder eine städtische Durchgangsstation ihre Entlassungen anfangs oder dauernd selbst in offene Fürsorge nehmen will, oder wenn die zuständige Behörde die aus der örtlichen Anstalt entlassenen Kranken nach Ablauf der Urlaubszeit, d. h. nach 3—24 Monaten, einer anderen Organisation als der Anstalt zur offenen Fürsorge zuweisen will, so ist das durchaus möglich, vorausgesetzt, daß ein enges Zusammenarbeiten zwischen dieser Fürsorge und der offenen Fürsorge der Anstalt nach einem festen Arbeitsplan und tunlichst unter einheitlicher Leitung vereinbart wird. Man muß sich aber darüber klar sein, daß diese Doppelorganisation vermehrte Reibungsflächen schafft, in vielen Fällen doppelte Arbeit notwendig macht, der Anstalt wie der Fürsorge die volle Leistungsfähigkeit beeinträchtigt, d. h. umständlicher, teurer und weniger wirksam ist als eine einheitliche Regelung in unmittelbarem Anschluß an die Anstalt.

Die *offene Fürsorge* kann im Anschluß an *jede öffentliche Irrenanstalt* eingerichtet werden; dabei ist es gleichgültig, ob die Anstalt groß oder klein ist, wenn auch sehr große Anstalten die Vorteile der offenen Fürsorge wohl etwas weniger vollkommen ausnützen können. Es ist der Entwicklung der offenen Fürsorge abträglich, wenn in einem Gebiet der Zweck der öffentlichen Irrenanstalten spezialisiert ist vor allen Dingen, wenn diese Spezialisierung nicht nach psychiatrischen Gesichtspunkten erfolgt (*Heil*anstalten, *Pflege*anstalten — Anstalten nur für Kranke einer Konfession, nur für kriminelle Kranke, nur für Kranke einer Klasse oder eines Geschlechts usw.). Je rückständiger eine Anstalt gebaut und organisiert ist, desto dringender bedarf sie der Angliederung einer offenen Fürsorge.

In der Entwicklung der offenen Fürsorge sehe ich seit langen Jahren das wesentliche Ziel meines beruflichen Lebens. Die anfängliche Ablehnung meiner Vorschläge zwang mich, zunächst in der eigenen Anstalt den Nachweis zu liefern, daß meine Pläne durchführbar und zweckmäßig sind. Dieser Nachweis ist — in erster Linie dank der verständnisvollen und opferfreudigen Mitarbeit FALTLHAUSERS — in Erlangen erbracht, wo die rückständige Anlage der Anstalt ebenso wie der großstädtische Charakter des Aufnahmebezirks meine Pläne begünstigten. Immerhin war ich im wesentlichen auf ein örtlich begrenztes Feld beschränkt. Ich danke es ROEMER herzlich, daß er nach seiner Berufung in das Ministerium mit dem ihm eigenen praktischen Weitblick in *Baden* als dem ersten Lande im Verfolg der dort wurzelnden Gedankengänge von ROLLER, SCHÜLE, M. FISCHER der offenen Fürsorge ein weites Feld der Betätigung eröffnet, daß er durch die Anregung zur Herausgabe dieses Buches eine planmäßige allgemeine Einführung der offenen Fürsorge in die Wege geleitet, und daß er auf Grund seiner besonderen Erfahrungen die offene psychiatrische Fürsorge von der höheren Warte der allgemeinen Gesundheits- und Wohlfahrtspflege bearbeitet hat. Besonderen Dank schulde ich ROEMER und FALTLHAUSER, weil sie bei meiner schweren Erkrankung in letzter Stunde die Bearbeitung mehrerer Kapitel an meiner Stelle übernommen haben. Zu Dank verpflichtet fühle ich mich allen Kollegen, die im Sinne meiner Bestrebungen, wenn auch teilweise auf anderen Wegen, tätig waren, vor allem den Mitarbeitern an diesem Buche und BRATZ, Dalldorf, WETZEL, Stuttgart, MÜLLER-HESS, Königsberg (jetzt Bonn), NIPPE, Königsberg, BERZE, Wien. Wenn ich die Ärzte nennen soll, die sich um die „Mutterstelle" der offenen Fürsorge, um die Erlanger Fürsorge, besonders verdient gemacht haben, so ist dies neben meinem treuen Mitarbeiter FALTLHAUSER und neben dem begeistert mitarbeitenden Kollegen KLÜBER, dessen Tätigkeit die Rheinpfalz eine besonders die psychiatrische Beratung der Schul- und Amtsärzte betonende offene Fürsorge verdankt, in erster Linie KRAEPELIN, der 1908 meine Pläne freudig aufnahm und unbekümmert um die damalige Ablehnung immer wirksam unterstützte.

Wenn es mir auch nicht vergönnt sein wird, die allgemeine Durchführung der offenen psychiatrischen Fürsorge zu erleben, so freue ich mich doch, nach 25 Jahren schwerer, verantwortlicher und oft recht entsagungsreicher Arbeit mein Ziel deutlich vor mir zu sehen. Möge dieses Buch den Weg zum Ziel bereiten helfen!

Anhang.

Allgemeine Gesichtspunkte für die Errichtung einer Fürsorgestelle.

Ausgearbeitet von Dr. G. Kolb, Erlangen, 1913.

§ 1. Die Fürsorgestelle ist eine freiwillige Einrichtung der Kreisgemeinde Mittelfranken; die Fürsorgestelle ist der Heil- und Pflegeanstalt angegliedert und wird von der Direktion der Anstalt unter Aufsicht der Regierung von Mittelfranken, Kammer des Innern, geleitet. Die Fürsorgetätigkeit wird von dem durch den Direktor hierfür ausgewählten Personale der Heil- und Pflegeanstalt nach den Anweisungen des Direktors betätigt.

§ 2. Aufgabe der Fürsorgestelle ist die Förderung und zwar besonders die Beratung, Unterstützung, Beaufsichtigung, innerhalb gewisser Grenzen auch die Behandlung der nicht in Anstalten untergebrachten geistig anomalen Personen des Aufnahmebezirkes der Anstalt unter besonderer Berücksichtigung der unbemittelten Kranken.

§ 3. Die Fürsorgetätigkeit umfaßt im Prinzip nur die Erledigung der *im Interesse der geistig abnormen Personen* gelegenen Aufgaben.

Die *im Interesse des Schutzes der Außenwelt* gelegenen Aufgaben fallen im Prinzip auch in Zukunft den Amtsärzten zu.

Jedoch ist die Direktion der Heil- und Pflegeanstalt verpflichtet, sofort dem zuständigen Amtsarzte Mitteilung zu machen, wenn bei Ausübung der Fürsorgetätigkeit Beobachtungen gemacht werden, welche gemeingefährliche Handlungen durch eine geistig anomale Person (Art. 80 PStGB.) oder die Verwahrlosung einer geistig anomalen Person (Art. 81 PStrGB.) befürchten lassen; Abschrift dieser Mitteilung ist gleichzeitig der zuständigen Distriktspolizeibehörde zuzuleiten.

§ 4. Die Tätigkeit der Fürsorgestelle darf sich nur auf diejenigen geistig anomalen Personen erstrecken:

a) welche sich noch im Anstaltsverbande befinden (probeweise Entlassene, Beurlaubte) oder

b) für welche sonst ein gesetzliches der Fürsorgestelle übertragenes Recht zur Beaufsichtigung besteht (z. B. Gemeingefährliche, unter Aufrechterhaltung des Einweisungsbeschlusses oder mit dem Vorbehalte der Kontrolle entlassene Anstaltsinsassen, Entmündigte, unter Polizeiaufsicht Stehende usw.) oder

c) welche sich freiwillig der Beaufsichtigung unterwerfen oder freiwillig die Beratung und Fürsorge aufsuchen.

§ 5. Die Distriktspolizeibehörden sind stets berechtigt, der Fürsorgestelle Personen anomalen Geisteszustandes zur Fürsorge zuzuweisen, wenn die Ausdehnung der Fürsorgetätigkeit auf diese Personen durch amtsärztliches Gutachten für angezeigt erachtet wird, um eine sonstige genügende Verwahrung im Sinne des Art. 80 Abs. II PStrGB. durchzuführen oder eine Verwahrlosung im Sinne des Art. 81 PStrGB. zu verhüten.

Die Amtsärzte, die Oberärzte der Krankenhäuser, die Vorstände der Strafanstalten und Gerichtsgefängnisse, die Vorstände der Armenpflegen, die praktischen Ärzte, die Vormundschaftsgerichte, die Angehörigen geistig anomaler Personen können jederzeit die Fürsorgetätigkeit in Anspruch nehmen.

§ 6. Die Fürsorgetätigkeit umfaßt:

a) die unentgeltliche psychiatrische Behandlung unbemittelter geistig anomaler Personen.

Bei bemittelten Personen wird in erster Linie die Beiziehung eines praktischen Arztes angestrebt werden, der im Benehmen mit der Anstaltsdirektion die eigentliche Behandlung übernehmen wird. Bei allen Personen, die früher wegen ihres Geisteszustandes in privatärztlicher Behandlung standen, wird Fühlungnahme mit dem früher behandelnden Arzte angestrebt werden.

Es ist den Anstaltsärzten verboten, abgesehen von dringlichen ärztlichen Hilfeleistungen bei Gelegenheit der Fürsorgetätigkeit ohne ausdrückliche Genehmigung der Direktion „körperliche" Erkrankungen der Fürsorgepfleglinge zu behandeln; die Genehmigung der Direktion darf nur erteilt werden, wenn und solange psychiatrische Gründe für die Erteilung sprechen.

Die Direktion wird dabei tunlichst in Einvernahme mit einem etwa vorhandenen behandelnden Arzte oder in Einvernahme mit der ärztlichen Standesorganisation vorgehen.

Die Behandlung von Familiengliedern ist unter allen Umständen — abgesehen von Notfällen — verboten.

b) Die Unterstützung geistig anomaler Personen, sei es durch Bewilligung von Geldbeträgen, sei es durch Abgabe von Kost oder Kleidungsstücken oder Arzneien und medizinischen Gerätschaften, oder durch Gewährung oder Vermittlung von Unterkunft, oder durch vorübergehende Beschäftigung im Anstaltsbetriebe, oder durch Abstellung einer Pflegeperson, oder durch Vermittlung von Arbeit, alles im Rahmen der etatmäßigen oder von anderer Seite zur Verfügung gestellten Mittel oder gegen Rückersatz der erwachsenden Auslagen oder gegen Rückgabe. Die Direktion wird es sich angelegen sein lassen, Hand in Hand mit den Armenpflegen, mit der privaten Wohltätigkeit zu arbeiten und die Gewährung von Unterstützungen bei allen geeigneten Personen nur als vorübergehendes Mittel zur Wiedererlangung der eigenen Erwerbsfähigkeit anzuwenden.

c) Die Fürsorgestelle vermittelt gegen eine bestimmte Taxe in geeigneten Fällen bzw. auf Ersuchen von Ärzten die Abstellung von Privatpflegern und Privatpflegerinnen für geistig anomale Personen.

Sie stellt geschultes Personal für die Überführung in die Anstalt Erlangen und für die Überführung in andere öffentliche und private Anstalten zur Verfügung.

d) Die unentgeltliche ärztliche Beratung der berufenen Stellen in Fragen der Geisteskrankenfürsorge, der Trinkerfürsorge, der Hilfsschulen, der Zwangserziehung — kurz in allen die Fürsorge für geistig anomale Personen berührenden Fragen.

§ 7. Bei Ausübung der Fürsorgetätigkeit ist stets daran festzuhalten, daß es sich um ein freiwilliges Unternehmen zum Schutze und zur Förderung der Kranken handelt.

Peinlichst ist alles zu vermeiden, was den Pfleglingen oder deren Familien schaden könnte; insbesondere ist der Verpflichtung zu absoluter Diskretion und Verschwiegenheit auf das strengste nachzukommen.

Die Organe der Fürsorgetätigkeit haben nicht als Aufsichtsbeamte, sondern als freiwillige ärztliche Helfer und Berater aufzutreten. Äußerste Freundlichkeit im Umgange mit den Fürsorgepfleglingen, höfliches Auftreten im Verkehr mit den Angehörigen, höfliches, aber bestimmtes Auftreten bei Unzuträglichkeiten, peinlichste Ausschaltung aller Maßnahmen, die an polizeiliche Kontrolle, an Zwang erinnern könnten, Zusammenarbeiten mit den Amtsärzten, den praktischen Ärzten, den Armenpflegen, den Abstinenzvereinigungen, den Wohltätigkeitsvereinen usw., sind Voraussetzungen für die volle Wirksamkeit des Unternehmens.

§ 8. Die Direktion der Anstalt Erlangen hat die strenge Weisung, nur solche Anstaltsinsassen der Fürsorgestelle zuzuweisen, die als nicht gemeingefährlich begutachtet oder zu begutachten sind.

§ 9. Die Fürsorgetätigkeit für eine bestimmte Person endet:

a) mit der vollkommenen rückfallsicheren Heilung,

b) mit dem Wegfalle oder der Zurücknahme der Befugnis zur Fürsorgetätigkeit,

c) in den übrigen Fällen mit der Erklärung eines geschäftsfähigen Pfleglings, daß er das Ausscheiden aus dem Fürsorgeverhältnis wünscht.

Hält die Direktion in den zwei letztgenannten Fällen ohne Fürsorgetätigkeit die Möglichkeit einer Gefährdung der Außenwelt oder einer Gefährdung der geistig anomalen Person für gegeben, so ist sie verpflichtet, dem zuständigen Amtsarzte oder dem für das Entmündigungsverfahren zuständigen Staatsanwalte Mitteilung zu machen und gleichzeitig Abschrift der Mitteilung der Distriktspolizeibehörde zuzuleiten.

§ 10. Die vorstehenden Bestimmungen gelten — vorbehaltlich späterer Abänderungen und Ergänzungen — für die Dauer der *provisorischen* Genehmigung der Fürsorgestelle.

Protokoll (des Kranken).

Es erscheint .... und erklärt:
ich bin mir vollständig darüber klar, daß ich zunächst nur beurlaubt werde, während
der Dauer der Beurlaubung im Anstaltsverbande stehe, jederzeit auf Anordnung
der Direktion oder des Fürsorgearztes ohne weiteres wieder in die Anstalt zurückgenommen werden kann, wenn die Bedingungen des Reverses oder Protokolles
nicht eingehalten werden oder eine Anordnung der Direktion oder des Fürsorgearztes vorliegt.
Ich verspreche in .... bei ....
.... Wohnung
und in .... bei ....
Arbeit zu nehmen, Wohnung und Arbeitsplatz ohne schriftliche Genehmigung des
Fürsorgearztes nicht zu wechseln, ohne schriftliche Genehmigung des Fürsorgearztes nicht zu verreisen, eine unauffällige Kontrolle durch das Fürsorgepersonal
zu gestatten, den Alkoholgenuß .... zu ....
die Sonn- und Feiertage .... zu verbringen,
keine Waffe, besonders keinen Revolver und kein Messer zu führen, den Lohn
(Erwerbslosenunterstützung, Gehalt) durch die Ehefrau abholen zu lassen, den
Umgang mit .... zu meiden,
mich einem Abstinenzverein .... anzuschließen,
auf Aufforderung wieder in die Anstalt zurückzukehren.

Erlangen, den.................................192---

Laut Unterschrift:...

Revers (der Angehörigen).

Darf de...... Kranken nicht gezeigt werden.

Es erscheint ....
und beantragt die Entlassung, Beurlaubung ....
vom.................... bis............., zunächst auf drei Monate.
.... wird darauf aufmerksam gemacht, daß ....
noch nicht völlig genesen ist, daß Entlassung, Beurlaubung nur gegen ausdrücklichen Rat unter Überbürdung aller Verantwortung auf den Gesuchsteller erfolgen kann.
.... übernimmt die volle Verantwortung und zivilrechtliche Haftung.
.... verpflichtet sich .... zu sich zu nehmen und bei
sich zu behalten; für ständige Gegenwart einer erwachsenen Person zu sorgen, zu
achten auf: ....
....
.... gestattet jederzeit dem Fürsorgearzt der Anstalt oder
einem legitimierten Angestellten der Anstalt Zutritt zu dem Kranken.
.... verpflichtet sich im Falle der Verschlimmerung des Zustandes
...... umgehend die *Fürsorgestelle Nürnberg*, Ob.Bergauer-Platz 7/II (R.-Nr. 20 614)
Fürth, Königstraße 98/I (R.-Nr. 71 003)
die *Direktion der Heil- und Pflegeanstalt Erlangen* (R.-Nr. 83)
zu verständigen. .... verpflichtet sich ferner, die Kosten der Zurückverbringung in die Anstalt zu übernehmen, wenn diese für notwendig erachtet wird
....
bestätigt, über die Folgen des § 81 P.Str.G.B. belehrt zu sein.
................., den............. 192
(Unterschrift des Antragstellers.)
....

Unter diesen Voraussetzungen wird die Beurlaubung auf ....
Entlassung genehmigt.
Erlangen, den.................
(Unterschrift des Anstaltsvorstandes.)
Nichtzutreffendes wird im Protokoll und Revers durchstrichen.

Dienstordnung der Fürsorgepfleger und Fürsorgepflegerinnen der Heil- und Pflegeanstalt Erlangen.

Entworfen von Dr. G. KOLB, Erlangen.

(1913 ausgearbeitet, 1926 den durch die Aufstellung eines Fürsorgearztes im Hauptamt veränderten Verhältnissen angepaßt, vorbehaltlich der Genehmigung durch Regierung und Kreisrat.)

§ 1. Die Fürsorgepfleger und Fürsorgepflegerinnen gehören zum Personal der Heil- und Pflegeanstalt Erlangen. Die Dienstordnung für die Pflegebediensteten bzw. für die Aufsichtspfleger und die Hausordnung finden auf sie in sinngemäßer Weise Anwendung.

§ 2. Für ihren Dienst sind die allgemeinen Gesichtspunkte für die Einrichtung einer Fürsorgestelle maßgebend.

§ 3. Der Dienst der Fürsorgepfleger und Fürsorgepflegerinnen umfaßt: Besuche der in Fürsorge stehenden Personen anomalen Geisteszustandes nach den Weisungen der Vorgesetzten.

Erkundigungen über die Verhältnisse der vor der Entlassung stehenden Anstaltsinsassen.

Vorübergehende Übernahme der Pflege bei Fürsorgepfleglingen, oder Hilfe beim Baden, bei der Körperpflege, Wundpflege usw.

Übernahme von Transporten, Führung der Karteien und Krankenblätter, Hilfeleistung bei der Beratungsstunde und Instandhaltung der Diensträume.

Berichterstattung über ihre Tätigkeit.

Erledigung der Aufträge der Fürsorgeärzte und des Anstaltsdirektors. Es wird erwartet, daß die Fürsorgepfleger und Fürsorgepflegerinnen auch außerhalb dieses Tätigkeitskreises jede Gelegenheit benützen werden, sich in Krankheitsfällen zum Nutzen der Allgemeinheit zu betätigen.

§ 4. Die Zahl und Reihenfolge der Besuche hat sich nach dem Zustand der Befürsorgten zu richten, in besonderen Fällen wird sie vom Fürsorgearzt oder, wenn nötig, vom Anstaltsdirektor besonders bestimmt. Bei der Entlassung eines in Fürsorge übertretenden Pfleglings wird Auszug aus der Krankengeschichte, Revers- und Protokollabschrift und Anweisung für die Fürsorge übermittelt. Die gemachten Beobachtungen sind, soweit sie nicht vom Fürsorgearzt im Krankenblatt verwertet werden, in den Einlagebogen des Krankenblattes einzutragen. Von besonderen Wahrnehmungen ist sofort dem Fürsorgearzt Meldung zu machen. Kann der Fürsorgearzt aus irgendwelchen Gründen nicht erreicht werden, so ist in dringenden Fällen die Anstaltsdirektion telephonisch zu verständigen. Die Beobachtung hat sich darauf zu erstrecken, ob die Bedingungen des Reverses eingehalten werden, ob der Zustand des Pfleglings eine Veränderung erfahren hat, ob insbesondere Anzeichen einer beginnenden Verschlechterung, einer drohenden Verwahrlosung, einer zu besorgenden Gemeingefährlichkeit vorhanden sind.

Bei den Besuchen sind die in § 7 der allgemeinen Gesichtspunkte für die Errichtung einer Fürsorgestelle gegebenen Anweisungen genau zu beachten. Die Fürsorgepfleger und Fürsorgepflegerinnen haften für diskrete Aufbewahrung der Karteien und Einlagebogen der Krankenblätter.

Die Fürsorgepfleger und Fürsorgepflegerinnen haben danach zu trachten, möglichst unbekannt zu bleiben, möglichst wenig aufzufallen, möglichst unbemerkt zu den Pfleglingen zu gelangen, damit diesen nicht aus dem Bekanntwerden der Fürsorgestellung Unannehmlichkeiten oder Nachteile erwachsen. Befürsorgte sollen ohne Not nicht in Dienststellen, an Arbeitsplätzen u. dgl. aufgesucht werden, um sie bei ihren Arbeitgebern, falls diese nicht ohnedies von der Fürsorgestellung unterrichtet sind, nicht zu schädigen.

Die Fürsorgepfleger und -pflegerinnen sollen Freunde und Helfer für die Befürsorgten sein. Jedes Auftreten, das den Eindruck einer polizeilichen Maßnahme erwecken könnte, ist zu vermeiden. Hilfe der Polizei ist nur in dringenden Notfällen und bei solchen Schutzbeaufsichtigten anzufordern, bei denen bereits polizeiliche Mitwirkung vorgesehen ist. In allen übrigen Fällen ist die Herbeiführung polizeilicher Maßnahmen von der Genehmigung des Fürsorgearztes abhängig. Haben die Fürsorgepfleger und -pflegerinnen den Eindruck, daß ihr Besuch nur ungern gesehen wird, so haben sie sofort dem Fürsorgearzt zu berichten und weitere Besuche bis zum Eintreffen weiterer Weisungen zu unterlassen.

Von Belästigungen bei Gelegenheit der Besuche ist umgehend Meldung zu machen.

Bei den Besuchen haben die Fürsorgepfleger und -pflegerinnen stets ihr von der Anstaltsdirektion mit amtlicher Beglaubigung versehenes Lichtbild bei sich zu führen und in allen Fällen beim ersten Besuch unaufgefordert vorzuzeigen. Beim ersten Besuch ist von jedem Fürsorgepfleger bzw. Fürsorgepflegerin die von ihnen zu führende Karte abzugeben, welche die für die Befürsorgten wichtigen Mitteilungen über Adresse der Fürsorgestelle, Beratungsstunden usw. enthält.

§ 5. Täglich zu bestimmten Stunden haben die Fürsorgepfleger und -pflegerinnen in der Fürsorgestelle anwesend zu sein, um evtl. telephonische Aufträge der Direktion und der Fürsorgeärzte entgegenzunehmen.

§ 6. Vorgesetzte der Fürsorgepfleger und -pflegerinnen sind während ihrer Verwendung im Fürsorgedienst lediglich der Direktor, die Fürsorgeärzte und die übrigen Ärzte der Anstalt.

§ 7. Die Fürsorgepfleger und -pflegerinnen haben in sinngemäßer Anwendung der für die Beamten gültigen Bestimmungen Anspruch auf dienstfreie Tage. Diese sind nach Arbeitsgelegenheit zu nehmen und spätestens am Vortage anzusagen.

§ 8. Die im Dienst erwachsenden Auslagen werden allwöchentlich auf Grund einer einzureichenden, vom Fürsorgearzt überprüften, vom Direktor angewiesenen Aufstellung ersetzt.

§ 9. Die Direktion behält sich dauernde oder vorübergehende Zurückberufung in den Anstaltsdienst nach Einvernahme des Fürsorgearztes vor.

§ 10. Abänderungen und Ergänzungen dieser Bestimmungen bleiben vorbehalten.

Merkblatt (für Paralytiker).
Verfaßt von Dr. **G. Kolb**, Erlangen, 1919, ergänzt 1927.

(Das Merkblatt darf den Kranken keinesfalls zugänglich sein.)

Die Paralyse kann durch eine rechtzeitige Behandlung in vielen Fällen praktisch geheilt oder doch wesentlich gebessert werden; notwendig ist der möglichst rasche Beginn der Behandlung. Bei Verdacht auf Paralyse (Veränderung, geistige Abnahme, Gedächtnisschwäche, unsichere Sprache, unsicherer Gang, schlechtes Rechnen, schlechte Schrift, Unsicherheit im Dunkeln, Neigung zu Verschwendung — Beginn meist zwischen 35 und 50 Jahren) ist möglichst rasch der Arzt aufzusuchen und eine Blutuntersuchung herbeizuführen. Die Behandlung (mit Fiebermitteln) sollte tunlichst nur in einer Anstalt oder in einem Krankenhaus erfolgen. Auch bei den durch die Behandlung Gebesserten besteht die Möglichkeit eines Rückfalles.

Gefahren drohen dem Paralytiker durch folgende Momente:

1. Durch die Neigung zu *Geldausgaben*, zu uneinsichtigen, weit über die Vermögensverhältnisse hinausgehenden Einkäufen, Bestellungen, Reisen.

2. Durch die Neigung, *Exzesse* zu begehen, zu trinken, zweifelhafte Gesellschaft aufzusuchen, sich mit Personen des anderen Geschlechts einzulassen (Ansteckungsgefahr für den Kranken und für die Familie).

Diese Neigungen können auch bei früher vollkommen soliden Personen auftreten.

3. Durch Ohnmachten, *Anfälle*, Lähmungen, die oft ganz überraschend auftreten.

4. Durch die zeitweise auftretende *Unfähigkeit, sich zurechtzufinden*, die eigene Wohnung wiederzufinden.

5. Durch Schwerfälligkeit und Hinfälligkeit (Treppensteigen, Straßenbahn), durch zunehmende *Gehstörungen*, durch Unsicherheit im Dunkeln.

6. Durch Störungen der Urinentleerung, die zuweilen, ohne daß der Kranke es merkt, ins Stocken gerät oder unwillkürlich eintritt; durch Neigung, das Äußere, die Körperpflege zu vernachlässigen.

7. In fortgeschritteneren Fällen besteht Neigung, sich zu *verschlucken*, Speisen in die unrechte Kehle zu bringen mit der Gefahr, daß sich daraus Erstickungsanfälle, Lungenentzündungen entwickeln.

8. Vielfach besteht Neigung zu übermäßiger, *gieriger Nahrungsaufnahme*, mit der Gefahr von Verdauungsstörungen.

9. In vorgeschritteneren Fällen ist sehr häufig das Gefühl für kalt und warm verschwunden; es besteht die Gefahr, daß die Kranken durch Essen von heißen Speisen oder im Bade, am Ofen sich *verbrennen*.

10. In vielen Fällen ist die *Schmerzempfindung* erloschen; die Kranken merken nichts davon, wenn sie körperlich schwer erkrankt sind oder wenn sie sich verletzt haben.

11. Wenn die Kranken ständig bettlägerig geworden sind, besteht die Gefahr, daß sie sich aufliegen und dann durch *Druckbrand* zugrunde gehen, zumal da sie infolge ihrer Schmerzlosigkeit das „Aufliegen" oft nicht fühlen.

12. In allen Fällen können plötzlich *Zeichen geistiger Störungen*, Selbstmordversuche, Aufregungszustände auftreten oder unsinnige und gefährliche Handlungen erfolgen.

Paralytiker dürfen daher mindestens in der ersten Zeit nach einer Behandlung nie allein gelassen werden, niemals ohne Begleitung ausgehen oder gar verreisen.

Orte mit lebhaftem Verkehr (Bahnhöfe, belebte Straßenübergänge) sind tunlichst zu meiden.

Schwere körperliche Arbeit ist zu vermeiden, leichte Beschäftigung in Zeiten der Besserung ist angezeigt.

Wenn Zeichen geistiger Störung, Neigung zu Exzessen oder Aufregungszustände, Anfälle, Schluckstörungen, Harnverhaltung oder regelmäßige Unreinlichkeit, Aufliegen eintritt, ist es notwendig, sofort einen Arzt zu holen oder den Kranken einer Anstalt zuzuführen.

Paralytiker mit Vermögen oder in verantwortlichen Stellungen müssen vielfach entmündigt werden.

Ehegatten und unter Umständen auch Kinder sollen ihr Blut untersuchen lassen.

Kartei der Fürsorgestellen.

(Karteiblatt für freiwillig in Fürsorge Befindliche.)

Fürsorgestelle: ....

Name: ....

Beruf: .... geboren am: ....

Wohnung: ....

Krankheit: ....

Durch wen zugewiesen?
Wann?

Besucht am:

Besuche der Fürsorgepflegerinnen mit *schwarzer* Tinte, des Fürsorgearztes mit *roter* Tinte.

(Karteiblatt für Anstaltsentlassene.)

Fürsorgestelle: ....

Name: ....

Beruf: .... geboren am: ....

Wohnung: ....

Krankheit: ....

Aus der Anstalt entlassen:

Besucht am:

Besuche der Fürsorgepflegerinnen mit *schwarzer* Tinte, des Fürsorgearztes mit *roter* Tinte.

(Karteiblatt für von Behörden usw. zur Fürsorge Zugewiesenen [Schutzbeaufsichtigte].)

Fürsorgestelle: ....

Name: ....

Beruf: .... geboren am: ....

Wohnung: ....

Krankheit: ....

Freiwillig die Fürsorge in Anspruch genommen?
Wann?

Besucht am:

Besuche der Fürsorgepflegerinnen mit *schwarzer* Tinte, des Fürsorgearztes mit *roter* Tinte.

Beratungsstundentagebuch.

Zuname			Vorname	
Beruf		Fam.-Stand	Wohnung	
Geboren am		zu	Verw.-Bez.	

Tag	Mt.	Jahr	Vortrag	Bemerkung

Blatt für Männer *gelb*, für Frauen *rot*.

Zentralkartei.

Fürsorgestelle: ....

Name: ....

Geburtstag: ....

Beruf: ....

Wohnung: ....

Diagnose: ....

....

Zugegangen: .... Durch wen? ....

Abgang: ....

Namenverzeichnis.

Sachverzeichnis.